普胸外科疾病
诊疗常规

张光辉　王维杰　励新健　主编

PUXIONG WAIKE JIBING
ZHENLIAO CHANGGUI

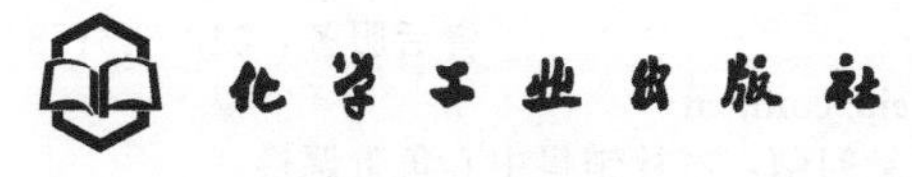

化学工业出版社
·北京·

内 容 简 介

本书主要内容为普胸外科常见疾病，包括胸廓疾病、胸部损伤、胸膜疾病、肺部疾病、膈肌疾病、食管疾病和纵隔疾病的诊疗。涉及普胸外科疾病种类全、基础知识全、诊疗方法全，并且集合目前新近文献、新疗法的前瞻性讨论。不论对经验丰富的医者还是经验相对不足的学习者都有较好的指导意义，值得各层次胸外科医师与研究生阅读与借鉴。

图书在版编目（CIP）数据

普胸外科疾病诊疗常规/张光辉，王维杰，励新健主编．—北京：化学工业出版社，2021.6

ISBN 978-7-122-39003-5

Ⅰ.①普…　Ⅱ.①张…②王…③励…　Ⅲ.①胸腔外科学-诊疗　Ⅳ.①R655

中国版本图书馆 CIP 数据核字（2021）第 076077 号

责任编辑：张　蕾　　文字编辑：林　丹　何金荣
责任校对：边　涛　　装帧设计：史利平

出版发行：化学工业出版社（北京市东城区青年湖南街 13 号　邮政编码 100011）
印　　装：涿州市般润文化传播有限公司
787mm×1092mm　1/16　印张 18　字数 504 千字　　2021 年 8 月北京第 1 版第 1 次印刷

购书咨询：010-64518888　　售后服务：010-64518899
网　　址：http://www.cip.com.cn
凡购买本书，如有缺损质量问题，本社销售中心负责调换。

定　　价：128.00 元

编写人员名单

主　　编　张光辉　王维杰　励新健

副 主 编　徐国栋　张海娜　张家铭　袁琼辉　孙海婷　陈晓明

编写人员　张光辉　象山县第一人民医院

王维杰　象山县第一人民医院

励新健　宁波市第一医院

徐国栋　宁波市医疗中心李惠利医院

张海娜　象山县第一人民医院

张家铭　象山县第一人民医院

袁琼辉　象山县第一人民医院

孙海婷　象山县第一人民医院

陈晓明　温州医科大学检验医学院生命科学学院

徐静萍　象山县第一人民医院

李见雪　象山县第一人民医院

王文会　宁海县第一医院

孙绍敏　宁海县第一医院

马　璇　象山县第一人民医院

李晨蔚　宁波市第一医院

胡文涛　宁波市第一医院

吴伟杰　宁波市第一医院

石建光　宁波市第一医院

郭　晶　宁波市第一医院

张　波　浙江省台州医院

练　祥　象山县第一人民医院

薛世航　象山县第一人民医院

蒋永生　象山县第一人民医院

林　益　象山县第一人民医院

陈再菊　象山县第一人民医院

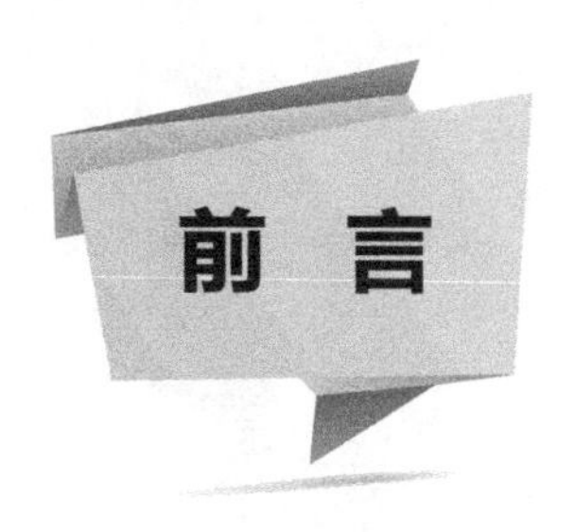

随着科学技术的不断发展以及人民群众对健康要求的不断提高，普胸外科诊疗工作也在不断地发展之中，无论是国内还是国外，普胸外科的临床工作取得了很多新的成果和诊疗经验。及时地对普胸外科的临床工作进行总结和探讨，为更多的临床工作者提供便利的参考和借鉴，无疑有助于推动普胸外科临床工作的发展，提高对普胸外科疾病的诊疗水平，提升普胸外科疾病患者的诊疗效果。出于这个考虑，笔者参阅了大量的文献资料，并结合自身的临床工作经验，编写了本书。

本书共分为七章，主要包括以下内容：胸廓疾病，如漏斗胸、鸡胸、胸廓出口综合征、肋软骨炎等的诊疗常规；胸部损伤，如肋骨骨折、胸骨骨折、胸壁软组织损伤、创伤性血胸等的诊疗常规；胸膜疾病，如急性化脓性胸膜炎、慢性脓胸、胸膜间皮瘤等的诊疗常规；肺部疾病，如肺部感染性疾病、先天性肺疾病、肺结节和肿瘤等的诊疗常规；膈肌疾病，如膈肌肿瘤、膈疝、膈膨出等的诊疗常规；食管疾病，如食管狭窄、自发性食管破裂、食管裂孔疝等的诊疗常规；纵隔疾病，如纵隔肿瘤、纵隔感染的诊疗常规。

本书编写完成的时候，笔者深深地感受到，编写图书真的是一件心血活，需要排除万难，需要冲破重重阻力，需要得到外界的理解和支持，更需要自己内心的坚持与初心，从查阅文献、整理文献、文献综述到形成自己的文字，每一步都需要静心、耐心、用心地去做。唯有如此，才能对得起自己，更对得起读者。本书的编写工作得到了诸多同事、同行和家人的帮助与支持，在此一并表示感谢。每个作者编写图书，都希望自己的书能够被更多的人读到，并让每位读者都读有所得，不浪费读者的时间和金钱，笔者的初心亦是如此。希望更多的读者能够读到，并通过各种形式与笔者进行交流，对于读者的意见，笔者也将认真地考证、用心地改正。不过，笔者在编写本书的过程中也认识到，知识的海洋浩瀚无穷，而一个人的理解和知识储备又是有限的，因此，本书中的不妥当之处也敬请读者们海涵，并多多提出修订的意见。

编者

2021 年 1 月

目 录

第一章

胸廓疾病诊疗常规

第一节·漏 斗 胸

漏斗胸（pectus excavatum，PE）是最常见的胸壁畸形，是指胸前壁正中凹陷，形如漏斗状的胸廓畸形。PE 较鸡胸更常见，这两种疾病都是男童比女童发病率高（男∶女约为 4∶1)。但 PE 一般是先天性畸形，常在出生 1 年内引起注意，而鸡胸普遍认为与钙磷代谢紊乱有关，因此一般出现较晚。

一、流行病学

漏斗胸的发病率不明确，不同地区和人群的发病率有差异。欧美报道发病率为 400～1000 例存活新生儿中发生 1 例，亚洲发病率高于欧美，日本报道发病率为 0.3%～0.5%，我国暂无权威发病率数据。

二、病因

漏斗胸的病因尚不清楚，可能与肋软骨发育不平衡、某些遗传疾病和先天性结缔组织病等有关。

1. 胸骨及肋软骨发育不平衡

胸骨及肋软骨受到异常的拉力或压力导致胸骨凹陷畸形。

2. 遗传因素

多数漏斗胸为散发性，但部分患者可能与遗传物质突变相关，40%的患者有家族史。遗传性疾病如马方综合征、埃勒斯-当洛斯综合征等亦与漏斗胸的发病相关。

三、临床表现

漏斗胸以胸廓畸形、胸骨凹陷为特征，当病情严重时会压迫心肺，出现呼吸困难、心慌、胸痛、活动能力下降等心肺功能不全的情况。

1. 典型症状

(1) 胸廓畸形　可分为对称性或不对称性。畸形可存在于胸骨、肋骨、肋软骨和脊柱所构成的胸廓，可见前胸下部向内凹陷呈漏斗状。

（2）特殊体型　可见肩部前倾、轻度驼背和上腹部隆起的特殊体型。

2. 伴随症状

（1）心肺功能不全　用力呼气量和最大通气量降低，反复呼吸道感染。

（2）活动能力降低　活动后可出现心慌、心悸、胸痛、气喘或咳嗽等症状。

（3）心理问题　畸形严重时，患者可能因为外形改变出现焦虑、抑郁等心理问题。

四、相关检查

1. 影像学检查

通过X线片或CT可显示肋骨走行的倾斜度、胸廓前后径的缩短程度，部分成年患者可观察到脊柱侧弯。同时，可以显示心脏受压、移位和气管支气管压缩情况，判断是否存在肺不张。

2. 心电图

漏斗胸患者最常见的心电图改变是右束支传导阻滞和心房、心室肥大的征象，也可见窦性心律失常和室性期前收缩。

3. 超声心动图

漏斗胸患者可见射血分数和左心室短轴缩短率偏低。

4. 呼吸功能检查

漏斗胸患者可出现肺活量减少，残气量增加，小气道受阻。部分患者呼吸功能随着年龄增长而减退。

5. 心肺功能运动试验

漏斗胸患者可出现最大摄氧量异常。

五、诊断和鉴别诊断

漏斗胸通过视诊即可做出诊断，但同时必须明确畸形程度和有无其他畸形。判定畸形程度的方法如下。

（1）盛水量测定　患者取平卧位，向前胸凹陷部位注水，以所盛水的量来判定畸形的程度，或用橡皮泥填满凹陷部位，将橡皮泥取下，放入盛满水的容器中，以其所排出的水量来表示畸形的程度。超过200mL者为重度。

（2）胸骨间距测定　根据胸部侧位X线片，胸骨凹陷最深处后缘至脊椎前缘的距离表示畸形程度，＞7cm为轻度，5～7cm为中度，＜5cm为重度。

（3）漏斗胸指数（FI）表示法：

$$FI=(a\times b\times c)/(A\times B\times C)$$

式中，a为漏斗胸凹陷部位的纵径；b为漏斗胸凹陷部位的横径；c为漏斗胸凹陷部位的深度；A为胸骨的长度；B为胸廓的横径；C胸骨角至椎体的距离；

漏斗胸指数（FI）＞0.3为重度，0.2～0.3为中度，＜0.2为轻度。

（4）体表波纹分域图　利用光源和格子的投照方法，将胸壁凹陷部分的波纹等高线的图像拍下来，并将波纹等高线的间隔和数目输入计算机，计算出凹陷部位的容积，可确定漏斗胸的畸形程度及评价手术效果。

六、治疗

药物治疗和胸部锻炼不能减轻胸部畸形的程度，因此，轻度漏斗无需处理，中度和重度均需进行手术治疗。手术的目的不仅仅是为了美观，主要是为了解除畸形的胸壁对心肺的压迫，纠正受损的心肺功能。手术时机的选择存在一定争议，国内学术建议由于漏斗胸畸形随着年龄的增长而加重，手术应该尽早进行，一般认为3～12岁为宜。

1. 非手术治疗

轻度漏斗胸可考虑进行非手术治疗，如负压吸盘、胸骨磁铁吸引、理疗等方法。

2. 手术治疗

(1) Nuss手术　Nuss手术矫治PE的理由：第一，儿童有一个软而具有延展性的胸廓；第二，胸廓能够再塑形；第三，能够利用一定的支撑或内固定装置矫正畸形。这就是Nuss手术-MIRPE的基本原理。早期Nuss手术中易发生气胸、误伤，甚至常见误伤纵隔内脏器，且术后疼痛时间长，易发生钢板移位、翻转等并发症。后来，Nuss手术改良方法报道增多，包括固定翼应用，导引器、翻转器等专用器械使用，用不锈钢丝将钢板与肋骨直接绑定等，大大降低了术中、术后并发症，并使手术对胸廓损伤和胸廓生长发育影响减小，安全性有明显改进，微创是目前手术矫治PE的发展趋势。

① Nuss手术指征的选择　目前对PE患儿进行Nuss手术的年龄指征仍存在争议，有学者提出手术年龄应为2～5岁，也有学者认为手术最佳年龄为6～12岁，在临床中一般掌握的手术年龄指征为3岁以上。但年龄非唯一因素，如PE造成心肺功能障碍或症状，畸形进行性加重，则应考虑提前手术。对大龄及成年患者，只要有手术指征和要求者，也应予以治疗，不受年龄限制，同时手术的目的不单是消除PE对呼吸、循环功能的影响，改善外观、纠正心理损害也是重要的指征。

目前掌握的Nuss手术的指征包括：a. CT检查Haller指数＞3.20；b. 有肺不张，肺功能提示限制性通气障碍，肺活量降低，易患上呼吸道感染等；c. 心电图发现不完全右束支传导阻滞，超声心动图检查提示心脏瓣膜脱垂等异常；d. 畸形程度及症状加重；e. 复发的PE患者；f. 心理影响严重，患儿及家属强烈要求矫正。如果有2个或2个以上指征，就有足够的手术理由。

② 手术步骤及方法　术前准备除常规术前准备外，CT检查可较好对PE进行估计，尤其是可了解胸骨后纵隔前间隙的情况，以便术中操作，减少损伤。固定用钢板长度以接近而不超过两侧腋中线为宜。

Nuss手术的具体步骤如下：选特制的合适长度的不锈钢板（Nuss钢板）按预想胸廓外观进行预塑形后消毒。再分别于两侧腋中线平胸骨凹陷最深点平面的皮肤做1个长约2cm的水平切口，如用胸腔镜辅助手术，切开皮肤后，分离肌层至肋间隙，经切口向对侧做长2～3cm肌层下隧道，经右侧切口置入5mm Trocar，人工气胸压力0.665～0.798kPa置入胸腔镜，直视监测将导引器从右侧切口经隧道肋骨最高点入胸，沿胸骨后穿过纵隔至对侧胸腔对应点出胸，在导引器头端用系带拴住已塑形好的肋骨矫形板凸面朝后拖过胸骨后方，至导引器入口处出胸腔，调整钢板位置，将钢板翻转180°后，在钢板一端或两端安置固定片（一般年幼患儿仅需一端，对年长患儿及胸廓畸形较重患儿可双侧固定），抽尽胸腔内气体后关闭胸腔，或留置一引流管引流，缝合肌层及筋膜以包埋固定片与钢板，关闭皮肤。

如果非胸腔镜辅助手术，则前面步骤基本一致，但是从左侧切口将导引器穿过胸壁（而用胸腔镜辅助手术一般是经右侧进入），使其弧形尖端朝上紧贴胸骨后，穿过纵隔前间隙(在胸膜外进行)，以避免与心脏或心包密切接触，然后从对侧肋间穿出，同样将导引器头端用系带拴住已塑形好的特制肋骨矫形板（Nuss 钢板）凸面朝后导入隧道拖出胸腔，其余步骤与用胸腔镜者基本相同，但不需最后胸腔引流排气的过程，且手术操作在胸膜外进行，创伤更小。当然也要求术者有丰富的经验，术前要行 CT 扫描了解胸骨后间隙及解剖关系，以尽量避免意外损伤。

术后一般留院观察 5～6 天，对症处理疼痛等问题，术后 4～12 周可逐渐恢复全面活动，一般于术后 2～4 年取出钢板。术后可以让患者在康复医师指导下锻炼胸大肌、三角肌、腹直肌和背阔肌，促进胸部正常塑形及肌肉组织的健康发展。如果钢板对 PE 矫枉过正，必要时可调整钢板形状。

对于年长患儿或成年人，凹陷呈非对称性或局部凹陷严重及合并扁平胸者，可用 2 根以上矫正钢板；对于非对称性 PE，则可采用斜行放置钢板或（和）不规则支撑板与进出点的方法予以矫正。

③ Nuss 手术的效果及并发症　对 PE 矫正效果的评价目前尚无统一标准，Croitoru 等将疗效分为 4 级：术前症状消失及胸廓外观正常为优，术前症状消失及胸廓外观改善为良，术前症状改善而胸廓变化不明显为一般，术前已有症状加重及外观无改善或凹陷复发为失败，患者及家属的主观感觉是非常重要的标准。Nuss 手术对患者心肺功能的影响还存在争议，有资料显示，Nuss 手术可较好地改善 PE 患儿的左心功能，患儿的肺功能也有所改善，大龄儿童比年幼患儿改善更明显，其对生理和心理转归均有积极影响。但有文献报道，患者术后早期肺功能或有下降，且可能改善之后仍未达到正常水平，还有学者认为术后肺功能存在降低趋势。

早期开展 Nuss 术后发生气胸、内固定支架移位、出血、变应反应、胸腔积液、术后感染等较多，术后钢板变应反应在欧美患儿较多见，国内罕见，主要原因是镍过敏，系典型的迟发性Ⅳ型变态反应。发生切口感染者不多，肺炎、非细菌性心包炎也少见，罕见的危险并发症包括心脏穿通伤、胸廓内动脉损伤、切口大出血、术后内固定支架移位导致大出血等。其中术后早期因钢板并发症而再手术者可达 9%，过早剧烈运动可导致内固定松动，12 岁以上患者发生率较高。随着技术改进及手术医师经验的积累，并发症已逐渐减少。

④ Nuss 手术需要思考的问题　尽管有上述明显的优点，但目前 MIRPE（Nuss 手术）的开展中还是存在一些有争议的问题。

A. 手术年龄的选择：手术的合适年龄，即最佳手术年龄是 3～6 岁还是 6～12 岁，或是更大年龄，目前尚无一致意见。幼儿或儿童时期手术，塑形可能更容易，但 2～4 年后取出钢板，到学龄期或青春期后，儿童生长发育加快，是否容易复发？年龄越大手术则对心肺压迫影响越大，心理影响也越重，术后是否能完全恢复？另外，术后疼痛时间更长，不对称型增多，塑形难度增加，常需放 2 根钢板，维持时间也延长，这样是否比小年龄时手术更有利？

B. 钢板个性化的选择：不对称型，尤其胸骨旋转较重的患者，不少学者提出应根据患者设计个性化的钢板来矫正，个性化的钢板一般在术后短期确实对外观改善更好，但较长时间保留钢板，是否会因钢板的不对称使重塑的胸廓又形成偏向另一侧的不对称，其对肋骨、胸骨塑型的长期作用效果还待观察。

C. 钢板安放时间：粗大的Nuss钢板较长时间安放于胸壁，其生物力学改变对肋骨、肋软骨发育的远期影响尚不清楚。术后钢板安放时间延长有利于防止复发，但时间太长可能影响胸廓发育，而时间太短又可能增加复发率，钢板安放多长时间最适当？加用螺钉及钢丝固定有利于钢板的稳定，但同时可能加重对患儿肋骨生长发育的影响，是否采用目前还存在争议。

D. 是否需要胸腔镜辅助：术中是否需要使用胸腔镜，使用胸腔镜后是否可减少损伤等并发症？因为多数并发症是在术中使用胸腔镜情况下发生的。目前国内报道的Nuss手术多为胸腔镜辅助下手术，而国内外对是否在胸腔镜辅助下行Nuss手术较非胸腔镜辅助下手术更安全，尚无定论。不少学者认为，使用胸腔镜手术可获得良好视野，认为PE凹陷时纵隔移向左侧，术中胸腔镜监视从右侧入路，可增强手术的安全性。对一些合并疾病，如膈疝、纵隔内肿瘤等，可同时予以治疗。非胸腔镜辅助下Nuss手术创伤更小，尤其是手术一般在胸膜外进行，一旦发现钢板位置不合适，需更换肋间隙时非常方便，不增加胸膜腔损伤。

E. 心肺功能影响：手术对患儿心肺功能的实际影响究竟如何？目前较一致认为，手术可以改善心功能状况，但对肺功能影响仍无定论。有学者认为，患者术后肺功能得到改善，但很多报告发现术后肺功能改善有限，甚至不但无改善，反而比术前更差。其结果和原因均存在争议，术前畸形严重程度、检测的方法、肺功能检测受主观因素影响较大、胸廓改变并未使其容积增加等原因均被提到，但尚无法确定，有待今后证实。上述诸多问题均有待较长期的观察和进一步的研究才可能得到结论。

(2) 胸骨翻转术　将胸骨带血管蒂旋转180°，并行适当修剪和固定，此手术适合于成年患者，手术效果满意。

① 带血管蒂胸骨翻转术　胸腹正中切口，将胸大肌向两侧游离，显露凹陷的胸骨及两侧畸形的肋软骨，并沿腹直肌外缘游离腹直肌至脐水平。切开肋弓下缘，游离胸骨和肋软骨内面的胸膜。在肋软骨骨膜下，切断两侧所有畸形的肋软骨，切线由前内向后外斜行，通常包括第3至第7肋软骨和肋间肌。彻底游离胸骨后组织，切断附着于胸骨体两侧缘的肋间肌束和附着于肋软骨及剑突上的腹直肌。在胸骨上段，第2肋间水平游离出约10cm胸廓内动脉，锯断胸骨。将胸骨左右翻转180°，检查双侧乳内动脉及腹壁动脉血供情况，应该避免有张力，至少保证一侧动脉通畅供血。将两侧相对应的肋软骨修整固定。如胸骨过度凸起，也应该修整剪平，并将横断处缝合固定，胸骨后放置闭式引流管，缝合胸大肌、皮下组织和皮肤。本术式中不切断乳内动脉和腹直肌，胸骨翻转后血运丰富，术后胸壁稳定，无反常呼吸，患者可早日下床活动，畸形纠正效果满意。

有学者报道，在横断胸骨前，先游离并切断胸廓内动脉，只保留腹直肌蒂作为胸骨的血液供应，或者在剑突水平，切断乳内动脉与腹壁动脉的交通，只保留上下一端血管供血，也可取得同样的效果。胸部扁平的患者，将翻转后的胸骨上端切成斜面，重叠缝合于胸骨柄上，部分过长的肋软骨也重复缝合，术后可获得更满意的胸廓外形。

② 无蒂胸骨翻转术　采取胸骨正中或者双乳下横切口，切开畸形肋软骨的骨膜，切断肋软骨，将肋软骨和胸骨从骨膜下剥出。从畸形开始处将胸骨切断，切除过长的肋软骨，用抗生素溶液冲洗后，翻转180°缝合于胸骨和肋骨上。

胸骨翻转术适用于已经骨化的患者，其优点是不需要异物支撑，缺点是可能造成胸骨坏死，创伤较大。注意在剥离肋软骨骨膜时，应轻柔操作，剥离充分。肋软骨骨膜、肋骨骨膜、肋间肌应保持完整，尽量不要损伤肋间血管和胸廓内动脉，胸骨翻转后将肋软骨骨膜、肋骨骨膜、肋间肌包绕缝合在翻转骨瓣和肋骨、肋软骨前端。

(3) 肋骨抬举术　将肋软骨适当修剪，使下陷的胸骨抬高。该手术简单，适用于下陷较平的患者。

① 肋骨成型术　单侧较深而胸骨无畸形的漏斗胸患者可行肋骨成型术。从中线向患侧做一曲线切口，骨膜下将畸形的肋骨和肋软骨分离出来，在肋骨和肋软骨做多个横行切口，用巾钳将肋软骨向前上方牵拉，使向前下方楔形的肋骨上移到正常的肋骨走行位置，切除过长畸形的肋软骨，缝合固定两侧相应的肋软骨断端。由于两侧肋软骨向上牵拉形成合力，可将凹陷的胸骨拉起保持上举前挺的位置。本术式适合骨质较为柔软的年幼患儿。

② 胸骨抬高术　骨膜下切断全部畸形的肋软骨，通常是 3～6 根，左右两侧分别进行。年龄较大的患者，肋软骨外端要切至肋骨骨质。切断附着于胸骨下部肋软骨的腹直肌肌束，游离出剑突，剪断与胸骨相连的部分，将胸膜推向两侧，切断相应的肋间肌束，使胸骨自第 2 肋以下完全游离。将胸骨向下凹陷开始处两侧的正常肋软骨，通常是第 3 肋软骨，距胸骨外缘 2cm 处，骨膜下由内前向外后斜行切断。抬起胸骨，使此肋软骨胸骨端位于肋骨端前面，并缝合固定。运用杠杆作用可使胸骨上抬，如果矫正满意，即可固定。如果矫正不满意，可于第 2 肋水平将胸骨后壁横向截骨或者前壁楔形截骨，在横向截骨处嵌入肋软骨片，并缝合固定，使胸骨抬高至适当水平。将肋间肌、胸大肌、胸筋膜和腹直肌缝合在胸骨上，缝合皮肤。为了更好地固定胸骨，有学者用克氏针或者其他金属支架，将胸骨固定于第 2 或者第 4 肋上，使胸骨固定更加牢靠，减少术后发生反常呼吸的概率。此方法需再次手术取出金属材料。

③ 不对称漏斗胸胸骨肋骨抬举术　不对称漏斗胸胸骨向右旋转，右前胸壁凹陷，普通胸骨抬高术不能矫正，具体操作如下：骨膜下切断畸形的肋软骨、肋间肌和剑突，使胸骨游离。胸骨行斜行楔形切开，将胸骨扭转并抬高到正常位置缝合固定。胸骨旁两侧畸形开始处肋软骨斜行切断，胸骨端重叠在肋骨端前缝合固定，保持胸骨处于抬高的位置。如右前胸壁凹陷较深，右侧肋软骨低于左侧，可在右侧肋软骨断端之间垫入软骨块，再缝合固定。如果胸骨重度旋转，可在胸骨柄楔形截骨下方，再做楔形切开，缝合固定后可使胸骨进一步回转至正常位置。

七、预后

轻度漏斗胸不会对生活质量及寿命造成不良影响；中重度漏斗胸可能压迫心肺，导致心肺功能不全，影响生活质量和寿命，由于外观异常，可引起自卑、抑郁等心理问题。手术治疗漏斗胸可有效矫正畸形，改善心肺功能，减轻心理负担，远期效果良好。

导致复发的原因：①上举胸骨缺乏有效固定，自体肋骨固定下移，金属支架断裂或过早取出；②年龄越小，肋骨切除越广泛，复发率越高。肋骨和肋软骨交界处发生纤维化，形成瘢痕阻碍胸壁发育，造成胸骨周围带状狭窄，影响肺功能。

预防术后复发的要点：①漏斗胸矫形手术，严格掌握手术指征，不宜过早进行手术；②严格掌握手术范围，肋软骨切除每侧尽量不超过 4 根，长度不超过 2.5cm，尽量保留肋软骨骨膜、肋骨膜和肋间肌；③术后进行体育锻炼，可以改变体型姿势。

第二节·鸡　胸

鸡胸为胸骨向前突出，两侧肋软骨凹陷形成的畸形，因类似鸡胸而得名。90%的鸡胸为对称性，即胸骨向前突出，两侧肋软骨呈对称性凹陷；9%的鸡胸为不对称性，即一侧肋软骨向前突出，另一侧正常，胸骨正常或者倾斜；1%的鸡胸为胸骨柄畸形，累及胸骨的骨性连接，造成胸骨柄突出和胸骨体下陷。

一、流行病学

鸡胸是儿童时期常见的胸壁畸形，约占胸壁畸形的22%，仅次于漏斗胸，发病率为漏斗胸的10%～20%，90%以上的鸡胸发生于11岁以后，男孩明显多于女孩。

二、病因

鸡胸的病因至今尚未完全清楚，多数认为是下部肋骨和肋软骨生长速度过快，胸骨发育速度较慢，肋骨和肋软骨挤压胸骨向前移位。可分为先天性鸡胸和后天性鸡胸。

1. 先天性因素

先天性鸡胸可能与遗传有关，20%～25%的患者具有家族病史。在胎儿或婴幼儿时期胸骨和肋骨的发育不平衡造成了胸廓畸形。膈肌附着胸骨的中央腱发育不全是次要原因，如膈肌的前部发育不全，反向牵拉胸骨下部，使胸骨中央部向前凸起，导致形成鸡胸畸形。

2. 后天性因素

（1）营养不良　婴幼儿出生后得不到足够的营养，患有某些营养不良性疾病，例如佝偻病，久之可影响胸骨等的发育，以致胸廓畸形。

（2）继发于胸腔内的疾病　如某些先天性心脏病，扩大的心脏压迫胸壁，形成鸡胸畸形；慢性脓胸所致的扁平胸畸形等；长期慢性呼吸道感染可使呼吸功能减弱，为满足呼吸需要，膈肌运动加强，牵拉肋膈沟内陷，逐渐形成鸡胸畸形。也有继发于心脏或胸部手术者。

三、临床表现

1. 症状

多数鸡胸不像漏斗胸那样在出生后即能发现，往往在5～6岁以后才逐渐被注意到。畸形轻者对心肺功能无影响，亦无临床症状。重者因胸廓前后径加长，导致呼吸幅度减弱，肺组织弹性减退，产生气促、乏力等症状，患者常出现反复上呼吸道感染和哮喘，活动耐力较差，易疲劳。部分患者因胸壁畸形而在精神上负担较重，常有自卑感，缺乏自信，行走、坐立时为掩盖凸起的胸部，造成驼背，不愿参加游泳和户外活动。异常的姿势及缺乏锻炼会加重畸形。

2. 体征

主要是胸壁的前凸畸形，根据肋软骨及胸骨前凸畸形的形状分为4种类型。

（1）对称型　为最常见类型。胸骨体和下部肋软骨对称性向前凸出，肋软骨的外侧部分和肋骨向内凹陷。

（2）非对称型　较少见，表现为一侧肋软骨向前凸，对侧肋软骨正常或接近正常。

（3）鸡胸和漏斗胸混合畸形　少见，表现为一侧肋软骨向前凸，对侧凹陷或呈漏斗胸畸形，常有胸骨旋转。

（4）上部肋软骨胸骨畸形　甚为少见，为第2～3肋软骨和胸骨柄向前凸，胸骨体相对向内凹陷，胸骨侧面呈弓形。常伴先天性心脏病、杵状指（趾）或躯体过小畸形等。

四、相关检查

1. 实验室检查

血常规和生化检查有助于判断患者的身体状况及是否伴发其他疾病。部分鸡胸患者可出现轻度贫血和血清碱性磷酸酶增高的表现。

2. 影像学检查

（1）胸部X线　可清楚显示胸廓畸形程度，有助于确定鸡胸的类型及是否存在其他胸壁畸形。

（2）CT　能够准确评价鸡胸的对称性、凸起程度、心肺影响程度及是否合并其他疾病。

3. 其他检查

（1）心电图　有助于判断是否存在心脏畸形。部分鸡胸患者可有窦性心律不齐的表现。

（2）心肺功能检查　有助于判断胸廓畸形对心肺功能的影响程度，重者可出现心肺功能不全。

五、诊断与鉴别诊断

1. 诊断

鸡胸较漏斗胸发生率低，临床症状也较轻，因此不太受患者及家属的重视。轻症者往往不就诊，重者畸形明显，临床上很容易确诊，侧位X线胸片能清楚显示胸骨的畸形状况。应注意详细检查心肺等有无合并多发畸形。

2. 鉴别诊断

（1）马方综合征　本病为一种常染色体显性遗传的先天性结缔组织疾病，有家族史。病变主要累及中胚叶的骨骼、心脏、肌肉、韧带和结缔组织，骨骼畸形常见；全身管状骨细长，手指和脚趾细长呈蜘蛛脚样；心血管方面表现为二尖瓣关闭不全或脱垂、主动脉瓣关闭不全、大动脉中层弹力纤维发育不全、主动脉扩张或主动脉瘤，可因过度扩张的主动脉破裂死亡。典型的家族史、脊柱后凸、脊柱滑脱等典型症状有助于鉴别。

（2）神经纤维瘤病　本病为源自神经轴索鞘膜的神经膜细胞及神经束膜细胞的肿瘤，可侵犯皮肤、神经、骨骼等多个系统，部分患者可出现鸡胸的表现。牛奶咖啡斑、神经纤维丛状瘤体、长骨假关节等骨骼病变有助于鉴别诊断。

（3）黏多糖病　本病是一组黏多糖降解酶缺乏的疾病，使黏多糖在体内不能完全分解，继而在组织中蓄积，引起骨骼畸形、智力低下、肝脾肿大等表现，部分患者可表现为鸡胸。患者具有头大、鼻孔大、鼻梁低平、厚唇等特殊面容，X线表现以及尿黏多糖阳性有助于鉴别。

六、治疗

畸形程度较轻的患者可采取补充营养、运动矫形、胸廓动态按压装置矫形等措施；畸形程度较重、对心肺产生压迫、非手术治疗无效的3岁以上的患者，可考虑手术治疗。

1. 非手术治疗

(1) 加强营养，适当补充鱼肝油、钙等营养素，预防维生素D缺乏，促进骨骼的发育，维持正常的新陈代谢。

(2) 多晒太阳，多做户外运动，对轻度畸形患者的矫形有很大的帮助。

(3) 3岁以内的患儿可采用矫形背心加压治疗，对凸出的胸骨进行适当加压，同时结合锻炼进行矫正。

2. 手术治疗

对非手术治疗无效，且畸形较严重的患者，手术治疗是解除心肺受压、改善外观、消除消极自卑心理的有效方法。

(1) 胸骨沉降术　传统的胸骨沉降术是在胸骨凸起处做切口，游离两侧胸大肌，切断畸形肋软骨，从而达到沉降胸骨的目的。但该术式手术切口长，创伤大，且需要切断肋软骨，恢复较慢，部分患者可影响心肺功能。

(2) 胸骨翻转数　本术式采取胸部正中或乳房下切口，游离两侧胸大肌，切断两侧肋软骨和胸骨，按顺时针方向将肋软骨、胸骨板翻转180°，适当修剪后缝合固定。

(3) 鸡胸微创手术（反Nuss手术）　本术式具有较好的治疗效果，近年来逐渐应用于临床。通过将矫形钢板固定在胸骨皮下隧道，向下压迫凸出的胸骨，从而达到纠正畸形的目的。本术式可以避免损伤胸腔脏器，减少手术风险，不影响心肺功能，具有手术时间短、不切断肋骨、恢复快等优点。但钢板的放置和取出花费时间较长，且放置后钢板固定不佳时容易移动。

七、预后

鸡胸矫正手术安全可靠，多数患者通过手术可恢复正常，并发症的发生率低于4%，并发症包括气胸、伤口感染、复发及术后肺炎。再次手术者均为复杂畸形。

第三节·胸廓出口综合征

胸廓出口综合征（thoracic outlet syndrome，TOS）是指锁骨下动、静脉和臂丛神经在胸廓出口处与胸小肌喙突附着部受压而引起的上肢和肩颈部疼痛、麻木、乏力、感觉异常等症状的综合征。

虽然对这类疾病的了解在不断加深，治疗也在不断进步，但是由于其临床表现多样，缺乏特征性表现及客观的诊断标准，对其诊治仍存在较大争议。

一、流行病学

本病较少见，目前尚无权威发病率数据。本病可发生于15～60岁人群，以20～40岁女性多见。

二、病因

胸廓出口综合征是由于锁骨和第一肋之间的臂丛神经或血管受压所致，臂丛神经或血管受压可能与先天性发育异常、重复性活动、姿势不佳、外伤、肿瘤及怀孕等因素有关。根据致病原因可分为以下三型。

1. 神经型

最常见，占90%～95%，由臂丛神经受压所致。

2. 血管型

较少见，占4%～8%，由锁骨下动脉或锁骨下静脉受压所致。

3. 非典型

最少见，占1%～2%，无法找到确切病因，较难确诊。

三、临床表现

1. 典型表现

(1) 神经受压　最常见。主要表现为患侧肩颈、手臂等部位疼痛、酸胀无力，或出现针刺感、蚁走感、麻木等感觉障碍。疼痛和麻木可由肩颈向手臂及小指侧放射。病程长时可出现肌肉萎缩、肌力下降、握拳无力等表现。

(2) 血管受压　锁骨下动脉受压时，主要表现为患肢发冷、疼痛；上肢下垂、受凉时疼痛加重，平举时疼痛减轻。患侧脉搏减弱、血压降低。

2. 伴随症状

部分患者可有患侧锁骨上部饱满，按压有疼痛，可摸到斜角肌紧张增厚等，有颈肋的患者可触及骨性凸起。

四、相关检查

TOS较为少见，其临床表现复杂多样，易被误诊为其他疾病。患者可出现单侧或者双侧压迫症状，或者同时出现神经、血管均受压的混合症状，无疑增加了诊断的难度。TOS的诊断应基于临床病史和体格检查，但是由于大多数患者症状不典型，所以通常需要影像学检查来进一步明确诊断，并为治疗提供准确的压迫部位。

1. 激发试验

激发试验产生的病理生理机制可能是通过影响胸廓出口神经血管束来实现的，是最主要的早期诊断方法。

(1) 斜角肌压迫试验　检查胸廓出口综合征的一种试验。具体做法为患者端坐在凳上，两手置于膝部，先比较两侧桡动脉搏动力量，然后让患者尽力抬头做深吸气，并将头转向患侧，同时下压肩部，再比较两侧脉搏或血压。若患侧桡动脉搏动减弱或血压降低，即为阳性，说明锁骨下动脉受压，同时往往疼痛加重；反之，抬高肩部，头面转向前方，则脉搏恢复、疼痛缓解。

（2）过度外展试验　检查胸廓出口综合征的一种试验。具体做法为患者取坐位，上肢外展大于90°、外旋90°，颈过伸，头转向对侧，桡动脉脉搏减弱或消失即为阳性，提示胸小肌间隙压迫。

（3）上臂缺血试验　检查胸廓出口综合征的一种试验。具体做法为患者上肢抬高外展90°，手指迅速握紧与放松，正常人可持续1min以上。胸廓出口压迫综合征患者极易疲劳。

（4）肋锁挤压试验　一种用于检查臂丛神经受压的试验。嘱患者放松肩部，检查者站在患者身后双手握腕，摸桡动脉，并向下、向后拉上肢，若桡动脉减弱或消失为阳性。阳性至少可以说明患者上肢的韧带较松弛，拎重物时肋锁间隙容易变小。

2. 影像学检查

（1）X线、CT　颈椎和胸部X线能明确如颈肋、C_7横突过长、下沉的肩胛带等骨性异常。三维CT可以更有效地识别胸廓出口先天性异常、占位性病变、肋骨及锁骨骨折畸形愈合等。Wijeratna等利用四维CT确诊了肋锁关节骨性卡压导致的TOS。

（2）B超　B超具有费用低、无创等优点，是一种非常有效的初始检查方法。B超对血管狭窄、阻塞具有高度特异性，因此，非常适用于血管型TOS的诊断。B超在静脉型TOS诊断中具有93%～96%的特异性和84%～97%的敏感性。在激发试验下进行超声检查，可以动态地将症状和超声上血流速度的改变关联起来。另外，Leonhard等报道了对于一些胸廓出口臂丛变异的非典型TOS，B超也是一种可靠的检查方法。

（3）MRI　MRI能良好地显示胸廓出口的解剖结构。由于其对软组织成像的优越性，能可靠地识别如斜角肌、胸小肌、锁骨下肌肥大，胸小肌以及异常的纤维束带等。因此，在神经型TOS中显示臂丛神经卡压时，MRI是一种较好的检查方法。国内有学者提出MRI可清晰显示常见臂丛神经非创伤性病变的部位、累及范围及与邻近组织结构的关系，为临床诊疗提供可靠信息。但是，国外也有学者质疑MRI无法准确预测TOS术中所见。Singh等对比了术前MRI和术中所见，发现只有不到50%的患者在术中成功地验证了术前MRI结果。近来，随着3.0T MRI的普及，MRI逐渐成为一项越来越重要的技术。高分辨率MRI能将神经的形态和信号可视化，并能提供精致的解剖细节，更精准地识别病变神经的部位。神经纤维追踪成像技术是一种新的外周神经成像技术，它能提供一种可视化的神经束成像，在诊断外周神经肿瘤分型和评估周围神经损伤及损伤后潜在的神经再生等方面具有重要意义。这些高质量的MRI技术在神经型TOS诊断中发挥了非常重要的作用。

（4）血管造影　传统的动脉或静脉造影能准确发现血管受压的部位，曾是诊断血管型TOS的金标准。但由于是有创操作，并且不能呈现血管周围组织结构，使得其在TOS诊断中的作用越来越有限，目前多应用于一些需要血管内介入手术的患者。

3. 其他检查

（1）神经电生理检查　神经电生理检查对神经型TOS诊断至关重要，能客观地将神经型TOS和一些具有相似疼痛症状的疾病区分开来，排除其他节段性或系统性的神经病变。Tsao等对术中确诊为神经型TOS的患者进行神经电生理评估，发现这些患者T_1及C_8部分神经纤维会出现传导速度改变，表现为前臂内侧皮神经和支配拇短展肌的正中神经出现神经传导速度下降，而造成这一结果最主要的原因是异常纤维束带卡压。神经电生理检查必须双侧对比完成，因为大多数病例都是单侧发病，健侧对照检查更有利于确诊。张凯莉认为，采用运动诱发电位（motor evoked potential，MEP）分段检测技术可明显提高神经型 TOS 的诊断率，也可提高双卡综合征的鉴别率。此外，Feng 等将三重刺激技术（triple stimulation technique，TST）应用于神经型 TOS 的诊断，发现神经型 TOS 患者的波幅比率要显著低于正常人，并且认为该技术能检测臂丛神经传导阻滞以及定位神经卡压部位。

（2）诊断性前斜角肌阻滞试验　前斜角肌阻滞试验是将利多卡因或者肉毒杆菌注射至前斜角肌的不同部位，达到缓解肌肉挛缩或痉挛的目的。如果患者症状得到临时改善，即可证实诊断。该试验阳性往往提示术后可获得良好疗效。

五、诊断和鉴别诊断

1. 诊断

依据肩颈、手臂疼痛、麻木等典型临床表现，结合相关体格检查及影像学检查结果，排除其他可能引起相关症状的疾病后，可做出诊断。

2. 鉴别诊断

（1）颈椎间盘突出症或颈椎病　颈椎间盘突出症常有外伤史，头部加压时可出现肩颈部放射痛，无血管受压表现；颈椎病时颈椎间有压痛，无血管受压表现，影像学检查显示颈椎间隙变窄及退行性改变，可予以鉴别。

（2）腕管综合征　由于腕管神经受压，可有手部疼痛、麻木等表现，与胸廓出口综合征表现相似。按压腕管时手部症状加重，而胸廓出口综合征无此表现，可予以鉴别。

（3）雷诺现象　可有手部苍白、麻木、青紫、疼痛等表现，与胸廓出口综合征表现相似。但胸廓出口综合征多为单侧发病，雷诺现象大多数为双侧发病，可予以鉴别。

六、治疗

TOS 的治疗应根据病因来决定。大部分神经型 TOS 首选非手术治疗，并且具有良好的预后。手术减压的适应证存在争议，目前多数学者认为对于有症状的血管型 TOS 和经非手术治疗 3 个月后症状仍持续存在的神经型 TOS，以及出现肌肉萎缩或者肌肉功能进一步缺失的患者，应采取手术治疗。

1. 非手术治疗

采用热敷、按摩、强化肩胛提肌、强化胸肌、姿势纠正训练等方法治疗 TOS，在此基础上，治疗模式从单因素逐渐向多因素转变。最新一代的多因素治疗模式是将 TOS 患者视为一个整体进行治疗，治疗方法包括健康教育（放松技巧、姿势力学和体重控制）、姿势纠正（限制肩部反复活动及超负荷活动）、物理治疗（松弛斜角肌，强化肩部后方肌肉、降低胸廓出口神经血管的压力），还应注意心理因素和社会因素的重要性。80%的 TOS 患者在肌肉强化和拉伸训练 3 个月后疼痛得到缓解，94%的患者在 6 个月后疼痛得到缓解。与此同时，还可应用非甾体类抗炎镇痛药、肌松药、水疗、经皮神经电刺激、小针刀定点松解、局部药物注射等方法使症状最大化缓解。肉毒杆菌注射可抑制胆碱能神经末梢释放乙酰胆碱，使肌肉松弛性麻痹，达到缓解肌肉痉挛的目的。该方法能使 69%的神经型 TOS 患者获得短期的症状改善，对血管型 TOS 也有一定效果。

2. 手术治疗

手术的目的在于解除胸廓出口软组织性或者骨性压迫。对于症状明显或伴有血管相关性并发症的血管型 TOS，在减压的基础上往往还需要进行血管重建。近年来，随着血管介入技术如导管内溶栓、球囊成形、支架植入的出现，使得血管型 TOS 的治疗方法变得相当多样化。但是，无论选择哪种技术，手术减压仍是 TOS 治疗的基础。主要的手术入路有 3 种。

(1) 腋路　是目前最常用的手术入路。Orlando 等对过去 10 年内共 538 例经腋路第 1 肋切除的 TOS 患者进行了回顾性分析，发现 95%以上的患者均获得了极佳的手术效果。该入路能充分显露第 1 肋，不容易造成神经和血管回缩，并且术后瘢痕利于隐藏，缺点在于对异常纤维束带的暴露和血管重建比较困难，还需警惕医源性臂丛损伤。

(2) 锁骨上入路　经锁骨上前斜角肌切除术不断改良，Chwei-Chin 等研究了从 1985 年至 2014 年，30 年内共 88 例经锁骨上入路前斜角肌联合第 1 肋切除术，总结得出该入路不仅安全有效，术中还能实现病因诊断。与腋路相比，该入路显露更充分，能实现斜角肌、颈肋切除和臂丛神经松解，并且利于血管重建，但可能会造成第 1 肋切除后神经和血管回缩。

(3) 后路　能良好地暴露臂丛根部结构，利于神经松解，适用于前路术后复发性 TOS，但该入路损伤较大，广泛的肌肉剥离可能导致术后肩关节功能障碍和翼状肩。Aghayev 等和 Crutcher 等报道了一种改良小切口后路第 1 肋切除术，相较于传统后路，该术式最大的优点在于它只需切断部分斜方肌和小菱形肌就能从后方进入胸廓出口，并且能在切除骨性结构过程中保持神经和血管的完整性。

随着微创技术的不断发展，内镜、胸腔镜和机器人手术也被应用于第 1 肋切除。内镜辅助手术具有切口更小、更美观，并发症少，利于术后康复训练等优点。胸腔镜的最大优势是术中能清晰识别第 1 肋和重要的神经血管结构，不会造成臂丛神经牵拉性损伤，并且容易切除肋骨根部结构，缺点在于从胸腔内切除 C_7 横突和斜角肌十分困难。机器人手术具有三维成像系统，术中对组织结构显示更立体、清晰，操作更轻柔、精细，但是术者和整个手术团队的学习曲线较长，手术费用也较高。

TOS 手术减压的效果根据临床类型不同而不同，但是预后通常良好。Peek 等认为，手术治疗的长期功能预后满意，90%的患者能从手术中获益，并且神经血管严重并发症发生率低。Rinehardt 等分析了 1431 例经手术治疗的 TOS 患者，发现臂丛神经损伤率 0.3%，大出血发生率 1.4%。关于手术时机，一些证据表明早期治疗（<3 个月）相比于延期治疗（>6 个月）功能恢复更好。神经型 TOS 早期手术能减少肌肉萎缩和阻止手部肌肉不可逆性失神经支配，延期手术虽能改善疼痛和感觉障碍，但不能恢复肌肉功能，仅能延缓肌无力和肌肉萎缩进程。血管型 TOS 早期手术的长期功能预后要优于非手术治疗和延期手术治疗。

综合而言，TOS 是指臂丛神经、锁骨下动脉或锁骨下静脉在胸廓出口受到卡压而出现的一系列症状，由于临床表现多样及缺乏确诊性的检查方法，使其诊断仍旧十分困难。完整的病史及全面的体格检查对鉴别诊断 TOS 和其他类似疾病具有不可或缺的作用，但是单独的查体往往无法判断卡压部位和卡压原因，因此还需结合影像学、神经电生理学等检查方法。未来的检查方法可以向肢体在激发体位下的胸廓出口影像学成像以及更灵敏的神经传导测量等方向发展。TOS 的非手术治疗包括健康教育、姿势纠正、物理治疗，还可结合药物治疗和局部封闭治疗。对于一些有症状的血管型TOS和非手术治疗失败的神经型TOS，应考虑尽早手术治疗。非手术治疗和手术治疗均可获得较好的预后，关于最佳的手术入路目前仍存在争议。

七、预后

胸廓出口综合征通常无法自愈，但大多数患者通过规范治疗后症状能够有效缓解，甚至根除，可逐渐恢复之前的工作和运动，但应注意有复发的可能。

第四节 肋软骨炎

肋软骨炎（costal chondritis）是指胸骨与肋骨交界处的软骨发生的炎症反应，表现为前胸壁部位较为明确的疼痛，常伴有肿胀，按压此处或进行活动时疼痛可加重，是一种较为常见的临床疾病。根据病因可分为感染性（化脓性）肋软骨炎和非特异性肋软骨炎。

一、流行病学

目前尚无感染性（化脓性）肋软骨炎的权威发病率数据。非特异性肋软骨炎好发于青壮年，老年人亦有发病，女性发病率略高于男性。本病多为单侧发病，多见于第2～4肋，也可为双侧发病。

二、病因

1. 感染性（化脓性）肋软骨炎

感染性（化脓性）肋软骨炎多因手术、创伤等原因所致。细菌血源性感染，如结核分枝杆菌、伤寒杆菌、副伤寒杆菌、葡萄球菌、大肠埃希菌等均可能导致感染性（化脓性）肋软骨炎。

2. 非特异性肋软骨炎

非特异性肋软骨炎病因尚不明确，可能原因如下。

（1）病毒感染　可能与上呼吸道病毒感染有关。

（2）胸肋关节韧带损伤或慢性劳损导致受力改变。

（3）免疫或内分泌异常导致肋软骨营养障碍。

（4）其他　胸部遭受剧烈撞击、提举重物或剧烈运动、剧烈咳嗽和打喷嚏等。

三、临床表现

1. 感染性（化脓性）肋软骨炎

（1）病变部位出现持续性肿痛，疼痛位置较固定。

（2）疼痛多无法自行缓解。

（3）疼痛部位皮肤可出现红肿的表现，可形成窦道。

（4）按压疼痛部位疼痛加重，可触及波动感。

（5）可出现全身症状，如发热等。

2. 非特异性肋软骨炎

（1）症状较轻时可能仅有轻微胸闷，随着病情进展，可表现为胸痛。

（2）胸痛多为钝痛、隐痛，偶可表现为针刺样疼痛，疼痛部位较固定。

（3）咳嗽、深呼吸、活动胸壁的动作可使疼痛加重。

（4）疼痛部位肋软骨肿大隆起，按压时疼痛加重。

（5）疼痛部位皮肤无发红、发热的表现。

四、相关检查

1. 体格检查

（1）检查胸痛部位；检查肋骨与胸骨连接部位是否有压痛。

（2）观察患者变换手臂姿势后疼痛是否加重。

（3）观察深呼吸、咳嗽后疼痛是否加重。

2. 实验室检查

（1）感染性（化脓性）肋软骨炎　炎症指标常升高，如白细胞、C反应蛋白、红细胞沉降率、降钙素原等升高。

（2）非特异性肋软骨炎　无需进行特殊实验室检查，指标通常无异常改变。

3. 影像学检查

（1）X线检查　感染性（化脓性）肋软骨炎X线片可出现胸肋关节间隙增宽、骨质破坏等表现，但特异性不高，其他疾病也可出现上述表现。非特异性肋软骨炎胸部X线检查不能发现病变征象，但有助于排除胸内病变、胸壁结核、肋骨骨髓炎等疾病。

（2）MRI　能够显示骨、软骨、滑膜及骨髓的活动性炎性改变，特异性和敏感性较高。对感染性（化脓性）肋软骨炎的诊断更为准确。

4. 心电图

肋软骨炎患者一般无心电图改变，但有助于帮助排除心血管系统疾病。

五、诊断和鉴别诊断

依据病史、临床表现及影像学检查结果可初步确定肋软骨炎的诊断，需与下列疾病进行鉴别诊断。

1. 隐性肋骨骨折

隐性肋骨骨折常发生在前胸壁，较为局限，有疼痛的表现。骨折愈合时出现骨痂，局部可出现肿胀，易与肋软骨炎混淆。但两者发生部位不同，肋软骨炎发生在肋软骨处，X线片、MRI等有助于鉴别。

2. 冠心病

冠心病胸痛时服用硝酸甘油可缓解，局部用药或阻滞疼痛无缓解。心电图及其他心脏电生理检查可有助于鉴别。

3. 胸锁关节肿大和疼痛

胸锁关节肿大和疼痛病因较多，如关节脱位、化脓性关节炎、风湿性或类风湿关节炎、创伤性关节炎、肿瘤等，与肋软骨炎有明显区别。

4. 肿瘤

肋软骨良性肿瘤生长较缓慢，表现可与肋软骨炎相似，但疼痛和压痛不明显。若肿瘤生长较快，X线片可显示骨质破坏。

六、治疗

1. 非特异性肋软骨炎

（1）采用非甾体类镇痛消炎药对症治疗。

（2）如疼痛明显、对症治疗欠佳时，可在无菌操作下于肿胀的软骨骨膜注射混有普鲁卡因或利多卡因的长效类固醇激素局部封闭治疗，对减轻肿胀及疼痛疗效确切。

（3）物理治疗的目的是消炎消肿，减轻神经末梢刺激而镇痛，促进血液循环改善局部营养，方法较多，如超声波、低反应水平激光、磁疗法、紫外线照射等。

（4）中医认为肋软骨炎属胸痹、胁痛范畴，病机为情志不畅、肝郁气滞、风邪侵袭、痹阻经络、气虚血瘀。治以疏肝解郁、补气活血、消肿散瘀止痛之法，如柴胡疏肝散、复元活血汤、补阳还五汤、逍遥散结汤等方。中医药及针灸疗法确可缓解疼痛，但治愈率较低，常反复发作且对消除肋软骨肿大增粗无效。

（5）对少数非手术治疗无效、肋软骨肿大明显且症状严重、反复发作、心理负担重、不排除恶性病变的患者，应切除病变肋软骨，达到治愈的目的。传统手术方法为骨膜内切除肋软骨，只要求将肿大增粗的肋软骨切除，勿伤及胸廓内动静脉，需注意保留骨膜及胸壁其他组织。闭合性微创手术方法对肿大的肋软骨骨膜行十字切开或刺孔减压术，因松弛了肋软骨膜而解除对神经末梢的牵张刺激，从而缓解疼痛。

（6）锁骨下区为颈胸星状神经节支配，疼痛刺激传入可导致疼痛部位局部缺血而加重疼痛，可行星状神经节阻滞以控制疼痛并缓解局部缺血。

2. 感染性（化脓性）肋软骨

疾病早期诊断明确，先行非手术治疗，采用针对性抗生素有效控制感染。对症镇痛及理疗、封闭治疗无效。因肋软骨血供特殊，抗感染能力弱，至疾病后期可形成局限性感染灶，抗生素治疗效果不佳，此时治疗原则是手术彻底清除病变肋软骨。如炎症扩散可出现致命的血行感染、纵隔感染及胸腔感染。术前可外敷金黄散，形成窦道者予祛腐生肌膏，促进坏死及脓性分泌物脱落，并促进创面肉芽组织生长，减轻炎症反应及疼痛，促进炎症局限，为手术创造条件。

手术要点：①广泛切除感染和坏死的肋软骨及相连的健康肋软骨，残端用健康的肋软骨骨膜包埋，肋弓、剑突、胸骨的受累部位也要彻底切除到达正常组织，用双氧水、生理盐水、甲硝唑液彻底冲洗创面，可Ⅰ期缝合；②术中仔细止血，放置有效通畅的引流，术后加压包扎，使创面贴合紧密，防止积液；③术后根据细菌培养结果应用敏感抗生素1～2周。有学者认为，第5肋以上的肋软骨炎，需将从胸骨旁至与肋骨连接处之间的肋软骨整段切除，第5肋以下各肋软骨因互相连接，需广泛切除整个肋弓，缝合外侧部分切口，中央部分开放引流，由肉芽组织Ⅱ期愈合。有学者不主张扩大清除，因肋软骨切除过多会影响胸壁稳定性，自正常肋软骨1～2cm处切除病变软骨即可。术后易复发，主要原因是对病变范围估计不足、切除不彻底。注意勿损伤胸廓内动静脉，如切除双侧肋弓致胸廓变形，有引起呼吸衰竭的危险，应加强呼吸道管理，术后适当固定胸廓。有文献报道，清创肋软骨切除术后常发生残端肋骨骨髓炎，需反复手术，病程迁延。胸大肌及腹直肌血运良好，抗感染能力强，可转移此肌瓣填充清创后的组织缺损。

七、预后

非特异性肋软骨炎为自愈性疾病，多数情况下不需特殊治疗或仅需对症治疗可痊愈。但非特异性肋软骨炎可能反复发作，迁延数月或数年。感染性（化脓性）肋软骨炎若有窦道形成，感染可迁延不愈，需积极治疗。

第五节 · 胸壁结核

胸壁结核是指胸壁组织（肋骨、肋软骨、胸骨与胸壁软组织）因结核分枝二丫杆菌感染而形成的结核病变，是一种较为常见的胸壁疾病，多见于20～40岁的青中年，男性较多。病变多发生在锁骨中线与腋后线之间的第3～7肋间。

一、流行病学

近年来，随着肺结核发病率的升高，胸壁结核发病率也呈上升趋势。本病好发于20～40岁青中年，男性多于女性。当胸壁结核继发于肺结核时，具有传染性，特别是痰结核菌阳性者可通过飞沫进行传播。

二、病因

胸壁结核大多继发于肺结核、胸膜结核和纵隔淋巴结结核，由原发肋骨或者胸骨结核性骨髓炎而导致的胸壁结核极为少见。临床上往往原发病灶已经基本治愈，所以在大多数情况下找不到原发病灶，或者原发病灶已经是陈旧性改变，有时仅表现为胸膜肥厚。胸壁结核与原发病灶同时存在者少见。另外，自身免疫力下降、患有慢性病等，也会诱发胸壁结核。结核分枝二丫杆菌可以通过以下途径侵入胸壁。

1. 淋巴途径

淋巴途径是胸壁结核最常见的感染方式，结核分枝二丫杆菌从肺或者胸膜的原发灶经过胸膜淋巴管侵至胸骨旁、胸椎旁和肋间等胸壁淋巴结，然后再穿破淋巴侵入胸壁其他组织，形成结核性脓肿。脓液由胸壁深部组织穿透肋间肌至胸壁浅层组织，在肋间肌内外各有一个脓腔，两腔之间有潜在的窦道，形成所谓的“哑铃状”脓肿。由于重力的作用，脓液逐渐向外、向内坠积，在侧胸壁或者上腹壁形成一个无痛性肿块，其局部皮肤色泽无明显改变。

2. 直接蔓延

表浅的肺或者胸壁结核病灶可以直接破坏壁层胸膜，蔓延至胸壁各层组织。结核性脓肿伴有肋骨破坏多半是感染直接浸润引起。

3. 血行播散

结核分枝杆菌经血液循环进入肋骨或胸骨骨髓腔，引起结核性骨髓炎，再穿破骨皮质形成脓肿，这种途径比较少见。

三、临床表现

（1）胸壁结核患者全身症状一般不明显，部分患者出现结核中毒症状，如低热、乏力、盗汗、消瘦等。

（2）胸壁出现无痛性半球状隆起，基底固定，稍韧硬，无波动，边界常不甚明确，无明显压痛，局部皮肤正常。

（3）当有继发感染时，肿块增大并变软，局部皮肤红肿、变薄、有压痛，伴有波动感。

（4）脓肿破溃后常排出浑浊、水样脓液，可有干酪样组织，形成溃疡或者窦道经久不愈。

（5）胸壁结核患者多合并肺结核，可伴随肺结核感染症状，如咳嗽、咳痰、咯血、胸闷气短等。

四、相关检查

1. X线检查

X线检查可见胸壁软组织阴影和肋骨或者胸骨侵蚀，但部分患者可无此现象，故X线检查阴性并不能排除胸壁结核之诊断。胸片发现有活动性肺内或胸膜病灶，有助于胸壁结核的诊断。

2. 脓肿穿刺检查

穿刺部位应在脓肿的上部分，针尖穿透皮肤后再潜行进入脓腔。避免因穿刺形成窦道或引起混合感染。穿刺常可抽出无臭、稀薄的黄白色脓液或者干酪样物，涂片检查发现抗酸杆菌，即可确诊，但是细菌学检查结核分枝杆菌常为阴性。若已经发生慢性窦道或者溃疡，则可以施行活检以明确诊断。

五、诊断和鉴别诊断

患者可有肺结核、胸膜结核、结核性脓胸、肺癌、慢性阻塞性肺疾病、长期大量使用免疫抑制剂等病史，出现咳嗽、咳痰、乏力、盗汗、胸壁肿块等临床表现，结合穿刺、X线等检查结果，可做出胸壁结核的诊断。需与下列疾病进行鉴别。

1. 胸椎结核形成的椎旁脓肿

对发生在脊柱旁或侧胸壁的胸壁结核，需要与胸椎结核形成的椎旁脓肿相鉴别。胸椎结核在形成椎旁脓肿后，可经过肋骨横突间隙向背部延伸，或者沿肋间神经血管束流向肋间远端，在脊柱旁或侧胸壁形成脓肿。鉴别要点是胸椎X线正侧位片或者胸部MRI，后者可发现胸椎有椎体破坏性改变。

2. 化脓性胸壁脓肿

当胸壁结核脓肿伴混合感染时，需要与化脓性胸壁脓肿，包括化脓性肋骨或者胸骨骨髓炎相鉴别。后者的特点是起病较急，病程短，全身和局部反应均较明显。化脓性肋骨或者胸骨骨髓炎者，发病前往往有外伤史，有寒战、高热。数天后若形成骨膜下脓肿，局部压痛明显。脓肿穿破后形成深部软组织脓肿，此时疼痛反可减轻，但局部红、肿、热痛等炎症反应更加典型。接受抗生素治疗的病例，可以在1个月左右才出现X线表现，显示骨髓炎改变，若见死骨形成，则可确诊。CT检查可较早发现骨膜下脓肿。对于鉴别诊断有困难者，需要病理活组织检查才能确诊。

3. 胸壁放线菌病

放线菌病为慢性、化脓性病变。早期病变位于肺门或者肺底部，随后累及胸膜、胸膜外组织和胸壁。肿块坚硬，有多发性窦道和脓液中有“硫黄色颗粒”，可与胸壁结核相鉴别。

4. 胸壁肿瘤

深部结核性脓肿波动不明显，需要与胸壁肿瘤相鉴别。特别是胸壁血管瘤按之亦有波动感。穿刺可以鉴别。

5. 乳房结核

乳房结核在发病数月后，脓块软化可形成寒性脓肿，这时很容易与胸壁结核相混淆。鉴别要点是乳房结核病变多局限在乳房内，极少侵入胸肌内和肋间隙，一旦脓肿形成后，皮肤极易溃破形成窦道。

六、治疗

胸壁结核的治疗包括抗结核治疗、局部治疗和手术治疗三个方面。

1. 抗结核治疗

早期、联合、适量、规则、全程合理应用抗结核药是基本的治疗原则。对于活动性结核患者，建议4种抗结核药物联合应用：异烟肼（雷米封）0.3～0.4 g溶于5%葡萄糖注射液500mL中，静脉滴注，每日1次；肌内注射链霉素0.75g/d；口服利福平0.3g/d，吡嗪酰胺片1.0～1.5g/d，口服药均清晨空腹顿服。同时应该加强营养、休息，改善全身一般情况。

2. 局部治疗

局部治疗包括穿刺抽脓和切开引流。

（1）穿刺抽脓　适合于病灶小或者年老体弱者，在全身治疗的同时，对局部病灶做穿刺抽脓，注入链霉素0.5～1.0g，并加压包扎，每2～3天重复1次，有少部分患者可获治愈。

（2）切开引流　胸壁结核若合并细菌感染时，宜早期切开引流后根据药敏结果选用抗生素。若无混合感染，不应切开引流，除非脓肿形成而又拒绝接受胸壁结核病灶清除术的患者。切开引流的位置应在脓肿的较低位，刮除坏死组织，脓腔内置抗结核药物纱条。脓肿切开引流虽有助于减轻急性感染或者结核中毒症状，但常使得伤口形成经久不愈的慢性窦道或者导致复发，故一般不宜采用。

3. 手术治疗

对多数胸壁结核患者，接受胸壁结核病灶清除术是治疗的主要手段。对有继发感染者，应该首先控制急性炎症，待感染消退后再做病灶清除术。对于寒性脓肿较大、胸壁组织破坏广泛或者窦道溃烂的患者，可在正规抗结核治疗1个月及原发病灶稳定、胸壁病变好转时进行手术。

手术注意事项有以下几个方面。

(1) 手术一般在全麻、气管插管下施行。沿脓肿长轴做皮肤切口；有瘘口时可做皮肤梭形切口，切口应该超过瘘口边缘 2～3cm，切除瘘口周围皮肤及瘘口。

(2) 沿脓肿壁外周游离直抵脓腔底部，整块地切除脓肿，尽可能不要过早地切入脓腔。若脓腔已经溃破，则吸尽脓液，刮除干酪样组织，清除病变坏死组织。

(3) 彻底清除病灶是手术成败的决定因素。根据肉眼观察，或者利用探针在脓腔底部仔细寻找窦道。有时 2 个脓腔通过窦道相通呈“哑铃状”，也有 1 个脓腔发出多个窦道，术中必须细心寻找所有窦道以及肋骨下的深部脓腔，防止遗漏而复发。

(4) 探明脓腔的范围后，切除脓腔外壁的肋骨以及脓腔上下缘的部分肋骨，被切除的肋骨前后两端均应超过脓腔 3cm，敞开脓腔，病灶清除后使手术野创腔呈蝶形。若切除脓腔壁困难，则刮除腔内干酪样物，搔刮脓腔壁直至见到健康组织为止，彻底止血后，创面涂擦 3%碘酊，75%乙醇脱碘。

(5) 有时胸壁结核病变与肺及胸膜病变相通，为防止复发，术中通常需要进胸清除肺及胸膜病变。

(6) 用 5%碳酸氢钠溶液冲洗伤口，并将链霉素 2～4g 撒入脓腔底部。邻近带蒂肌瓣要充分保留血运，两侧肌瓣交叉重叠填塞残腔。此外，肋骨断端也要肋间肌缝合包埋，与脓腔隔绝，防止感染形成骨髓炎。在原脓腔底与肌瓣之间放置橡皮引流管剖开的引流片，在皮肤切口下方另做切口引出。逐层缝合，妥善加压包扎。

(7) 橡皮引流管不可一次拔除，而应该从术后第 3 天开始，每天拔出 1cm 左右，至术后第 7 天完全拔除，以免过早拔除引流管，导致残腔内积液而影响愈合或者引起复发。术后一旦发现组织间隙出现积液，应立即穿刺抽尽。

(8) 加压包扎有利于胸壁组织与脓腔的贴合，消灭脓腔，减少渗液，因此对胸壁结核病灶清除术极为重要。在术后 2 周，撤除皮肤缝线后应该连续加压包扎 4 周。

(9) 术后继续给予严格的抗结核治疗 9～12 个月。

七、预后

对于胸壁结核患者，若早期诊断、早期治疗，一般预后良好；若未得到及时有效治疗，使胸壁形成窦道，或使含有结核分枝杆菌的脓液向周围组织扩散蔓延，会使病情加重，则预后不佳。

第六节 · 胸壁肿瘤

胸壁肿瘤一般是指胸壁深层组织的肿瘤，包括骨骼（胸骨、肋骨和肋软骨）肿瘤及软组织（肌肉、脂肪、神经、血管、淋巴、结缔组织等）肿瘤。皮肤、皮下组织、浅层肌肉或者乳腺的肿瘤不在本节叙述。

胸壁肿瘤在全身肿瘤中较为少见，可分为原发性和继发性，各占约 50%。原发性胸壁肿瘤中，良性较恶性多见。常见的良性肿瘤有骨软骨瘤、软骨瘤、巨细胞瘤、骨纤维异常增殖症、纤维瘤、神经鞘瘤、神经纤维瘤、海绵状血管瘤等。常见的恶性肿瘤有软骨肉瘤、骨肉瘤、尤文肉瘤、浆细胞瘤、网织细胞肉瘤、骨髓瘤、纤维肉瘤、神经性肉瘤、脂肪肉瘤和血管肉瘤等。继发性肿瘤多由甲状腺、乳腺、肺、肾、前列腺、子宫等器官的恶性癌肿转移或者胸膜肿瘤直接扩散所致。

一、流行病学

近年来，胸壁肿瘤发病率呈上升趋势，各年龄段均可发病，好发于50岁以上人群。恶性胸壁肿瘤占全部胸部恶性肿瘤的5%左右，原发于胸壁骨骼的肿瘤占全身原发性骨肿瘤的5%～10%，其中，95%发生于肋骨，5%发生于胸骨。

二、病因

原发性胸壁肿瘤的病因尚不明确，可由胸壁组织原发生长而来，也可由其他部位的肿瘤侵袭、浸润而来，有学者认为可能与创伤有关，但未被广泛认同。

继发性胸壁肿瘤是由其他部位，如乳腺、肺转移而来，以转移至肋骨处最常见，常造成肋骨局部骨质破坏或病理性骨折，引起疼痛，但肿块多不明显。

不良生活方式，如吸烟、饮酒、不良饮食习惯等也可诱发胸壁肿瘤。

三、临床表现

胸壁肿瘤早期可能没有明显的症状，只在体检或者局部受到撞击引起疼痛时才被发现，或者患者发现胸壁局部隆起或变形，或者因做胸部X线检查时发现肋骨或胸骨有肿瘤阴影或骨质破坏。有时患者先感到胸痛，而后才发觉胸部局部隆起或者变形。

持续而严重的胸痛、肿物生长速度较快（特别年轻或者婴幼儿患者）以及肿物与深部组织较固定等，都提示肿瘤可能属于恶性。

当胸壁出现较为固定的肿物考虑为恶性肿瘤时，应详细询问病史并做系统检查，判别是否为转移性肿瘤。除淋巴系统肿瘤外，以肺、甲状腺、乳腺或者肾脏的恶性肿瘤转移至胸壁较为多见。晚期的胸壁恶性肿瘤，也可能发生转移，引发胸腔积液或者血胸，患者常有体重下降、气促、贫血等全身表现。

四、相关检查

1. 体格检查

体格检查可见患者呈面色苍白、消瘦等恶病质表现，可触及胸壁肿块，肿块可伴有压痛等表现。若患者合并中大量胸腔积液，叩诊可呈浊音。

2. 实验室检查

（1）血清学检查　若尿本周蛋白呈阳性，应考虑肋骨骨髓瘤。

（2）尿液检查　若碱性磷酸酶升高，应考虑广泛骨质破坏的恶性骨肿瘤。

3. 影像学检查

（1）X线检查　X线检查对胸壁肿瘤的诊断和鉴别诊断有一定的帮助。

① 胸壁软组织肿瘤的X线特征：密度不高，内缘光滑、锐利，外缘模糊，与胸壁呈钝角，紧贴胸壁，长轴与胸壁一致。

② 胸壁骨肿瘤的X线特征：良性者一般可见圆形或椭圆形膨胀性骨质破坏，边缘清晰，密度均匀，骨皮质无断裂；恶性者表现为侵蚀性骨破坏，呈筛孔样或虫噬样，可有溶骨或成骨性改变，边缘较毛糙，可有骨皮质缺损、中断或病理性骨折等表现。

（2）CT检查　CT有助于判断瘤体的位置、大小、范围及有无转移，了解胸膜、纵隔、肺等的受累情况。

（3）B超检查　B超有助于了解瘤体的大小、范围、性质（实质性或囊性）、有无液化、包膜是否完整等，并可在B超下行穿刺活检。

（4）ECT和PET检查　骨显像对转移性骨肿瘤的诊断有较高的灵敏度，可早期发现病灶，明确肿瘤位置、对胸内器官的侵犯情况及有无纵隔转移等。

4. 病理检查

穿刺活检或冰冻/石蜡切片病理检查是判断肿瘤良恶性的金标准。需注意的是，对于含骨质较多的病变，不宜进行冰冻切片检查。

五、诊断和鉴别诊断

患者早期多无症状，中晚期可出现局部疼痛、病理性骨折、消瘦等表现，结合实验室检查、影像学检查结果，尤其是病理学检查结果，可以做出明确诊断。需与下列疾病进行鉴别。

1. 胸部肿瘤

患者可有乳腺癌、肺癌等癌症病史，穿刺活检或冰冻/石蜡切片病理检查可见肿瘤细胞。

2. 胸壁结核

患者可有肺结核、骨结核等结核病史，穿刺活检可穿出脓液，脓液进行结核菌培养可呈阳性。

六、治疗

胸壁肿瘤不论是良性还是恶性，在身体条件许可下，均应及早、彻底切除。少数对放射治疗敏感肿瘤（如尤文肉瘤、霍奇金淋巴瘤、淋巴肉瘤等），可行放射治疗，或者外科治疗、放射治疗及化学治疗等综合方法。软骨瘤、纤维瘤和某些神经源肿瘤，虽然组织病理学检查属良性，但手术切除后常易复发，因此切除范围应该按照恶性肿瘤对待。为防止手术后肿瘤复发，对恶性肿瘤和组织病理学上属于良性但有恶性行为的肿瘤，手术时务求彻底，否则复发后再次手术时常需要扩大切除范围，或者因肿瘤已侵及胸内重要脏器而失去根治的机会，做根治切除术时应该将肿瘤及其周围至少2cm的正常组织整块切除，如为手术后复发病例，尚需要切除切口瘢痕，涉及肋间组织或来自肋骨的恶性肿瘤，切除范围应该包括受累处上下各1～2根肋骨、肋间组织和附近壁层胸膜。在显露肿瘤后，可在它的上方或者下方距其边缘4～5cm处，切除4cm长的一小段正常肋骨，由此进入胸腔，探明肿瘤深面的大小及关系，以确定胸内受累情况，以便设计切除的范围。

胸廓重建：小面积的胸壁缺损可利用局部皮肤、皮下组织、肌肉组织修补，随着组织愈合及硬化，局部的反常呼吸运动会逐渐消失；大面积的胸壁骨架组织和软组织切除后，需要重建胸廓，加固胸壁，防止胸壁因软化产生反常的呼吸运动。

七、预后

良性胸壁肿瘤早期诊断、早期治疗，预后良好；恶性胸壁肿瘤若未得到及时有效治疗，病情逐步恶化，患者可出现并发症或不同程度的呼吸衰竭，甚至可导致死亡。

第二章

胸部损伤诊疗常规

第一节・肋骨骨折

肋骨共有 12 对。肋骨前接胸骨，后连胸椎构成胸廓，胸廓可以用来保护脏腑。

肋骨骨折是最常见的胸部损伤，多由于直接或间接暴力导致肋骨的完整性和连续性中断。

一、流行病学

儿童肋骨富有弹性，不易折断，而在成年人，尤其是老年人，肋骨弹性减弱，容易发生骨折。约 40%的胸部外伤患者合并肋骨骨折，肋骨骨折在全部创伤中约占 10%。

二、病因

根据损伤后肋骨断端是否刺破皮肤黏膜或与外界相通，可将肋骨骨折分为开放性肋骨骨折和闭合性肋骨骨折。根据肋骨骨折程度可分为单根单处肋骨骨折、单根多处肋骨骨折、多根单处肋骨骨折及多根多处肋骨骨折。常见病因如下。

(1) 肋骨骨折一般由外来暴力所致，直接暴力作用于胸部时，肋骨骨折常发生于受打击部位，骨折端向内，胸内脏器易造成损伤。

(2) 间接暴力作用于胸部时，如胸部受挤压的暴力，肋骨骨折发生于暴力作用点以外的部位，骨折端向外，容易损伤胸壁软组织，产生胸部血肿。

(3) 开放性骨折多见于火器或锐器直接损伤。

(4) 当肋骨有病理性改变，如骨质疏松、骨质软化或原发性和转移性肋骨肿瘤的基础上发生骨折，称为病理性肋骨骨折。

三、临床表现

最常见的表现为疼痛，可在深呼吸、咳嗽、变换体位时加重，还可能发生血气胸、连枷胸等。肋骨骨折通常无明显的肿胀，而有凹凸，尤以肋骨与胸骨接合处骨折凹凸明显，用手触摸时有的无骨擦音，有的骨擦音明显。肋骨中段骨折，自觉症状是咳嗽、行动时上身倾向患侧，医者用手触诊时，亦有骨擦音。肋骨骨折，因肺部受到震动和损伤，故多有合并咳嗽症状者，痰内带血或者咯血。在吐痰与咳嗽时，疼痛剧烈并有骨擦音，行动时需用手按住骨折处。晚间睡觉时不能仰卧，需将背部垫起呈半坐位才觉得舒适，有时呼吸短促。

(1) 局部疼痛是肋骨骨折最明显的症状，且随咳嗽、深呼吸或身体转动等运动而加重，有时患者自己可听到骨擦音或感觉到骨擦感。

(2) 疼痛以及胸廓稳定性受破坏，可使呼吸动度受限，呼吸浅快和肺泡通气减少，患者不敢咳嗽，可致痰潴留，从而引起下呼吸道分泌物梗阻，肺实变或肺不张，这在老弱患者或原有肺部疾患的患者尤应予以重视。

(3) 当连枷胸存在时，吸气时胸腔负压增加，软化部分胸壁向内凹陷；呼气时，胸腔压力增高，损伤的胸壁浮动凸出，这与胸壁的其他运动相反，称为“反常呼吸运动”。反常呼吸运动可使两侧胸腔压力不平衡，纵隔随呼吸而左右来回移动，称为“纵隔摆动”，影响血液回流，造成循环功能紊乱，是导致和加重休克的重要因素之一。

四、相关检查

1. 体格检查

体格检查可见胸廓畸形，出现塌陷或凸起；皮肤可伴有瘀血或破损；骨折处有明显压痛，可闻及骨擦音；挤压胸廓可伴有明显疼痛，为胸廓挤压征阳性，是肋骨骨折的典型体征。

2. 实验室检查

骨折断端刺破血管导致出血，可出现血红蛋白下降等。

3. 影像学检查

(1) X线检查　X线检查可见骨折线及骨折移位情况，是肋骨骨折的优选检查方式。

(2) CT检查　CT不仅能显示可能存在的血胸、气胸、无错位的肋骨骨折和不完全骨折，也可以清楚地提供肺挫伤及其严重程度，纵隔气肿、血肿等的影像学证据。

(3) B超检查　B超有助于诊断肋骨骨折，评估气胸等潜在的危险并发症。

4. 病理学检查

由肋骨原发肿瘤或其他部位肿瘤转移到肋骨发生病理性骨折，在骨折部位可发行肿瘤组织。

五、诊断和鉴别诊断

根据受伤史、临床表现、影像学检查结果等能够确定肋骨骨折的诊断，需与下列疾病进行鉴别。

1. 肋间神经炎

肋间神经炎主要为椎间盘突出变性、韧带增厚或骨化造成神经通道狭窄，或者肋间带状疱疹引起。患者疼痛部位常沿肋间分布，没有明显外伤，胸部X线片无明显异常，MRI可发现脊柱变性等改变。由带状疱疹引起的肋间神经痛可有皮肤损伤。

2. 胸肌内筋膜炎

胸肌内筋膜炎主要表现为弥漫性胸痛，可触及皮下结节，没有明确外伤史，X线无明显异常。

六、治疗

肋骨骨折的治疗原则为镇痛、清理呼吸道分泌物、固定胸廓、恢复胸壁功能和防治并发症。

1. 单处闭合性肋骨骨折的治疗

骨折两端因有上下肋骨和肋间肌支撑，发生错位、活动很少，多能自动愈合。固定胸廓主要是为了减少骨折端活动和减轻疼痛，方法有：宽胶条固定、多带条胸布固定或弹力胸带固定。单纯性肋骨骨折的治疗原则是止痛、固定和预防肺部感染。可口服或必要时肌内注射止痛药。

2. 连枷胸的治疗

纠正反常呼吸运动，抗休克、防治感染和处理合并损伤。当胸壁软化范围小或位于背部时，反常呼吸运动可不明显或不严重，可采用局部夹垫加压包扎。但是，当浮动幅度达3cm以上时可引起严重的呼吸与循环功能紊乱，当超过5cm或为双侧连枷胸软胸综合征时，可迅速导致死亡，必须进行紧急处理。

3. 开放性骨折的治疗

应及早彻底清创治疗。清除碎骨片及无生机的组织，咬平骨折断端，以免刺伤周围组织。如有肋间血管破损者，应分别缝扎破裂血管远近端。剪除一段肋间神经，有利于减轻术后疼痛。胸膜破损者按开放性气胸处理。术后常规注射破伤风抗毒血清和给予抗生素防治感染。

肋骨骨折多可在2～4周内自行愈合，治疗中也不像对四肢骨折那样强调对合断端。

七、预后

肋骨骨折通过非手术和手术治疗可治愈。对于严重的肋骨骨折，多合并其他部位损伤，如肺挫伤、颅脑损伤等，病情较为凶险，需要及时救治，否则可能危及生命。

第二节 · 胸骨骨折

胸骨骨折非常罕见，常因暴力直接作用于胸骨或挤压所致。典型的胸骨骨折为胸骨横断，位置多在胸骨上端（胸骨柄）或胸骨体的中部，骨折断端或内陷或重叠畸形。个别患者的胸骨体骨折线呈斜行，常合并肋骨骨折。

一、流行病学

胸骨骨折非常罕见，目前尚无权威发病率数据。

二、病因

胸骨骨折少见。其主要病因有以下几个方面。

（1）在重大汽车撞击事故中，驾驶、乘车人员发生胸骨骨折的概率约为4%，绝大多数因方向盘直接撞击（挤压）驾驶员胸骨所致；坐在副驾座位的人在汽车受到来自前方的暴力撞击时，发生胸骨骨折的危险性更大。

（2）其他强大的直接暴力作用于胸骨时，同样可使其发生骨折。

（3）与胸部其他创伤一样，胸骨骨折一般伴有胸内脏器或者结构的损伤，其中导致心肌损伤及血流动力学紊乱的病例并非罕见。若合并胸廓内动脉破裂，可形成血胸。严重的胸骨柄骨折后向后移位，偶尔可引起胸段气管断裂。

三、临床表现

胸骨骨折的典型表现为骨折处肿胀、疼痛，可伴有呼吸道、胸腔血管或脊柱损伤。

四、相关检查

（1）体格检查　骨折局部有明显的触痛，软组织肿胀，骨折严重者可见胸骨局部有凹陷畸形并可闻及骨擦音。要注意观察患者有无气促、呼吸困难及发绀等临床症状和体征，并要警惕合并心脏、肺及胸内大血管损伤的可能。

（2）侧位及斜位X线胸片　可显示胸骨骨折的部位和移位程度。在正位X线胸片上难以显示胸骨骨折线与骨折造成的畸形。

（3）胸部CT扫描　能够清楚显示胸骨骨折的轮廓与邻近脏器的损伤情况，有时还可发现胸部其他骨骼的骨折。

（4）胸部MRI检查　除了能发现胸骨骨折之外，还能显示并存的胸锁关节损伤或者脱位。

五、诊断和鉴别诊断

根据外伤史、体格检查、影像学检查等，胸骨骨折的诊断多无困难。临床上需要鉴别的疾病较少，主要是防止漏诊。

六、治疗

胸骨骨折的治疗视骨折的严重程度而定。

（1）无明显移位，不合并胸内其他脏器损伤的患者，通过镇痛和预防肺部并发症可以达到痊愈的目的，一般不需要住院治疗。

（2）移位严重的胸骨骨折病例，可经胸骨正中切口进行切开（开放）复位与内固定术，用不锈钢钢丝横行缝合固定骨折断端。

（3）胸部创伤造成胸肋关节脱位或者肋骨-肋软骨接合部分离而导致胸骨浮动者，亦可采用内固定术或者外固定术。

七、预后

胸骨骨折的预后取决于是否合并胸腔脏器损伤，一旦误诊，可危及生命。如果发生纵隔血肿、心脏压塞、心包裂伤、心肌挫伤、瓣膜损伤、冠脉挫伤或急性外伤性心肌梗死、肋主动脉破裂及支气管断裂等损伤，病死率较高。

第三节・胸壁软组织损伤

在胸部损伤中，胸壁软组织损伤最多见。胸壁软组织损伤包括浅表皮肤擦伤、软组织血肿、肌肉撕裂伤、软组织挫伤和软组织穿通伤等。

一、流行病学

胸壁软组织损伤在胸部损伤中最多见，占胸部损伤的40%～60%。

二、病因

胸壁软组织损伤的致伤原因分为锐器伤和钝性伤。锐器伤多为刀刺伤、枪弹伤和玻璃扎伤。钝性伤主要为撞击伤、挤压伤、拳击伤和跌伤。

锐器伤常造成皮肤裂伤，肌肉断裂，软组织出血、疼痛，但是损伤仅仅局限于壁层胸膜外，故又称为胸部开放伤，它不同于开放性气胸，在于损伤未进入胸膜腔。钝性伤为暴力作用在胸部，但皮肤保持完整无裂伤，主要为皮下、软组织出血和肌肉断裂产生皮下瘀斑，血肿和局部深处肿胀。肿胀可因局部软组织炎性反应渗出、淤血或者皮肤损伤所致。

三、临床表现

（1）胸壁软组织损伤常有局部疼痛，疼痛程度与暴力的强度、性质、持续时间及受伤部位的神经分布有关。

（2）钝性伤打击处局部肿胀、压痛明显，并可有不同程度的功能障碍，严重损伤可因疼痛限制患者呼吸运动和咳嗽，导致肺部并发症。

（3）锐器伤因不同致伤物性质和强度可造成皮肤表面伤痕、破损、撕脱和肌肉撕裂等。

四、相关检查

1. 胸部挤压试验

胸部挤压试验有助于提示是否存在肋骨骨折或骨性胸廓损伤。

2. 胸腔穿刺测压

胸腔穿刺测压的主要作用是判断气胸的种类。

3. X线检查

通过X线片可了解气胸量的大小、肺萎陷压缩的程度、有无其他合并症及纵隔移位程度，对胸壁软组织损伤的伤势做一个总体的判断。

4. 血气分析

气胸患者通过血气分析可了解有无缺氧、二氧化碳潴留及酸碱平衡紊乱。

五、诊断和鉴别诊断

胸壁软组织损伤在临床工作中最常见，特别是在急诊室。而软组织损伤又常发生在打架斗殴，如被他人拳击或脚踢损伤时，或乘车时突然刹车造成意外撞伤等。所以，在诊断胸壁软组织伤时需要慎重，必须排除其他胸内脏器损伤或者合并损伤，最后才诊断软组织损伤。一般有明确外伤史，受伤局部有皮肤、软组织伤口，或者局部有皮下瘀斑、血肿，压痛明显，结合相关检查结果可明确诊断。

一般情况下心率、血压、呼吸多在正常范围。严重、大面积软组织损伤可出现心率加快，血压升高或者降低，呼吸幅度变浅、频率加快。剧烈疼痛可导致患者出现面色苍白、冷汗。需与下列疾病进行鉴别。

(1) 钝性伤时需要注意排除肋骨骨折，皮下淤血或者软组织血肿虽有疼痛，但是压痛并不剧烈，难以忍受的压痛或者疼痛长时间不缓解，应该怀疑其有更严重的损伤。

(2) 对开放性胸外伤，应该警惕有无异物进入伤口深处，如玻璃碎屑、子弹或者折断的锐器。详细了解何种致伤物，进入胸部的方向、深度，拔除的锐器是否完整等。清创时应该耐心认真，必要时扩大伤口以清除所有的异物或者可疑坏死组织，严重软组织损伤清创术后估计渗血较多时，可置放皮下引流，术后加压包扎，保证不留后遗症。此外，还应该确定胸膜腔是否完整，是否存在小的开放性气胸或者张力性气胸。

六、治疗

(1) 治疗原则为受伤局部的对症处理，依据伤情给予活血、化瘀、止痛的中药和西药。

(2) 钝性软组织损伤可以行局部理疗，受伤早期行局部冷敷，无继续出血迹象后行热敷或者选用其他方法进行物理治疗。

(3) 锐性伤皮肤软组织有裂伤口需要进行清创。皮肤有破损者，彻底清除伤口内异物及坏死组织，充分止血。有血管、神经损伤予以相应外科处理以后缝合伤口，伤口有严重污染，肌肉软组织损伤较重，估计感染发生率较高，清创术后伤口不缝合，予以开放换药，延期缝合。

(4) 选择适当的抗生素预防感染，短期口服镇痛药止痛。

(5) 根据损伤情况决定是否给予破伤风抗毒血清（TAT）。

七、预后

轻度胸壁软组织损伤治愈率很高，但是在早期一定要做好详细的检查，确定是否存在骨折、气胸、血胸等情况。在进行规范治疗的同时要定期做好复查。通常胸壁软组织损伤不会给患者的身体和生活带来很大的影响。

第四节・创伤性血胸

胸部受外伤后致胸膜腔积血称为创伤性血胸。

根据病情和疾病特点可分为以下几种类型。

1. 凝固性血胸

当胸腔内迅速积聚大量血液，超过肺、心包和膈肌运动的去纤维作用时，胸腔内积聚的大量血液凝固，形成凝固性血胸。

2. 感染性血胸

经伤口或肺破裂口侵入的病菌，会在血液中迅速滋生繁殖，引起感染性血胸，最终可导致脓血胸。出现畏寒、高热等感染的全身表现；胸腔积血白细胞计数明显增加；积血涂片和细菌培养可发现致病菌，可依此选择有效的抗生素。

3. 进行性血胸

短时间内无法停止的持续性大量出血所导致胸腔积血称为进行性血胸。表现为脉搏加快、血压降低；胸腔闭式引流量超过 200mL/h，持续 3h；血红蛋白、红细胞计数和红细胞比容进行性降低。

4. 迟发性血胸

少数患者肋骨骨折断端活动刺破肋间血管，骨折损伤血管或血管破裂处的血凝块脱落，在受伤后一段时间才出现的胸腔积血称为迟发性血胸。

根据出血量的多少，把血胸分成少量、中等量、大量血胸三类。单纯根据出血量分类是不够全面的，因为患者胸腔有大有小，出血速度有快有慢，胸膜渗出有多有少。分类的目的应对判明伤情，分清轻重缓急，确定治疗原则有指导作用，据此根据液平面在 X 线立位胸片上的位置、估计出血量、症状和治疗原则分类。具体分类见表 2-1。

表 2-1 胸腔积血的分类

项　目	少量血胸	中等量血胸	大量血胸
X 线立位胸片液面位置	平膈肌	达前第 4 肋间	超过第 2 前肋骨
出血量/mL	300～500	500～1500	＞1500
症状	无或轻	可有休克	重度休克
治疗原则	可行胸腔穿刺	胸腔闭式引流	闭式引流，必要时开胸

一、流行病学

创伤性血胸常见于胸部穿透伤或者严重钝性挤压伤，其发生率在钝性胸部损伤中占 25％～75％，在穿透伤中占 60％～80％。

二、病因

胸部创伤是引起创伤性血胸最常见的病因，包括肺组织裂伤出血、胸壁血管破裂出血、心脏或大血管出血、开放性胸部创伤、气管或食管破裂、胸椎骨折等，常见于车祸、高坠伤、钝器打击、刀割伤等意外伤害。

三、临床表现

少量血胸可能没有明显的表现，中等量和大量血胸可出现面色苍白、脉搏细速、血压下降、呼吸急促等表现。

临床上出血量对患者的影响固然很大，但出血速度影响更大。短时间内有中等量或者以上的出血量，可导致患者出现严重的休克，甚至可导致呼吸和心搏骤停，而缓慢大量血胸不一定发生休克。

四、相关检查

1. 体格检查

医生通过视触叩听等方式检查伤者的受伤部位，如果发现胸部饱满、气管移位、胸部叩诊呈浊音和呼吸音减弱等表现，可初步判断有胸腔积液的存在。

一般来说，少量血胸常无异常体征。大量血胸可出现气管、心脏向健侧移位，伤侧肋间隙饱满，叩诊呈实音。血气胸则表现为上胸部呈鼓音，下胸部呈实音。呼吸音可减弱或消失。

2. 实验室检查

血常规检查有助于判断是否存在持续性出血及评估出血量多少。

3. 影像学检查

(1) X线检查　可以明确胸腔积血的量，评估出血量。积血量小于200mL时，X线有时也难以做出判断。积血量大于500mL时，肋膈角变钝，合并气胸时可见肋膈角有液平面。积血量达1000mL时，积液阴影可达肩胛下角平面。积血量超过1500mL时，积液阴影超过肺门水平，甚至表现为全胸大片致密阴影和纵隔移位。

(2) CT检查　CT检查可分辨较小体积的积血。

(3) B超检查　B超可有助于明确积血部位，可在B超下进行胸膜腔穿刺等操作。

4. 胸膜腔穿刺

胸膜腔穿刺有助于明确诊断。

五、诊断和鉴别诊断

根据受伤史、内出血症状、胸腔积血体征，结合胸腔穿刺，B超和摄X线立位、后前位、伤侧位全胸片，诊断创伤性血胸一般并不困难。但还应该明确血胸的定位、定量和定性诊断及鉴别诊断，以便尽快确定抢救和治疗原则。特别要重视对进行性出血的诊断。

1. 出血量的诊断

(1) 立位X线片是判断少量、中等量及大量血胸的最重要根据，但有些患者因休克或者脊柱、下肢骨折而难以站立，在卧位下摄胸片时除看到伤侧透光度稍有减低外是很难分清出血量多少的。可摄坐、立位或者监测卧位后前位胸片，再结合仰卧位对伤侧胸壁进行叩诊，分清浊音界的位置，并与健侧比较，凡浊音界在腋后线以下为少量，腋中线者为中等量，达腋前线者为大量。

(2) 根据引流量和血胸血红蛋白量测定计数丢失的循环血量，作为补充血容量的参考。因为血液进入胸腔后对胸膜多有刺激，引起胸膜反应性渗出，使血胸多有稀释。因此丢失的循环血量可按下述公式计算。

已丢失的循环血量/mL＝胸出血量/mL×测出血胸血红蛋白量/mL×8.4/100

注：8.4为常数，正常血红蛋白的含量为120g/L，即1g血红蛋白含在8.4mL血浆内。

2. 定位诊断

为了准确定位可摄侧位胸片或者胸部CT片，或者在X线透视下找出最近胸壁积血的位置，也可行超声定位，对了解出血的位置、多少、深度，估计出血量，分析有无血凝块、胸壁的厚薄，找出距胸壁最近的距离，确定进针的方向和深度，避开邻近脏器均有实际意义。处理时应该按照超声检查时的体位，并在超声引导下进行胸腔穿刺，如仍不能抽出，则可能因针头细，致血液抽出很慢或者针头被纤维蛋白或者血凝块堵塞难以抽出。

3. 定性诊断

（1）进行性血胸　对创伤性血胸，不仅要诊断有无血胸、血胸量和出血部位，更重要的是要判断胸内出血有无停止、出血量在减少或者仍在继续。如果确诊进行性血胸，经过短暂抗休克治疗仍不能逆转，应该立即进行开胸止血。

凡有以下征象者应该诊断为进行性血胸：①出血症状、体征明显，休克逐渐加深，每小时血红蛋白进行性下降者；②经快速补液、输血扩容后休克未能改善或者改善后又加重，或者补液、输血速度减缓时休克又见恶化者；③血胸经胸腔穿刺或者闭式引流，液面下降后又复上升者；④引出的积血迅速凝固但阴影逐渐扩大者；⑤在留置胸腔闭式引流放净积血后，每小时仍有 200mL，持续 3h 或者 15～20min 内突然出血在 500～1000mL 以上者。

（2）迟发性血胸　自 20 世纪 80 年代起，国内对迟发性血胸也开始有多组报道，其发生率占血气胸的 11.2%～25%。其诊断标准为：①胸部创伤入院时摄胸片无血胸，但 24h 后出现者；②入院后确诊为血胸或者血气胸，已经行彻底引流摄片证明无血气胸而后又出现者。

迟发性血胸有以下特点：①出血量偏大，一般达中等量或以上；②休克发生率高达 25%～65%；③确诊时间不一，短则 2 日，长则 18 日。

因此，对严重胸部创伤的观察随访不得少于 2 周。迟发类型可分为突发型和隐匿型。突发型约占 1/3，多在活动后突然发生，如咳嗽、翻身活动时，多因为血凝块脱落、骨折断端刺破血肿或者血液流入胸腔或异物感染继发性出血等。临床表现有面色苍白、出冷汗，甚至有脉快、血压下降等休克症状。隐匿型约占 2/3，为缓慢出血或者血凝块分解代谢产物刺激胸膜反应渗出增加，多在不知不觉中出现中等量或者大量血胸。症状较前者平缓，也有当代偿失调时而突然出现气促、呼吸困难。迟发性血胸多在入院时无明显血胸表现而未被医护人员重视，在恢复期突然或者不知不觉中发生，容易因漏诊、误诊而造成严重的后果，应该予以警惕。

（3）血胸感染　血胸感染多发生于开放伤、反复胸腔穿刺和长期留置引流管的患者。由于抗生素早期应用和彻底引流，近 20 年来血胸感染发生率已经明显减少。若血胸引流不彻底，无菌操作不严格，血胸感染仍有发生。对典型病例诊断多不困难，如有明确的胸部外伤史及急性脓胸的感染症状和体征，胸腔穿刺或者闭式引流有混浊、黄色脓液，即可确诊。但早期上述症状和体征并不明显，为尽早明确诊断，可借助以下方法确诊。

① 涂片法：取胸腔引出的血性液体行常规的胸腔积液检查，特别做血胸染色对红细胞和白细胞进行计数。正常红细胞和白细胞为 500∶1（即红细胞 5.0×10^{12}/L，白细胞为 10×10^{9}/L 以下），如果红细胞和白细胞比例小于 100∶1，应该考虑有感染。

② 试管法（彼得罗夫试验）：取胸血 1mL，加蒸馏水 5mL，充分混合及离心沉淀，3min 后观察。正常液体为红色，清澈透明，异常（感染）液体为混浊或者见有絮状物。

③ 细菌培养法：细菌培养（需氧菌及厌氧菌）+药物敏感试验，可见致病菌生长。

4. 鉴别诊断

（1）进行性血胸伴休克与腹内实质性脏器伤伴内出血的鉴别　有以下三种情况：胸内、

腹内均有出血；出血以胸内或者以腹内为主；腹内出血伴膈肌损伤，胸内不出血，但由于胸腔负压的抽吸使腹内积血被吸入胸腔，结果腹内积血很少，胸内有大量积血。这三种情况有一个共同的特点，即均有内出血并伴休克，均需抗休克抢救。如果需要手术止血，因其出血的来源不同，手术切口的部位不同，术前必须明确出血的来源。

在抗休克的同时，分析以下情况有助于鉴别诊断。

① 从创伤部位分析，如较大的直接暴力作用部位在第 6 肋以上或者纵隔位置，首先考虑内出血来自胸部可能性大，而在第 7 肋以下肋骨骨折，首先应该考虑上腹实质性脏器伤可能性大，是因为上胸部邻近胸壁的血管较多，而下胸部除近纵隔处外，血管相对较少。

② 从胸、腹腔穿刺或者加腹部灌洗，应该考虑积血最多的腔隙出血来源的可能性较大些。

③ 用 B 超探查胸腹积血多少，并确定脾、肝、肾或者膈肌损伤的部位。

④ 以胸腔或者腹腔镜检查膈肌及胸、腹腔脏器损伤的可能性。

⑤ 如果仍不能确定出血的来源，可以先放置胸腔闭式引流，引出胸血量尚不能解释休克的严重程度，而又不能排除腹内出血，可先行上腹径路剖腹探查。

例如，陈文庆等认为胸腹腔内出血休克很难分辨时因腹内出血约占 75%，亦主张上述处理程序。

(2) 进行性血胸与一侧肺叶、双叶或者全肺不张的鉴别　气管、支气管或者肺损伤时，因血凝块、分泌物堵塞致肺不张，而不张肺气体吸收后，肺体积明显缩小，见肺密度增加，胸片显示亦见大片致密阴影，容易和血胸混淆。鉴别方法是肺不张时气管或者纵隔向患侧移位，膈肌抬高、肋间变窄，而血胸时气管或者纵隔向健侧推移，膈肌下降、肋间增宽。

(3) 进行性血胸与一侧膈肌损伤伴创伤性膈疝的鉴别　当膈肌损伤并有腹内脏器被吸入胸腔时，可见膈肌上大片密度增高的阴影，也可推移局部纵隔向健侧移位，有时亦难与血胸鉴别。此时可在透视下改变体位，血胸或者血气胸阴影始终为抛物线或者液气平面并占据肋膈角和侧胸壁，而膈疝在站立位下阴影可部分回纳腹腔或者仅局限在膈肌损伤部位。如果做吞钡检查可见钡剂在膈上（和对侧比）显影。必要时行 B 超或者胸、腹腔镜检查可以区分。当难以与创伤性膈疝鉴别时，不主张放置胸腔闭式引流，因为疝入胸腔的胃泡误认为是血气胸的液平面而放置引流管后，会造成胃液外漏胸腔，发生组织腐蚀、自身消化，可引起严重的胸腔感染，甚至造成中毒性休克。

六、治疗

1. 急救措施

急救措施强调边诊断边治疗，尤其进行性血气胸需进行紧急处理。在保持呼吸道通畅的同时，迅速封闭伤口，以防纵隔摆动。血气胸有张力者即行胸腔闭式引流。对循环不稳定者迅速建立有效的输液通道，积极进行抗休克治疗。对心脏压塞者应立即进行手术。心包穿刺仅作为辅助诊断与术前准备的临时措施，不能作为有效的治疗手段。开胸手术的指征是：①胸膜腔活动性出血；②心脏投影区损伤伴有大出血、休克，或锐器伤伤道通过心脏、大血管区域及心脏大血管损伤；③胸部开放伤口直径大于 6cm，原伤口清创，扩大探查范围；④胸腹联合伤。

2. 胸腔闭式引流术

胸腔闭式引流术是创伤性血胸简单、有效的治疗方法。中等量以上血胸、血气胸均应及早性胸腔闭式引流术。创伤性血胸引流术上应注意以下几点。

(1) 引流管应该置于腋中线和腋后线之间的第6～8肋间，其内径应该大于0.8cm。置管后应定期挤压，伤后初期每30～60min挤压1次，以防堵塞。当刚放置引流管后应逐渐或间断开放式引流，以防胸腔积液、积气快速引出致胸腔压力迅速降低，肺膨胀太快引起肺水肿及纵隔摆动。

(2) 中等量以上血气胸宜置上、下胸腔引流管。

(3) 在引流管无液体及气体流出2日后，如复查胸片无胸腔积液或者积气，即可拔管。

3. 及时处理合并伤及并发症

胸腹联合伤应该果断施行手术，首先确定威胁生命的器官损伤，优先处理大出血。下列情况优先开胸：①心脏、大血管损伤和心脏压塞；②胸腔内持续大出血；③气管、支气管和食管损伤。无开胸指征优先开腹。胸腹同时活动性出血者最好由两组医生经1个胸腹联合切口同时手术。创伤性血胸常伴肺挫裂伤，具备发生ARDS的病理基础，加上抗休克时输入大量晶体，容易诱发ARDS。ARDS多发生在受伤后48h。创伤性血胸尤其是肺挫裂伤严重者，均应想到发生ARDS的可能。休克基本纠正后严格控制输液量，尤其是晶体液，适当补充血浆和白蛋白，定时进行血气监测，以便及时发现患者的ARDS倾向，一旦患者发生ARDS，应该及早使用PEEP机械通气及激素治疗。

七、预后

创伤性血胸是一种严重的临床急症，若及时就医并积极接受治疗，大多数预后良好；若治疗不及时，可能导致失血性休克、全身感染、呼吸衰竭等并发症，甚至危及生命。

第五节・创伤性气胸

凡因创伤造成气体进入胸腔者称为创伤性气胸。创伤性气胸发生率在钝性胸部伤中占15%～50%，在穿透性胸部伤中占30%～87.6%。

临床上根据病理生理变化把气胸分为闭合性、张力性和开放性气胸三类。

1. 闭合性气胸

闭合性气胸指气体进入胸腔后与外界已无交通。为了确定治疗原则，根据肺被压缩的比例和临床症状、体征分为少量气胸、中等量气胸和大量气胸三类（表2-2）。

表2-2 闭合性气胸的分类及治疗原则

项目	少量气胸	中等量气胸	大量气胸
肺压缩	30%～50%	50%～70%	70%～90%
症状	无或者轻	气促、胸闷	呼吸困难
体征	与对侧比呼吸音减弱	可使气管移位，叩诊鼓音，呼吸音明显减弱	对侧代偿性增强，气管明显发生移位，叩诊鼓音明显，呼吸音消失
治疗原则	可不予以处理或者胸腔穿刺	胸腔穿刺减压	胸腔穿刺或者闭式引流

2. 张力性气胸

张力性气胸又称压力性气胸、活瓣性气胸，因伤口为单向活瓣，造成只进不出或者多进少出，胸腔内气体持续增加，而致胸膜腔内压力明显增高呈进行性呼吸困难。

3. 开放性气胸

战时由于高速枪弹、剧烈爆炸的弹片、锐性兵器致胸壁缺损或者形成隧道损伤，平时由于交通事故、高处坠落、异物及刀刃刺伤等造成胸壁破损，使胸膜腔与大气相通，空气随呼吸自由进出胸膜腔，造成一系列病理生理变化及严重呼吸、循环功能障碍。如果不及时救治，将导致患者早期死亡。

一、流行病学

创伤性气胸发生率在钝性胸部伤中占15%～50%，在穿透性胸部伤中占30%～87.6%。

二、病因

创伤性气胸常见病因为交通事故、医源性损伤、坠落伤、刀刺伤、枪伤等。

三、临床表现

1. 闭合性气胸

少量气胸可无症状，或仅有轻度不适，呼吸音减弱；中等量气胸可有气促、胸闷等表现，可使气管移位，叩诊呈鼓音，呼吸音明显减弱；大量气胸可有呼吸困难，对侧呼吸代偿性增强，气管明显移位，叩诊呈明显鼓音，呼吸音可消失。

2. 张力性气胸

张力性气胸常见进行性呼吸困难、呼吸窘迫、发绀以及因严重缺氧造成的恐惧感，吸气时可出现鼻翼扇动及三凹征（锁骨上窝、肋间隙、胸骨上窝凹陷），体瘦者和儿童尤其明显；颈静脉怒张，气管移向健侧，伤侧胸部叩诊呈鼓音，听诊呼吸音消失等。早期呼吸快、深，脉搏加快，血压升高，继而出现呼吸转慢而不规则，血压下降，致呼吸动作难以察觉，此过程常常非常迅速，可在数分钟内发生，如果不紧急处置，很快就会出现呼吸停止、心脏停搏。

3. 开放性气胸

开放性气胸多在早期即出现发绀和休克，表现为呼吸急促、脉搏细数、躁动不安，小的创口多有出血和气体进出伤口时引起的软组织颤动和细小的血滴，并可听到“嘶嘶”的响声。

四、相关检查

1. 胸腹腔穿刺

如果血气胸和腹膜刺激征同时存在，则应及早进行胸腹腔穿刺，胸腹腔穿刺是一种简便又可靠的诊断方法。

2. X线检查

X线是诊断气胸的重要方法，还可以观察肺内病变情况以及有无胸膜粘连、胸腔积液和纵隔移位等。纵隔旁出现透光带提示有纵隔气肿。气胸线以外透亮度增高，无肺纹理。有时气胸线不够明显，可嘱患者呼气，肺体积缩小，密度增高，与外带积气透光带形成对比，有利于发现气胸。大量气胸时，肺向肺门回缩，外缘呈弧形或分叶状。

3. CT检查

胸部钝性创伤中血胸与气胸同时存在，大部分由于胸部受挤压及肋骨骨折所引起相应部位肺挫伤及肺破裂所致。CT显示横贯一侧或双侧胸腔的气液平面为其特征表现。

4. B超检查

在胸部钝性损伤中比X线更加敏感，在B超下可以看到胸膜的“滑动”，也可以发现有无胸腔积液。

五、诊断和鉴别诊断

在诊断时，只要伤情允许，需摄立位前后位胸片，以了解肺被压缩和纵隔移位的情况。当胸腔积气时，肺即有压缩，胸片上可见有压缩的气胸线，气胸线外无肺纹理。由于肺组织在胸壁内呈扇形分布，越近外带（远离肺门）肺组织占据体积越大。一般肺组织外带如压缩30%，则实际已经占肺体积的50%以上；如果压缩50%（相当于中带中点），则实际已经占肺体积的70%以上。肺组织压缩的比例和临床症状成正比，但和肺的质量、代偿能力、产生气胸的速度有直接的关系。

临床上创伤性气胸并不难诊断，根据其外伤史和临床表现一般都可以做出诊断，但还需与创伤性膈疝进行鉴别。

创伤性膈疝是指膈肌在外力作用下破裂，腹腔内脏器经过膈肌裂口进入胸腔。主要为胸腹部暴力所致，常为多发伤。因胃、空肠、回肠、盲肠、横结肠、乙状结肠和脾等腹内位器官活动性大，所以膈肌破裂时，这些脏器易疝入胸腔。因患者病情危重，膈疝症状易被掩盖，故救治过程中常不易及时诊断。创伤性膈疝一旦误诊、漏诊，其预后较差，病死率亦较高。因此，高度怀疑膈疝时应进行针对性检查，以提高救治成功率。尤其要注意的是，在胸部损伤严重、病情危重的病例中，强大的胸腹腔压力差也可致膈肌破裂，但因为膈肌裂口较小，伤后时间短，膈疝尚未形成，此时对患者进行CT检查也不能完全确诊膈疝。因此时患者均需上呼吸机，而呼吸机正压控制呼吸可干预膈疝的形成，脱机后由于胸内负压的持续作用，腹腔内容物不断涌入胸腔，呼吸困难持续加重，此时行腹部平片、钡餐、胸部CT等检查都可以确诊膈疝。故在胸部损伤严重，同时发生气血胸的病例中，应充分考虑到膈疝的可能性，及时进行检查、鉴别。

六、治疗

1. 闭合性气胸

处理时应该采取积极的态度，尽快给氧和行穿刺减压引流。应该说明的是，气胸量越少穿刺时越容易划伤肺组织，造成更严重的气胸，尤其对有肺气肿及肺大疱者，要谨慎行事。有时胸片显示大量气胸，由于缓慢发生，发生后又经代偿适应，伤员呼吸困难不太严重，因此在诊断和处理闭合性气胸时，应该根据伤员的不同情况具体对待。

2. 张力性气胸

根据创伤史及典型症状和体征，立即行胸腔穿刺减压，紧急情况下应该立即在锁骨中线第2肋间插入粗针头减压，并将针头与输血器、水封瓶连接，可见大量气泡由水封瓶的导管下泛起，如同煮沸的开水气泡一般，并随着呼气动作总有水泡泛起。这说明仍有持续的漏气发生。此时应该以直血管钳夹持露于胸壁皮肤外的针管，使针头斜面保持在刚进入壁层胸膜的位置，加以固定使针头既不向内伸入，又不会向外滑出。“针头＋套管”法特别适用于现场急救无输血器及水封瓶时。具体做法是在锁骨中线第2肋间插入粗针头，针柄处捆扎一只乳胶指套，末端剪一小裂口，当吸气时，气体由破口处排出，呼气时胸内压变小，指套萎陷，形成气体只出不进的单向活瓣。此法的优点为简便、快捷，是应急的办法，缺点是易堵塞、易滑落、易损伤肺组织。

在上述紧急处置后，可以从容地行常规胸腔闭式引流。在有条件时，最好选用已经消毒包装的较粗的（28F或者26F）带气囊导尿管，在锁骨中线第2肋间切开小于管径的皮肤及皮下切口，以钝性分离插入胸腔，如果用气囊导管则向气囊注水10mL，再向外轻轻拔出，如果遇到阻力则表明气囊已经位于壁层胸膜内。连接相应粗细、长短的胶管，远心端置于500mL水封瓶内。其最大优点是不易堵塞、不易滑脱，也不影响肺的膨胀，更不会因膨胀造成肺刺伤，是行闭式引流减压的最佳选择。观察水封瓶气泡和负压水柱情况，如安放胸腔引流管5～7天后，仍有大量气体溢出，同时，X线胸片示肺复张不良者，说明破口较大，需手术治疗。对于引流管内气流极多、氧分压不能改善者也应该行急诊开胸手术。

3. 开放性气胸

急救处理：必须立即封闭创口，变开放性气胸为闭合性气胸。应在现场或者运输途中、急诊科内或者一线救护所内进行单向活瓣引流，超过创口边缘约5cm者，要求将单向活瓣妥善固定防止滑脱。

后续治疗：包括抗休克、防治感染，开胸探查，处理继发性胸内脏器损伤，同时进行清创修补，封闭胸膜和胸壁创口，并置胸腔闭式引流。

七、预后

创伤性气胸经及时有效治疗可获痊愈，恢复后一般不会有明显后遗症。

第六节・胸导管损伤

胸导管始于腹腔内的乳糜池，收集横膈以下躯体、躯体上部和头颈部左半侧的淋巴。胸导管于胸12水平经主动脉裂孔穿过横膈进入胸腔，在胸腔内胸导管位于脊柱表面、食管之后，降主动脉与奇静脉之间中点偏右，全长45cm，不充盈时直径约为2mm。在胸5水平斜向左方，于主动脉弓后方上行，进入左后纵隔，向上达颈根部，汇入左颈静脉与左镜骨下静脉交点。约80％人群具有单一胸导管，部分人胸导管可有2～3分支或4分支变异，进入静脉系统的位置也可有不同。人体摄入脂肪的70％通过淋巴系统吸收并经胸导管进入血流，曾有人测定24h乳糜液可达2500mL，流速为14～110mL/h。乳糜液内含有大量的水分、电解质、脂肪、酶、脂溶性维生素和细胞。

锐性伤或钝性伤均可造成胸导管损伤，如子弹、弹片或刀具等颈部穿入伤，交通事故钝性撞击伤、挤压伤。但是，临床上外伤造成的胸导管破裂并不多见，大多数是医源性的，因胸外科手术损伤胸导管引起，如纵隔肿瘤摘除、肺癌全肺切除、食管癌切除弓上吻合或颈部吻合、心脏大血管手术中动脉导管切断缝合术、主动脉缩窄切除、大血管转位矫正术等。

外伤导致胸导管破裂，乳糜泄漏进入胸膜腔，形成乳糜胸。发生乳糜瘘，可导致严重代谢紊乱，免疫力降低。大量乳糜液积聚在胸膜腔，造成肺萎陷，肺活量减低，纵隔移位，静脉回流受阻，产生一系列呼吸循环功能障碍。

一、流行病学

颈、胸部手术造成的胸导管损伤占所有胸导管损伤的90%以上，自发性胸导管破裂非常少见，胸导管损伤后常引起乳糜胸。近年来，由于手术技术的进步，颈、胸部手术中保护意识的增强，胸导管损伤的发病率有所下降。

胸导管损伤好发于进行颈、胸部手术的患者，以食管癌手术、心脏大血管手术或颈部手术为主。此外，胸部肿瘤会造成胸导管闭合性损伤或自发性胸导管破裂。

二、病因

1. 颈、胸部闭合性创伤

多见于爆震伤、挤压伤、车祸及钝器打击所致锁骨、脊柱及肋骨骨折。另外，举重、剧烈咳嗽、呕吐等也可导致胸导管损伤。

2. 颈、胸部开放性创伤

颈、胸部的刀刺伤、子弹、弹片的穿通伤均可造成胸导管损伤，但较少见，常合并更严重的其他损伤，早期不易发现。

3. 手术损伤

颈、胸部手术直接或间接损伤胸导管，导致乳糜胸，乳糜液聚集、压迫肺，可导致呼吸困难、心率加快等表现。

三、临床表现

开放性创伤所致胸导管损伤多为伤后出现大量胸腔积液，患者可有相应的临床症状，长期大量乳糜液丧失，将造成患者营养不良、体质消耗以致极度衰竭。

闭合性创伤所致乳糜胸，在伤后短期乳糜积聚在纵隔内，形成纵隔乳糜肿，以后随其增多终将穿破纵隔胸膜，形成乳糜胸。

医源性损伤胸导管，手术后胸膜腔每日引流量不但不减少，反而日渐增加，达700～800mL，甚至更多。患者逐渐出现营养不良。禁食情况下，由于乳糜中脂肪含量少，乳糜胸的胸膜腔引流多为淡粉红色或淡黄色，类似胸腔积液。此时苏丹Ⅲ染色可能阴性。若给予含脂肪食物或经胃管注入牛奶2～3h后胸腔引流变为乳白色，再次苏丹Ⅲ染色则为阳性。

四、相关检查

1. 实验室检查

乳糜液色白，呈碱性，无菌生长，所含淋巴细胞计数较高，明显高于多核细胞，蛋白质含量可达40～50g/L，显微镜检可见许多可折射的脂肪小珠。放置后分为3层，上层为黄色奶油状的脂肪层，加入乙醚可以澄清，或苏丹Ⅲ染色找到脂肪滴，细胞计数以淋巴细胞为主，即可确定乳糜胸的诊断。可以同时做胸液和血液中脂肪检查，若胸液中的胆固醇和三酰甘油含量显著超过血液中的含量，也可帮助确定乳糜胸的诊断。

2. 淋巴管造影

通过下肢或精索淋巴管造影，可以帮助确定乳糜胸患者胸导管裂口的位置和乳糜漏的严重程度。

3. 放射性核素检查

口服用^{131}I标记的脂肪，然后在胸部进行放射性扫描检查，放射性明显增高，也可明确乳糜胸的诊断。

五、诊断和鉴别诊断

1. 诊断

（1）外伤后或颈、胸部手术后出现胸腔大量积液症状和体征，辅助检查显示低蛋白血症和水电解质紊乱，应高度警惕胸导管损伤。

（2）胸部X线片提示胸腔大量积液。

（3）胸腔穿刺或胸管引流出乳糜样液体，苏丹Ⅲ染色显示橙黄色脂肪球为阳性，另一试验为乙醚试验，收集乳糜液加入乙醚后摇动，脂肪溶解，牛奶样浑浊变澄清可确定诊断。

（4）核素淋巴系统显像和淋巴系统造影检查可确定有无淋巴外漏，并可以提示瘘口位置，淋巴系统有无狭窄、梗阻、畸形，有助于乳糜胸的病因诊断。

2. 鉴别诊断

在某些胸膜感染和肿瘤性疾病时可以出现大量混浊类似乳糜的胸液，即假性乳糜液。假性乳糜胸液含有卵磷脂蛋白复合物，外观也呈牛奶状，主要由细胞变性分解造成，但细胞变性物质中脂肪含量很少，苏丹Ⅲ染色阴性，比重＜1.012。胸液沉渣中有大量细胞，但淋巴细胞较少，蛋白和胆固醇水平也低于真正的乳糜液。某些结核性胸膜炎、胆固醇胸膜炎的胸液外观也易与乳糜混淆，但其中脂肪含量均较低，苏丹Ⅲ染色即可鉴别。

六、治疗

1. 治疗原则

尽早闭合瘘口，清除胸腔积液，促使肺复张，改善营养，增强体质。

2. 非手术治疗

所有乳糜胸患者开始均需进行一段时间的非手术治疗。非手术治疗包括禁食，胃肠道外静脉高营养。置入胸腔闭式引流，观察每日引流的乳糜量，若乳糜量逐渐减少，可以继续非手术治疗，直到乳糜瘘口自动闭合；若乳糜量无明显减少或持续增多，则应当考虑手术处理。观察的时间间隔多久，目前尚无定论，有人赞成 4 周或更长时间。关键要考虑每日丢失大量蛋白和营养物质，可能使全身情况逐渐恶化，将无法耐受手术。

3. 手术治疗

（1）胸导管结扎　手术多经右胸后外侧切口或腋窝切口第 6 后肋进胸。在胸主动脉和奇静脉之间探查胸导管，可发现乳白色液体自破口流出，将胸导管在靠近膈肌平面处缝扎，并用纵隔胸膜加固。术前 3h 口服含奶油的液体 200mL，有助于术中发现胸导管破损处。

（2）胸膜腔固定术　人为地造成脏、壁胸膜粘连，使胸膜腔闭合。非手术治疗时，可经胸腔引流管向胸膜腔内注入高浓度葡萄糖液，或其他任何可刺激胸膜发生反应的制剂，如滑石粉、抗肿瘤药物（如博来霉素、顺铂、白细胞介素Ⅱ）。以前多用四环素注入，因患者难以忍受其疼痛，现已停用。开胸手术时，术毕可用干纱布摩擦壁胸膜，使其充血而不出血即可。

七、预后

胸导管损伤经过及时、有效的治疗可痊愈，一般不会影响寿命和生活质量；若治疗不及时则预后较差，可出现反复的胸腔积液、乳糜胸等。

第七节・肺挫伤

肺挫伤（pulmonary contusion）是常见的肺实质损伤，其病理变化以受伤部位的水肿和出血而无肺表面的裂伤为特征。

一、流行病学

在胸部钝性伤中常见，其发生率为钝性胸部伤的 30%～75%，病死率为 14%～40%。肺挫伤是胸外科的常见病、多发病，常由交通事故、坠落、撞击或者挤压等强大暴力导致。多为胸部闭合性创伤较严重的并发症，且常与肋骨骨折、血气胸、腹部脏器伤、四肢骨折等同时发生。肺挫伤后数小时即出现肺泡出血、塌陷和肺实质的损伤，临床上咯血、呼吸困难、发绀、湿啰音等表现可在伤后 72h 达到顶峰，经积极的综合支持治疗大部分患者在伤后 7 天内恢复，病死率 10%～20%；但仍有部分患者发展为肺炎、急性呼吸窘迫综合征（ARDS）及长期肺功能损伤，如因诊断不及时、不准确，治疗不合理，病死率可高达 14%～40%。

二、病因

胸部钝性伤，如车祸、挤压伤、减速伤、坠落伤、猛烈钝器伤等，暴力局限时可引起小面积肺挫伤，暴力强大时可引起肺叶或整个肺实变。其发病机制是当暴力作用于胸壁，使胸腔受到挤压，增高的胸内压力压迫肺组织，引起肺毛细血管破裂出血；当外力消除，变形胸廓弹回时，胸内骤然的负压又可导致原损伤区的附加损伤，肺毛细血管破裂和出血加重。损伤初期，肺间质水肿、淤血，血液渗出至肺泡内，而大多数肺泡壁是完整的。12～24h后，炎性介质的释放，使毛细血管通透性增加，大量炎性细胞和单核细胞渗入挫伤肺泡及间质内，肺泡结构破坏萎陷，且因渗出液及细胞碎屑的积聚又使损伤区周围间质毛细血管受压萎陷，肺毛细血管内压力升高，血流减少，肺组织实变，失去弹性，从而使肺损伤区及其周围的肺组织失去气体交换功能，引起全身低氧血症和CO_2蓄积。肺血流减少、缺氧、酸中毒、肺泡水肿造成肺泡Ⅱ型上皮细胞损害，抑制肺泡表面活性物质的产生，形成肺泡透明膜，致肺泡不张，右向左血液分流量增多，继发急性呼吸窘迫综合征。

三、临床表现

临床表现常受其他合并损伤的影响。另外，与患者体质，如患者肥胖程度、发生创伤前肺功能状态有密切关系。根据临床征象可将肺挫伤分为单纯性肺挫伤与呼吸功能不全性肺挫伤。

（1）单纯性肺挫伤　临床症状轻微，常被并发的其他胸部损伤，如皮肤挫伤、皮下淤血、肋骨骨折、胸骨骨折、反常呼吸等的征象所掩盖。呼吸困难也可以很轻，但有咳泡沫性血性痰。患侧肺可闻及湿啰音。

（2）呼吸功能不全性肺挫伤　除咳泡沫样血性痰及其伴发损伤的征象外，创伤后早期即有明显鼻翼扇动、呼吸困难、呼吸浅快（35次/min）、胸闷、发绀、心动过速等，患侧肺有湿啰音，呼吸音减弱甚至消失。如不及时处理则易发生呼吸窘迫综合征（ARDS）。

四、相关检查

（1）X线胸片　是诊断肺挫伤的重要手段，主要有两种基本类型。①肺浸润性病变，呈斑片状边缘模糊的毛玻璃样大片浸润阴影，最轻型者也可呈现边缘清晰的小片状密度增高影，严重者可呈现整个肺叶乃至全肺一致性高密度实变阴影，是由肺泡内出血，或出血进入支气管内所致。另外患侧横膈下移，是由肿胀膨大的肺推移横膈所致；②沿支气管分布呈线状的浸润影，是由小支气管周围出血所引起。X线胸片的严重程度与临床呼吸困难的严重程度不一定成正比关系，此点尚难得到满意的解释，可能与患者体质和外伤强度及着力点有关。

X线胸片所呈现的变化于伤后1h即可出现，但有30%患者可延迟到4～6h后才出现。因此，怀疑肺挫伤时应连续复查胸部X线片。经治疗后48～72h开始吸收，2～3周后才能完全清晰。

（2）血气分析　单纯性肺挫伤PaO_2可正常或轻度下降，经吸纯氧1h后，PaO_2可以超过39.9kPa（300mmHg），说明肺内无明显右向左分流。呼吸功能不全性肺挫伤动脉血气分析有明显低氧血症，而$PaCO_2$可正常或稍低，肺内右向左分流比值（Qs/Qt）显著升高，可达20%或以上。由于右向左分流量增加，在吸纯氧，甚至机械通气时，PaO_2仍可较正常为低（<300mmHg即39.9kPa），肺泡-动脉氧差明显升高（>350mmHg即46.55kPa）。由于代偿作用，心排出量增加，动静脉氧差减低。上述改变，伤后数小时或数天才出现，故应对患者进行连续血气监测。

（3）CT检查　CT对肺挫伤的诊断有特殊价值，早期表现为肺内裂伤和肺内血肿，后期表现为肺内浸润性改变。

五、诊断和鉴别诊断

1. 诊断

明确的胸部外伤病史，胸痛、气短、咳嗽、咯血甚至呼吸困难等临床表现，再结合胸部听诊啰音、呼吸音减弱的体格检查，大部分肺挫伤病例可得到临床诊断。但对于早期或轻度肺挫伤患者，往往需要借助影像学检查。肺挫伤4～6h，由于肺水肿、肺内出血、肺不张的存在，胸部X线片表现为粟粒样或斑片状阴影。但相比胸部CT扫描敏感性和特异性差，用于诊断易漏诊、误诊，但因其方便快捷、辐射少的特点又很适合于复查、对比病情变化。胸部CT检查敏感性和特异性均较高，肺挫伤表现为肺纹理增多、增粗、轮廓模糊，伴有斑点状阴影或边缘模糊不清的片絮状影。可在伤后早期做出诊断。Wagner等研究认为，CT扫描检查出肺挫伤体积在28%以上时，患者最终都需要机械通气。值得一提的是，肺挫伤是一个动态变化过程，其严重程度也会随时间明显变化。另外，还有用MRI、核成像、超声波检查来诊断肺挫伤的报道，但临床应用尚未普及。动脉血气分析可协助肺挫伤的诊断，当动脉氧分压（PaO_2）与氧合指数（PaO_2/FiO_2）均明显降低时，尤其在$PaO_2/FiO_2<300$时，可考虑肺挫伤的诊断。有临床研究认为血清克拉拉细胞蛋白（CC16）在诊断肺挫伤中具有较好的敏感性和特异性，但在广泛应用于临床之前尚需进一步研究。其他肺组织特异性因子或炎症因子等也有望成为肺挫伤的标志物。

2. 鉴别诊断

（1）吸入性肺炎　因其X线表现相似可混淆，但患者有误吸史。

（2）肺脂肪栓塞　胸部钝性伤后可以发生肺脂肪栓塞，其临床症状和血气分析结果可与肺挫伤相似，但脂肪栓塞的胸片可表现为特征性的雪花样或细粒状或粟粒状改变。脂肪栓塞常可累及脑部，产生各种类型的意识障碍。此外，约60%的脂肪栓塞患者可以发现特征性的皮肤瘀斑。

六、治疗

1. 单纯性肺挫伤

无须特殊治疗，给予止痛、鼓励排痰即可很快康复。但在治疗早期仍需密切观察，复查胸片和血气分析，监视单纯性肺挫伤有无转变为呼吸功能不全性挫伤之可能。

2. 呼吸功能不全性肺挫伤

（1）及时处理合并伤　如胸廓骨折及浮动胸壁、内脏损伤、气胸、血胸等。凡有多发性合并伤尤其是颅脑损伤者应施行预防性机械通气；肺挫伤合并心脏挫伤伴有低心排时，应行预防性机械通气；若患者因合并伤手术已做气管插管，则应继续应用1～2天呼气终末正压(PEEP)；反常呼吸本身不是应用机械通气的指征，但由于软化的胸壁阻碍挫伤肺组织的膨胀，故应考虑早期应用机械通气。

（2）保持呼吸道畅通　在应用止痛药的前提下，拍击患者背部，变换患者体位，鼓励患者咳嗽，做深吸气及腹式呼吸运动，协助患者排痰，必要时可采用鼻导管吸痰。呼吸困难显著，潮气量低，有分泌物潴留时应及时进行气管切开，有支气管痉挛时可应用解痉药物，为了避免肺不张，预防感染，应考虑早期应用呼吸机治疗但必须力求避免长期应用机械通气。

（3）吸氧　5～10 L/min。

（4）防治感染　肺部感染是常见的并发症，可加重呼吸功能不全，故所有肺挫伤患者均应给予广谱抗生素。

（5）应用肾上腺皮质激素　皮质激素能阻止许多胺类的互相作用，从而减轻炎症反应，抑制毛细血管壁通透性增高及渗出，促进肺泡表面活性物质的产生，以促进肺挫伤康复，预防 ARDS 发生。氢化考的松 30～50mg/(kg・d) 或地塞米松 1～1.5mg/(kg・d)，但不宜长期应用，一般以 3 天为宜。

（6）限制水分及晶体液输入　医源性原因是促进肺挫伤并发呼吸功能不全的重要原因。如果大量输入晶体溶液，可诱发 ARDS 使病情恶化。可适量输注白蛋白、血浆或全血以补充血容量之不足。如果复苏时已输入大量液体，可给利尿药。呋塞米（速尿）能减轻肺静脉收缩，先降低肺毛细血管床的静脉压，继而产生利尿效果，一般用量为 40～80mg，有助于肺水肿的消退。

（7）呼吸机治疗　若患者出现呼吸窘迫和低氧血症，PaO_2＜7.98kPa(60mmHg)，$PaCO_2$＞6.65kPa(50mmHg)，肺内分流≥25%，应立即进行气管内插管或气管切开连续呼吸机治疗。早期应用机械通气，可预防 ARDS 的发生，较产生病理改变后再治疗更为有效。机械通气时以采用 PEEP 最为有效。呼吸机治疗肺挫伤能防止和减少肺出血，促进不张肺膨胀，改善气体交换，纠正低氧血症。但长期使用呼吸机可产生严重并发症，待血气正常后即可停止使用。在施行机械通气前必须排除气胸的存在，有怀疑时则需安置胸腔闭式引流以预防张力性气胸的发生。

（8）手术治疗　肺挫伤本身并无手术指征，发现严重合并伤，如张力性气胸、活动性出血、心包填塞、广泛性肺裂伤、膈肌破裂等，应该及时进行开胸探查。大范围胸壁软化，机械通气仍不能呼吸时可以考虑肋骨悬吊术或者肋骨内固定术。

综上所述，随着肺挫伤患者的增加，临床上对肺挫伤越来越重视，不断有新的治疗理念和方法被提出。在肺挫伤的诊断方面，大家普遍认为胸部 CT 扫描是最准确的方法，敏感度和特异度均高于胸部 X 线片检查。鉴于其操作不方便、价格昂贵、不能短期多次重复检查等缺点，有学者提出利用核素成像、超声波检查进一步提高敏感度，也有学者提出利用肺组织特异性的生物标志物间接诊断肺挫伤。就肺挫伤的治疗，条件具备者可予以体位疗法、肺部灌洗、限制补液、机械通气辅助呼吸、有效控制疼痛、有指征地应用抗生素、激素及探索性应用中医方剂，综合多种方法治疗以取得最佳疗效。

七、预后

根据肺挫伤的严重程度，是否累及其他脏器，患者的体质和治疗是否及时有效等不同，如肺损伤范围小，不累及重要脏器、患者体质好、治疗及时有效，预后通常较好，反之则较差。

第八节・创伤性窒息

创伤性窒息是由于钝性暴力作用于胸部、上腹部，冲击腔静脉，通过血流传到颅内血管，引起头面部、颈部及上胸部皮肤、黏膜的末梢血管淤血及出血性损伤，是一种闭合性胸部损伤，较为少见。

一、流行病学

创伤性窒息在胸部损伤中占2%～8%，最早由Olliver于1938年在被暴力挤压伤死者尸体上发现，因有特征性的“红眼、紫面”外貌当时称为“瘀斑状面罩”，是较为少见的胸部创伤综合征。创伤性窒息又称Perthe综合征或胸部挤压伤或挤压伤发绀综合征，其发病突然，病情凶险，如合并多器官损伤，病情极为复杂，若救治不及时或处理不当，易致死亡。由于交通事故较多及建筑工地的增加，本病发生率近年有上升的趋势。

二、病因

创伤性窒息主要由钝性暴力作用于胸部、上腹部所致，如车祸碾压伤、房屋倒塌挤压伤、踩踏伤等造成声门突然紧闭所致。

创伤性窒息发生前瞬间，患者表现为惊恐、深吸气、胸腹部肌肉突然紧张，然后声门紧闭，此时胸部特别是胸腹部同时受到外力作用，则形成胸腔急剧高压。该压力首先在气道、肺组织内形成，几乎同时传递到胸腔和大血管。气道、肺组织的内在高压一方面引发血液重分布，另一方面不可避免引发肺组织广泛气压伤甚至喉部损伤。大血管及右心腔的外在高压则挤压血液向没有静脉瓣的头部、双上肢、胸部、颅内分布，使得这些部位毛细血管破裂出血。声门紧闭时没有呼吸，严重胸腔内压增高时则没有回心血量，所以创伤性窒息患者均有不同程度的缺血、缺氧。一般认为形成创伤性窒息至少需要四个要素：①胸腹部遭受严重挤压；②反射性深吸气；③声门紧闭；④胸腹肌肉张力收缩。研究表明，非创伤性原因如体外循环逆灌流引起的上腔静脉逆灌流压力过高也可导致本病的发生。

三、临床表现

根据有无合并伤创伤性窒息可分为单纯创伤性窒息和严重创伤性窒息。神志清醒者自诉胸闷、呼吸急促、头部胀痛、颈部憋胀、有血性痰等。特征性的窒息体征主要有头面颈、上胸部、上肢呈重度发绀、肿胀和皮下出现广泛的出血点、瘀斑，唇、舌、口腔黏膜呈现发绀、水肿和出血点，耳道、鼻腔、结膜出血等。严重创伤性窒息多伴有严重的合并伤，其合并伤多为致命性的，如颅内高压、弥漫性脑出血、喉头水肿、多发性肋骨骨折、创伤性湿肺、心脏破裂、肝脾破裂等，患者可出现昏迷、严重呼吸困难、咯血、失血性休克甚至心跳呼吸骤停等。

四、相关检查

1. 体格检查

通过视诊和触诊，检查患者是否存在呼吸困难、烦躁不安等症状；头、面、颈部及上肢等处有无瘀斑；结膜有无出血及眼球外凸等表现。

2. 实验室检查

创伤性窒息患者可出现肌酸激酶、乳酸脱氢酶、天冬氨酸氨基转移酶、丙氨酸氨基转移酶水平升高；血红蛋白和红细胞比容下降；继发感染者可出现白细胞计数增高。

3. 影像学检查

（1）X线检查　X线检查可有助于判断有无肋骨骨折、胸骨骨折、气胸、血胸、肺部创伤等。

（2）CT检查　CT检查有助于判断有无肋骨骨折、胸骨骨折、气胸、血胸；颅脑有无脑水肿、脑水肿；腹部有无肝、脾破裂等。

4. 血气分析

血气分析检查可以帮助判断是否存在呼吸衰竭，有无顽固性低氧血症和二氧化碳潴留，可帮助医生判断是否需要行气管插管等呼吸支持治疗。

五、诊断和鉴别诊断

创伤性窒息的诊断主要依赖受伤史、特征性的窒息表现、全面的体格检查和必要的辅助检查。体格检查主要是及时发现受伤部位，辅助检查主要是协助合并伤的诊断，尤其是胸部外伤患者，更应该做相应的检查，以明确或排除诊断。

创伤性窒息表现特殊，诊断容易，临床上一般无需鉴别诊断。

六、治疗

1. 对症治疗

单纯创伤性窒息一般仅需对症治疗，预后多良好，可根据伤情给予持续吸氧、镇静、抗生素、止血、适当应用蛋白和激素、限制液体入量等对症处理，皮下组织瘀斑和出血点多能自行恢复，无需特殊处理。同时，适当应用抗生素预防肺部及颅内感染。

2. 合并伤救治

严重创伤性窒息的预后与合并伤的严重程度、处理是否得当有很大关系，其重点是合并伤的处理，如合并血气胸应尽早行胸腔闭式引流术；合并多发性肋骨骨折、连枷胸应迅速上胸带临时固定，消除反常呼吸运动；怀疑有心脏损伤、心脏破裂，应严密观察，予心电监护及紧急手术等；急性呼吸窘迫综合征（ARDS）应给予机械通气，纠正低氧血症；合并肺损伤、颅脑损伤者，严格限制液体入量，给予大剂量地塞米松治疗，早有文献报道应用大剂量地塞米松冲击疗法对重型脑损伤后继发脑水肿疗效是确切的；脑水肿意识障碍者，早期脱水治疗；肝脾破裂者，积极抗休克治疗，腹腔穿刺协助诊断，并做好术前准备等。

3. 特色治疗

（1）黄芪注射液　能有效减轻创伤区毛细血管痉挛、淤血，维持线粒体的新生和退变线粒体的清除，加强线粒体在胞质的代谢物质交换面积，防止线粒体过量变性，从而改善神经元能量供应障碍，防止迟发性神经元的死亡。

（2）高压氧　对缺血、缺氧的组织有良好的治疗作用，能提高血浆溶解氧浓度而通过水肿液和其他屏障来促进水肿消退、淤血吸收和伤口愈合。

七、预后

创伤性窒息的预后与合并伤的严重程度，治疗是否及时有效关系密切。通常皮肤青紫、瘀斑，结膜出血等可在 2～3 周消退。

第九节 · 气管、支气管损伤

气管、支气管损伤可单独发生或者合并有其他脏器的损伤，患者常出现严重的呼吸循环功能紊乱，病情重，病死率高。

根据损伤类型，气管、支气管损伤可分为气管、支气管穿透伤和气管、支气管钝性伤。由于气管及支气管的解剖位置，穿透伤常因合并心脏、大血管损伤而死于现场，临床所见到的穿透伤多为颈段气管损伤。钝性伤所致的气管或支气管破裂，多发生在胸段气管或主支气管，临床处理的也多为此类损伤。此外，医源性操作（手术误伤、纤维支气管镜检查或穿刺、摘取气管或支气管内异物）也可损伤气管或支气管。

一、流行病学

气管、支气管损伤是一种少见的胸部损伤性疾病，但可威胁患者的生命。钝性伤可引起胸内气管、支气管损伤，一般发生率较低，90％的损伤在距隆突 2.5cm 以内，首先破裂点在主支气管软骨和膜状部联合处，右侧多数在主支气管纵隔胸膜包被点和上叶支气管开口之间，左侧多数在主支气管主动脉弓下缘水平。

二、病因

1. 气管、支气管穿透伤

气管、支气管穿透伤一般病因明确，可由来自管腔外和管腔内的锐性暴力所引起。

腔外型暴力（如锐物刺伤、火器伤、刀剑劈刺或者切割伤等）均可导致开放性气管、支气管破裂。此类创伤大多同时合并颈胸部大血管、神经、心脏、主动脉、食管和其他邻近脏器的损伤，损伤后可发生窒息和大出血、死亡等严重后果，也可因病情处理不当，致瘢痕收缩形成呼吸道狭窄等不良后果。

腔内型暴力是由于气管、支气管内锐性异物，如义齿、钉子、扣针、螺丝、动物类骨质等刺破管壁，此外，医源性损伤（如气管镜检麻醉插气管切开时）穿破管壁也可造成气管、支气管穿透伤。

2. 气管、支气管钝性伤

胸部遭受强力挤压或者撞击是造成气管、支气管钝性损伤而破裂的主要原因，例如交通事故中车辆的碰撞、碾压伤，厂矿施工中机械及塌方造成的砸伤、摔伤、爆炸伤等。国内外报道显示，气管、支气管钝性损伤在临床上远较穿通性伤多见，是胸部闭合性外伤早期死亡的原因之一。近年来，随着高速交通的发展及交通事故的增多，本病的发生也不断增多。

三、临床表现

1. 气管、支气管穿透伤

最常见的症状是出现明显的纵隔及皮下气肿，并且迅速向颈、肩、胸腹壁等处扩展。患者有不同程度的呼吸困难、发绀、咳嗽、咯血等表现，吸氧后呼吸困难常没有缓解。创伤严重及大出血者常有休克及昏迷表现。颈部气管损伤还可有吞咽困难、声音嘶哑等表现，检查可发现颈部伤口随着呼吸运动由空气进出伤口而发出吸吮声。

胸内气管损伤与胸膜腔相通者主要表现为严重的张力性气胸，患者呼吸极度困难，剧烈咳嗽、痰中带血或咯血，严重者有发绀并呈现休克状态，体检可见伤侧胸廓饱满，呼吸运动小时，叩诊回响增强，呼吸音消失，气管向对侧移位，纵隔移位，胸腔引流有持续大量的漏气。如气管、支气管损伤与胸膜腔不相通，多见于较小的裂伤，临床可出现无痰性干咳、迟发性皮下气肿，除后期出现肺不张和肺炎外，症状和体征较轻。后期患者有肺不张体征，患侧胸廓平坦，呼吸运动减弱或者消失，叩诊呈实变，呼吸音消失，气管向伤侧移位。

腔外型暴力所致的气管、支气管损伤多伴有其他脏器损伤，如胸段气管或者主支气管损伤常伴有主动脉及食管损伤；2～4 级支气管损伤常伴有心脏等损伤。此类患者病情常较颈部穿通伤更为严重，除纵隔及皮下气肿、呼吸困难及咯血外，一般均有开放性或者张力性气胸以及肋骨骨折、血胸等，引起严重的呼吸及循环障碍，如不及时进行抢救，病死率极高。腔内型创伤可出现大出血。

2. 气管、支气管钝性伤

气管、支气管钝性伤的临床表现与损伤的部位、程度，纵隔胸膜有无破裂和气体外逸、失血量等因素相关，一般可分为早期和延期及晚期表现。

（1）早期症状与体征　①呼吸困难及发绀：呼吸困难是气管、支气管闭合性外伤最突出的症状之一。引起呼吸困难的原因主要是裂伤引起的单侧或者双侧气胸，呼吸道被血液、分泌物阻塞，肺不张以及肺实质的挫伤。若不及时处理可因气胸或者气道梗阻的发展而进行性加重。严重的呼吸困难导致机体缺氧，引起发绀。②气胸：大多数气管及支气管损伤与胸膜腔相通，伤后立即出现气胸症状并且迅速发展为张力性气胸，若不及时排气减压，可很快引起患者死亡。少数患者双侧纵隔胸膜同时破裂出现双侧气胸，亦有报告一侧主支气管破裂只出现对侧气胸的情况，应该引起注意。有些病例因纵隔胸膜尚完整，仅出现皮下气肿而无气胸表现。③纵隔及皮下气肿：对单纯的纵隔气肿需行 X 线检查方能发现，但多能迅速发展至颈部皮下而被触及。仔细检查可发现心浊音界缩小及心音低钝；有的病例出现 Hamman 征，为心脏搏动时引起剑突及胸骨后软组织内气体流动发出的嘎喳样杂音。皮下气肿往往开始出现于颈前胸骨切迹上方，呈进行性发展，可迅速扩展到颈、肩、胸腹壁，甚至到达上下肢及会阴部。④咯血：不少患者于伤后早期出现轻度至中度咯血，有时为血痰或者痰中带血。咯血的原因多为气管、支气管断端出血所引起，很少有大量咯血的表现，咯血症状一般在伤后 3 天左右逐渐停止，少数患者由于局部继发感染以及肉芽组织增生等原因，咯血症状可持续较长时间。⑤其他症状：支气管及肺部损伤后分泌物增多，继发感染可引起咳嗽、咳痰、发热等。胸壁合并伤、肋骨骨折等可引起胸痛、反常呼吸、损伤性窒息等。严重缺氧、颅脑损伤、大量失血可造成昏迷、休克等严重情况。

（2）延期及晚期临床表现　气管、支气管损伤后，若早期未能确诊，或者由于其他原因未能早期进行手术治疗，病程超过1周甚至1个月以上，则进入延期或者晚期。其临床表现以呼吸功能低下及感染症状为主，表现为胸闷憋气、活动后气短、发绀、咳嗽、咳痰、发热等症状。延期患者尚可遗留部分急性期表现，如气胸、皮下气肿、咯血等症状。引起呼吸功能低下的原因主要有：①肺不张使呼吸面积减少；②肺内存在右向左的分流；③支气管及肺内感染。感染可进一步影响气体交换，加重分流，并且使机体耗氧量增加。

部分性断裂者，支气管狭窄，气道仍有交通，但排痰受阻，远端分泌物积蓄，容易并发感染；如果不能及时处理将并发支气管扩张、肺化脓症以及纤维化等，导致不可逆性损害，肺功能丧失。支气管完全断裂者，通气中断，形成完全性肺不张，远端与外界隔绝，很少并发感染。闭合性支气管断裂后，很少引起支气管胸膜瘘。其原因是：①原来支气管并无病理性改变；②经胸腔闭式引流后，断端常很快被周围组织、纤维素所填塞；③断端封闭较早，胸腔与远侧肺不易被感染。

四、相关诊断

(1) X线检查　多数病例通过X线检查，结合病史及临床表现，可以做出诊断。早期X线表现多数为张力性气胸、纵隔积气增多、皮下及软组织积气。一侧主气管完全断裂，由于失去支气管的支持，受到气胸的压迫，肺萎陷不张并向心隔区坠落，形成肺下垂征，是气管、支气管断裂的特征性表现。部分患者可见肋骨骨折和血气胸表现。

部分患者的X线表现除显示一侧肺不张外，也可看到支气管的不连续阴影或者支气管断端阴影。支气管断层或高电压拍片可清楚显示支气管狭窄及中断现象。部分患者可做支气管造影，以进一步了解支气管盲端距隆突的位置和距离，为制订手术方案提供参考。

(2) 纤维支气管镜检查　对早期诊断和定位、了解损伤程度有重要的临床价值，不仅可以直视受伤支气管腔内的情况，还可做选择性支气管造影。对晚期患者的支气管检查不仅可以明确诊断，还可排出其他原因，诸如分泌物堵塞、异物、肿瘤等引起的肺不张。

五、诊断和鉴别诊断

气管、支气管断裂的早期病例，根据病史及临床表现，及时进行X线检查、CT扫描及支气管镜检查即可确诊。晚期病例，除病史外，主要依靠支气管断层摄影、碘油造影及支气管镜检查明确诊断。

1. 急性期气管、支气管损伤的诊断依据

胸部创伤后短时间内极度呼吸困难、发绀、咳血痰。有重度的纵隔和皮下气肿，伤侧呼吸音减弱或者消失。特别是纵隔气肿伴颈静脉怒张更要高度警惕气管、支气管损伤的可能，胸腔闭式引流后持续大量的气体逸出，肺不能复张，呼吸困难无明显改善。

(1) 胸部X线检查　①气胸征象：多数为张力性气胸，纵隔明显移位，少数为单纯性气胸或者血气胸。②气肿征象：表现为纵隔积气增宽，皮下及软组织积气，早期颈椎、胸椎位相可见脊柱前缘有透亮带，Eijgelaar等认为此征象是早期诊断的可靠指征。

(2) 肺下垂征　一侧主支气管完全断裂，由于失去支气管的支持，受到气胸的压迫，肺萎陷不张并向心隔区坠落，成为肺下垂征，平卧时不能显示此特征。气管、支气管断裂合并骨折，常合并上胸部，尤其是第 1～3 肋骨骨折以及锁骨骨折；

(3) CT 检查　CT 扫描可显示气管、主支气管的狭窄及不连续，发现气胸、肺不张、纵隔及皮下气肿等表现。Mouton 报道螺旋 CT 有助于支气管断裂的诊断和定位。Chen 报道 CT 扫描确定气管断裂的灵敏度为 85%。有条件时可进行纤维支气管镜检查以确定损伤的部位。

2. 延期气管、支气管损伤的诊断依据

患者有胸部遭受突然而剧烈的撞击或者挤压伤病史。胸部外伤急性期过后，肺仍持续萎陷不张，患者有胸闷、气短、发绀等表现。外伤后患者逐渐出现一侧肺内阻塞性炎症、脓肿形成或者支气管扩张等。①支气管碘油造影、断层拍片或者纤维支气管镜检查发现支气管狭窄或者阻塞，而曾有胸部外伤病史者。②纤维支气管镜检查可以确定气管、支气管断裂以及狭窄的部位、程度等；对于早期或者晚期病例都有肯定的价值，而阴性的检查结果则可以排除支气管破裂的存在。凡胸部外伤后出现上述临床表现而怀疑有气管、支气管破裂者，不论病期早晚，均应该争取行此项检查。③X 线表现具体如下。a. 延期病例：完全断裂者表现为持续性肺不张、肺下垂征为主；部分性断裂、支气管狭窄者，可见肺化脓性炎症、脓气胸、纵隔炎等表现，部分病例尚可见少量气胸、纵隔气肿或者胸腔积液等表现。b. 晚期病例：支气管断端已经闭合，气胸已经引流及吸收，可见纵隔移向患侧，肋间变窄，患侧胸廓塌陷、胸膜增厚等。萎陷的肺垂落于心隔角处但不如早期清晰可见。支气管狭窄合并感染则出现阻塞性炎症、支气管扩张、纤维化实变等表现。

3. 鉴别诊断

本病的发病率低，临床较少遇到，若医师经验不足，对本病缺乏认识，常误诊为气胸、肺不张、凝固性血胸等而延误治疗，或者因外伤后合并复合伤而掩盖病情。同时，急性期胸腔闭式引流由于支气管断端收缩移位，断裂口被软组织、血凝块或者分泌物填塞导致病情趋于稳定或者缓解。支气管未完全断裂者，肺尚有部分通气未萎陷下垂，经过非手术治疗后症状可好转。晚期患者，由于裂伤处肉芽及瘢痕增生，引起管腔狭窄，远侧肺继发感染，易被误诊为肺炎、肺不张等。支气管镜检查若忽视病史，有时可将晚期支气管腔内的肉芽、瘢痕组织误认为是肺癌。

六、治疗

1. 气管、支气管穿透伤

既往由于对气管、支气管损伤认识不足，常延误诊断，致使部分患者失去诊疗的机会，即使能度过急性期存活，后期手术也增加了治疗的复杂性，故应该强调早期诊断、早期治疗。首先处理危及生命的症状及合并损伤，积极抢救以恢复与维持基本的生命活动，包括紧急止血、保持呼吸道通畅（必要时行气管插管或者气管切开）、吸氧、纠正休克等措施。待病情稳定后，根据情况再进行根治性手术。

(1) 颈部气管穿透伤　①气道重建：对损伤小于气道周长 1/4～1/3 者可试行非手术治疗。对于大量漏气或者通气困难者，即使裂伤小于 1/3 周长仍不应采取非手术治疗。尽管单一气道短的纵行裂伤非手术治疗常很成功，但术前区分损伤范围常有困难，并且远期易发生气管狭窄，因此，即使行气管探查、气管断端用 3-0 或者 4-0 可吸收缝线，亦可用 Prolene

缝线间断全层或者连续缝合，尽量不用丝线，以防止形成肉芽肿。针距、边距均为2mm，对合整齐缝合，并将线结打在气管腔外以防止术后形成瘢痕狭窄。术中注意保护气管两侧血供及喉返神经，缝合气管需严密无漏气。对气管损伤伤口不规则者，断端需要修剪整齐，但不宜切除过多。缝合时黏膜应对合整齐，以防术后瘢痕狭窄。当气管组织有损伤时，可采用带锁骨骨膜移植修复气管。②合并伤的处理：由于颈部气管外伤常合并颈部其他器官的损伤，严重者可合并出血性休克，因此术中应注意探查有无食管、甲状腺以及血管、喉的损伤。

（2）胸部气管穿透伤　①紧急行气管切开并放置胸腔闭式引流，同时给予吸氧、输血、输液以纠正休克。若损伤严重，经过气管切开及闭式引流呼吸困难仍不能缓解，或者出现胸内大量进行性出血时，应该紧急行剖胸术进行处理。②气管、支气管小的裂伤而无严重复合伤存在时，经气管切开，胸腔闭式引流，大剂量抗生素防治感染等措施，常可自行愈合。③大的裂伤或者完全断裂均应早期行手术修补或者对端吻合，若伤侧肺严重受损应该行肺切除术。合并其他器官损伤时应该同时予以治疗。④术后行气管切开，以减低呼吸道阻力，及时吸出分泌物，保持气道通畅。继续抗休克以纠正器官功能及改善患者全身的状况。早期行雾化吸入以利于排痰，全身应用大剂量抗生素以控制感染。

2. 气管、支气管钝性伤

（1）一般急救处理　支气管断裂早期病死率为30%。一经确诊，在病情允许时应该积极行气管、支气管修补或者断端吻合术，在伤后48h内手术，纵隔气肿使组织间隙疏松，不但容易解剖，支气管断端水肿轻，而且肺组织内无感染、分泌物少，术后可获得满意的效果。对严重创伤的病例，应该首先判断身体各处损伤的情况，确定有无严重合并伤以及呼吸循环障碍、昏迷、休克等危及生命的病情，决定治疗的顺序。急救治疗及其顺序：①保持呼吸道通畅和给氧，若有急性呼吸障碍，必须紧急行气管切开或者气管插管；②对于张力性气胸，应该及早行胸腔闭式引流；③输血输液纠正失血及创伤性休克；④同时处理其他严重合并伤，如颅脑损伤、骨折、胸壁软化所引起的反常呼吸、腹腔脏器损伤等；⑤严重的纵隔气肿可于胸骨上窝处切开排出。

（2）气管、支气管损伤的早期治疗　①非手术治疗：气管、支气管裂口伤仅为口径的1/4～1/3（小于1cm），经闭式引流、气管切开、控制感染等措施，能自行愈合，1周左右拔管观察；伤情复杂，病情危重，经过积极非手术治疗后病情仍很重，对不能负担开胸手术者，应该待病情稳定至延期或者晚期再行手术治疗。②手术适应证：气管、支气管损伤一经确诊，除少数适合非手术治疗的情况外，都应该立即进行手术修补及吻合；病情较重者，经胸腔闭式引流、气管切开、抗休克等治疗，在全身情况好转后立即施行手术治疗。由于支气管断端粘连轻，易解剖及吻合，手术成功率高，术后不易发生吻合口狭窄。对于部分性断裂的病例，早期手术可防止肺部继发感染及肺功能丧失。③手术要点与术中注意事项：手术切口的选择应根据受伤部位而定。颈部气管损伤可采用颈部横切口，若远侧断端缩入胸内则应劈开部分胸骨以暴露上纵隔。胸段气管及主支气管损伤，采用患侧后外侧剖胸切口，经第5肋床或者肋间进胸。应仔细探查，结扎肺门部与胸内活动性出血点，发现并处理其他合并伤情。剪开纵隔胸膜，右侧切断奇静脉，暴露气管、隆突与主支气管，寻找破裂口及退缩的支气管断端，缝以牵引线并适当游离、修整。吸除气管、支气管内以及局部的积血和分泌物。对于部分性断裂，给予间断缝合修补，若为完全断裂，应该做对端吻合。根据术者的习惯不同，采用逐针间断缝合，多针缝好后一次结扎或者连续缝合等吻合方法。要求对合准确整齐，严密可靠，针距与边距合适，血运良好，线结扎于腔外。吻合完毕用邻近组织或者带蒂胸膜片覆盖于吻合口上，以促进愈合。充分游离胸膜腔粘连及肺下韧带以减轻吻合口张力。有广泛的肺挫裂伤、肺动脉损伤、肺静脉损伤，或者一侧主支气管复杂撕裂伤无法缝合修复时，应行全肺切除术。肺叶支气管裂伤，而肺组织及血管无严重损伤时可予以修补吻合，否则应做肺叶切除术。颈段气管创伤，解剖时宜紧贴气管壁进行，注意保护喉返神经和气管两侧纵行的血管。对部分性撕裂清创后进行间断缝合，完全性断裂时，远侧断端常缩入纵隔内，需要将其拉出行断端吻合。④术后护理。a. 体位：术毕协助患者取平卧位，全麻清醒，生命体征平稳后改半卧位，保持头颈胸前倾位，以减小支气管吻合口张力有利于伤口愈合。b. 呼吸道监护：维持呼吸道通畅，确保有效通气量，术后常规保留气管导管，继续给予人工呼吸支持，正压不宜过大，充分镇静，难免出现咳嗽和胸内压增高，以免吻合口漏气及影响气管吻合口的愈合，做好呼吸机的监护，保证气道温湿化，持续监测脉搏、氧饱和度（SpO_2），术后 7～8 天可在纤维支气管镜下吸出气管腔内分泌物的同时剪除吻合口的肉芽组织，预防吻合口狭窄。c. 胸腔闭式引流：术后摆放胸腔闭式引流管可排除胸腔内残留的气体、液体。观察胸腔有无活动性出血，恢复、保持胸内负压，促进肺膨胀，预防感染。拔管不宜过早，根据病情在 5～7 天拔管。

（3）气管、支气管损伤的延期及晚期治疗　延期或者晚期气管、支气管损伤病例，一般均需采用手术治疗，目的是争取切除狭窄，重建气道，使肺复张；或者切除严重感染受损的肺组织，以消除症状。术前除应该明确诊断外，尚需判明狭窄的部位、程度以及与周围气管的关系，了解肺部有无感染，决定手术方案。

对于支气管狭窄者，若无明显感染，应该争取在伤后 1 个月内行手术治疗，彻底清除肉芽及瘢痕组织，做支气管缝合或者切除狭窄段，行对端吻合术，以防止继发感染，造成肺功能丧失。若已经出现明显的感染症状，远侧肺有不可逆损害时，应做肺切除术。

支气管完全断裂晚期，远侧肺多无感染，不论伤后多久，均应该尽可能做重建手术，甚至在受伤数年以后，肺仍可能复张，功能得到恢复，有伤后 9～15 年再行手术获得成功的报道，晚期手术常由于瘢痕粘连，解剖结构的改变和肺内陈旧性感染等问题而较为复杂和困难。手术成功的关键在于残端的显露与游离，伤侧肺组织功能的判断和吻合技术。

支气管两断端间常有一硬性瘢痕带相连，可以此作为寻找上下残端的线索，若远侧断端被瘢痕组织掩盖于肺内寻找困难时，应该先解剖肺动脉直达肺叶分支处，即可触及较硬的支气管残端，防止盲目的解剖误伤支气管或者血管。

支气管吻合前，应该充分吸尽痰液，吸尽潴留的黏冻样分泌物，按摩肺叶以帮助吸引。以消毒的导管插入远侧支气管腔，充分使肺复张，但不宜过度加压充气，以免造成肺损伤。因长期肺不张，支气管内潴留的分泌物难以一次清除，加之肺水肿，顺应性减低等原因，不可能在术中将肺膨胀到满意的程度。对肺表面有纤维板形成者，应该予以剥脱，以利于术后肺复张。

吻合前应该充分切除两残端瘢痕组织，修剪残面达软骨环处，尽量使两断端管径相近，避免将残端游离过多，以防止术后因瘢痕组织切除不彻底，血运不良，组织坏死而造成吻合口狭窄。术中对萎陷肺能否保留的判断甚为重要，若肺组织失去弹性，远端支气管分泌物是脓性，支气管内加压充气肺叶不能膨胀，应该放弃支气管吻合而行肺切除术。

术后处理与早期气管、支气管裂伤一期吻合术相同，保持胸腔闭式引流管通畅对术后肺复张非常重要，有学者主张在第2肋、第8肋间放置两个胸腔闭式引流管效果更好。术后无需行气管切开，以减少感染的机会。早期雾化吸入有利于吸痰、肺复张。对于咳痰无力者可应用纤维支气管镜吸痰。

晚期支气管重建后肺功能恢复的问题：经过长期大量的观察发现，X线改变多在术后3个月左右恢复正常，肺功能的恢复常落后于X线改变。术后复张的肺，氧吸收功能较低，该肺血供较少，仍存在右向左的分流等。但总的肺功能会逐渐好转，经过数月以至数年后，复张肺的功能可达到或者接近正常的水平。

七、预后

1. 气管、支气管穿透伤

气管、支气管腔外型穿通伤大多有严重的复合伤存在，病情极为严重复杂，预后凶险，病死率高。腔内型创伤多无伴随症发生，如能及时确诊治疗，效果较好。

2. 气管、支气管钝性伤

根据Kiser等总结的胸部气管、支气管损伤病例，气管、支气管损伤的预后与创伤的部位，损伤报道的年代，自损伤至诊断的时间、损伤机制、治疗方法及损伤的严重程度等因素有密切的相关性。左支气管损伤病死率约8%，右侧为16%，气管为26%。损伤后24h确诊并治疗的患者病死率为25%，2～7天确诊患者的病死率最高，达40%，这可能与损伤严重，多器官损伤、感染、失血性休克等因素相关。7天后病死率明显下降，为3%。

第十节・食管损伤

食管起自下咽至贲门上方，成人全长平均约25cm。食管分颈段、胸段及腹段，后壁位于椎体前沿，前壁紧贴气管及心脏、大血管之后，在颈段两侧为颈血管鞘，胸段两侧为纵隔胸膜和双肺之间。由于合并伤多，容易被漏诊、误诊，会延误治疗时间，可造成极其严重的后果。特别是在食管穿孔、破裂时，由于胸腔负压的抽吸作用，消化液很容易溢漏，导致纵隔及一侧或者双侧胸腔等周围组织的化学性腐蚀，自身消化、感染、大出血，一旦破入胸腔可造成腐败性脓胸、张力性气胸等，病死率很高，平均达34%，但如能在24h内行彻底清创手术引流修补，病死率可降至5%，因此早期诊断、手术修补显得尤为重要。对于可疑食管损伤者口服亚甲蓝，并由纵隔或者胸腔内穿刺、闭式引流引出即可确诊。这是最快捷、最可靠、最简单、最经济的定性诊断方法，应该进行推广。再结合受伤史，做食管镜检查，口服泛影葡胺摄片见分流征象即可定位诊断和选择手术切口及手术。

一、流行病学

因直接、间接暴力损伤食管的概率很低，仅占胸部损伤的0.6%，占食管损伤的20%，而内源性食管伤约占80%，近年来有增多的趋势。

二、病因

1. 医源性损伤

因为器械造成的医源性损伤也可以分内源性和外源性两类。以内源性较多，其多由食管镜检查误伤，例如将食管憩室或者咽隐窝误认为食管腔而穿破，对贲门失弛缓症，食管瘢痕、狭窄，使用不断增大的食管探子扩展时而破裂，食管肿瘤或者外伤，在置管和放置记忆合金支架时损伤或者将小的损伤下断端推移造成更大的破裂。临床上最多见的还是食管癌患者在行食管与胃肠吻合时风险切割或者张力过大或者缺血、坏死，在食管内压突然升高（如咳嗽）时突发破裂者。

2. 食管异物

食管异物是常见的临床急症之一，在误吞或误吸的异物中，约 20%进入呼吸道，80%进入消化道。一般以小儿及老人发病率高，单纯食管异物的诊断和治疗并不困难，主要问题在于异物所致的并发症。

食管异物多发生于小儿及老人或食管手术后。小儿臼齿发育不全，咳嗽反射迟钝，喜将物品含于口中或者容易将未咀嚼的食物囫囵吞下，或在口含物品哭笑、惊骇时，误将物品吞下。而老人牙齿缺如，口腔感觉及反应能力差，使用义齿和牙托，也易将义齿吞下。其次是在睡眠、昏迷、醉酒或者全身麻醉时容易将口内异物吞下。习惯于“狼吞虎咽”的人，喜吃鱼类、家禽的人，患食管狭窄及食管运动功能障碍的人，精神失常及有自杀企图的人均易发生食管异物。此外，光滑圆润的异物，也容易坠入食管。

按其性质可将食管异物分为四大类：金属性、动物性、植物性和化学性。其中金属性异物最为多见，约占 58.6%，按形状可以分为七类。

（1）长尖形　如鱼骨、缝针、枣核等。

（2）扁圆形　如硬币、纽扣等。

（3）球形　如玩具、石子、花生米等。

（4）圆柱形　如笔帽、竹筷等。

（5）不规则形　如义齿、手表、刀片等。

（6）弹性不规则形　如安全别针、发夹等。

（7）质软体积大者　如肉块、橘瓣。

异物可以停留在食管的任何位置，但最易停留在食管的三个生理狭窄处，即环咽肌食管入口处、主动脉弓及左主支气管的食管压迹处和膈肌食管裂孔处，其中以食管入口处的发生率最高。

3. 食管异物合并胸内大动脉-食管瘘

食管异物刺破食管壁，致消化液外漏、纵隔感染，造成胸主动脉或者胸内大动脉-食管瘘引起的大出血病死率很高。

4. 自发性食管破裂

自发性食管破裂是一种比较少见的急性危重病症，它是指非直接外伤，非异物、非食管及邻近器官疾病引起的食管全层破裂，又称 Boerhaave 综合征，也有称呕吐性食管破裂、压力性食管破裂及非损伤性食管破裂等。发病以中年男性多见，在暴饮暴食引起的呕吐后容易发生。

自发性食管破裂有 90%以上是由于剧烈呕吐时腹压突然升高而引起。也发生于腹部用力过度时，如分娩、癫痫发作、哮喘、用力排便等使腹压升高，迫使胃内压突然增高。当胃内充满食物时，此时患者又主动屏气调节，致双肺过度膨胀、幽门及食管入口紧闭、胃内压力升高更为明显，胃底无法抵抗升高的压力，致贲门开放，压力突然传导至食管腔内。呕吐时环咽肌收缩，食管内压力无法缓冲，食管壁压力过大，导致食管壁肌层首先裂开，随后食管黏膜破裂。由于中下段食管肌层以平滑肌为主，肌层薄，缺乏纵行肌的扩张缓冲，又处于负压的胸腔内，周围缺少包裹组织，因此，最容易发生破裂。体外食管腔内加压实验及临床患者的食管破裂几乎都发生在食管下 1/3 段，多见于左侧，呈纵向，长 2～8cm，颈段及腹段食管破裂极为罕见。

5. 食管化学性灼伤

食管化学灼伤是因为误吞各种化学腐蚀剂所引起的食管意外损伤，伤后如果得不到及时处理，患者常死于早期或晚期并发症，后果严重，处理困难且复杂。

食管化学灼伤的病因，小儿常为误吞，成人也有因自杀而灼伤的。强酸和强碱溶液是常见的化学腐蚀剂。在我国，做面食时使用的苛性钠（火碱或烧碱）溶液为最常见的致伤原因。食管化学灼伤的程度、病理改变和转归主要取决于腐蚀剂的种类、性质、浓度、剂量及其与组织接触的时间。液体腐蚀剂较固体更易引起食管的广泛性灼伤，因固体不易咽下，却易吐出。酸类腐蚀剂对食管损伤较轻，但因为胃液亦为酸性，缺乏中和作用，因此，对胃损伤较严重，酸类吸收后可引起全身严重酸中毒。强碱腐蚀剂具有强烈的吸水性，使脂肪皂化及蛋白溶解，因而有较强的组织穿透力，使黏膜坏死穿孔。除了强酸强碱外，吞服其他腐蚀剂一般很少引起食管严重的瘢痕狭窄。食管灼伤的程度与食管的生理性狭窄及吞咽生理有关，一般上段较轻，下段较重。轻度灼伤，病变仅累及黏膜及黏膜下层，愈合后无瘢痕狭窄。中度灼伤深达肌层，可引起轻重不等的瘢痕狭窄。重度者侵及食管全层及邻近组织，引起坏死、穿孔。依病理变化过程，可以分为三期。

（1）急性坏死期　伤后食管全层炎症水肿，伴感染、出血及黏膜下血栓形成，食管受刺激后痉挛及严重水肿，造成食管梗阻，持续 7～10 日。

（2）溃疡形成期　由于急性炎症消散，坏死组织脱落可致出血，肉芽生长而瘢痕尚未形成，吞咽困难症状可以部分缓解。

（3）瘢痕狭窄形成期　灼伤 3～4 周后，食管肉芽组织机化，胶原结缔组织收缩，引起管腔狭窄，并且逐渐加重，导致吞咽困难症状再次加重，持续约半年后呈现稳定，一般不再进展。有专家认为，此期食管相当脆弱，应用激素及食管扩张时应倍加小心。

三、临床表现

1. 食管异物

（1）病史　询问患者吞入异物的病史十分重要，要问清异物的形状、大小、性质，有无疼痛、呕血、发热及胸腔和肺部并发症症状。一般成人和大多数儿童对吞咽异物的病史都比较明确。有些患者，特别是上段食管异物者，开始常有气哽、恶心、呕吐或者呛咳，继之出现异物梗阻感，而胸段食管异物，除非发生并发症，一般自觉症状不明显。

（2）疼痛　由于异物对食管壁的擦伤和刺伤，常有隐痛或者刺痛，疼痛在吞咽时加剧，并可向胸骨上窝、胸骨后或者背部放射，颈部活动或者体位改变时，疼痛加重，一般颈段食管异物疼痛明显，并常有颈部压痛，胸段食管异物疼痛则较轻。

(3) 吞咽困难　因异物导致食管腔机械性梗阻及水肿、食管痉挛，发生吞咽困难，严重者滴水难咽。常伴有呕吐，可致脱水、酸中毒。

(4) 分泌物增多　分泌物增多多见于儿童，疼痛及食管梗阻为唾液腺分泌增多的主要原因，小儿除流涎外，更有哭闹不止、拒绝吃奶。成人检查时可见梨状窝大量唾液或者脓性分泌物潴留。

(5) 呼吸道症状　食管异物出现呼吸道症状，有以下四个方面的原因。①误吸；②气管受压迫；③炎症反应所致后头水肿；④食管-气管瘘。症状包括咳嗽、气急、发绀、声音嘶哑等，多见于异物较大且嵌于环咽肌处，小儿表现尤为明显。

(6) 呕血　异物造成食管黏膜损伤，出血量一般较小，常处于咽下而不被发现，或仅在呕吐物中带少量血液。

(7) 长期无症状　长期无症状者约占食管异物患者的10%。

(8) 食管穿孔症状　食管异物可以穿透食管壁，破入纵隔、颈部、胸膜腔、心包腔、大动脉，导致化脓性炎症、脓肿、脓气胸、心脏压塞、大出血等。

2. 食管异物合并胸内大动脉-食管瘘

根据致病原因的不同，可合并呕血前的不明原因的发热、胸痛、胸闷和呼吸困难等表现。起初出血量少，多为新鲜动脉血，称为“信号性出血”，经过短暂的间歇期，一般为几分钟到几周，由于病因未除或者血块崩溃，发生致命性的喷射性大出血，患者迅速死亡。

3. 自发性食管破裂

(1) 胸腹剧痛　食管破裂常发生于呕吐之后，尤其是饱餐和酒后，患者突然感到胸部难以忍受的持续性剧痛，有时则表现为上腹痛。疼痛可以向肩部、背部、季肋部放射，疼痛常位于破裂的一侧，用止痛剂难以奏效。患者常呻吟不止，表情痛苦，躁动不安，甚至休克。随着时间延长，疼痛可能部分缓解。

(2) 呼吸困难　呼吸困难往往与疼痛同时发生，呼吸短促，频率逐渐加快，有时出现发绀。这是由于食管破裂后张力性气胸及大量胸腔积液所致。

(3) 恶心、呕吐　恶心、呕吐多在食管破裂前发生，食管破裂后多会消失，但部分患者仍有呕吐，或呕少量血性胃内容物，呕大量鲜血者极少见。

(4) 气胸及胸腔积液　气胸及胸腔积液常见表现包括明显呼吸困难，患侧胸部呼吸动度及呼吸音明显减弱。气管及纵隔向健侧移位，胸部叩诊上鼓音或下实音。此类症状、体征有时早期并不明显，随着破裂时间延长而明显加重。

(5) 纵隔及皮下气肿　摄胸片时发现纵隔气肿，颈部及上胸部皮下握雪感。约20%的病例听诊可闻及类似心包摩擦的咔嚓音，称为Hanlmell征，为纵隔积气、心脏冲动挤压产生的声音。

(6) 急性感染中毒症状　由于急性纵隔炎症及胸膜腔感染，可出现发热、气促、脉快、躁动不安，白细胞计数及分类增高，电解质平衡紊乱等。

4. 食管化学性灼伤

依据食管化学性灼伤后食管的病理生理改变过程，吞咽困难等症状亦有一定变化规律。

(1) 急性期　一般在吞服腐蚀剂后，立即感觉口、唇、舌、咽、喉、颈及胸骨后剧烈疼痛，可放射到上腹区，唾液分泌增多，有时呕吐混有血液的胃内容物。吞服强酸者可出现全身性酸中毒及肾脏损害，胃亦明显灼伤，吞服碱液者则局部症状明显，全身中毒症状较轻，症状持续约1周。轻度灼伤者，全身症状不明显，亦无其他不良反应；中等度灼伤者除持续疼痛外，可逐渐出现感染、肺炎等并发症；重度灼伤者，不但食管损害严重，口腔黏膜、咽喉及食管周围组织常严重破坏，伴高热、休克和昏迷等明显全身中毒症状，并可出现纵隔炎、食管穿孔、食管气管瘘、肺脓肿和大出血等致命并发症。

(2) 隐性期　食管灼伤后1～2周急性炎症逐渐消退，体温恢复正常，吞咽困难缓解，可以恢复正常饮食，故称为无症状期，一般持续3～4周。

(3) 狭窄期　食管灼伤3～4周后，开始瘢痕性愈合，吞咽困难症状逐渐加重，可发展至汤水难以下咽。食物及唾液贮于狭窄段食管上方，狭窄段上方食管扩张，反流物可误入呼吸道导致肺炎。由于长期进食不佳可以出现脱水、营养不良、消瘦及恶病质。一般认为食管烧伤后瘢痕形成过程持续约6个月。此后无吞咽困难症状者，狭窄发生率不超过1%。

四、相关检查

1. 食管异物

颈部及胸部正侧位X线检查，可以查明不透X线的异物的形状及位置，侧位片对检查肉骨等较小异物更有意义，可以避免遗漏疾病，还可以观察气管与脊柱间的间隙大小，从而提示食管的水肿或周围脓肿。部分可透过X线的异物，平片不易显示，可以做食管吞钡造影或者棉球浸钡吞服食管造影，有助于非金属异物的定位诊断。怀疑有食管穿孔或者出血先兆时，不宜行钡剂检查，而应该改用可以吸收的泛影葡胺造影。食管镜检查作为首选方法一般用于临床和X线检查仍不能确定诊断的病例。

2. 食管异物合并胸内大动脉-食管瘘

常用的检查方法有胸片、主动脉逆行造影、血管彩色B超等。有些检查需在患者情况许可、医院有条件时方能进行。床边胸片发现纵隔团块状影可帮助诊断。对一些锐利不规则异物开胸探查既是诊断又是治疗措施。

3. 自发性食管破裂

(1) X线检查　如病情允许，应取站立位透视或胸部平片，可以发现纵隔影增宽、纵隔气肿、液气胸、皮下气肿的表现，个别破裂入心包者，尚可发生心包腔积气征。食管造影最好选用可吸收的碘液，如泛影葡胺，见造影剂外溢入纵隔和（或）胸腔，可以确诊。最好摄斜位片显示清楚。必须注意食管造影检查的阳性率在75%以下，X线造影阴性时不能排除本病。此外，X线检查可见破裂口的大小，往往与实际情况有较大偏差，这些现象主要是与食管破裂口被食管及凝血块堵塞及检查体位、技术有关。

(2) 胸腔穿刺术　胸腔穿刺术既是诊断方法，也是急救手段，可以缓解张力性气胸症状。抽出的胸液常混浊或脓性，呈酸性，淀粉酶明显升高，而血清淀粉酶升高不明显，可与急性胰腺炎鉴别。可在穿刺前10min口服亚甲蓝（美蓝）2mL＋温开水20mL。如果亚甲蓝在胸液中出现，也可明确诊断。

(3) 胸腔闭式引流术　如发现引流液中含有食物或口服的亚甲蓝，则可确诊。

(4) 其他　急性期危重患者通常不做食管镜检查，只有对诊断产生怀疑或发病已久、周身情况稳定时方可考虑检查，以确定裂口部位、大小和炎症程度。在临床工作中，本病误诊率很高，主要是对本病的发病机制及病理生理过程认识不足，而未按食管破裂进行检查。本病的临床表现类似某些胸腹部疾病。需要鉴别的疾病：表现为上腹剧痛、腹肌紧张的疾病如消化性溃疡穿孔、急性胰腺炎、肠穿孔等；表现为胸痛、呼吸困难的疾病如自发性气胸、主动脉夹层动脉瘤、急性心肌梗死、食管黏膜撕裂症。特别要警惕把本病误诊为急性胃肠道穿孔而错误地行开腹探查手术。

4. 食管化学性灼伤

（1）胸部X线检查　胸部X线检查可以了解有无食管穿孔及肺部并发症。

（2）食管造影检查　食管造影检查简便而有价值，急性期检查可显示食管节段性痉挛及黏膜破坏，但是很难准确地反映病变的程度及范围，有时还可能造成一些假象。一般主张急性期不宜进行食管吞钡造影检查，待进入隐性期后则需定期复查，如发现狭窄征象，应早期行扩张治疗。

（3）食管镜检查　近年来不少学者主张在灼伤后24～48h进行食管镜检查，是确定灼伤范围的主要手段。检查发现黏膜正常者，则无需治疗；检查发现浅表损伤，则需治疗并密切随访。早期食管镜检查容易穿孔，危险性较大，因此，检查中如发现食管环形深度灼伤，应立即中止食管镜检查。也有学者认为食管镜检查于灼伤1～2周后开始施行，一方面可以确定诊断；另一方面可根据情况行扩张治疗。以下情况不宜做食管镜检查：①咽喉部Ⅲ度灼伤；②呼吸困难；③休克；④有食管穿孔的表现。食管灼伤的并发症分为全身及局部两类。全身并发症包括吞强酸者出现的酸中毒、休克、全身重度感染；局部并发症在灼伤早期主要是大出血、胃灼伤、幽门梗阻、食管穿孔、食管气管瘘、喉头水肿、纵隔脓肿、急性精神病、肺炎、肺水肿等，晚期则可发生食管狭窄、支气管扩张、牵引型裂孔疝、食管瘢痕癌变。

五、诊断和鉴别诊断

1. 食管异物

根据咽下异物病史、临床症状和体征，结合X线及食管镜检查，诊断多无困难。小儿及精神失常、企图自杀的成人患者和咽下异物时间太长遗忘病史时，往往给诊断带来一定的困难。

颈段食管异物患者饮水时，会表现出痛苦的面部表情及下咽费力，头由前下方向后上方移动的特殊表现。颈部局部肿胀、触痛，不出现皮下气肿，往往提示食管穿孔。早期呕出少量鲜血，多为食管黏膜损伤，延期少量呕血，常为食管大动脉瘘大出血的先兆。

2. 食管异物合并胸内大动脉-食管瘘

对食管异物引起发热，并有“信号性出血”者，应考虑食管主动脉瘘可能，宜迅速利用短暂的出血间隙期查明原因。

3. 自发性食管破裂

根据典型病史与体征，例如暴饮暴食，饮酒呕吐后出现剧烈的胸、腹痛与呼吸困难、气胸及皮下气肿，应高度怀疑本病，选择相关检查，尽早明确诊断。

4. 食管化学性灼伤

根据吞服腐蚀剂病史、口咽部灼伤及有关症状，一般可以确诊，需进一步检查灼伤范围及程度，以便制订治疗措施。虽然食管化学灼伤时口颊部有灼伤，但是口颊部灼伤并不完全表示食管有灼伤。

六、治疗

1. 食管异物

食管异物治疗的方法很多，大体可以归纳为药物治疗、内镜下取异物及外科手术治疗三种，应根据异物的性状、嵌留部位、嵌留时间及有无并发症确定治疗方式，不可盲目探取或刺激催吐。

(1) 急救　如误吞异物引起卡喉窒息，首先应该施行 Heimlieh 手法急救，即用一手握拳，另一手夹在握拳的手背上冲压剑突下及上腹区，反复冲压直至呕出异物。小儿只用双手中示指冲压上述部位即可。

(2) 药物治疗　药物治疗开展较早，主要是应用蛋白溶解剂以软化肉团异物，多采用稀盐酸、胃蛋白酶、胰蛋白酶等，该方法有一定的效果，但可能产生食管穿孔等严重并发症，对于病程超过 36h，怀疑食管穿孔，X 线检查肉团中有骨片的患者不宜采用。

(3) 内镜下去异物　经内镜取出异物包括直接喉镜法及食管镜法。直接喉镜法主要用于食管开口上的异物。多数情况下食管异物均可在食管镜下取出。如果异物巨大并嵌顿很紧，需要行外科手术治疗。食管镜检查越早越好，对颈椎疾患、主动脉瘤、严重高血压及心脏病或有先兆性大出血时应该慎重考虑。异物外形光滑、体积不大、食管无梗阻时，可以短期观察，部分异物可进入胃内，由肠道排出。

(4) 手术　食管异物一般能在食管镜下安全取出，少数伴有严重纵隔、胸腔并发症或者经食管镜取出失败的病例，可考虑行外科手术治疗。①手术适应证：异物引起食管穿孔，并发颈部、纵隔、胸膜腔感染和脓肿形成；异物嵌顿紧密，食管镜取异物失败，临床表现有穿孔可能；异物巨大，形态为多角、带钩、带硬刺或者边缘锐利，镜下取出困难。②慎重选择手术的情况：晚期穿孔感染局限，正在愈合时；穿孔小，体征不明显；某些食管腔内引流通畅的颈部食管穿孔。③手术途径及方法：应该根据食管异物及并发症情况而定。手术方式有：颈部食管切开异物取出术；经胸腔食管切开异物取出术；胸段食管穿孔修补术；食管壁内脓肿经食管镜切开内引流术或颈部切开外引流术。

2. 食管异物合并胸内大动脉-食管瘘

治疗方式上，主张以胸外科急诊手术为主的治疗原则。手术的关键是控制血流及防止消化液外漏，处理好大动脉及食管瘘口，彻底清创，去除异物，控制感染。

(1) 手术适应证　在未发生“信号性出血”之前，特别是伤后 24h 内，感染尚未发生前，是最佳手术时机。3～5 天后已经造成感染，首次出现呕血，是危及患者生命的紧急时期，应争取急诊手术。具体手术指征如下所述：①有明确的误吞异物史及临床症状；②出现“信号性出血”；③纤维食管镜下见到刺出食管外的异物或 X 线胸片示纵隔影增宽或钡餐、碘油造影有分流或挂棉球现象。凡以上三项中具有两项者，就应当机立断行急诊开胸探查。

(2) 主动脉瘘口的处理原则　①阻断血流：控制出血是探查和处理瘘口的第一步，是避免术中大出血的重要保证。可采用瘘口两端套带法、阻断钳钳夹法、梯形无损伤钳瘘口侧壁钳夹法。如阻断时间过长，宜采用低温、降压、插管架桥，必要时可采用体外循环转流的方法。而未阻断血流就对瘘口探查或修补造成大出血的严重后果屡有报道。②结扎法：结扎受损动脉两端，可控制出血和消化液外渗。③修补法：如瘘口小、炎症轻，可修补成功。④切除、封闭与旁路手术：对瘘口大、炎症重、管壁脆弱、修补困难或有严重狭窄时，可切除至正常管壁，残端封闭，在远离感染血管壁做自体或人造血管旁路手术。Onaga 报道先经右胸做降主动脉旁路手术，再经左胸做降主动脉病变切除，两残端缝闭，覆盖加固获得成功。宋氏提出为保证移植的血管不在感染区内，将移植吻合口缝合在膈下腹主动脉并以大网膜包裹，以避免术后吻合口感染再出血。

(3) 食管瘘口的处理原则　对瘘口小、炎症轻或分流不明显者，去除异物采用修补及局部组织覆盖缝合而获得成功。如瘘口大、炎症重，应果断采用食管切除或外置，争取二期手术，术后应重视抗感染，采取禁食、食管外营养、纵隔及胸腔引流措施。

(4) 纵隔炎症的处理原则　在有异物残留、组织坏死、感染严重时，彻底清创，反复冲洗、引流，局部及全身大量应用有效抗生素，带蒂大网膜或肌瓣转移，促进肺膨胀均至关重要。

3. 自发性食管破裂

本病一经确诊应急诊手术治疗，越早越好。术前准备包括应用止痛镇静药物、胸腔闭式引流、禁食及放置胃管行胃肠减压，大剂量抗生素、备血以及纠正水、电解质紊乱等。发病 6～12h 的破裂，及时开胸行修补术，多可奏效。发病超过 24h 的裂口，由于局部的严重污染及炎症反应，裂口愈合能力差，如果全身情况可耐受手术，仍可手术。也有发病 48h 后行修补，用膈肌瓣、胃底、胸膜、肺、大网膜包埋裂口取得成功的报道。发病时间长，局部炎症重，严重营养不良者，尤其是合并远端狭窄时，可采用“T”形管置入食管腔内，并从胸壁引流唾液及反流胃液，待窦道形成后再拔除“T”形管。一般不用切除破裂食管及行食管胃吻合术。对于危重患者，可以采用非手术治疗，如闭式引流、补液、抗感染等治疗，并同时行空肠造瘘管饲，但常需长达 2～6 个月的治疗。也可分期手术，先行颈部食管外置、胸段食管拔脱，关闭贲门，胃造瘘或空肠造瘘维持营养。待病情好转后，再用结肠或经胸骨后隧道重建食管。对于年老、体弱患者也可试行覆膜食管支架治疗。有学者曾诊治一例 85 岁女性食管破裂患者，食管镜发现食管右侧壁 6cm 纵行裂口，行食管支架治疗成功。

4. 食管化学性灼伤

(1) 早期急救及治疗　病情危重时立即进行抗体克治疗，止痛、解痉、镇静、保暖、强心、利尿、禁食、输液，纠正脱水及水、电解质平衡紊乱。服用中和剂和黏膜保护剂：对于吞服酸性腐蚀剂者可口服 2%氢氧化铝或镁乳，对于吞服碱性腐蚀剂者可口服稀醋酸、醋、橘子水、柠檬汁等。黏膜保护剂包括牛奶、蛋清、橄榄油、思密达粉等。吞服酸性腐蚀剂者禁用苏打水中和，以免产生过多气体，导致食管或胃穿孔。中和剂应早期应用，迟于 2h 才应用几乎无任何治疗效果。一般不用催吐剂，以免腐蚀剂反流加重食管损伤，且呕吐可能诱发穿孔。如果出现喉头水肿、呼吸窘迫，应当行气管切开，小儿尤其应当注意。病情稳定后应留置胃管鼻饲，可保留 3 个月，既可以免除食物污染创面，还可以减少创面粘连，为日后食管扩张作准备。不要立即行胃造瘘术，重度食管灼伤患者病情稳定后，一般先行空肠造瘘维持营养，以利于二期手术重建消化道。如果胃或食管坏死穿孔，可以做食管胃切除，一期吻合，急性期还应当用大剂量抗生素，以控制感染。

（2）预防瘢痕狭窄　皮质激素预防瘢痕狭窄的效果是肯定的，但剂量、应用时间仍无定论，必须早期（48h 内）开始，并与大剂量抗生素同用，开始剂量较大，以后逐渐减量。灼伤早期插入胃管或较粗塑料管，对保持食管管腔通畅有一定作用，急性期可以抽吸胃液，防止胃液反流。创口愈合后，又可经胃管饲食维持营养。在灼伤早期，经口吞入一根丝线或尼龙丝，其头端系一个光滑的小纺锤形金属物，以便定位。行胃造瘘时，可将此线由腹壁引出，作为食管扩张的引导线，甚为方便。食管扩张术可以在灼伤 2～3 周后开始，在食管镜明视下认清食管腔，可在事先吞下的丝线引导下进行，较为安全。开始每周扩张一次，逐渐加大扩张器的号码，延长扩张间隔时间。食管腔内早期置支架是近年来开展起来的技术，可以代替部分食管重建术。

（3）晚期治疗原则　食管灼伤的晚期治疗主要针对食管瘢痕狭窄，其他还有牵引型裂孔疝等。对于短而软的食管狭窄，食管扩张仍为首选的治疗方法，可以经食管镜扩张，也可以采用丝线导引法扩张。如果狭窄范围广、程度重，或已经行食管扩张无效者，宜进行手术治疗。手术时机应选定为食管灼伤至少 6～8 个月后，否则手术方式选择可能失当，造成再次狭窄。术式选择应根据病变部位、范围、程度而定。少数单一短节段性食管狭窄，可行局部纵切横缝，食管成形手术或局部切除对端吻合术。对于食管狭窄范围较广者，可以行转流术食管部分切除食管胃吻合术、结肠或空肠代食管等手术。

七、预后

食管损伤的预后与损伤的程度、部位，食管是否存在病变及是否得到及时有效治疗等因素有关。一般来说，损伤较轻、得到及时有效治疗，大部分患者预后良好。

第十一节·膈破裂

膈肌是分隔胸腔和腹腔的穹顶状肌肉腱膜结构，由外缘的肌肉区和中心腱组成，上有主动脉裂孔、食管裂孔和腔静脉裂孔。膈破裂是肌性和腱性纤维的断裂，导致胸腹腔相通，多发生于第 4 肋平面以下的胸部和上腹部，常合并有严重的复合性损伤，总发病率低，但临床表现错综复杂，容易误诊、漏诊，进而影响治疗和效果。膈破裂最常见的原因包括刀或枪伤的锐器穿通伤和车祸、坠落或挤压导致的严重钝性闭合性伤，发生比例与患者所处地域和社会经济状况有关。创伤性膈破裂系钝性伤或锐器伤所致，发病率不高，损伤机制复杂，常合并多部位严重损伤。

像其他胸部损伤一样，锐器伤或钝性伤均可能造成创伤性膈破裂，膈破裂后因胸腹腔之间压力差，腹腔脏器可疝入胸腔，形成创伤性膈疝。刀具、枪弹或其他锐利器械直接损伤横膈，膈裂口较小，较少的腹腔脏器，多为大网膜疝入胸腔。钝性损伤造成胸部闭合性伤，如车祸、高处坠落、挤压及爆震伤等均可能造成膈破裂，临床上左侧膈破裂多见，占 90%左右。闭合伤产生的膈裂口常较大，从中心腱向外侧呈放射状撕裂，因而多位于横膈外侧肌肉部。膈破裂后疝入胸腔的脏器，右侧主要是肝脏，左侧多数是胃、结肠和大网膜。胸部钝性伤很少造成单纯膈破裂，常合并胸内其他脏器伤，伤后早期被其他严重损伤掩盖，易漏诊，待全身情况稳定后，才注意到膈疝的症状和体征。无论锐器伤或钝性伤很少造成双侧膈同时损伤，而且罕见心包膈面和膈脚损伤。膈破裂后主要病理生理改变为膈破裂后功能受阻和腹腔脏器疝入胸膜腔。膈完整性破坏，肺吸气受限，并可出现反常呼吸。腹腔脏器疝入胸腔机制为胸腔为负压，而腹腔为正压，随呼吸运动，特别是用力呼吸，更促使膈疝形成。腹腔脏器疝入胸腔后，脏器本身的功能如胃、肠管等消化系统功能受影响，另外，腹腔脏器堆积在胸腔，伤侧肺受压萎陷，通气和弥散能力降低。当大量的腹腔脏器疝入胸腔，可能造成纵隔移位，不仅影响呼吸，同时影响循环功能。

一、流行病学

膈破裂多发生在第 4 肋平面以下的胸部和上腹部，常合并严重的复合性损伤，总发病率低，但临床表现复杂，容易误诊、漏诊，进而影响治疗。

二、病因

穿通伤膈破裂常见，双侧胸部均可发生。损伤裂口直径通常为 1～4cm，多可单纯缝合修补。累及膈的多数穿通伤位于乳头下水平，故低于此水平的损伤应考虑到膈受累的可能。胸部刀伤多向下，而腹部伤多向上。一般来说，刀伤更多见于胸部，枪伤更多见于腹部。较为罕见的医源性膈损伤亦有报道，在腹腔镜下行肝囊肿开窗引流术后发生膈疝，再次手术探查证实膈损伤。笔者建议腹腔镜手术术中注意手术操作及结束前探查膈以尽量避免或及早发现膈损伤。钝性膈破裂为较大暴力导致，常发生于车祸（90%患者）、坠落或挤压伤。确切机制不明，目前认为膈损伤与受力方向有关。一侧胸腹受力导致胸廓变形，胸壁前后径增加，使膈受到剪切力或从附着处撕脱。如前方受力（汽车方向盘），腹腔内压力突然增加并由腹腔脏器传导至膈肌。受力时呼吸时相和声门位置亦会影响胸腹腔压力阶差。其他机制包括声门闭合反射性收缩膈肌突然收缩损伤，肋骨骨折碎片刺伤膈，可能导致不典型位置的钝性膈破裂如膈脚和食管裂孔。钝性膈破裂常见于左侧，比例约为 3∶1（1.5∶1～7∶1）。

常见因素有：右侧肝脏保护作用，左后外侧先天发育薄弱，右侧比左侧固有阻力更大。心包内和双侧钝性膈破裂少见（1%～6%）。撕裂部位和程度多变，没有固定模式。但最常报道的是后外侧区破裂呈放射状延向中心，常指向心包和食管裂孔夹角。亦有描述破裂为横向或中心处以及外周附着处。多数撕裂大于 10cm，但也能见到短的钝性膈破裂，一般常在手术中偶然发现或因为迟发性并发症在晚期影像检查中发现。钝性膈破裂常与其他致命性损伤同时发生（44%～100%），几乎从不单独发生。左侧最常见的是脾损伤，右侧是肝损伤，肾、主动脉、心脏和骨（脊柱、骨盆、肋骨）损伤亦常见。胸部损伤时，90%患者有肋骨骨折、气胸和胸腔积液，多数时候，膈损伤易被忽视。但在儿童中，因为胸廓的顺应性增加，可能在没有外伤的征象下发生膈破裂。

三、临床表现

（1）临床症状取决于膈破裂长短、疝入的腹腔脏器多少和肺受压萎陷严重程度三方面因素。部分膈破裂患者被其他严重合并损伤掩盖，或被当时各种抢救措施掩盖，如机械辅助正压通气，延迟腹内脏器疝入胸腔，恢复自主呼吸以后才出现临床症状。

(2) 大多数患者诉胸痛、胸闷、憋气、咳嗽、心悸、纳差、恶心、腹胀、腹痛、消化不良，严重时可有呕吐、呕血、黑粪，有的可出现停止排气及排便等肠梗阻症状。

四、相关检查

(1) 查体发现患侧下胸部叩诊浊音或浊鼓相间。听诊呼吸音减弱或消失，胸部听诊闻及肠鸣音对诊断有重要价值。有时可发现心脏及气管向健侧移位。

(2) 胸部X线片显示患侧膈肌影模糊或消失、横膈运动减弱或呈矛盾运动、膈上出现胸内胃泡或肠襻液平。右侧膈破裂可有部分肝疝入胸腔，类似肺部肿块。

(3) 置入鼻胃管后，胃管滞留在胸腔内，上消化道造影显示胃在胸腔内。

(4) 胸部超声检查和CT扫描有助于明确诊断。

五、诊断和鉴别诊断

根据病因、临床表现和相关检查等，可以明确膈破裂的诊断，一般无需鉴别诊断。

(1) 有明确的胸部外伤史　尤其是胸部钝性闭合性损伤史。肺萎陷和呼吸功能减低以及消化道不全梗阻的症状和体征，应高度怀疑膈破裂致膈疝的可能。

(2) 胸部影像学典型表现　①患侧膈脚模糊，横膈显示不清，或呈均匀的不透光区，或膈肌上升、运动减弱；②患侧下肺不张，与横膈界限不清，纵隔移向对侧；③胸腔内出现胃泡影或肠襻液平，或不能解释的实体脏器影；④上消化道造影显示充满造影剂的胃体翻入胸腔内，提示胃在胸腔；⑤超声检查有助于判断肝、脾疝入胸腔。

(3) 怀疑有胃、肠等空腔脏器疝入胸膜腔，禁忌做胸腔穿刺或胸腔闭式引流。

六、治疗

膈肌的创伤不能自行愈合，因而不论是钝性伤或锐性穿透伤造成的膈破裂一旦诊断确立，应及时行手术治疗。但急性期患者多数伴有其他器官的损伤，膈破裂、膈疝形成仅是严重损伤的一个方面。需从整体出发，依据全身病情和轻重缓急，制订出合理、有效的治疗方案。考虑到腹腔脏器受伤的机会多，多数创伤性膈破裂经腹行手术，既可以处理膈肌，又可以探查腹内脏器，包括出血脏器的止血、破裂器官的修补。但对于锐器穿通伤，胸内出血严重或疑有气管、食管、大血管损伤，经胸手术是必需的，必要时可同时开腹处理腹内脏器。受伤的途径决定探查膈的术式。多数时候，急性左侧损伤最好经腹腔探查，而右侧损伤或迟发表现的损伤最好经胸部探查。迟发性表现病例中经第8或第9肋间接近膈肌。找到膈疝，游离腹腔脏器周围可能产生的粘连。一旦腹腔脏器还纳入腹腔，多数缺损能一期闭合，偶尔有较大缺损需用人工补片重建。

(1) 一经确诊应尽快开胸探查手术修补膈肌破裂。

(2) 合并其他复合伤时，首先处理危及生命的脏器伤，膈破裂可以推迟处理。

(3) 膈肌修补手术前应禁食，留置鼻胃管减压。

(4) 手术可以经胸或经腹路径进行修补，胸外科医师多采取经胸入路，理由为径路简捷，第7～8肋间进胸直达横膈，另外疝入的脏器可能有较重粘连，尤其慢性病例，经胸显露更容易解剖。

（5）手术技巧 ①开胸后先行探查，明确膈破裂的位置、裂口大小、疝入的脏器。②锐器损伤膈肌，多在伤后早期即行开胸探查，此种膈肌裂口小，疝入脏器少，容易回复，缝合膈肌简单。需注意锐器可能伤及膈下腹内脏器，有时需要扩大横膈裂伤口，探查有无胃、肠管、脾损伤，避免遗漏。③钝性伤造成的膈破裂，在急性期，疝入脏器与膈肌裂口尚未形成粘连，游动度较大，还纳腹腔器官并无困难。陈旧性膈破裂，疝入脏器与膈肌裂口边缘常有致密粘连，裂口边缘常不清楚，需耐心辨识，仔细解剖，还纳时慎重，勿损伤腹腔脏器。④修整膈肌破口边缘，切除膈肌血供不良部分，然后间断8字缝合或双层折叠缝合。

（6）术后短期留置胃管行胃肠减压。

七、预后

膈破裂患者手术治疗结果良好，单纯因膈破裂致死者少见。急性期危重膈破裂复合伤患者病死率可达10%～26%；绝大多数死于复合伤非膈破裂，如大出血、心脏损伤、颅脑损伤等。急性期获得诊治者病死率为3%，延迟诊治患者病死率可达25%，主要原因为膈疝长期影响呼吸、循环和消化功能，造成患者慢性衰竭，若疝入脏器发生嵌顿、坏死，则危险更大。

第十二节 · 胸内异物

胸腔内存留有各种金属或非金属物品，即为胸内异物。异物包括子弹、弹片、射钉枪的金属钉、金属碎片、铁锤碎屑、山石、衣物、布条等。这些异物可以存留在胸壁内、胸膜腔内、气管内、肺内、纵隔内、食管内，也可以存留在心脏、大血管内。

一、流行病学

胸内异物绝大多数由火器伤所引致。战伤中约有半数病例伤道内存留异物。

二、病因

造成胸内异物最常见的原因是外伤，但是其他原因也可致胸内异物，误吸造成异物存留在气管内，如塑料笔帽、花生米、豆类等，进食带骨头的肉呛咳时可将骨碎片卡在支气管内，食管内异物多因吞咽反射减退误咽所致，如义齿，或有意吞咽异物所致，如刀片、铁钉、铁板等。此外，医源性异物包括折断的造影导管、人工心脏瓣膜碎裂、胸腔穿刺导丝、固定骨折的克氏针等。

三、临床表现

（1）胸腔内异物，因为异物的种类不同，以及存留在胸内的部位不同，产生的症状也不尽相同。大致有两种表现：一种为异物本身造成阻塞和压迫；另一种为异物带入的污染或进入呼吸道、消化道引起的继发感染。高速运动的弹头、弹片等金属异物，温度高，常不引起感染，长期存留很少出现临床症状。碎石、玻璃碎片等致伤物常将泥土、衣服碎片带入胸腔内，易造成胸膜腔内感染，形成脓胸或胸壁窦道，致长期不愈。临床上可出现发热、胸痛、咳嗽等症状。

（2）胸壁内异物可致局部疼痛、肿胀，触痛明显。

（3）气管内异物，主要表现为剧烈呛咳，呼吸窘迫。较大的气管内异物可以立即引起呼吸道梗阻，出现呼吸困难、缺氧、发绀。检查可见三凹征，听诊发现气管内有吸气性哮鸣音。

（4）支气管内异物最常引起支气管堵塞，引起反复继发感染，出现咳嗽、咳痰、发热。

（5）肺内异物，存留在肺内的异物常引起发热、咳嗽、咳痰、咯血等肺部感染的症状和体征。

（6）食管异物多在误咽时即发现，部分异物可随食管蠕动进入胃内，经消化道排出。不能下行的食管异物则表现吞咽不畅或吞咽疼痛。

（7）纵隔异物常因外伤所致，容易造成纵隔内大血管出血，引起纵隔血肿，严重大出血可立即死亡，少数可致纵隔血肿感染或再次出血。

（8）心脏大血管内异物，可以随血液流动而移位，通常情况下无明显症状，如果异物进入右心室可以引起期前收缩，体循环动脉内异物随血流移动可以栓塞于小的动脉分支内，引起相应部位的梗死症状。静脉内异物最终梗塞于肺动脉分支内，从而产生肺动脉栓塞相应症状和体征。

四、相关检查

胸部X线平片和CT扫描检查有助于发现胸内金属异物的位置、大小、形状以及是否合并其他损伤。注意某些非金属异物在X线检查时不显影，如塑料，需要进行特殊的检查，如血管造影，以确定异物存在与否。

五、诊断和鉴别诊断

典型的胸部外伤史、临床表现和相关检查结果均可提示胸内异物诊断。需与下列疾病进行鉴别。

（1）大血管损伤　可能引发大出血，患者可很快休克死亡。如果皮肤伤口很小，也可以形成血肿，压迫周围血管、神经和呼吸道，呼吸道受压导致呼吸困难和窒息；一侧颈总动脉断裂或堵塞可引起一侧脑缺氧、偏瘫或昏迷；一侧锁骨下动脉和无名动脉损伤可出现同侧脉搏减弱、血管杂音、胸膜外血肿及上纵隔增宽等症状和体征；静脉损伤可因胸腔的负压作用产生空气栓塞而致死。

（2）神经受损　会出现相应的症状，如膈神经受损出现同侧膈肌瘫痪；迷走神经受损位置在发出喉返神经之前会出现声音嘶哑；臂丛神经受损会使上肢运动、感觉障碍；星状神经节受损会出现霍纳征。

（3）胸导管损伤　可出现乳糜漏和/或乳糜胸。

（4）气管、食管等器官损伤　会出现相应的症状。

六、治疗

（1）原则上有临床症状的胸腔内异物，无论金属或非金属异物，在胸腔内任何部位，均应积极手术摘除。

（2）肺内异物应及时开胸探查摘除异物，若深在肺组织实质内，可行局部肺切除，甚或肺叶切除，以免发生肺部感染或形成肺脓肿。

（3）气管或主支气管内异物应该争取在硬质气管镜下取出，镜下不能取出时，应考虑开胸探查手术取出。远侧肺组织丧失功能时需行肺切除。

（4）食管内异物需根据异物的大小、形状、性质、位置，可经硬质食管镜取出，或将其推入胃内，等待其自行排出。

（5）心脏、大血管内异物，应争取尽早行手术摘除，避免以后引起继发血栓形成或感染，但术前必须做好充分准备，如体外循环辅助下手术。某些子弹或弹片嵌在心肌内或大血管旁，患者无临床症状，也不影响血流动力学，可以长期观察，是否摘除需权衡利弊，慎重考虑。

七、预后

胸内异物预后与异物类型、损伤部位及是否得到及时有效治疗等有关。一般而言，经及时有效治疗，大部分患者预后良好。

第十三节 · 气管、支气管异物

气管、支气管异物（foreign body in trachea and bronchi）是儿童最常见危重急症之一，治疗不及时可发生窒息及心肺并发症而危及生命。临床所指气管、支气管异物大多属于外源性异物，异物在进入气管、支气管后，引起局部病理变化。异物性质、大小、形状、停留时间、有无感染等因素不同，导致异物阻塞程度、临床症状也不同。除了间断咳嗽及喘息，还可出现声音嘶哑、喉喘鸣、呼吸困难、阻塞性肺气肿、气胸与纵隔气肿、肺不张、支气管肺炎或肺脓肿等症状及并发症。

一、流行病学

气管、支气管异物常发生于儿童，80%～91.8%在5岁以下，主要因为小儿牙齿发育与咀嚼功能不完善，咽喉反射功能不健全，不能将瓜子、花生等食物嚼碎；将物体或玩具置于口中玩耍，对异物危害无经验认识；在跑、跳、跌倒、游戏、嬉逗或哭闹时，异物很易吸入呼吸道。

气管、支气管异物是指患者在呛咳情况下误将外界物质，如食物、塑料、金属等物质吸入支气管内。此病在儿童发病率较高，是儿童常见的意外急症，也是3岁以下儿童常见的死亡原因。因儿童的气管、支气管管径较小，误吸入的异物相对较大，容易造成异物滞留在气管、主支气管内，导致缺氧、呼吸窘迫，甚至窒息、死亡。而成人发生气管、支气管异物时，大多数能及时提供详细的误吸病史，因而能及时就诊和治疗。但据文献报道，成人气管、支气管异物多发生在中老年人，尤其是高龄老人，因有脑梗死、脑出血等心脑血管疾病史，误吸风险大，发生误吸后，亦不能及时提供病史；再者，高龄老人本身咽部肌群协调能力差，喉咽反射迟钝，亦是造成误吸的潜在因素。

二、病因

小儿异物吸入较常见，其发病机制有小儿后部牙齿发育不完全、吞咽相关的神经肌肉协调机制不好、气道保护欠佳、小儿喜欢把物品放入嘴中的习惯等。小儿咀嚼功能差，食物不能完全嚼碎，特别是像瓜子、花生、豆类等硬果壳类食品，小儿在玩耍、哭闹或嬉戏时进食，吞咽反射协调不畅，食物绕过吞咽反射容易将食物误吸入气道；小儿有口含物品的不良习惯，如口哨、笔帽、小橡皮盖等；吃某些东西的时候，例如果冻、螺蛳等食物由于吸食过猛也会将食物吸入气管造成气管异物。成人气管、支气管异物病因：成人气管、支气管异物多发生在吃东西时说话、大笑，各种原因所致呛咳（溺水）。一些患者发病前合并有脑梗死、脑出血等基础病，喉反射功能下降，本身就存在误吸因素。这种情况在老年患者多见。此外，老年患者，机体功能生理性衰退，咽部肌群协调能力下降，存在隐性误吸可能。长期久病卧床的患者（尤其是老年患者），平躺或半卧位进食更容易误吸。合并有肺部基础病，伴肺功能低下者，进食或服药时，呼吸频率加快，异物可绕过吞咽反射进入气道。

三、临床表现

儿童及成人气管、支气管异物均以有机类异物多见。以往多项研究已证实食物是异物的主要来源。正常气管、支气管解剖为：右主支气管管径较左主支气管大，且短而陡直；左主支气管管径相对较小，走向相对平直。因此，异物多进入右侧段支气管，这在成人及大龄儿童似乎没有显著差异。但也有文献报道小儿气管、支气管异物左侧段多见。其实异物误吸入气道后，早期其位置并非固定不变，异物位置可随患者的体位、咳嗽等因素改变。小儿异物多以碎小食物多见，异物进入气道内后，其位置更容易随气流而改变。因此，双侧气管、支气管异物并不罕见。年龄小于 3 岁的患儿，异物进入双侧支气管的机会是均等的。影响异物最终位置原因是多方面的，与气管的解剖、患者体型，异物本身的形状、大小，支气管最大倾斜角及最终走向有关。大于 3 岁的儿童右侧支气管多见，而成人气管、支气管异物以右中间干多见。

1. 异物所致并发症

异物进入气道内可导致较多并发症。儿童常见并发症有肺气肿、纵隔摆动、肺炎。而成人常见并发症为阻塞性肺炎，比较少见的并发症有支气管扩张、脓胸、支气管结石等。大多数儿童及成人患者均能直接或间接提供误吸病史，因此能及时治疗，大大减少并发症的发生并降低病死率。但不能提供明确误吸病史的患者不在少数，尤其以 3 岁以下小儿及高龄老人多见。气管、支气管异物在小儿常误诊为肺炎、支气管炎、毛细支气管炎。成人气管、支气管异物常被误诊为肺炎、慢性支气管炎、肺癌、哮喘、肺结核。因而，气管、支气管异物长期误诊、误治时有发生。

2. 气管、支气管异物的分期

气管、支气管异物的诊断，首先要注意有无明确的或可疑的异物呛入病史。异物呛入的症状与体征一般分为四期。

（1）异物进入期　异物经过声门进入气管时，均有憋气和剧烈咳嗽，有时异物可被侥幸咳出。若异物嵌顿于声门，可发生极度呼吸困难，甚至窒息死亡。异物若更深进入支气管内，除有轻微咳嗽或憋气外，可没有明显的临床症状。

（2）安静期　异物进入气管或支气管后，可停留于大小相应的气管或支气管内，此时无症状或只有轻微症状，例如咳嗽、轻度呼吸困难或声门下喉炎的咳嗽声，上述症状可常被忽略，个别病例完全无症状，此就是临床上所谓的无症状安静期。小金属异物若进入小支气管内，此期可完全没有症状。安静期时间长短不定，短者可即刻发生气管堵塞和炎症而进入刺激或炎症期。

（3）刺激或炎症期　异物局部刺激和继发性炎症，或堵塞支气管，可出现咳嗽、肺不张或肺气肿的症状。

（4）并发症期　轻者有支气管炎和肺炎，重者可有肺脓肿和脓胸等。临床表现有发热、咳嗽、咳脓性痰、呼吸困难、胸痛、咯血及体质消瘦等。并发症期时间长达数年或数十年，时间长短视异物大小、有无刺激性及患者体质与年龄等而定。

四、相关检查

1. 纤维支气管镜

纤维支气管镜（纤支镜）检查是诊断气管、支气管异物最主要也是最重要的手段。对有明确的异物吸入史的患者，可行纤维支气管镜检查验证。对长期慢性咳嗽、咳痰，抗炎、抗结核等治疗效果不佳的患者，没有显著异物吸入史，影像学检查无异常，而临床又高度怀疑异物吸入，纤维支气管镜检查是确诊的唯一方法。儿童多在全麻下用硬质支气管镜检查，而成人多在局麻下用纤维支气管镜检查。大多数情况下，吸入时间较短的异物大多能在支气管镜下被直接窥见。对于吸入时间较久的异物，纤维支气管镜下可见异物周围有肉芽组织增生，阻塞部位可见脓性分泌物，周围黏膜充血水肿，异物表面有坏死物，局部渗血和溃疡或黏膜糜烂；少部分异物吸入时间较久可完全被肉芽包埋，镜下因而不能直视异物，常常造成误诊和漏诊。周鸿江等报道 1 例两次行纤维支气管镜检查，镜下仅见右中叶支气管管腔狭窄，病理检查又提示细胞异型性变的患者，行手术治疗后证实为异物所致。

2. 体格检查

气管、支气管异物患儿的体格检查十分重要。首先应重点关注患儿一般情况，包括精神意识、是否呼吸困难、有无三凹征、口唇是否发绀、体温、心率等。此外，还应注意肺部检查，包括两肺呼吸动度是否一致、双侧触觉语颤及叩诊是否对称、双肺呼吸音是否一致、有无喘鸣音及湿啰音。另外准确甄别严重并发症，包括皮下、纵隔气肿和气胸等，对于气管异物的及时准确救治十分关键。

3. 辅助检查

（1）结合病史、专科查体，有经验的医生可对气管、支气管异物做出初步判断。如患儿呼吸平稳，无明显憋气，应首选胸部 X 线检查。X 线检查对诊断气管、支气管异物有很大辅助作用，不透光金属异物在正位及侧位 X 线下可直接诊断；对透光异物则可根据其阻塞程度不同而产生肺气肿或肺不张等间接证据而诊断。

（2）对检查呈阴性，而临床高度怀疑为气管、支气管异物的患者，可选择纤维或电子气管镜检查，可明确异物种类、确切位置，同时进行鉴别诊断。由于该项检查一般是在局麻或清醒下进行，患儿挣扎、哭闹剧烈，会使气管内压力瞬间增高，有出现纵隔、皮下气肿和气胸的风险，因此只作为选择性检查。对于特殊位置的异物，如怀疑为喉部或主气管内异物时，当两侧呼吸音变化及 X 线检查难以排除异物时，喉镜、纤维或电子喉镜检查必不可少，特别是声门下异物有时为声带遮盖而不易发现的患者，纤维或电子喉镜优势较明显。

（3）胸部 CT 检查，因放射量较大，不作为常规检查。但特殊形状异物，尤其是尖锐的，怀疑对气管壁黏膜已造成损伤的异物，可判断异物的位置、范围以及气管周围情况。因此，虽不作为常规首选，但应在必要时有选择地进行此检查。另外，非常值得注意的是，气管、支气管异物停留部位与异物的性质、大小、形状，异物吸入时患者体位及解剖因素等有密切关系。尖锐或不规则异物易固定、嵌顿于声门下区；轻而光滑异物随呼吸气流上下活动，多数异物均可活动变位；右主支气管与气管长轴相交角度小，几乎位于气管延长线上，左主支气管则与气管长轴相交角度较大，同时右主支气管短而管径较粗，气管隆凸偏于左侧，故异物易进入右侧支气管，但当咳嗽时异物也容易咳出右侧支气管，一旦进入左支气管，则不易变位。异物进入气管、支气管后，所引起的局部病理变化，与异物性质、大小、形状、停留时间及有无感染等因素也有密切关系。植物性异物含有游离脂酸，对气道黏膜刺激性大，而发生弥漫性炎症反应，临床上称"植物性支气管炎"；矿物性异物对组织刺激小，炎症反应轻；金属性异物刺激性更小，但铜、铁易氧化与生锈，可引起局部的肉芽增生；动物性异物及化学制品对组织刺激比矿物大，比植物性小；光滑细小异物刺激性小；尖锐、形状不规则异物可穿透损伤附近软组织，容易引起并发症；长久存留的异物，易加重支气管阻塞，进而引起肺气肿、肺不张，若合并感染，可引起肺炎与肺脓肿等。因此，对于气管、支气管异物的诊断，应该结合患者年龄、呛咳病史、异物种类、病史时间、体格检查等多方面因素，选择合适的辅助检查方法，做出快速、准确的判断，以免造成漏诊而延误病情。

五、诊断和鉴别诊断

详细询问病史对诊断小儿及成人气管、支气管异物尤为重要。大多数患者都有明确的误吸病史，通过询问病史即可确诊，能及时经内镜取出异物，因而并发症大大减少。但对于不能说话的儿童或者不能提供明确误吸病史的成人来说，漏诊、误诊在所难免，大多数漏诊、误诊病例是因为忽视误吸病史的采集，从而导致疾病迁延、久治不愈，甚至导致严重并发症，如支气管扩张、阻塞性肺炎、脓胸等。结合临床表现、相关检查结果等，一般不难做出诊断。需与下列疾病进行鉴别。

1. 气管炎、支气管炎

急性损伤或炎症累及气管、支气管，临床表现为咳嗽、咳痰，与呼吸道异物表现存在一定相似性。X 线和 CT 检查可进行鉴别。

2. 肺炎

肺炎常见症状为咳嗽、咳痰、气促，或原有呼吸道症状加重，并出现脓痰或血痰。X 线和 CT 检查可进行鉴别。

3. 哮喘

哮喘典型症状为发作性伴有哮鸣音的呼气性呼吸困难，严重者被迫采取坐位或端坐位呼吸，干咳或咳大量白色泡沫痰，甚至出现发绀。X 线和 CT 检查可进行鉴别。

六、治疗

1. 支气管镜

支气管镜检查是诊断和取出气管、支气管异物的主要手段，经纤维支气管镜取异物成功率达到 98%。支气管镜可分为硬质支气管镜及纤维支气管镜。经硬质支气管镜取气管、支气管异物仍然是标准治疗方法。纤维支气管镜在操作过程中需占据一定的气道空间，对健康成年人而言一般不会引起通气功能障碍，但对于儿童或气道狭窄者则可能影响其通气功能，甚至威胁生命安全。硬质支气管镜能保持气道通畅，并且在操作端有侧孔与呼吸机相连。因此，儿童气管、支气管异物经常由硬质支气管镜取出。经硬质支气管镜取出异物是治疗小儿气管、支气管异物的主要方法。沙志荣等报道，在采用纤维支气管镜取小儿气道异物时，其中 1 例患儿因异物取出过程中滑脱，阻塞大气道，造成窒息死亡；另 1 例在进镜时引起患儿气道反射性痉挛致心搏骤停死亡。因此不建议采用纤维支气管镜取小儿气管、支气管异物。儿童通常不能很好配合手术，需在良好的麻醉下进行，常用的麻醉药有依托咪酯、舒芬太尼、七氟醚、七氟烷。成人具有良好的耐受性并能配合手术，加之成人气管、支气管较大，因此成人气管、支气管异物大多在局部利多卡因喷喉麻醉下经纤维支气管镜取出，成人隐匿性气管、支气管异物在局麻下经纤维支气管镜取出一般无明显并发症。Rodrigues 等报道，在他们治疗的 40 例成人气管、支气管异物患者中，33 例经纤维支气管镜成功取出异物，6 例经硬质支气管镜取出，1 例行肺叶切除取出。因此认为经纤维支气管镜诊断及治疗成人气管、支气管异物既安全又有效。

2. 电灼术

在呼吸系统疾病中，高频电烧灼术主要用于治疗良性及恶性气道狭窄以及气道内良恶性肿物的切除，很少用于治疗气管、支气管异物。但 Dong 等报道，一些气管、支气管异物患者因异物存留时间长，肉芽组织增生明显，取出异物前应用了氩气刀、高频电刀。对于异物长期潴留气道内，局部黏膜炎症、坏死、增生，增生肉芽包埋异物，如用活检钳强力拉扯，势必会增加大出血风险，对于骨性异物或者其他带有锋利棱角的异物，出血风险更大。热消融术（高频电刀、氩气刀）可融掉与异物粘连紧密的肉芽组织，同时还有止血功能，能降低大出血风险。

3. 外科手术

气管、支气管异物传统治疗方法是外科手术。手术方式多采用肺叶或肺段切除。大多数气管、支气管异物可经支气管镜取出，但一部分体积大、不规则的异物，多次经支气管镜取出失败或者考虑肺部有恶性肿瘤的患者，可行开胸取出异物。袁顺达等认为气管、支气管异物开胸指征如下。

（1）支气管镜不能取出。

（2）支气管镜取异物时不能取出且出血量多，应中转开胸手术。

（3）成人异物吸入病史不明确，或异物存留体内时间长，发生严重肺部并发症。

（4）对气管、支气管异物所致的慢性肉芽肿、肺不张、肺部肿块以及异物病史不明疑为支气管肺肿瘤者，应首先考虑开胸手术探查，既可去除异物，又可以除去支气管、肺及胸膜并发症病灶。

七、预后

儿童及成人气管、支气管异物患者，大多数能得到及时诊治，及时取出异物，经抗生素等治疗，大多能痊愈，肺部很少有结构性改变。但异物阻塞大气道造成窒息死亡在儿童时有发生，其病死率国外文献报道为 0.7%，国内为 1.28%。若异物长时间滞留管腔内，阻塞管腔，痰液引流不畅，可反复发生阻塞性肺炎、肺脓肿、继发性支气管扩张等。

第三章

胸膜疾病诊疗常规

第一节 · 急性化脓性胸膜炎

致病微生物，包括细菌、病毒、寄生虫等引起的胸膜腔急性感染，胸腔内积存有脓性渗出液，即称为急性化脓性胸膜炎，简称急性脓胸。

根据病程的长短，脓胸可分为急性脓胸和慢性脓胸。根据病原菌的不同分为非特异性感染性脓胸，即最常见的化脓性细菌性脓胸和特异性脓胸，如结核性脓胸。根据胸膜腔受累的范围分为局限性或包裹性脓胸与全脓胸。造成急性脓胸的致病微生物，最常见的是化脓性细菌，包括非特异性化脓菌（葡萄球菌、革兰阴性杆菌）和特异性感染细菌（结核分枝杆菌），其他致病因素还有原虫（阿米巴原虫）、寄生虫（细粒棘球绦虫、肺吸虫），均可导致急性胸膜腔化脓性感染。

一、流行病学

约50%的急性脓胸继发于肺部炎性病变。近年来，随着抗生素的使用和医疗条件的改善，本病的发病率和死亡率已明显下降，但由于胸部手术的普及和耐药菌的出现，本病仍时有发生。

二、病因

胸膜腔感染多来源于身体其他部位的感染灶，常见的感染来源如下。

（1）肺组织化脓性感染病灶，如大叶性肺炎、支气管炎、肺脓肿。

（2）胸部外伤，如刀刺伤、弹片伤，胸部开放性损伤，以及食管、气管损伤。

（3）继发于胸部手术，如食管切除吻合口瘘，肺切除后支气管胸膜瘘。

（4）全身脓毒败血症，血行性感染。

（5）邻近脏器感染灶侵破胸膜，如化脓性心包炎、膈下脓肿、化脓性纵隔炎等。致病菌进入胸膜腔的途径，一般经破损的胸壁、肺、食管侵入胸腔，有的经淋巴或血液循环侵入胸膜腔，有的为纵隔、膈下感染直接或经横膈累及胸膜腔。

三、临床表现

急性脓胸的临床症状有发热、胸痛、咳嗽、气短和呼吸困难。发热可为弛张热或高热。胸痛特点为憋闷性痛，或撕裂样痛，深呼吸或活动时疼痛加剧。胸腔积液较多可致胸闷气短，大量积液可致呼吸困难。此外，可有乏力、食欲缺乏等全身症状。体格检查可发现胸腔积液体征，包括肋间隙增宽，叩诊浊音，听诊呼吸音减弱或消失。

急性脓胸的病理改变主要为渗出，胸膜感染后，出现充血、水肿和渗出，渗出液为浆液性，内含白细胞和纤维蛋白。随炎症进展，渗出增多，白细胞坏死和纤维蛋白逐渐形成脓细胞，产生胸膜腔内积脓，急性脓胸脓液产生速度很快，短期内大量脓液可占据一侧整个胸膜腔，称为全脓胸。当脓液产生较少或胸膜腔感染较为局限时，脓液被限制于某一范围，称为局限性或包裹性脓胸。脓液的性质和胸液量多少与致病菌类型有关，肺炎双球菌产生的脓液较稠厚，含有较大量纤维素，容易发生广泛粘连。溶血型链球菌产生的脓液稀薄，纤维素含量较少，胸膜腔粘连较轻，不易局限。葡萄球菌产生的脓液最为黏稠，含大量纤维素，胸膜腔粘连快而重，并容易分隔形成多房性脓腔。大肠埃希菌和变形杆菌产生脓液稀薄而有恶臭味，脓液较稀不易局限包裹。

四、相关检查

（1）胸部影像学检查　可见胸部大片模糊阴影，直立时可见下胸部S形线，有时脓腔内可见气液平。局限性脓胸可包裹在侧胸壁、肺叶间裂、膈肌或纵隔面。

（2）胸腔穿刺　抽出脓液可明确诊断，注意脓液的外观、性状、颜色、有无臭味等，并送脓液进行细菌学检查、培养和药物敏感试验。

五、诊断和鉴别诊断

根据病史或手术史、临床表现、体格检查，可初步诊断，结合X线、CT、B超等影像学检查结果，发现胸腔病变，胸腔穿刺抽出脓液，可进一步明确诊断。需与肺脓肿进行鉴别。

肺脓肿是由多种致病菌引起的肺部化脓性炎症，主要临床表现为发热、咳嗽、咳脓臭痰等，可伴发疲劳、食欲减退、盗汗等全身症状，与急性脓胸相似。但肺脓肿CT表现多呈球形，位置不一定贴近胸壁，而急性脓胸的脓腔形态比较均匀，且位置靠近胸壁，有助于鉴别。

六、治疗

1. 治疗原则

控制感染，引流脓液，促使受压的肺组织尽早复张。

2. 治疗方法

（1）控制胸膜腔内感染　根据脓液性质、细菌培养和药敏试验的结果，选择有效抗生素治疗，控制全身及局部感染，同时给予全身支持治疗和对症处理。

（2）胸腔穿刺抽液　脓胸早期，脓液稀薄，尚未形成包裹，可施行胸腔穿刺排脓术，彻底排净脓液。根据体征、胸部X线平片或超声定位，在脓腔最低处进行穿刺抽脓。尽量将脓液排净。抽毕向胸内注入抗菌药物，脓液送检查。脓液稀薄、经抽吸后脓液量减少，肺逐步扩张者，多能自愈，如果穿刺1～2次后症状无好转，肺扩张不佳，渗出量不减少，应改用更有效的引流措施。

(3) 肋间插管闭式引流术　急性脓胸脓液黏稠，穿刺不容易抽出，或脓液产生迅速，单纯穿刺效果不佳，需行肋间插管闭式引流，定位同胸腔穿刺。若急性脓胸内已分隔形成多房性脓腔，需行肋骨床引流。

(4) 肋骨床胸腔引流　又称部分肋骨切除闭式引流术、开胸纤维素清除术。适于肋间插管引流不畅，胸腔内分隔成多房的纤维素性脓胸。主要特点是切除一段肋骨，经肋骨床切开增厚胸膜，手指钝性分离胸内粘连，清除沉积物和脓液，用吸引器头搔刮清除胸膜面纤维素层，温盐水反复清洗，最后插入粗引流管接水封瓶引流。

七、预后

急性脓胸经有效抗生素治疗，胸膜腔内脓液被及时有效穿刺或引流排出，炎症逐渐消退吸收，胸膜腔内遗留胸膜粘连、增厚。当急性脓胸未得到有效及时处理时，急性脓胸经过纤维化和机化过程，可转变为慢性脓胸。

第二节·慢性脓胸

慢性脓胸和急性脓胸的区别并不是明确的时间界限，其病理特征是：脏、壁胸膜纤维性增厚；脓腔壁坚厚，肺不能膨胀；壁胸膜增厚的纤维板使肋骨聚拢，肋间隙变窄，胸廓塌陷。

一、流行病学

近年来，随着抗生素的使用和医疗条件的改善，本病的发病率和病死率已明显下降，但由于胸部手术的普及和耐药菌的出现，本病仍时有发生。

二、病因

慢性脓胸形成的主要原因有：①急性脓胸就诊太晚，未能及时治疗，逐渐进入慢性期；②急性脓胸处理不当，如引流不及时、引流不畅或拔管过早；③合并支气管或食管瘘未能及时处理，胸膜腔受到持续感染；④脓胸内有异物存留，引起反复感染；⑤胸膜腔毗邻器官的慢性感染病灶，如膈下脓肿、肋骨骨髓炎等，未能控制与清除；⑥特异性病原菌感染，如结核分枝杆菌、放线菌等慢性炎症所致的纤维层增厚，肺膨胀不全，使脓腔长期存在。

三、临床表现

慢性全身中毒症状，包括长期低热、乏力、食欲减退、消瘦、贫血和低蛋白血症；局部症状，包括胸闷、气短、咳嗽、咯脓痰。

四、相关检查

查体呈慢性消耗病容，患侧呼吸运动减弱，胸壁塌陷，肋间隙变窄，叩诊呈实音，听诊呼吸音减弱或消失。晚期可见杵状指（趾）。胸部X线检查显示患侧胸膜增厚，肋间隙变窄，纵隔向患侧移位，膈肌抬高。脓腔造影可明确脓腔部位、大小，有无支气管胸膜瘘，有利于拟定治疗方案。胸部CT、MRI检查不仅有助于诊断，同时可明确胸内有无其他病变。

五、治疗

慢性脓胸均需手术治疗。其治疗原则有：①改善全身情况，加强营养；②消除感染源及致病因素；③手术闭合脓腔，尽量保存与恢复肺功能。

慢性脓胸常用的手术治疗方法：①改进胸腔引流；②胸膜纤维板剥脱术；③胸廓成形术；④胸膜肺切除术。各有其适应证，也可综合应用。

1. 改进胸腔引流

针对引流不畅的原因，合理调整原有引流管的位置、口径、深浅等，以利于脓腔充分引流，减轻中毒症状，缩小脓腔，肺得到最大限度膨胀。部分患者可获得痊愈。同时也为以后进行根治手术创造有利条件。

2. 胸膜纤维板剥脱术

胸膜纤维板剥脱术是治疗慢性脓胸较为理想的手术方式，适用于慢性脓胸早期，肺内无严重病变，术后肺能重新膨胀者，手术剥除脓腔壁层和脏层胸膜上纤维板，使肺复张，消灭脓腔，使肺功能及胸廓运动得以改善。若肺内有广泛破坏性病变、结核空洞或支气管扩张，则不宜施行此手术。

3. 胸廓成形术

胸廓成形术适用于慢性脓胸晚期，肺组织严重纤维性变而不能复张；或肺有广泛结核性病变，不能使肺扩张者。手术刮除脏层纤维板上肉芽组织和坏死组织，切除脓腔外侧壁增厚的胸膜壁层纤维板及相应的肋骨，使剩余的胸壁软组织塌陷与内侧壁对合以及利用邻近带蒂肌瓣充填或移植带蒂大网膜堵瘘填腔，达到消灭脓腔的目的。术后妥善加压包扎。儿童不宜施行此手术，以免日后造成严重胸廓畸形。

4. 胸膜肺切除术

胸膜肺切除术适用于慢性脓胸合并肺内严重病变者，如支气管扩张症、结核性空洞、支气管胸膜瘘等，其他手术难以根治。手术将脓腔及病肺一并切除。此种手术创伤大、出血多、技术难度大，应严格掌握手术适应证。

六、预后

慢性脓胸患者如未出现并发症，经规范有效治疗后，一般预后良好。若患者合并气管胸膜瘘、纵隔脓肿等并发症，则预后相对较差。

第三节・胸膜间皮瘤

胸膜间皮瘤是一种少见的原发性胸膜肿瘤，占整个胸膜肿瘤的5%，其余胸膜肿瘤均为转移瘤。一般根据肿瘤生长方式和大体形态将间皮瘤分为局限性和弥漫性两种。前者来源于胸膜下结缔组织，多属良性或低度恶性；后者来源于胸膜间皮细胞，几乎均为高度恶性。根据细胞学形态及生物学行为将间皮瘤分为良性和恶性。

一、流行病学

胸膜间皮瘤是一种少见的原发性胸膜肿瘤，占胸膜肿瘤的5%。弥漫性恶性胸膜间皮瘤可发生于任何年龄，多见于40～70岁，男性多于女性。有石棉接触史的人群可视为弥漫性恶性胸膜间皮瘤的高危人群。目前，我国弥漫性恶性间皮瘤的发病率呈上升趋势。

二、病因

1. 局限性胸膜间皮瘤

局限性胸膜间皮瘤发病与石棉无关，临床少见。

2. 弥漫性恶性胸膜间皮瘤

弥漫性恶性胸膜间皮瘤与石棉接触存在着密切的关系，特别是青石棉、温石棉和铁石棉。石棉是恶性间皮瘤最重要的致病因子。石棉是一组天然产生的具有纤维状结晶结构的无机硅酸盐矿物质的总称，是铁、镁、镍、钙、铝的硅酸盐混合物，是现代工业不可缺少的原料。在工业上用于纺织、绝缘材料、塑料制品及化工填料等达千种以上。目前世界上石棉用量比40年前增加10倍，因此间皮瘤发病率日渐升高。石棉致弥漫性恶性胸膜间皮瘤机制尚不清楚。可能是由于吞噬细胞吞噬石棉纤维后，溶酶体酶减少，氧自由基释放以及石棉直接细胞毒作用，也可能由于石棉纤维能携带其他致瘤物质，如支环芳香烃类。但体外研究未证实石棉能引起间皮增生和染色体畸变，大多数学者认为石棉纤维大小和形状比其化学成分在致癌性机制中更重要。经研究证实，石棉纤维的大小与恶性间皮瘤发病关系密切，长而细的石棉纤维比粗而短的纤维致癌力强。另外，有报道认为放射线因素、二氧化钍、钚、铍、病毒感染、胸膜瘢痕等可诱发恶性间皮瘤。

三、临床表现

1. 局限性胸膜间皮瘤

局限性胸膜间皮瘤常起自脏层胸膜或叶间胸膜。多为孤立、局限、边界清楚的肿物，常呈圆形或椭圆形的坚实灰黄色结节。表面光滑，呈轻度分叶，有包膜。肿瘤结节生长缓慢，大小不等，直径自数毫米至数厘米，大的可占据一侧胸腔。瘤体与胸膜接触面宽，凸向胸膜腔；少数有蒂状短茎与胸膜相连接，随体位变动而移位。瘤组织由梭形细胞和胶原及网状纤维束交织而成，可发生玻璃样变性和钙化。

本病任何年龄均可发生，以40～50岁多见，男性多于女性。一般无症状，多在X线检查时发现。40%病例有症状，如咳嗽（大多为干咳）、胸痛、呼吸困难、发热，常伴有肥大性肺性骨关节病及杵状指（趾）。个别患者有低血糖的表现，发生原因不清，可能与肿瘤细胞消耗了葡萄糖，抑制脂肪分解，或肿瘤产物使肝糖原发生异生有关。胸部X线表现：孤立的均匀一致的球状或半球状块影，边缘贴近胸膜而清楚，有时可有分叶状影局限于肺的周边，或叶间裂内。10%有胸腔渗出性积液。

2. 弥漫性恶性胸膜间皮瘤

（1）症状　弥漫性恶性胸膜间皮瘤可发生于任何年龄，以40～70岁常见，平均60岁。男性较常见，男女之比为2∶1～10∶1。累及右侧者多。起病隐匿，早期表现缺乏特异性，常在X线检查时发现。主要表现为持续性胸痛，胸痛逐渐加重，不随积液增多而减轻，直到用麻醉药亦难以减轻的剧烈胸痛。胸痛的发生率为65%～100%。呼吸困难见于85%～90%病例，随胸腔积液和肿瘤增长呈进行性加重，终至极度呼吸困难窒息死亡。其他如体重减轻、咳嗽、咯血、关节痛均可见到，发热较少见。

（2）体征　①胸腔积液：约70%患者有不同程度的胸腔积液，胸膜腔也可仅少量积液，而胸膜明显增厚，加之肺萎陷容量减少，导致患侧胸廓缩小凹陷。气管、纵隔移向患侧，此时患侧呈“冰冻胸”，限制了胸廓扩张运动，虽有明显的胸膜增厚，却不伴有肋间或胸膜凹陷，反有局限胸壁膨隆。②胸壁肿块：有30%～40%病例可因肿瘤直接侵犯胸壁而出现肿块，也可因胸腔穿刺后肿瘤细胞沿针道移植到胸壁所致。③全身体征：肺性骨关节病，骨、肝、肾及淋巴结转移均可发生，但不常见。

四、相关检查

（1）实验室检查　①胸腔积液性质：初次胸腔穿刺，胸腔积液多为血性，抽尽后胸腔积液再生较快，少数胸腔积液为草黄色；重复抽吸多次后胸腔积液由草黄色转为血性，非常黏稠，易堵塞穿刺针。比重高，可达1.020～1.028；胸腔积液的蛋白含量高，葡萄糖和pH值常降低。胸腔积液透明质酸和LDH水平很高。②脱落细胞学检查：据报道，胸腔积液脱落细胞阳性率为21%～36.7%，而肯定间皮瘤者仅为0～22%。

（2）X线检查　无胸腔积液者可表现为胸膜肥厚；有胸腔积液者常为大量、填满整个胸腔的积液。典型的胸膜间皮瘤的胸腔积液X线可有以下一种或几种表现：①患侧胸腔缩小。②不规则的胸膜增厚，胸膜增厚影有时呈“驼峰样”。Saber叶间胸膜增厚，可伴有结节。③胸膜固定，晚期较多见。④对侧胸膜出现与石棉有关的表现。⑤肋骨破坏，多见于晚期。CT扫描可清楚地显示胸膜间皮瘤的胸膜斑块病变与胸膜的关系，确定病变是否来自胸膜、有无外侵等。

（3）磁共振　能用于了解纵隔受累，确定肿瘤与大血管或胸壁的关系。

（4）胸膜活检和胸腔镜检查　胸膜活检的结果决定于穿刺时是否穿刺到病变所在部位。如穿刺到病变部位，可感觉到胸膜增厚而有韧性。针刺活检的诊断率为6%～38%。胸腔镜检查是诊断胸膜间皮瘤最好的手段，胸腔镜可窥视整个胸膜腔，直接观察瘤的特征性形态、大小、分布及邻近脏器的侵犯情况，且在直视下可多部位取到足够的活检标本，故诊断率高。

五、诊断和鉴别诊断

1. 局限性胸膜间皮瘤

局限性胸膜间皮瘤的临床与X线表现缺乏特异性，诊断需与包裹性积液、胸膜结核性包块、浅表旳肺良性肿瘤以及胸壁肿瘤相鉴别。在B超或CT引导下经皮穿刺活检，或在胸腔镜直视下，多处活检有确诊价值。

2. 弥漫性恶性胸膜间皮瘤

对有持续性胸痛和呼吸困难的中老年人，如有石棉接触史，应高度怀疑恶性间皮瘤的可能。胸部X线检查，尤其是CT扫描对初步诊断有一定价值。确诊主要依靠胸腔积液细胞学检查和病理活检。需与下列疾病进行鉴别。

(1) 其他恶性胸腔积液　无石棉接触史，原发灶不在胸膜，X线所见胸膜改变不明显，胸腔积液间皮细胞可升高，亦可不升高，胸膜活检可明确诊断。

(2) 结核性胸膜炎　可有发热、盗汗、食欲减退等结核中毒症状。胸腔积液多为草黄色，胸腔积液细胞学检查以淋巴细胞为主，多次胸腔积液脱落细胞学检查均不能找到癌细胞，经抗结核治疗有效。

六、治疗

1. 局限性胸膜间皮瘤

由于局限性胸膜间皮瘤属良性，但具有潜在恶性或低度恶性，且可复发、转移，手术切除为本病唯一的治疗手段，切除范围务求彻底，并尽早为宜，彻底切除常能治愈。文献报道，极少数患者切除10年后复发。因此，对于良性局限性胸膜间皮瘤患者术后应定期复查胸片，一旦复发，再次切除，预后良好。

2. 弥漫性恶性胸膜间皮瘤

弥漫性恶性胸膜间皮瘤由于病变广泛、三个胚层组织来源、播种生长等特性，胸膜解剖结构特性，因此目前治疗方法均尚不满意。

(1) 手术治疗　肿瘤切除的疗效仍有争议。多数研究者推荐对60岁以下限于壁层胸膜的上皮型患者，无手术禁忌证时可行单纯胸膜切除术，术后加用化疗，能延长生存期。

(2) 放射治疗　可分为体外照射、腔内照射及组织间照射。一般用于手术后或不能手术者的辅助治疗。体外照射适用于恶性间皮瘤并发胸腔积液，可抑制胸腔积液生长速度，对疼痛也有一定疗效，个别患者生存时间可达8年。但多数学者认为体外照射仅能暂时减轻胸痛，不能缓解呼吸窘迫和延长生命。

(3) 化学治疗　对本病有肯定作用，单一药物化疗的有效率在10%～20%。阿霉素可能是目前最有效的一种药物，其次为卡铂、顺铂、环磷酰胺、甲氨蝶呤、氟尿嘧啶等。各种以阿霉素为主的化疗方案，总有效率为20%～40%。

(4) 免疫治疗　有报道认为胸腔内注射LAK细胞/IL-2对恶性胸膜间皮瘤有效。

(5) 综合治疗　近年来，根据患者的机体状况，肿瘤的种类、性质、病期和发展趋向，适当、合理、有计划地综合应用现有的几种治疗手段，包括化疗、手术、放疗、免疫治疗，以及中医治疗等，亦可提高生存率，防止胸腔积液的复发。

七、预后

局限性胸膜间皮瘤多为良性，预后良好。

弥漫性恶性胸膜间皮瘤缺乏特异性表现，早期不易发现，容易漏诊、误诊，预后极不理想。

第四章

肺部疾病诊疗常规

第一节・肺部感染性疾病

一、支气管扩张症

支气管及其周围肺组织的慢性化脓性感染损害、破坏支气管壁，导致支气管的扩张与变形，称为支气管扩张症。

1. 流行病学

我国 40 岁以上人群中支气管扩张的患病率为 12%左右。部分慢性阻塞性肺疾病患者中，支气管扩张的比例达 30%。

2. 病因

本病是支气管和肺的化脓性感染、支气管引流不畅或有阻塞（梗死）、患者的防御功能有缺陷等病因相互作用所致。免疫功能有损害的患者，支气管黏膜的纤毛运动失常，呼吸道内可见免疫效应细胞、嗜中性蛋白酶与炎性细胞激动素，使支气管发生严重感染与透壁炎症反应，最终导致支气管扩张症。目前将其病因分为 2 大类（表 4-1）。

表 4-1 支气管扩张症的病因

病因
先天性
先天性囊状支气管扩张症
选择性免疫球蛋白 A(IgA)缺乏症
原发性低丙种球蛋白血症
肺囊性纤维变性或纤维化
α_1-抗胰蛋白酶缺乏症
Kartagener 综合征(右位心、支气管扩张及鼻窦炎三联症)
先天性支气管软骨缺乏症
肺隔离症
获得性
呼吸道及肺部感染
支气管阻塞或梗阻
腔内性:肿瘤、异物
腔外性:肿大淋巴结压迫支气管
中叶综合征
肺结核瘢痕牵引
获得性低丙种球蛋白血症

3. 病理和病理生理

（1）大体病理改变　①肺切除标本剖面见支气管呈囊状或柱状扩张，多数呈混合性支气管扩张，而且是一叶肺、某一肺段或一侧全肺Ⅱ～Ⅳ级支气管受累；受累支气管达肺膜之下，扩张程度轻重不一。②受累支气管常聚拢成束而僵硬，失去弹性；腔内充满黏稠脓性渗出物并有恶臭；黏膜萎缩变平或增生肥厚。③患侧肺因纤维化和瘢痕形成而体积缩小，肺泡充气减少，肺因炭末沉着少而呈淡红色。支气管旁淋巴结往往肿大，偶有钙化并侵蚀局部支气管。

（2）镜下病理改变　①支气管壁的肌层：弹力纤维、黏液腺和软骨因化脓性感染遭到破坏，被瘢痕组织所代替，可见炎性细胞浸润。周围肺组织的肺泡常呈无气状萎缩或硬化。②病变严重部位的支气管黏膜大部分萎缩或消失，多有鳞状上皮化生并覆盖有假复层鳞状上皮和黏液细胞。③病肺支气管动脉扩张、增厚并富有侧支循环血管，而且支气管动脉与肺动脉可形成短路（吻合），有的毛细血管扩张而形成血管瘤，这是患者发生咯血症状的病理学基础。④病肺实质有纤维化和急、慢性炎症表现。⑤病变严重而范围较广的支气管扩张症患者，常有阻塞性肺通气障碍：气流速度指标与用力肺活量（FVC）、1s 用力呼气容积（FEV1）及最大通气量（MVV）均下降；残总比（RV/TILC%）增高。随着病变的发展，肺功能损害加重；通气与血流比例失调和气体弥散功能障碍，可导致氧的吸收减少和血氧饱和度（SaO_2）下降。同时，因肺动脉高压，严重者可引起心力衰竭。

4. 分类与好发部位

（1）分类　支气管扩张症按其大体病理表现和进行支气管碘油造影时的 X 线征象，分为 3 种类型。①囊状扩张：扩张的支气管呈圆形盲袋状，大小不等，大的囊状阴影直径可达 2～3cm；有的囊状扩张阴影多而密集，形如一簇葡萄，囊腔内可有气液平。此型多为肺部感染、支气管内异物或支气管狭窄所致，常发生于末梢支气管，是手术治疗的主要适应证。②柱状扩张：受累支气管呈均匀或不规则扩大，远近两端支气管腔粗细可相等或远端扩大增粗呈圆锥形，有的呈枯树枝状，其远端支气管与肺实质连通而非呈盲袋。柱状扩张多与肺结核和免疫功能损害（缺陷）有关，在临床上最为多见，占支气管扩张症患者总数的 50%以上。③混合型扩张：又称曲张型支气管扩张，是囊状和柱状扩张混合存在。受累支气管形态不规则或呈念珠状，外形如曲张的静脉。发病率仅次于柱状扩张，居第 2 位。

（2）好发部位　支气管扩张症以好发部位统计，一般为左肺多于右肺，下叶肺多于上叶肺。右肺下叶合并中叶、左肺下叶合并左上肺舌段以及右肺中叶单发者亦较常见。按发病率的高低为序，其解剖学部位分布如表 4-2 所示。

表 4-2　支气管扩张症的解剖学部位分布（以发病率高低为序）

<table>
<tr><td>左肺下叶支气管（最常见，居第 1 位）</td><td></td></tr>
<tr><td>右肺中叶支气管，左上肺舌段支气管（居第 2 位）</td><td></td></tr>
<tr><td>左侧全肺支气管</td><td rowspan="2">两者之比为 9：7</td></tr>
<tr><td>右侧全肺支气管</td></tr>
<tr><td>右肺上叶支气管</td><td rowspan="2">两者之比为 4：1</td></tr>
<tr><td>左肺上叶支气管</td></tr>
</table>

5. 临床表现

（1）支气管扩张症多见于儿童、青少年和中年人。突出的临床表现是患者有反复发作的呼吸道感染；最明显的症状为咳嗽和咳出多量黏稠脓性痰液，有时伴有咯血，持续时间为数月、数年甚至数十年，可伴有呼吸困难和喘息等。

（2）患者多体弱乏力。感冒后易发生肺部感染，痰量增加，容易误诊为“肺炎”。病史长的患者有慢性全身中毒症状。

（3）查体时，有的患者有杵状指。胸部听诊患侧肺有哮鸣音、湿性啰音或管性呼吸音。

6. 相关检查

（1）胸部X线平片　支气管扩张症的主要征象如下：①受累肺叶或肺段的纹理聚拢而界限不清楚，提示支气管周围组织结构纤维化及其容积减少；②在病变范围较为广泛的病例，肺野内可见散在的囊状间隙，间隙内偶尔有气液平；③支气管扩张严重者，肺野内可呈“蜂窝样”表现，为局部肺实质纤维化和发生肺气肿所致，并非扩张的支气管形成的X线征象。

（2）胸部CT扫描　能显示扩张的支气管、支气管周围的炎性改变及肺实质的病变。①囊状扩张：在CT片上可看到念珠状或簇状图像；较大的囊腔阴影内可有气液平；扩大的囊腔在单一CT扫描层面或多个连续扫描层面上，呈长条状排列。主要累及V级以下支气管。②柱状扩张：扩张的支气管在CT片上显示出管腔扩大、管壁增厚而边缘光滑的图像。管腔内径大于伴行的肺动脉，但看不到或者缺少正常支气管逐渐由粗变细的锥形表现。③混合型：其CT图像的特点为扩张的支气管外形不规则、屈曲状或间有念珠状征象。高分辨率CT（HRCT）对支气管扩张症的诊断敏感性达82%，诊断特异性达99%，假阳性率为1%，假阴性率约2%。

（3）气管镜检查　患者病情严重或有大咯血症状，临床诊断怀疑呼吸道有异物或不能排除肿瘤的病例，需要做气管镜检查。

（4）其他　怀疑支气管扩张症为先天性食管支气管瘘所致者，应进行食管钡餐（碘油）造影和食管镜检查确定诊断，避免误诊。

7. 诊断和鉴别诊断

患者出现反复咳嗽、咳痰，甚至咯血，应及时就医。对于儿童患者，咳嗽、咳痰超过8周，应怀疑支气管扩张。结合病史、临床表现及相关检查结果，一般可以做出支气管扩张症的诊断。需与下列疾病进行鉴别。

（1）慢性支气管炎　多发生于40岁以上的患者，患者多有吸烟史，以咳嗽、咳痰为主要症状，每年持续发病3个月，连续2年或以上。咳痰明显，多为白色黏液痰，急性感染时可出现脓痰，但无咯血，可进行鉴别。

（2）肺脓肿　起病急，多伴有高热、咳嗽、咳大量脓臭痰等症状，可与支气管扩张进行鉴别。

（3）肺结核　以咳嗽、咳痰、咯血、低热、盗汗、乏力、消瘦为主要症状，病原学检查见结核分枝杆菌，可与支气管扩张进行鉴别。

（4）先天性肺囊肿　是一种肺部先天性畸形，囊壁具有小支气管壁结构，内部可有黏液。X线检查见薄壁的圆形阴影，CT和支气管造影可帮助鉴别诊断。

（5）弥漫性泛细支气管炎　是一种以肺部呼吸性细支气管为主要病变区域的气道疾病，存在咳嗽、咳痰、活动性呼吸困难及慢性鼻窦炎等表现。X线和CT检查可见弥漫分布的小结节影，可进行鉴别。

（6）支气管肺癌　多见于40岁以上的患者，以咳嗽、咳痰、胸痛、痰中带血为主要表现，少见大咯血。支气管镜、CT及痰细胞学检查可进行鉴别。

8. 治疗

（1）非手术治疗　适用于早期病变不重、两肺病变广泛、年龄在8岁以下或年龄在50

岁以上以及因其他疾病不宜进行手术治疗的患者。非手术治疗的目的和主要方法如下：①预防并控制肺部感染，适当应用抗生素；②体位引流；③全身支持疗法。因全身免疫功能缺陷或基因异常所致支气管扩张症的患者，不宜采用非手术治疗。

（2）手术治疗　手术是治疗本病的可靠而有效的手段。①主要手术适应证：病变局限于一侧肺、肺段或肺叶的病例；症状长期存在、反复发作而非手术治疗无效的病例；反复肺部感染合并咯血或大咯血的病例。②术式：肺段切除术；肺叶切除术；肺叶加肺段切除术；支气管剔除术；手术适应证选择正确，术式合理，支气管扩张症的患者术后远期疗效满意率达70%～80%，各种术后并发症的发生率为11%～13%，手术病死率为0～3.5%。术后残留症状的原因较多。

9. 预后

支气管扩张的预后与严重程度、病变范围及有无并发症等有关。支气管扩张范围局限者，经积极有效治疗可防止病情恶化。支气管扩张范围广泛者，会损害呼吸功能，导致呼吸衰竭，引起死亡，预后较差。大咯血也会影响预后。合并肺实质损害，如肺气肿、肺大疱者预后较差。慢性阻塞性肺疾病患者合并支气管扩张会导致病死率增加。

二、肺结核

肺结核是结核分枝杆菌引起的慢性肺部感染性疾病，其中痰排菌者为传染性肺结核。1882年RobertKoch发现结核分枝杆菌，其后人类同结核病经历了长期和艰巨的斗争。20世纪50年代初以异烟肼（INH）问世为标志的抗结核化学时代的到来，是人类与结核病斗争中最具代表性的里程碑。从1882年Forlainini首创人工气胸治疗肺结核至20世纪50年代抗结核药物出现的这一时期，手术曾经是治疗肺结核的唯一手段。随着异烟肼、利福平等化学药物广泛应用于临床，手术治疗范围明显缩小，手术适应证也有较大改变。目前，治疗部分耐多药肺结核或肺结核并发症手术切除仍是有效手段之一，尤其对复治不愈、空洞不闭、痰菌不能转阴、病变呈不可逆性者，不失时机地进行手术切除，对消灭传染源、减少后遗症具有积极意义。

到目前为止，现代化学治疗的发展，已形成比较完整而成熟的防治技术措施，并使结核病的流行病学和临床状况显著改观。但自20世纪80年代中期以来，在美国等发达国家，结核病的发病率依然严重。我国结核病患病率虽然显著下降，但我国是世界人口大国，目前也是世界结核病大国。结核病依然是一个全球性的严重的公共卫生和社会问题。由于对肺结核认识的提高及新的化疗药物产生，绝大多数肺结核能通过非手术治疗治愈。但仍有部分复治不愈病例，因耐药性而非手术治疗不易治愈以及多种原因造成病灶不可逆转和并发症等情况，手术还是不可缺少的治疗方法之一。因此，外科医师应深入了解病情，掌握好手术适应证，适时地施行手术治疗使患者能获得更好的治疗效果。手术治疗肺结核的方法，可分为萎陷疗法与肺切除术两类。萎陷疗法中的胸廓成形术仍然有选择性地应用于临床。肺切除术是采用手术方法切除抗结核药物不能治愈的患肺，以达到消除病灶的目的，但结核病是一种全身性疾病，手术治疗只能是综合治疗中的一种方法。因此，手术前后都应重视全身的综合治疗。

1. 流行病学

近20年来，由于耐药结核病患者的增多和AIDS等免疫功能低下患者的不断出现，肺结核的发病率呈明显上升趋势。我国属结核病高流行地区，多年来发病率下降缓慢，我国第五次结核病流行病学抽样调查（简称“流调”）显示：目前我国结核病年发病数约为130万例，占全球发病的14.3%，位居全球第2位，15岁及以上人群肺结核的患病率由2000年的466/10万降至2010年的459/10万；近年来耐药肺结核患者比例有所上升，我国第三次全国流调显示，1989～1990年，异烟肼和利福平初始耐药率0.5%，获得性耐药率0.8%；2000年第四次全国流调结果显示，异烟肼和利福平初始耐药率达到了7.6%，获得性耐药率达到17.1%，第五次流调中异烟肼和利福平耐药率为28.6%和8.9%，增长迅速。一般肺结核患者通过实施规范的化学治疗（简称“化疗”）方案，大部分可以治愈，需要外科手术的患者已显著减少，据统计2%～5%的肺结核患者需手术治疗。肺结核外科治疗的首要条件是通过化疗，病情基本稳定，不再处于结核活动进展播散期。但是，结核病患者最佳手术时机的判断对于胸外科、结核内科医生一直都是难点。手术时机和方法如掌握不当，会给患者带来诸多并发症，值得警惕。因此，对于肺结核外科治疗适应证的掌握十分重要，以下就几种常见结核病的外科治疗及其进展情况进行阐述。

2. 病理

（1）渗出型病变　病变表现为组织充血水肿，有中性粒细胞、淋巴细胞、单核细胞浸润和纤维蛋白渗出，可有少量类上皮细胞和多核巨细胞，其中可以发现结核分枝杆菌。病变组织内菌量多，致敏淋巴细胞活力高和变态反应强，呈现纤维素-单核细胞性肺泡炎、多核白细胞肺泡炎、纤维素性肺泡炎等组织学类型。其发展过程取决于机体变态反应与免疫力之间的相互平衡，病灶可坏死、液化，若免疫力强病变可吸收或演变为增生型病理变化。

（2）增生型病变　病变主要特点是结核性肉芽组织的形成与增生，此类肉芽组织缺乏毛细血管，由类上皮组织、朗格汉斯细胞及淋巴细胞相互交错增生的细胞层，并包绕于坏死灶的周围，使病变局限化。在类上皮细胞外围还有淋巴细胞和浆细胞分布和覆盖。单个结节直径约为0.1mm，其中结核分枝杆菌极少而伴纤维化。增生型病变的另一种表现是结核性肉芽肿，多见于空洞壁及干酪坏死灶周围，由类上皮细胞、毛细血管构成，还有朗格汉斯细胞、淋巴细胞及少量中性粒细胞。增生型病变中结核分枝杆菌极少，巨噬细胞处于激活状态。

（3）干酪样坏死　若机体免疫力低，结核分枝杆菌战胜巨噬细胞后不断繁殖，先为组织细胞混浊肿胀，继而细胞脂肪变性，细胞核碎裂、溶解、坏死。坏死组织呈黄色，似乳酪般半固体，故名干酪性坏死。坏死区周围逐渐为肉芽组织增生，最后成为纤维包裹的干酪性病灶。坏死病灶可以多年不变。但干酪坏死灶也可液化，经支气管排出形成空洞。由于机体反应性免疫状态，局部组织抵抗力的不同，细菌数量、毒力和感染方式的差别以及治疗措施的影响，上述病理改变可以互相转化、交错存在，而以某一种病变为主。

3. 分型

我国肺结核分类，1978年经卫生部全国结核病防治工作会议修订为五型：

Ⅰ型：原发型肺结核；

Ⅱ型：血行播散型肺结核；

Ⅲ型：浸润型肺结核；

Ⅳ型：慢性纤维空洞型肺结核；

Ⅴ型：结核性胸膜炎。

4. 临床表现

肺结核的临床表现取决于不同类型、病灶的性质和范围、机体的反应性以及肺损害的程度。常见的症状为长期低热，伴疲倦乏力、盗汗、体重减轻。呼吸系统症状为咳嗽、咳痰、咯血、胸痛、气促等。

5. 相关检查

X线检查可以发现肺内病变部位、范围、有无空洞或空洞大小、洞壁厚度。肺结核空洞有无壁空洞、厚壁空洞、薄壁空洞、张力空洞、慢性纤维空洞等不同形态。一般而言，肺结核空洞洞壁比较光整，液平少见或仅有浅液平。病期长者则同时出现纤维化或钙化灶。慢性继发型肺结核的特征性X线征象是多形态病灶的混合存在，好发于上叶尖后段或下叶背段，具有诊断意义。

6. 诊断和鉴别诊断

痰细菌学检查是最可靠的诊断凭据。由于客观上存在痰菌阴性肺结核患者，因此，必须重视综合诊断方法，以期做出正确诊断。

（1）病史　病史应包括结核病家族史、接触史、卡介苗接种史。

（2）症状　患者持久的咳嗽和咳痰、咯血、全身乏力、消瘦、胸痛、盗汗。

（3）体征　患者可以无阳性体征，或者有典型的双颊潮红、慢性病容、呼吸及脉搏增快。胸部检查叩诊异常及呼吸音改变、捻发音或大小水泡音。全面的体检有助于肺结核与其他疾病的鉴别诊断。

（4）X线检查　见相关检查相应内容。

由于不同病因引起的肺内病变可以呈现相似的X线影像，特别是当病变位于非好发部位或分布不典型而又缺乏特征性形态时，定性困难，不能单凭此项检查确定肺结核的诊断。肺结核的症状、体征和X线表现与很多呼吸系统疾病有相似之处，因此，必须运用综合方法，做好鉴别诊断。除多次行痰细菌学检查外，应尽可能利用新技术（如BACTEO系统培养、PCR等方法）进行检查，如疑为肺癌时应询问有无吸烟史、家族史、痰中带血。注意X线及CT表现并进行痰细胞病理学、纤维支气管镜和肺癌标志物检查等。根据不同对象，有针对性地选用各种方法，为肺结核与其他肺部疾病做鉴别诊断。例如，反复的痰细胞学追踪，以纤维支气管镜为主的内腔镜检查、肺穿刺组织学病检、影像诊断方法（支气管或血管选择性造影CT、MRI、肺放射性核素检查），诊断性药物治疗以及必要时的开胸探查等。

7. 治疗

肺结核的治疗史，大体可分为三个时代：①初期为疗养，空气、阳光、营养、卧床休息为主要治疗方法；②20世纪40年代之前，曾广泛应用萎陷疗法，减少病肺活动，使血流缓慢，纤维增生，以利病灶愈合；③少数病例在心肺功能良好的情况下，行肺叶或全肺切除术。目前，由于高效抗结核药物的增多，利福平（1963）及乙胺丁醇（1961）的发现，化学疗法不断改进与发展，目前手术治疗肺结核的病例显著减少；因此，现在治疗肺结核主要应用抗结核药物，称为化疗时代。

需外科治疗的几种常见结核性疾病如下。

（1）局限性耐多药结核　对至少包括异烟肼和利福平2种或2种以上药物产生耐药的结核病为耐多药结核病（MDR-TB）。我国每年新发的MDR-TB患者12万例，位居全球第2位，MDR-TB的总体治愈率约为62%，病死率约为11%，MDR-TB感染者病死率显著高于单药耐药的结核病患者，手术是MDR-TB综合治疗的一个重要辅助手段，许多研究显示，手术干预与预后呈正相关。对于确诊MDR-TB的患者，如果患者有已局限化的病灶，并形成持久的空洞或毁损肺、大咯血、支气管胸膜瘘、支气管狭窄、支气管内膜结核可考虑手术治疗。近来多数人认为，是否发现空洞不应该是手术治疗耐多药结核的必要条件，只要是耐多药株感染所致的局限性疾病，不论何种类型，都是明确的手术适应证。

（2）大咯血　由于结核性支气管扩张、肺门淋巴结结核钙化、结核空洞破溃，使支气管动脉破裂，均可引起咯血。而大咯血使大量血液灌注入气管及支气管内，引起窒息，可危及生命，是急诊手术指征。大咯血经非手术治疗难以达到满意的效果。近年来，支气管动脉栓塞渐成为大咯血的介入放射治疗的新技术，但易复发。急诊外科手术目前是支气管动脉栓塞治疗后大咯血复发较有效的补救治疗措施，手术的咯血控制率可达到90%。

（3）结核球　结核球可见于多种部位，例如胸膜结核球、脑结核球、心肌内结核球，以肺结核球最为常见。结核分枝杆菌经血行播散或是淋巴系统接种到某个部位，发展为干酪样团块，纤维组织包绕干酪样坏死组织或结核肉芽组织，形成结核球。结核球呈环形层状结构，X线片上一般显示边缘光滑锐利，病灶中有时可见钙化。即使痰菌阴性，也有约90%的结核球（直径＞2cm）内部含有结核分枝杆菌，一旦破溃可引起播散。手术指征：①结核球不能除外肺癌者；②巨型结核球（＞6cm），药物治疗效果差者；③明确诊断为结核球，经正规抗结核治疗9个月以上，病情呈不可逆性（痰菌持续阳性或病变有增大趋势）；④结核球基础上合并肺癌，或瘢痕癌形成；⑤任何大小的结核球在治疗或随访中出现咯血、痰菌转阳，CT显示边缘模糊、周围出现播散灶、中央液化或空洞形成。

（4）结核性空洞　空洞型肺结核在临床比较常见，应用抗结核治疗使空洞闭合或净化空洞，需经长期的抗结核治疗。因其病程长，用药剂量大，患者常常中途自行停药，导致药物治疗从不耐药到耐药，甚至耐多药。对于长期抗结核治疗效果差的患者，手术切除局部病灶是经过长期临床验证而行之有效的方法。空洞型肺结核的手术指征趋于慎重，空洞本身不是手术适应证，但出现以下几种情况应手术治疗：①耐多药或非结核分枝杆菌引起的空洞；②非耐多药，但经抗结核药物初治和复治规范化疗12～18个月，空洞无明显变化或增大，且痰菌阳性；③结核分枝杆菌阴性的空洞，有反复继发感染、咯血等临床症状（继发真菌感染，如肺曲菌球病，抗真菌治疗效果很差，一旦发现即应考虑手术）；④不能排除癌变可能；⑤痰菌阴性，但直径＞3cm的巨大空洞、壁厚＞0.3cm的厚壁空洞、多个空洞聚集或者周边肺纤维化，估计不可能自行闭合；⑥空洞位于肺门部，考虑有侵蚀大血管、大支气管可能者，或位于肺周边部、有破溃而造成脓胸或支气管胸膜瘘可能。

（5）某些严重肺结核后遗症　肺结核由于其治疗间期长，药物不良反应大等各种原因，常常导致某些治愈的患者肺部纤维化，或是出现支气管瘢痕收缩等现象，使得局部肺与支气管发生解剖结构变化，有些甚至导致功能性的变化，严重者需手术治疗。具体包括以下情况：①支气管狭窄，支气管结核后期继发肺不张或阻塞性肺炎，是手术切除的适应证。活动期应以积极抗结核治疗为主，禁忌手术。②支气管扩张症，痰结核菌阴性，但有反复咯血及继发细菌、真菌感染等并发症者，可在继发感染、咯血等得到有效控制后切除病变所在的肺组织。③肺大疱，有呼吸困难、反复气胸等情况者应手术。

（6）结核性脓胸　胸膜腔因结核性感染而积脓形成结核性脓胸，其感染多来源于肺内结核病灶。结核性脓胸早期为浆液性渗出，经过一段较长时间，逐渐变为局限性包裹性脓胸或全脓胸。患者可伴有胸廓塌陷、肋间隙变窄、脊柱侧弯。多数结核性脓胸患者经抗结核治疗及胸腔穿刺抽液或胸腔闭式引流治愈。部分患者由于种种原因，形成慢性脓胸，单纯抗结核治疗难以治愈，需手术治疗。手术治疗前一般应规范、足量抗结核治疗6个月以上。对于某些已形成体表胸壁包块，特别是胸壁包块已经液化或破溃者不应过于受术前抗结核治疗时间长短的限制，应积极采取手术治疗。一般具有以下情况者可手术治疗：①非手术治疗疗效不佳、纤维板增厚明显、有明显脓腔残留或出现支气管胸膜瘘者需手术治疗；②中毒症状明显或有混合感染的患者，如果胸腔穿刺抽液术不能充分引流，应尽早行胸腔引流术；③本身比较局限的病灶（如单纯性结核性包裹性脓胸），或经引流后局限的病灶，可以根据具体情况选择胸膜纤维板剥脱术、带血管蒂大网膜胸内填充术、胸廓改形术等，切除病灶并消灭残腔。

（7）支气管胸膜瘘（BPF） BPF是肺切除术后的难治性并发症，其高危因素包括：病变侵及支气管残端；缝合或闭合技术原因；支气管残端血供不良；全肺切除术后，特别是右全肺切除术后；术后应用机械通气辅助呼吸；术后胸腔感染等。手术治疗的原则是闭合瘘口，消灭脓腔。BPF的治疗需要个体化，一般状况较好者，可考虑再次手术修补瘘口，在闭合支气管瘘口的同时或二期行肌瓣移植、大网膜填塞或胸廓成形。近年来有学者采用负压封闭引流也取得了良好的效果。危重患者及小瘘口BPF首选内镜治疗。较小瘘口者首选内镜下直接封堵、黏膜下注射、化学处理、激光烧灼等方式；瘘口较大的BPF，应注重多种封堵原理和材料的综合应用，可先建立可靠的骨性支撑，如Amplatzer封堵器结合蛋白胶堵塞。

（8）结核性毁损肺 结核性毁损肺是由于结核分枝杆菌反复感染引起肺叶或一侧肺广泛性病变，单发或多发结核纤维空洞或干酪性空洞、大量纤维干酪病灶、广泛支气管扩张和（或）支气管狭窄所致的肺不张、肺纤维化、肺萎陷、肺组织严重破坏和肺功能丧失。有研究表明，结核性毁损肺的发生与病程长、不规律用药、耐药、呼吸衰竭、低血红蛋白血症、咯血、脓胸、病变数量有关。研究发现，结核性毁损肺中耐药结核几乎占1/2以上，且耐药结核性毁损肺中MDR-TB发生率高，占48.3%，XDR-TB占21.7%，耐多药占25.0%。结核性毁损肺具有以下情况者可手术治疗：①一侧肺组织结构已经严重破坏，初治或治疗不规则的患者在正规抗结核治疗6个月后，痰菌仍持续阳性者，应及早手术切除。②痰菌转阴的患者，反复继发感染，药物治疗不佳，而核素扫描示该侧全肺或肺叶通气或血流受阻（即无功能肺），可在感染基本控制时手术。一般行患侧肺叶或全肺切除术，胸膜腔粘连严重者可行胸膜全肺切除术。③痰菌阴性，也无咯血、继发感染等症状，通气或血流核素扫描显示一侧部分肺叶无功能，可行肺叶切除术，改善肺功能。

（9）支气管结核 支气管结核是指发生在气管、支气管的黏膜、黏膜下层、软骨、结缔组织、平滑肌层及外膜的结核病，其诊断主要依靠支气管镜检查来确诊。支气管结核治疗首选内镜治疗和抗结核治疗，手术治疗指征渐趋谨慎。对于非活动性支气管结核患者，如出现气管狭窄合并严重呼吸困难，并有窒息先兆者；支气管瘢痕狭窄超过管腔周径的2/3，合并有远端肺组织反复感染，或呈现支气管扩张及毁损肺等不可逆转者，可考虑手术治疗。目前，对其确切的手术指征，尚存在争议。支气管结核手术治疗的时机和方式非常重要，一般手术时机应选择在患者经过充分、规范的抗结核治疗，支气管结核处于非活动期为宜。支气管结核首选腔内介入治疗，在难以获得满意临床疗效的情况下，再考虑手术治疗。

（10）儿童的原发型肺结核 儿童结核病缺乏特异症状和体征，早期不易诊断。儿童原发型肺结核最具特征性的病理、临床和X线特征是纵隔-肺门干酪化淋巴结肿大，侵蚀及压迫气管、支气管而造成内膜损害。某些原发型肺结核儿童患者，由于肿大的淋巴结常可造成支气管阻塞，一般通过化疗可以使大多数儿童肺结核几乎完全治愈。但如果压迫症状明显、药物治疗效果不佳，才考虑手术摘除肿大的淋巴结解除压迫症状，或切除相应不张的肺叶，如中叶综合征。除了上述几种明确的可进行手术治疗的病症外，一些不能耐受肺切除术的患者还可以考虑进行手术治疗的特殊情况如下：①感染菌体的毒力强或患者全身情况差，不宜行肺切除术时，可考虑胸廓成形术等萎陷疗法；②免疫功能受损，尤其是 AIDS 患者，合并支气管胸膜瘘或脓胸者，对于化疗反应差，且身体虚弱、不能耐受肺切除手术，各种萎陷疗法在这类患者中也得到越来越多的应用；③空洞性结核病，除常规的肺切除术外，空洞切开加肌瓣移植填塞术可消灭空洞，适合于肺功能较差、不能耐受肺切除术者。

手术治疗方式如下。

（1）肺切除术 ①适应证。a. 空洞性肺结核：经抗结核药物正规治疗 18 个月，空洞无明显变化或增大，痰菌阳性，特别是耐药的病例；有空洞病变，反复咯血，有继发感染，治疗无效；不排除癌空洞者，非典型抗酸菌空洞，高度耐药化疗效果不佳者。b. 结核球：经抗结核治疗 18 个月，痰菌阳性，有咯血者；结核球不能排除肺癌者、结核球直径大于 3cm，可作为手术相对适应证。c. 毁损肺：经规则治疗仍排菌，或反复咯血及继发感染者。d. 结核性支气管扩张：反复排菌及大咯血。e. 结核性支气管狭窄或闭塞：结核性支气管狭窄、闭塞或伴有远端肺部反复感染、血痰与气短者，应根据狭窄部位长度及狭窄远端肺组织情况，行肺切除术或气管以及支气管成型术。f. 肺结核合并支气管淋巴瘘，持续排菌者。g. 结核性脓胸伴支气管胸膜瘘者。h. 肺结核合并急性大咯血者：大咯血对患者是一种严重威胁，可以应用作用于血管、促进和增加凝血因子以及抗纤溶、抗肝素等各类止血药物止血，但疗效难以肯定。目前仍以垂体后叶素疗效比较肯定。也有经纤维支气管镜直视定位后在出血部位涂布或灌注缩血管药物，如肾上腺素、促凝血药物或血管硬化剂（鱼肝油酸钠），亦可经纤维支气管镜插入带球囊导管压迫止血。偶有肺结核空洞壁动脉瘤破裂出血，可联合肺动脉插管暂阻断血流，或经选择插管至动脉瘤处进行肺动脉栓塞。如上述处理无效，出血部位明确应急诊做肺切除术，以挽救生命。i. 结核性脓胸：经非手术治疗无效，应考虑施行手术。胸膜纤维层剥脱术：适用于单纯结核性脓胸，无感染，肺内无病变者；胸膜纤维层剥脱术并行肺切除术：适用于伴有空洞、纤维层剥脱术后肺扩张不满意者。胸膜外全肺切除术：适用于结核性脓胸伴肺内多个空洞，或毁损肺、支气管胸膜瘘，痰菌阳性，而对侧肺基本正常者。胸腔引流术：用于急性及慢性混合性感染者，或因反复胸穿引起继发感染经抗生素治疗无效者。j. 自发性气胸：多次反复发作；胸腔闭式引流 2 周以上，仍有漏气者；液气胸有继发感染者；血气胸经闭式引流后肺未复张者；气胸侧合并肺大疱者；一侧气胸且对侧有自发气胸者，应及早手术。k. 肺门纵隔淋巴结结核：经规则抗结核治疗，病灶扩大者；病灶压迫气管、支气管引起呼吸困难者；病灶穿破气管、支气管引起肺不张、干酪性肺炎，非手术治疗无效者；不能排除纵隔肿瘤者。②禁忌证。a. 结核病活动期，对侧肺或同侧其他肺叶有浸润性病变，痰菌阳性。体温、脉搏及血沉不正常，应先行药物治疗，以免术后发生血行播散。b. 术前要做肺功能测定，全肺切除者最好做分侧肺功能测定。肺活量、时间肺活量（第 1s）、最大通气量等占预计值的 60%以上，则能耐受肺叶切除甚至全肺切除。上述检查占预计值的 40%～60%，可以耐受肺叶切除；全肺切除要慎重考虑，特别是右全肺切除。检查值占预计值的 40%以下，一般肺部手术均不能耐受。有严重冠心病、哮喘及重度肺气肿；广泛的肺外结核病，药物难以控制者；某些重症使患者全身情况难以改善者；应做血气分析，观察血氧饱和度、氧分压、二氧化碳分压等项目。同时，结核病患者也可伴有肝、肾损害，有肝肾功能异常时，要查明原因，积极治疗，待好转后再手术。术前患者体质虚弱者，要给予支持疗法，加强营养，必要时给予输血、血浆、白蛋白等，使之更好地耐受手术。c. 未成年儿童的肺结核，药物治疗大多能治愈。老年患者，心肺功能较差者，手术应全面衡量，十分慎重，应尽量避免做肺切除术。③手术时机要有良好的术前准备，对患者进行全面的了解。内、外科医师密切合作十分重要。患者必须情况良好，无中毒症状，在一系列X线胸片上显示病灶稳定，痰菌最好转阴。一般认为肺结核经6个月抗结核药物治疗，大部分可逆性病变可被吸收或痊愈，此时，应是最佳手术时机，厚壁纤维空洞经历3～4个月药物治疗后，亦可手术切除，并不增加其危险性。X线体层摄片可进一步了解病灶具体情况。纤维支气管镜可确定有无支气管狭窄，支气管内膜结核或结核性支气管内膜病变。有的患者还需要进行支气管造影检查，以观察有无支气管扩张和肺段的病灶情况。术前除原用的抗结核药物外，还需要增加一种有效的抗结核药物，使术后能发挥药物的保护作用。④手术的原则与方式。a. 手术原则：应掌握的手术原则是彻底切除结核病灶，尽最大可能保留健肺组织与功能。b. 手术方式：一般认为病变超过一个肺段，主要病变又局限在一个肺叶内，为肺叶切除的适应证。过去需行肺段切除的局限病灶，多数已为抗结核药物所控制，已不再需外科手术。因而，肺段切除及多段切除的方法，已很少使用。若一侧肺内病变广泛，如毁损肺，在心肺功能允许的情况下，可做一侧全肺切除术。对某些特殊病例也可施行袖状肺叶切除，这样可以利用支气管成形术，以保留较多的肺功能，多挽救一部分危重患者的生命。一侧全肺切除术后是否需要加同侧胸廓成形术，以防止纵隔向患侧移位及对侧肺过度膨胀意见不一。由于一侧全肺切除后，由于术侧膈肌升高，肋间隙变窄，胸内积血机化，加上纵隔移位及胸膜增厚，术后残腔缩小，甚至可以消失，因而多数学者不主张同期加胸廓成形术。

（2）空洞切开　病灶清除缝合术对两侧肺结核病灶广泛，一侧有大空洞，经常出血，导致结核播散，但心肺功能不佳不能耐受肺叶切除者，为控制大量排菌和咯血则可行空洞病灶清除缝合术。有学者报道，可切开空洞行病灶清除，结扎引流的支气管，洞壁用碘酊、乙醇消毒后，折叠缝合空洞壁，术后配合抗结核治疗，可达到痰菌转阴、咯血停止的效果。

（3）其他术式类型的选择　肺结核手术治疗的目的在于痰菌转阴，减轻或消除临床症状。随着肺结核化疗观念及治愈标准的改变，手术治疗原则也在调整，即在确保肺断面内无活动病灶存在的情况下，以小范围切除病灶或肺叶为宜，尽量保留肺功能，改善患者术后生活质量，以及有效预防并发症。肺切除的范围要根据病变的性质、部位和累及肺组织的多寡而定。楔形切除术只适合于较小的结核球及其他结核病灶。肺段切除术适用于局限性残余空洞及纤维干酪样病变。病变局限于一个叶内者做肺叶切除术；累及同侧肺的几个肺段或两肺的不同肺叶和肺段者，可做多段切除、多叶或肺叶加肺段切除术，常用者为左肺上叶及下叶背段切除术；双侧上叶肺有空洞者，用化疗控制后，可同期或分期做上叶切除术。肺段或复合肺切除术的术后并发症发生率高，故目前多选择肺叶切除术。一侧毁损肺、有持续痰菌阳性、反复咯血或继发感染的患者，应采用全肺切除术。上叶和下叶肺切除后，若仅留存中叶，术后易引起中叶支气管扭曲，造成中叶不张或肺梗死，也应考虑全肺切除术。对于肺结核并发支气管结核者，手术方式多采用将狭窄段气管、支气管连同受累肺叶一并切除，然后进行气管、支气管成形。对于其中病变范围局限、肺组织毁损较轻者，应尽可能进行气管、支气管的节段性切除；而对于合并远端毁损肺、严重支气管扩张或肺不张等不可逆病变的支气管结核患者，手术范围应包括狭窄的支气管及远端肺组织，术式多采用袖状切除术。在早期肺结核的手术治疗中，胸廓成形术曾在萎陷疗法中占有重要地位。在为结核病患者开展肺切除术的早期，因顾虑术后余肺过度膨胀及肺内已静止的病灶复发活动，曾有学者主张同期常规加做胸廓成形术。目前，多数学者不主张在肺切除术后同期常规做胸廓成形术。只对少数患者在上叶切除后，余肺叶较小或也有结核病灶、粘连严重难以松解时才考虑做局部胸廓成形术。对于重症患者，全肺切除术后可能并发脓胸者，也可以考虑做附加的胸廓成形术。

（4）手术时机的选择　手术时机的选择，首先要控制患者全身结核中毒症状，其次是肺内结核病变处于稳定或相对稳定状态。原则上对肺结核合并大咯血应及时手术切除，对肺结核造成的不可逆病变或可疑肺癌者，宜及早手术。对肺结核合并糖尿病、营养不良、曲菌病或空洞性病变等，应择期手术。任何扩大肺结核手术治疗范围及仓促手术均是不可取的，但延误手术时机，则会失去治愈的机会。术前应做痰菌培养及药敏试验，以便术后更好地选用抗结核药物；营养不良者，术前、术后应给予必要的营养支持；痰量多或肺内有感染时，术前给予抗生素控制肺内感染。术前化疗是影响手术时机的最主要因素，合适的手术时机是化疗后6～9个月，在此段时间内，大部分可逆性病变多已愈合或消退。过早手术由于术前化疗不充分导致术后并发症增多，或使部分可能通过化疗治愈的患者经受了不必要的手术；时间过长无效的非手术治疗有可能对某些药物产生耐药性，或肺内播散，失去手术治疗的机会。MDR-TB主要根据耐药程度和分枝杆菌计数来决定手术时机。对几乎所有抗结核药物均耐药的患者，通常在治疗1～2个月内即接受手术治疗，以避免迅速蔓延至对侧甚至全身而给手术治疗造成困难。对于那些部分耐药的患者，至少经过3个月的敏感药物治疗，此时痰菌能转阴，或者即使痰菌仍呈阳性，但分枝杆菌计数会降低到适当水平。Pomerantz等采用每周监测患者痰涂片荧光染色抗酸杆菌和分枝杆菌计数（阳性分级），当抗酸杆菌阴性及分枝杆菌计数达到最低值时，即分枝杆菌计数下降后再次上升之前为手术最佳时机。

（5）手术效果的评估　肺结核手术治疗效果的评估，应综合考虑术后痰菌阴转率、并发症、手术死亡率及术后生活质量等因素。以肺叶切除的疗效最好，痰菌阴转率最高，并发症和手术死亡率最低，术后生活质量良好。全肺切除的并发症，手术死亡率稍高于肺叶切除术，术后生活质量较差，尤其同时行胸廓成形术的患者。肺段切除已很少采用。肺叶切除术的疗效最高，痰菌阴转率均在95%以上，并发症2%～3%，手术死亡率在1%以下，胸廓成形术痰菌转阴率约为85%。一侧毁损肺的患者施行肺切除，由于减少死腔量，阻断了病肺分流，术后在功能上有所改善，可以取得较好的效果。对于估计术后会出现呼吸衰竭或慢性呼吸功能不全者，应慎重考虑手术，除非抢救生命性手术如大咯血，一般不宜勉强手术。手术治疗是肺结核综合疗法的一个组成部分，术前、术后必须应用有效抗结核病药物配合治疗，同时增强患者的抵抗力，防止和减少手术并发症的发生。手术治疗后仍需进行较长时间的抗结核药物治疗并随访，经过规范的抗结核药物治疗，术后效果才能令人满意。文献报道的术后抗结核药物治疗时间6～12个月不等，可采用术前相同的用药方案或根据药敏试验进行调整。对于MDR-TB，术后连续1年痰涂片阴性，且每次间隔1个月以上方可被视为治愈。

总之，随着抗结核新药的研发及化疗方案的改进，适于手术的肺结核患者将会减少，手术适应证也会相应改变。今后仍要不断总结经验，严格筛选患者，掌握手术时机，实施术前、术后规范化疗，提高手术技巧，在一定范围内发挥手术在结核病综合治疗中的作用。

三、肺脓肿

肺脓肿是由于各种病原菌感染发生肺部化脓性炎症、组织坏死、液化而形成，以前称为非特异性肺脓肿，以区别继发于邻近感染来源的继发性肺脓肿，故又称为原发性化脓性肺脓肿。临床上以高热、咳嗽、咳大量脓臭痰为特征。

1. 流行病学

近 20 年来，由于抗生素广泛应用，肺脓肿的发病率已明显减少。

2. 病因

正常人的鼻腔、口咽部有大量细菌寄殖，唾液中含有大量厌氧菌，齿缝中有很多的厌氧菌存在。急性肺脓肿的感染细菌为一般上呼吸道、口腔的常存菌，常为混合感染，包括需氧和厌氧的革兰阳性与阴性球菌与杆菌。其中最常见的病原菌为葡萄球菌、链球菌、肺炎球菌、梭形菌和螺旋体等。厌氧菌对肺部化脓性感染的重要性，由于培养技术的改进，近年来才被重视。Gorbach 和 Bartlett 等 1974 年报道，吸入性肺炎与肺脓肿的厌氧菌感染占 85%～90%；Bartlett 等报道 45 例急性肺脓肿分离出 114 株厌氧菌的资料，纯属厌氧菌感染者占 58%，需氧菌和厌氧菌混合感染者占 42%。较重要的厌氧菌有胨链球菌、胨球菌、核粒梭形杆菌、类杆菌属、瓦睿球菌、螺旋体等。除上述厌氧菌外，还有需氧或兼性厌氧菌存在。近年来，国外报道嗜肺军团杆菌所致肺炎，约有 25%形成脓肿。此外，乙型溶血性流感杆菌、嗜血杆菌、奴卡菌、支原体真菌、卡氏囊虫等也可引起肺脓肿，但较少见。

可分为以下 3 种类型。

（1）吸入性肺脓肿　吸入性肺脓肿占肺脓肿的 60%以上，病原体经口、鼻咽腔吸入，如扁桃体炎、鼻窦炎、齿槽脓肿或龋齿等的脓性分泌物，口腔、鼻、咽部手术后的血块；麻醉、乙醇和安眠药中毒、溺水、吸毒、癫痫发作、窒息或昏迷时，咽喉部保护性反射减弱或消失，肺的防御和清除功能被破坏，病原菌极易经支气管进入肺内；食管疾病如裂孔疝、贲门失弛缓症、鼻导管、鼻饲、气管造瘘术也是造成吸入的原因；有些患者未能发现明显原因，可能由于受寒、疲劳、全身免疫状态和呼吸道防御功能减低，在深睡眠时吸入口腔污染的分泌物而发病。本病多为单发性，其发生与解剖结构及体位有关。因异物较易吸入右肺并由于解剖位置的原因，在仰卧时好发于上叶后段和下叶背部；在坐位时，好发于下叶后基底段。当各种污物吸入而阻塞支气管后，远端肺组织萎陷，细菌迅速繁殖，引起化脓性炎症、坏死，继而形成肺脓肿。若脓肿与支气管相通，脓液可经支气管排出而形成空洞。在急性期，如脓液能顺利排出以及有效药物控制病变可获愈合；若引流不畅，未能及时治疗，则病变扩大，侵犯邻近的肺段或全肺。在引流支气管有活瓣性阻塞时，可形成张力性空洞。肺脓肿多发生于远端支气管，病灶多见于肺表面下，易产生胸膜反应或粘连。脓肿破入胸腔时，可引起脓气胸和支气管胸膜瘘。肺脓肿在急性期如未能及时控制，迁延在 3 个月以上，则逐渐转变为慢性，脓肿周围的急性炎症吸收，被纤维组织所包绕。在反复感染、组织破坏与修复交错演变的过程中，受累的支气管和肺部组织破坏同时存在。脓腔及周围肺组织有程度不同的纤维化，相关的支气管可有部分性梗阻和扩张，脓腔呈多房性，并有迂曲的窦道相通，系由于引流不畅，致炎症迁延扩散。由于两侧支气管在解剖学上的差异，右侧肺脓肿的发生率比左侧高。右侧约占 70%，左侧占 30%。

（2）血源性肺脓肿　由于肺外感染病灶的细菌或脓毒性栓子经血道播散至肺部引起小血管梗死，产生化脓性炎症，组织坏死导致肺脓肿。如皮肤创伤、感染、疖痈、骨髓炎、产后盆腔感染、亚急性细菌性心内膜炎、化脓性血栓性静脉炎、中耳炎、泌尿道或腹腔感染等。病原菌主要是金黄色葡萄球菌、革兰阳性杆菌和某些厌氧菌。败血症和脓毒性病症时，细菌或脓毒性栓子随血流至肺部，栓塞肺部小动脉，病灶多位于肺表面近胸膜处。肺动脉栓塞后，可引起肺组织坏死，迅速形成脓肿，常为多发性，如因炎症阻塞小的支气管，易形成活瓣状，也可形成张力性脓肿，或几个小脓肿融合成一个大脓肿。

（3）继发性肺脓肿　继发性肺脓肿多在某些肺部疾病的基础上继发感染所致，常见于支气管肺癌、肺囊肿、支气管扩张、肺寄生虫病、肺真菌病、支气管或肺异物、食管癌穿孔。肺部邻近器官化脓性病变或外伤感染、膈下脓肿、肾周围脓肿、脊柱旁脓肿等，穿破至肺引起脓肿。因其各有特殊的病理基础，与原发性肺脓肿不同，它们有不同的临床特点。大块肺梗死灶因局部有脓毒性栓子，或伴支气管继发感染，常有肺组织广泛破坏，进展迅速而形成脓肿，其病变多发，多位于下叶后段及外侧段，空洞壁较薄，内壁不光滑，常有胸膜渗出表现。

3. 临床表现

（1）症状　急性吸入性肺脓肿起病急剧，患者常出现畏寒、高热、咳嗽、咳黏液痰或黏液脓性痰。炎症波及胸膜时可有胸痛、气急，常伴全身乏力、脉快、多汗、食欲减退。7～10日后脓肿破溃到支气管，痰量大增，每日可达300～500mL，为脓性痰或脓血性痰，有臭味，静置后可分三层。若为厌氧菌感染则痰有腐臭味。咳出脓性痰后，症状好转，体温下降。约1/3患者有咯血。脓肿可穿破进入胸腔而引起急性张力性气胸或支气管胸膜瘘。急性阶段若及时有效治疗可于数周内好转。如治疗不力、不彻底，迁延3个月以上而变成慢性肺脓肿，患者有慢性咳嗽、咳脓痰、反复咯血、不规则发热、贫血、消瘦、慢性消耗病态等表现。血源性肺脓肿先有原发病灶引起的畏寒、高热等脓毒血症的表现，以后数日才出现肺部症状，如咳嗽、咳痰等，痰量不多，咯血者很少见。

（2）体征　肺脓肿早期，病变小或位于肺脏深部可无异常体征，待脓肿形成，周围有渗出，叩诊可呈浊音或实音，语颤增强，呼吸音增强，有湿啰音。脓腔较大时，可有空瓮音。血源性肺脓肿体征大多阴性。慢性患者多呈消耗病容、面色苍白、消瘦或水肿。大多数患者有杵状指（趾），少数患者可发生肺性肥大性骨关节病。有的患者由于炎症反复发作，病灶周围的胸膜产生粘连，在粘连中常有许多扩张的血管，这些血管和胸壁及肺血管沟通，形成侧支循环，即为左向右分流。检查时，体表部位有时可见到表浅的扩张血管，少数病例能听到收缩期或连续性血管杂音，伴有此种杂音的病例，术中出血量较大，应做好充分准备。

4. 相关检查

（1）实验室检查　①血常规：白细胞计数及中性粒细胞均显著增高。慢性肺脓肿患者白细胞可无明显改变，但可有轻度贫血改变；②血培养：急性期血液细菌培养可阳性，对病原菌诊断有帮助；③痰细菌培养：对排除其他微生物感染有帮助，如分枝杆菌属、革兰阳性及阴性菌、真菌感染等；④胸穿菌培养及涂片：当肺脓肿伴发脓胸时，应行胸腔穿刺，行厌氧菌及真菌培养，并做胸液涂片，做细菌革兰染色；⑤血清学检查：当军团菌感染时，可做试管凝集及酶联免疫吸附试验。支原体感染时，可行间接ELISA对患者双份血清做抗肺炎支原体IgG、IgM检测及冷凝集试验，阳性感染者对诊断有帮助。国内外已有从血流或脓液标本检测致病的厌氧菌酸性代谢产物进行诊断的方法。

（2）X线平片　早期肺脓肿呈大片浓密模糊阴影，边缘不清，病变呈肺段分布。脓肿形成后，若脓液经支气管排出，胸片能显示液平面的圆形空洞，四周有较厚的云雾状炎性浸润。若支气管引流不畅，可形成张力性空洞，胸片表现为薄壁囊性空洞。急性期如引流通畅，空洞日渐缩小，周围炎症吸收。慢性肺脓肿以厚壁空洞为主要表现，空洞大小和形态不一。空洞周围有纤维组织增生，边缘不整，四周可有放射状条索影，即所谓“长毛刺”。不少慢性肺脓肿可跨越肺段或肺叶的界限，常合并胸膜肥厚，有时胸膜增生可掩盖肺内病灶，只有加滤光板摄片或体层摄影，才能显示脓肿。少数病例，由于引流不畅，脓液不能排出而干涸，X线上呈团块状浓密阴影，没有空洞或只有很小空洞，需与肺癌鉴别。为更清楚显示肺脓肿的实质病变，常需体层摄影检查，可以显示脓腔大小及部位，还可显示与支气管沟通的情况，在鉴别诊断上有意义。血源性肺脓肿在肺的边缘部有多发的散在小片状炎症阴影或边缘较整齐的球形病灶，其中可见脓腔及液平面，随着炎症吸收可见局灶性纤维化。侧位X线检查，可明确脓肿的部位及大小，有助于体位引流及术前定位。

(3) 胸部CT检查　CT检查可见类圆形的厚壁脓腔，并可见液平，脓腔内壁常表现为不规则，周围有模糊阴影。

(4) 纤维支气管镜检查　纤维支气管镜检查是鉴别肺脓肿、结核、肿瘤、异物等的重要方法。通过组织活检，分泌物的细菌及瘤细胞检查，对确诊有很大价值，同时也有吸除脓痰，减轻感染的效果。

(5) 支气管碘油造影　支气管碘油造影可以显示脓肿和继发病变的解剖位置、扩展范围，残余空洞也可显示。对确定诊断和手术范围有很大意义。

(6) 食管钡餐造影　食管钡餐造影可了解有无支气管-食管瘘的存在。

5. 诊断和鉴别诊断

肺脓肿的诊断主要依据病史，结合实验室检查。胸片显示肺野大片浓密炎性阴影中有脓腔及液平面。脓痰培养，包括厌氧菌培养，分离细菌，有助于做出病原学诊断。并发脓胸的患者应做胸腔穿刺，行胸腔积液的需氧及厌氧菌培养，也有帮助。

肺脓肿应与下列疾病鉴别。

(1) 细菌性肺炎　早期肺脓肿与细菌性肺炎在症状和X线表现上很相似。肺炎球菌肺炎最常见，有口唇疱疹、铁锈色痰而无大量黄臭脓痰。胸部X线示肺叶、段实变或呈片状炎性病变，边缘模糊不清，但无脓腔形成。痰或血的细菌分离可以鉴别。

(2) 空洞性肺结核　应详细询问病史，肺脓肿有高热、寒战、痰多且有臭味，而空洞性肺结核无或有少量脓臭痰。肺结核的X线显示空洞周围的炎性病变较少，而且有不规则条索状病灶，星病灶和钙化斑点，并有同侧或对侧的支气管性播散病灶，空洞内有小液平面，痰中可发现结核菌。

(3) 肺癌　肺癌发病缓慢，多发生在40岁以上的患者，常无感染中毒症状。肿瘤阻塞支气管可引起阻塞性炎症。癌灶液化可形成癌性空洞，壁厚、偏心、内壁凹凸不平，无液平，空洞周围无炎症反应，但常可见到肺门淋巴结肿大。多次痰细胞检查、CT断层扫描、支气管镜检及造影，可有助于与肺脓肿鉴别。

(4) 肺囊肿继发感染　胸片显示囊肿呈圆形、腔壁薄而光滑，常伴有液平，周围很少有炎症表现。患者一般无寒战、高热、咳嗽、咳大量脓性痰病史。

6. 治疗

(1) 药物治疗　早期合理有效的内科治疗是根除肺脓肿的关键。有针对性地应用强有力的抗菌药物以及良好的支气管引流是缩短疗程、提高治愈率的重要方法。①抗生素治疗：急性期应用大剂量有效抗菌药物治疗，85%～95%的患者能治愈。但尽可能在开始治疗前送血、胸液等细菌培养和药物敏感试验，根据结果，针对性用药。a. 青霉素：为首选药物，重症患者，每日应静滴2000万U。同时可加用链霉素，1g/d，肌内注射；或阿莫西林500～750ng口服，4次/日，持续4～6周，直至症状消失；也可加用甲硝唑等广谱抗厌氧菌感染药物，毒性低，并能通过血-脑脊液屏障，不引起二重感染。b. 克林达霉素：对厌氧菌疗效好，尤其对青霉素耐药菌敏感。也有学者认为青霉素和克林达霉素合用，或青霉素和甲硝唑合用，可作为常规治疗。对混合感染或致病菌不明的感染也可采用第二代或第三代头孢菌素与氨基糖苷类抗生素，或甲硝唑与氨基糖苷类抗生素联合应用。②体位引流及排液：体位引流及排液可按照脓肿的不同部位采用相应体位，3 次/日，每次 15～30min，辅以雾化治疗。如有条件或必要可做纤维支气管镜检查，收集分泌物做细菌培养，如有异物和分泌物可及时吸出，并可将支气管扩张剂与抗生素滴注到病变部位。当病情危重，可用经皮闭式插管空洞引流，并发脓胸时应行闭式引流。③支持疗法：支持疗法是指增加营养，小量间断输新鲜血；使用支气管解痉药和祛痰药，排出痰液；也可选用中药治疗，有清热解毒、散结祛痰、去腐生新的作用。

（2）手术治疗　肺脓肿经积极非手术治疗，效果不显著，因纤维组织大量增生，脓腔壁增厚，并发支气管扩张时，则应考虑手术治疗。①适应证：a. 肺脓肿病程在 3 个月以上，经正规非手术治疗，无好转或反复发作者。但对年老体弱或有手术禁忌证者，仍应坚持积极内科治疗。b. 发生威胁生命的大咯血，经非手术治疗无效时，应及时采取手术治疗，以挽救患者生命。c. 支气管阻塞使感染不能控制，或经积极治疗 1 个月，仍显示巨大脓肿，空洞直径在 6cm 以上者。d. 不能与肺癌、真菌感染或肺结核鉴别时，应考虑手术治疗。e. 慢性肺脓肿并发支气管扩张、脓胸、支气管胸膜瘘者。②术前准备：术前应进行充分的综合治疗，包括加强营养，积极控制感染，少量间断输血，改善全身情况，加强体位引流，使痰量减少到 50mL/d 以下，体温、脉搏平稳，中毒症状消失。大多数慢性肺脓肿经外科治疗，可获良好结果。③手术方法：手术应采用支气管双腔插管全麻。应用侧卧位后外侧切口，此切口暴露好，有利于分离粘连、止血。慢性肺脓肿病程一般较长，病变范围广，粘连重。为防止剥破脓肿，可采用胸膜外剥离法。手术时，切除要彻底，范围要够大，原则上要求切面上无病变组织，否则术后留有残余病变，出现症状，并发脓胸或支气管胸膜瘘。若患者全身情况差，经准备后，仍不能承受肺切除手术，可酌情考虑做肺脓肿切开引流术。患慢性肺脓肿时，肺切除范围应视手术中实际情况而定，尽量不做肺段切除。为了保证手术的良好效果，应做到完全切除病变的肺组织，并最大限度保留健康肺组织。游离病变时应细心操作，防止脓液污染胸腔。支气管残端不宜过长，缝合良好，并应用附近组织包盖，病肺切除后，胸腔应充分冲洗，并放入抗生素。随着麻醉及手术技术的日益成熟，手术治疗效果均很满意。

四、肺棘球蚴病

肺棘球蚴病又称肺包虫病，系人感染细粒棘球绦虫（犬绦虫）或多房棘球绦虫的幼虫（棘球蚴）所致的畜牧业地区很常见的一种人畜共患的慢性寄生虫病，也是主要流行于我国西北地区的一种地方病。

1. 流行病学

传染源主要为家犬和狐狸等野生动物。传播途径为消化道和呼吸道。最多见于畜牧业地区。

2. 病因

肺棘球蚴病是一种严重的人畜共患的疾病，我国高发流行区主要集中在高山草甸地区及气候寒冷、干旱少雨的牧区及半农半牧区，如新疆、青海、甘肃、宁夏、西藏、内蒙古、陕西、河北、山西和四川北部等地较为严重。

家犬和狐狸等野生动物是主要传染源。家犬因食入病畜内脏而感染。病犬排出的虫卵污染牧场、水源等自然环境及羊毛等畜产品。人由于与家犬接触，或食入被虫卵污染的水、蔬菜或其他食物而感染。

3. 临床表现

肺棘球蚴病的症状视其寄生部位、囊肿大小及有无并发症而异。早期多无症状，随着棘球蚴的增长，与胸壁产生纤维性粘连，可出现胸部隐痛或刺痛，挤压支气管出现刺激性咳嗽，压迫性肺不张导致胸闷气促、呼吸困难或吞咽困难、气管和纵隔移位。囊肿破入胸腔发生严重气胸及胸腔积液、发热、胸痛、呼吸困难及过敏反应。破入血管或心包者病情严重。破入支气管形成支气管瘘，咳脓痰带有子囊或内囊碎片，容易继发感染而形成肺脓肿。可并发肝、脑等重要器官囊肿。

4. 相关检查

（1）血象改变　嗜酸性粒细胞增加5%～10%，甚至可高达20%～30%。

（2）影像学表现　胸部X线平片和CT检查是诊断肺棘球蚴病的主要方法。囊肿直径在1cm以下时，仅见边缘模糊的炎性阴影，直径＞2cm后出现轮廓清晰的类圆形阴影。右肺多于左肺，下叶多于上叶。棘球蚴囊肿的典型征象是：边缘整齐，界限清楚，密度均匀，圆形、卵圆形或分叶状，单发或多发的孤立阴影。肺与肝多发棘球蚴病显示膈肌升高。部分患者出现气管向健侧移位，心脏向左侧移位等。肺棘球蚴病合并感染，则显示大片模糊阴影。破入支气管，出现透亮区及气液平面。

（3）病原学检查　从患者的痰液、胸腔积液、腹水或尿液中检查棘球蚴或其碎片。

（4）免疫学检查　①棘球蚴皮内过敏试验，操作简便，敏感性高，但特异性差，可作为辅助诊断方法；②血清免疫学检查，可采用补体结合试验、间接血凝试验、酶联免疫吸附试验、对流免疫电泳、乳胶凝集试验，免疫荧光试验等方法；③聚合酶链反应法；④色谱法。

（5）重组DNA技术。

（6）超声波检查。

5. 诊断与鉴别诊断

诊断有上述流行病史的患者，出现咳嗽、咯血等症状或腹部无痛性肿块时应疑及本病，进一步做X线检查、B超与实验室检查明确诊断。应同肺结核球、肺结核空洞、肺癌、肺部炎性假瘤、肺囊肿、肺脓肿、胸腔积液等疾病鉴别。

6. 治疗

（1）手术治疗　肺棘球蚴病的有效治疗方法是手术摘除，药物治疗效果并不满意，因肺棘球蚴囊肿合并破裂与感染率较高，故宜在确诊后早期手术。手术的原则是摘除内囊，避免囊液外溢污染和尽量保留健康肺组织。可采用全囊切除和内囊摘除法。

（2）药物治疗　①苯丙咪唑衍化物：以甲苯咪唑和丙硫咪唑为主，可引起生发层和原头蚴退化变质的作用。作为手术疗法的辅助治疗。给药方法：甲苯咪唑，每日30mg/kg，分3次服，疗程3～6个月。丙硫咪唑，每日10～40mg/kg，分2次服，30天为一个疗程，间隔半月重复，可用4个疗程。②吡喹酮：对细粒棘球绦虫成虫有杀灭效果，对包虫囊内原头蚴有一定杀灭作用，但包虫囊液中浓度极低。作为手术前后的辅助治疗。总剂量300mg/kg，分7天服完，或每日15～25mg/kg。分3次服，6天为一疗程，停药4周后重复1～2个疗程。

五、肺真菌病

1. 概述

随着社会进入老龄化，老年性心脑病、呼吸系统基础病、肿瘤、器官移植及各种侵入性治疗增多，临床免疫制剂、糖皮质激素使用增加，特别的是广谱抗生素滥用，导致医院内真菌感染机会增加，特别是呼吸道真菌病尤为突出，病死率也正在逐年增加，其中曲霉菌在免疫抑制患者中已成为仅次于白色念珠菌的重要致病真菌，并已成为首要致死性真菌感染。

（1）发病因素 ①环境因素：真菌广泛分布于自然界中，有30余万种，其中280余种可使人类致病，人类暴露于大量真菌存在的环境中，大量的致病性真菌可随尘埃一起被吸入呼吸道内，当人体抵抗力下降，病原菌容易侵入宿主体内，造成肺部真菌病。由于肺部直接与大气相通，且全身血流均经过肺循环，所以与其他器官相比，在深部真菌感染中侵袭性肺部真菌病最为常见，在无基础疾病的青壮年中，侵袭性肺真菌病，尤其是曲霉菌病（多为原发性及社区获得性），常由于职业、环境因素直接吸入病原菌而发病。近年流行病学资料证实，在深部真菌感染（《实用心脑肺血管病杂志》2008年7月第16卷第7期）中，白色念珠菌感染正在减少，而非白色念珠菌感染有所增加。②机体因素：基础疾病，如艾滋病、慢性阻塞性肺疾病、尿毒症、糖尿病、肺结核、肝硬化、血液病、恶性肿瘤、严重烧伤及营养不良等机体免疫力减弱或缺陷，均可导致机体抵抗力下降，造成真菌感染。③用药因素：长期使用强力广谱抗生素，使体内菌群失调的机会加大，使真菌性二重感染的发病率越来越高；癌症患者抗肿瘤药物的应用以及某些患者糖皮质激素的应用等均可能降低免疫力，导致真菌感染。④诊疗因素：随着医疗条件的改善，各种侵入性诊疗手段的广泛应用也使得继发性真菌感染的发生率越来越高。如气管切开、呼吸机的应用、介入治疗、器官移植、肺部放射治疗、留置导管、心肺手术及手术植入物等。在大器官移植患者中侵袭性真菌感染已成为患者死亡的重要原因之一。⑤其他：吸毒，如静脉注射毒品等。

（2）病原菌 ①致病性真菌或称传染性真菌，属原发性病原菌，主要有组织胞浆菌、芽生菌、球孢子菌、副球孢子菌、孢子丝菌等，此类真菌可侵袭免疫正常宿主和免疫缺陷宿主，引起外源性真菌感染性疾病，后者感染易致全身播散；②条件致病性真菌（或称机会致病性真菌）包括念珠菌属、曲霉属、隐球菌属、毛霉属、青霉菌根霉属镰刀霉及肺孢子菌、放线菌等。此类真菌可寄生（定植）在健康人的鼻腔、口腔、泌尿道、皮肤等处，对人无致病性或致病力弱，但在一定条件下，如细胞免疫功能低下，有易感因素存在时，可引起深部真菌感染性疾病。

（3）临床表现 真菌可以通过不同的致病机制引起肺部病变和各种临床表现，但均无特异性，真菌感染因真菌的种类、病情轻重、病理类型的不同，症状各不相同，可有畏寒、发热、咳嗽、咳白色黏液胶胨样痰，可抽出白色长丝（白色念珠菌感染），或脓性痰，或伴有血丝，甚至咯血，病重者有呼吸困难，肺部可闻及干湿啰音，或哮鸣音。临床诊断细菌感染性疾病，经合理的抗生素治疗无效，发热不退者，应考虑真菌感染；或抗生素治疗发热消退病情好转后，再度发热，病情恶化，提示继发真菌感染，抗真菌药治疗有效，可验证诊断的意义。

（4）相关检查 ①病原学检查：真菌检查是真菌病的确诊依据。严格遵照操作规范，正确采集标本，注意无菌操作，防止污染，及时送检，活体组织标本，一份做镜检和培养，另一份做病理检查。从无菌部位采集的标本查出真菌有确诊意义，但从有菌部位采集的标本如痰液、咽拭子、气管吸出物、支气管肺泡灌洗液等，真菌检查阳性结果的诊断价值需要谨慎评价，这是因为标本检出条件致病性真菌如念珠菌、曲霉菌、隐球菌等可在健康人的口腔和上呼吸道寄生，20%～50%的健康人痰标本可检出念珠菌。PCR技术：可能是最有前途的诊断技术，可用于治疗效果的监测和流行病学研究。何礼贤指出，PCR技术检测肺孢子菌是肺孢子菌肺炎诊断的重要进展，PCR 技术较显微镜镜检的敏感性要高 100 倍以上，理论上用非侵袭性呼吸道标本检测肺孢子菌同样可以非常敏感，只要靶位的引物选择足够和恰当，可以和侵袭性标本一样，特异性达到 100％。PCR 技术也被用于毛霉感染的诊断，可区分临床标本中的根霉属、梨头霉属、小克银汉霉属及部分毛霉属。②影像检查：X 线检查是诊断肺真菌病的重要手段，病灶可发生于肺部的任何部位，隐球菌病灶好发于下叶，毛霉菌病灶好发于上叶，且右上叶较多见。影像表现多种多样，多无特征性，不易与其他肺部疾病区别，肺念珠菌病可类似细菌性支气管炎、肺脓肿、脓胸表现；曲菌球多在肺内空洞病灶中形成，曲霉菌生长形成球状物，与空洞壁之间常留有一新月形狭长空隙，部分曲菌球可随体位而移动，胸片呈单个或多发性结节状影伴空洞和胸腔积液，应警惕肺奴卡菌病、组织胞浆菌。奴卡菌病的影像酷似肺结核，隐球菌、组织胞浆菌感染可引起肺门、纵隔淋巴结肿大，肺部孤立性结节、块状影或弥漫性结节影，易误诊为肺癌、淋巴瘤、转移性肺癌；皮炎芽生菌可引起肋骨、椎骨的类似癌性骨质破坏；胸膜炎型病灶周围出现晕轮征和注射造影剂后边缘增强多见于肺毛霉菌病，毛霉菌侵犯血管可引起肺栓塞；肺结核空洞内曲霉球形成，呈牛眼征。病灶与正常肺组织间有气体新月征，多见于侵袭血管的真菌感染。与传统 X 线相比，CT 特别是 HRCT 对病变细节的显示更具优越性，可以早期发现实变、结节或空洞病灶及其周围呈毛玻璃样的“晕征”；较平片更早、更准确地发现曲菌球的“新月征”，可行 CT 导向下穿刺活检。肺真菌病 CT 表现可以是单发或多发结节、肿块病灶，也可以是单发或多发片状浸润病灶；还可以是多种病变形态同时出现，表现不具特征性。除了异病同影影响诊断外，肺部原发疾病合并真菌感染时，两者的影像学表现相互叠加，使两者都无特异性，增加了诊断的难度。③纤维支气管镜检查：肺部真菌病在镜下可表现为支气管黏膜充血、肿胀、粗糙，部分有局限性隆起，个别腔内见大量灰白色坏死物阻塞。Polesky 等总结了 38 例发生在呼吸道的球孢子菌病，经纤维支气管镜检查发现上、下呼吸道均可累及，引起气道狭窄与阻塞，其病变表现为肿物颗粒状、黏膜下的结节、固定的结节、充血的斑片以及乳头状的赘生物等多种形式，经纤维支气管镜检查的同时，还可以进行刷检、活检、纤支镜下肺泡冲洗及防污染采样，这对了解气道内的情况和明确病菌均有益处。④有辅助意义的实验室检查：快速的检测方法包括血浆 1,3-β-D 葡聚糖抗原检测、半乳糖甘露聚糖抗原检测等。a. 1,3-β-D 葡聚糖抗原检测也称 G 实验，葡聚糖广泛存在于真菌细胞壁中，占其干燥重量的 80％～90％。其中 1,3-β-D 糖苷键连接的葡萄糖残基骨架作为主链，分枝状 1,6-β-D 葡糖糖残基作为侧链。由于 1,3-β-D 葡聚糖广泛存在于真菌的细胞壁中，当真菌进入人体血液或深部组织后，经吞噬细胞的吞噬、消化等处理后，1,3-β-D 葡聚糖可从胞壁中释放出来，从而使血液及其他体液（如尿、脑脊液、腹水、胸腔积液等）中 1,3-β-D 葡聚糖含量增高，当真菌在体内含量减少时，机体免疫可迅速清除 1,3-β-D 葡聚糖。除毛霉菌和隐球菌外多种侵入性真菌感染都可能为阳性，可用于血液、支气管肺泡灌洗液、脑脊液的检测。已知以下情况可能出现假阳性，输注白蛋白或球蛋白、血液透析、输注抗肿瘤的多糖类药物、外科手术后早期、标本接触纱布等诊断时需慎重。b. GM 抗原检测也称 GM 实验，GM 是曲霉菌细胞壁的成分，ELISA 检测血清中 GM 用于诊断曲霉菌感染具有良好的敏感度（64.5％～76.0％）和特异度（81.0％～98.7％），可用于曲霉菌感染的早期诊断，对判断病情、评估治疗反应有所帮助；与新型隐球菌有交叉反应，可采取血液、支气管肺泡灌洗液、脑脊液标本检测。发病 5～8 天后开始增高，粒细胞缺乏与恶性血液病患者有较高的敏感性与特异性。在下列患者中可能出现假阳性：新生儿或儿童、异体骨髓移植者、菌血症者、自身抗体阳性者及使用半合成青霉素的患者。Pfeiffer 等对历年来血清 GM 检测的荟萃分析结果显示，其诊断侵袭性曲霉菌病的敏感性和特异性分别为 71%～89%。2005 年 Maertens 等又将 GM 实验与胸部 CT 结合作为抢先治疗的起点，不仅降低了侵袭性曲霉菌病的病死率，同时由于提高了诊断的准确性，减少了过度经验性用药的毒性和费用。

(5) 治疗　对深部真菌感染治疗成败的关键在于早期诊断，临床诊断明确的情况下，应足量、足疗程应用抗真菌治疗，以免疾病复发，一旦确诊为肺真菌病，应及时使用药物治疗。对于肺真菌病的治疗，应全面考虑病原体的种类、机体的基础条件、药物敏感性、药物毒副作用及机体对药物的承受能力。同时应积极治疗基础疾病，消除危险因素，增强免疫功能。抗真菌药可分为以下几种。多烯类：具广谱抗真菌作用，适用于曲霉菌、念珠菌属、隐球菌和荚膜组织胞浆菌等引起感染，其中两性霉素 B 去胆酸盐已使用多年，但有较严重的肾毒性及低钾血症等不良反应。近年发展两性霉素 B 脂质体，保留广谱高效特性，而不良反应明显减轻。嘧啶类：抗菌谱较窄，适用于隐球菌和敏感的念珠菌感染，包括白色念珠菌和克柔念珠菌、热带念珠菌、葡萄牙念珠菌、平滑念珠菌和近平滑念珠菌等非白念珠菌，但单用易发生耐药性，如氟胞嘧啶。咪唑类：适用于念珠菌属，荚膜组织胞浆菌等引起感染，但对肝毒性大，已较少用，如酮康唑（ketoconazole）。三唑类：该类药物因其抗真菌谱较广，且不良反应相对较轻，故目前临床使用较多，如氟康唑（fluconazole）适用于白色念珠菌和隐球菌属感染，但对光滑念珠菌和克柔念珠菌感染疗效差，对曲霉菌和隐球菌感染无效；伊曲康唑（itraconazole）适用于曲霉菌属、念珠菌属、隐球菌属和荚膜组织胞浆菌感染，对镰刀霉活性较低，对接合菌感染无效。第二代三唑类抗真菌药伏立康唑（voriconzazole）适用于念珠菌属、隐球菌属、曲霉菌属、镰刀霉菌属和荚膜组织胞浆菌等引起感染，但对接合菌（毛霉菌）感染无效。棘白菌素类（echinocandin）为新一代抗真菌脂肽，具广谱抗真菌活性，适用于曲霉菌属和念珠菌属等多种致病真菌和酵母菌引起的感染，对肺孢子菌感染亦可能有一定作用，亦用于耐氟康唑和两性霉素 B 的念珠菌和曲霉菌感染，如卡泊芬净（caspafungin）和米卡芬净（mincafungin）等。

(6) 预防　应重视预防侵袭性肺真菌病，一般预防包括注意室内外环境清洁和个人健康保健，医院环境应加强消毒隔离措施，减少医源性感染的发生，并加强流行病学监测。对有高危发病因素的患者，更应重视防护措施，包括对高危因素的防治，如合理应用广谱抗生素、糖皮质激素等以及辅助性免疫治疗和免疫重建等措施。

2. 肺曲菌病

(1) 定义　由曲菌引起的肺部感染叫做肺曲菌病，是肺部最常见的真菌感染，可为原发性吸入感染。曲菌属中最有致病作用的真菌为烟曲菌。

(2) 病理和临床表现　肺曲菌病可分为 4 种类型。①急性支气管肺炎型：a. 患者吸入大量曲霉菌孢子后，菌丝在支气管黏膜表面生长并引起急性支气管炎，但炎症反应较轻。b. 如果炎症播散到肺组织，能导致肺组织化脓坏死及肺炎，形成肺曲菌性肉芽肿、肺血栓形成或出血性肺梗死。c. 患者的主要临床表现有咳嗽、咳痰、发热和乏力等。d. 梗死的肺实质溶解后，形成肺空洞。②变态反应性曲霉菌病：对曲霉菌过敏的患者吸入大量曲霉菌孢子后，发生曲霉菌性气管支气管炎与变态反应。患者有发热、咳嗽、哮喘、乏力和咳出黄绿色脓痰等症状。胸部 X 线摄片检查显示肺部有短暂性及游走性浸润灶。痰液检查可发现曲霉菌。③腐生性肺曲菌球：a. 最常见于肺结核空洞内，也是肺曲菌病最常见的表现形式。b. 曲菌菌丝在肺空洞内生长繁殖，菌丝与空洞内的血液成分及坏死组织碎屑纠缠而形成曲菌球或菌丝体。c. 患者最突出的症状为反复咯血，有时发生致命性大咯血。咯血原因为与支气管沟通的肺空洞内的感染侵蚀支气管动脉或 Rasmussen 动脉瘤所致。d. 在 X 线胸片和 CT 片上，肺曲菌球表现为肺结核空洞内有结节影，结节与空洞内壁之间可见“半月”形透光区；结节在空洞内的位置可随体位的变动而改变。④继发性肺曲菌病：有肺部慢性疾病的患者，在全身抵抗力降低时，易继发曲菌感染。

(3) 诊断　①X 线胸片和 CT 扫描。肺曲菌病多见于上肺尖后段和下肺背段，常继发于肺结核或其他慢性肺病，本身无特征性 X 线表现，如在 CT 片上发现肺空洞内有曲菌球和半月征，具有诊断意义。②痰培养。多次痰培养发现曲霉菌菌丝和孢子，可作为肺曲菌病的诊断依据。肺空洞未与支气管沟通或曲菌球内的曲霉菌已经死亡，痰培养为阴性。③气管镜检查。有咯血症状的患者，气管镜检查有时能发现出血部位；如果支气管黏膜有充血水肿、坏死、肉芽组织或息肉样组织，活检可找到曲霉菌菌丝或孢子，可明确诊断。④肺穿刺活检。肺空洞性病变位于肺周边部的病例，经皮肺穿刺活检发现曲霉菌，能诊断为肺曲菌病。⑤血清学试验。痰培养阴性的病例，如果临床诊断考虑为肺曲菌病，血清学试验具有一定程度的敏感性和特异性。

(4) 治疗　肺曲菌病的治疗应个体化，视具体病例而异。其自然病史变异很大，有些病例可自愈。但大部分患者的肺部病变长期存在，50%～80%有咯血。发生大咯血的危险性与病变大小、持续时间、合并症的类型以及既往有无咯血史无关。一旦有咯血，发生致命性大咯血的危险性约增加 30%。①非手术治疗。一般而言，诊断明确、咯血症状不严重的肺曲菌病患者，应首先进行非手术治疗。a. 半坐位卧床休息。b. 静脉补液、使用止血剂和抗生素。c. 面罩吸氧和呼吸道湿化，可用镇咳药以及体位引流等。同时，要严密观察病情，警惕发生大咯血的可能性。对肺曲菌病，全身抗真菌药物治疗多无效。②手术治疗。肺曲菌病肺切除术治疗，要正确评估和权衡肺部病变和肺切除之间的危险性。单纯肺曲菌病，咯血及手术风险较小；复合肺曲菌病的咯血和手术风险较高，宜考虑施行肺空洞造口术和转移肌瓣填塞肺空洞以及肺空洞内使用抗真菌药，有的还应进行支气管动脉栓塞疗法。a. 肺切除术的适应证：反复大咯血的患者或肺空洞合并曲菌球者；致命性大咯血的患者；慢性咳嗽伴有全身症状者；原肺部病变周围出现进行性浸润影者；肺部有不明原因的肿块影者。b. 肺切除术式通常为肺段切除术和肺叶切除术。原则是要切除包括曲菌病病灶在内的全部不健康的肺组织，但极少有需要进行一侧全肺切除术的病例。③复合肺曲菌病在术中可能遇到的手术技术上的困难有以下几种：肺空洞周围有致密纤维性粘连；胸膜腔内有广泛膜状或纤维条索状粘连，胸膜腔消失和肺裂内致密粘连，肺裂不清楚；支气管动脉增粗并扭曲；病变周围肺组织发生炎性纤维化；脏层胸膜增厚；肺切除术后余肺不能充分膨胀，胸膜残腔难以消灭等。若胸膜残腔较大，可以用胸膜帐篷、全胸膜剥脱、带蒂肌瓣填塞或大网膜转移法减少或消灭残腔。在极个别病例，可进行胸廓成形术。

(5) 术后并发症和疗效　肺曲菌病肺切除术的并发症发生率、患者的长期生存率主要与手术病例的选择和术后处理有关。最常见的并发症为术后肺曲菌病广泛播散及继发细菌感染。复合肺曲菌病患者，术后 5 年生存率约 85%。患者常死于原有的肺部疾病。术后肺切除标本切缘有真菌侵袭的病例，要用抗真菌药治疗，预防肺曲菌病播散。

3. 肺放线菌病

(1) 定义　因放线菌侵入肺部而引起的慢性化脓性肉芽肿性疾病称为肺放线菌病。放线菌菌丛边缘的菌丝呈放线状排列，菌丝末端呈棒状增大，故称为放线菌。

（2）病理　①肺放线菌病多见于肺下叶和右肺中叶，在肺实质内形成质地坚硬的黄色肉芽组织结节，内含蜂窝状小脓肿，脓液内可找到放线菌菌丝。②肉芽肿周围常有厚层瘢痕组织包裹。因病变常在肺周边部，易累及胸壁而形成胸壁脓肿和窦道，经久不愈。③如果放线菌侵犯支气管黏膜，可形成支气管黏膜肉芽肿。

（3）临床表现　①无特异性。在发病早期，患者有咳嗽、咳痰或痰中带血。其后有发热、全身不适、大量咳痰或咯血。②肺部病变严重者有脓毒血症的表现。③感染累及胸膜及胸壁时，有胸痛、胸腔积液和胸壁脓肿等临床表现；胸壁脓肿破溃后形成瘘管或窦道，长期排脓，胸壁脓肿能导致局部肋骨、胸骨或椎骨感染。

（4）诊断　肺放线菌病的诊断困难。①胸部X线片检查：a. 可表现为肺周边部进行性浸润影，或肺野内有散在的不规则阴影，有的病例表现为大片状肺实变阴影，内含小透亮区，有时可见密度较高的肺纤维化阴影。b. 胸廓骨骼受累时，能显示骨膜炎改变。这些X线征象缺乏特异性。②痰和脓液检查：镜检发现其中有由放线菌菌丝构成的淡黄色小结节（菌丛），即硫磺颗粒，能明确诊断。

（5）治疗　诊断清楚的肺放线菌病，如果未发生并发症，应用抗生素进行治疗。手术治疗的适应证有以下几种：①合并脓胸要进行胸腔闭式引流；形成包裹性脓胸时，宜施行胸膜剥脱术。②肺实质慢性纤维化伴肺实变或支气管扩张的病例，应考虑行肺切除术。③肺放线菌病导致胸壁感染，形成多发性胸壁窦道或瘘管者，需进行手术切除，术中要彻底切除受侵蚀的肋骨、肋软骨和胸骨等。

4. 肺组织胞浆菌病

（1）定义　因吸入荚膜组织胞浆菌的孢子而引起的肺部真菌感染叫做肺组织胞浆菌病，该菌为二态性（菌丝型和酵母型）。

（2）发病机制　①组织胞浆菌的孢子与断裂的菌丝吸入到肺内后，被人体中性粒细胞和肺泡巨噬细胞吞噬，在细胞内转化为酵母型组织胞浆菌。②酵母型在巨噬细胞内增殖约15h后，可使巨噬细胞破裂，释放有致病力和生存力的酵母型组织胞浆菌，引起肺局部病变。约2周后，在肺内形成炎性纤维性肉芽肿或干酪样坏死、钙盐沉着，表现为肺内多发的小钙化灶。③AIIDS患者感染组织胞浆菌后，真菌可通过肺门淋巴结进入血循环，造成全身播散，病死率极高。

（3）临床类型与症状　①原发型：约90%的患者无临床症状，但胸部X线片检查可显示肺部有大小不等的浸润灶。②播散型：人体感染组织胞浆菌后，全身多个脏器和组织发生组织胞浆菌病。患者有发热、咳嗽、腹泻、头痛、肝脾和浅表淋巴结肿大、贫血和中枢神经系统受累症状。患此型的婴幼儿和未治疗病例，多数死于DIC和败血症。③慢性肺：空洞型约占有症状的组织胞浆菌病例的10%，而且多数患者有慢性阻塞性肺疾病（COPD）等肺部基础疾病，约90%的肺空洞位于肺上叶。典型的X线表现为如下。a. 反复的肺斑片状实变伴有空洞形成、瘢痕化和肺组织溶解。b. 肺空洞多呈进行性扩大，并有新空洞形成，而且可播散到肺的其他部位或形成支气管胸膜瘘。临床症状与肺结核相似，患者有发热、咳嗽、盗汗、呼吸困难和体重减轻等，有的出现咯血。④纵隔肉芽肿与纤维化性纵隔炎：a. 表现为干酪性纵隔淋巴结融合并被周围组织包裹，形成单发的肿块，一般较大，为纵隔淋巴结的肉芽肿性炎症反应所致。b. 纵隔肉芽肿的最常见病因也是组织胞浆菌感染，多位于右侧气管旁和肺门。如其进行性肿大，可压迫上腔静脉、气管支气管、肺动脉以及食管；干酪性淋巴结还可破入食管、呼吸道和纵隔。c. 纤维化性纵隔炎是组织胞浆菌所致纵隔肉芽肿的晚期表现，是纵隔肉芽肿破溃后干酪性物质播散到纵隔内而引起的剧烈炎性反应的结果，往往累及整个纵隔结构，也是良性上腔静脉梗阻的常见原因。

（4）诊断　临床所见多为慢性期（晚期）患者，诊断困难。下列检查可供参考。①胸部X线片和CT扫描表现为肺部多发结节影伴钙化、肺部肿块影或片状影、肺空洞形成及其周围有纤维组织包裹、肺门及纵隔淋巴结肿大或融合呈肿块影；②肺或纵隔病变穿刺活检及培养如发现组织胞浆菌，可做出诊断。本病有自限性，阳性率很低，不足10%。主要依靠临床诊断。

（5）治疗　①非手术治疗。如诊断明确、患者有症状或并发症，应选择两性霉素B、伊曲康唑或酮康唑等广谱抗真菌药治疗。②手术治疗。非手术治疗无效，患者有肺空洞及咯血、气管支气管狭窄、上腔静脉梗阻、气管支气管或食管呼吸道瘘时，要进行手术治疗。手术方案视具体病例而定。因胸内有广泛致密炎性粘连，肺血管与纵隔其他重要结构的解剖分离有很大困难和风险，应予以高度重视。术后，要继续抗真菌、抗生素治疗。抗真菌药要持续8～12个月，并要注意随访。

5. 肺隐球菌病

（1）定义　由新型隐球菌感染而引起的急性、亚急性和慢性肺真菌病，叫做肺隐球菌病。其孢子经呼吸道侵入肺部后，对中枢神经系统有亲嗜性或亲和力，往往经血行播散到脑及脑膜，形成隐球菌性脑膜炎，称为播散性隐球菌病。

（2）病理特点　①荚膜产生的毒素对肺组织有毒性作用，而大量繁殖的菌体对周围细胞具有机械压迫作用；②在肺内的病理表现自完全缺乏炎性细胞反应至形成大量肉芽肿病变，这种差异与患者的免疫功能有关；③肺隐球菌性肉芽肿好发于两肺下叶，直径一般为2～8cm，多发或单发而形态不规则；有的直径可达10cm，色灰白，质地坚韧；④镜下，在病变组织内能查到隐球菌；⑤在AIDS病例，肺内无肉芽肿，但肺泡内可找到大量孢子。

（3）临床表现　免疫功能正常的患者有低热、咳嗽、胸痛、轻度呼吸困难、血痰或咯血、盗汗、疲乏及体重减轻等症状，无特异性。中枢神经系统受到感染后，肺部症状常被掩盖。

（4）诊断　有中枢神经系统症状的病例，脑脊液检查及培养发现隐球菌，即可确诊。肺隐球菌病的诊断困难，必须明确有无肺外播散。①X线胸片和CT扫描：a. 常表现为肺单发、多发结节影或孤立性肿块影，边缘可有分叶，密度均匀或高低不等。b. 有的病灶内见有钙化或空洞，多误诊为肺癌。c. 有的肺部病变呈片状浸润影，能累及几个肺段，有的可累及两个肺叶。d. 个别晚期病例可伴有胸腔积液和（或）肺门淋巴结肿大。这些影像学表现亦无特异性。②痰涂片检查及培养多次查到隐球菌者有诊断意义。③隐球菌检查经环甲膜穿刺吸取痰液进行隐球菌检查，屡获阳性结果者，诊断意义更大。④肺穿刺活检：X线检查显示肺部有较大结节影或肿块影的病例，经皮肺穿刺活检标本内发现隐球菌时，一般能诊断为肺隐球菌病。

（5）治疗　治疗包括非手术治疗和手术治疗。①非手术治疗。病因学诊断明确，并有肺外播散（尤其是中枢神经系统有感染）的病例，要根据原发灶的部位和患者的免疫功能进行治疗。免疫功能有损害的病例，宜用两性霉素B和5-氟胞嘧啶联合进行抗真菌治疗。5-氟胞嘧啶对骨髓有潜在毒性作用，对侵袭性肺隐球菌病或隐球菌性脑膜炎病例使用该药时，要注意监测其在血浆内的浓度（水平）。②手术治疗。肺隐球菌病经抗真菌治疗后肺部肿块影不见吸收或消散，肿块较大，或者无法与肺部肿瘤（肺癌）进行鉴别诊断时，应进行手术治疗。一般行肺局部切除术或肺叶切除术。术后继续抗真菌治疗和随访。

第二节 · 先天性肺疾病

一、先天性肺发育不良

先天性肺发育不良出现时间较晚，在胎儿期最后 2 个月至出生后 8 岁左右，即在肺泡发育期。在病理上已有支气管、肺血管和肺实质，但发育不佳，支气管终末端可如实质样组织、血管组织和囊肿样组织。先天性膈疝患者，因受异位腹腔内脏的压迫，往往伴有肺发育不良。

1. 病因

肺发育不良的主要原因可能是胸腔内肺生长发育的有效容量减少，最常见的原因是膈疝，一侧膈肌不能关闭，腹腔脏器疝入胸腔，从而影响肺的发育。肺的形态变化不大，但气道、血管和肺泡的大小和数量均减少。常累及全肺，伴同侧肺动脉畸形和异常肺呼静脉引流，并可合并其他的先天性畸形。肺发育不良既可为一侧，也可为一叶。两侧的发病率及男女发病率无差异。

2. 诊断

（1）临床表现　轻度多无症状，常在体检时发现。但多数患者易患感冒或呼吸道感染，有咳嗽、咳痰等表现，有时痰中带血，严重时可出现呼吸困难。

（2）辅助检查　①胸部 X 线片上叶发育不良多为含气囊肿样阴影，局部纹理稀少，水平裂或斜裂上移。中下叶发育不良可表现为气性囊肿或心膈角处呈三角形致密影，偶可见含气囊肿，有时可误诊为中叶不张、肺囊肿、肺隔离症或支气管扩张。②胸部 CT 检查显示患侧肺密度增高，其中可见含气支气管征或薄壁空洞，同时纵隔向患侧移位。

3. 治疗

无症状者不需治疗。若有感染、坏死或因其他疾病而行手术时，也可予以切除。症状较重或诊断明确者可行选择性肺叶切除或肺段切除。

（1）手术适应证　由于本病相对发病率不太高，目前尚未见有统一的手术适应证。一般认为一侧的全肺、肺叶或肺段未发育或发育不良有症状者，心、肝、肾等脏器无功能障碍及无凝血机制障碍，反复感染，每日痰量小于 50mL，肺功能基本正常者，可考虑手术治疗。

（2）手术禁忌证　①肺功能明显减低，如肺活量、时间肺活量和最大通气量小于预计值 60%，动脉血氧分压小于 8.0kPa（60mmHg），二氧化碳分压大于 8.0kPa（60mmHg）；②近期感染经 2～3 周抗生素治疗后 24h 痰量超过 100mL，双肺仍有广泛性啰音；③心脏功能Ⅲ或Ⅳ级，或频繁室性早搏、心房纤维颤动，或心动过缓，心率小于 40 次/min，或 2～3 个月曾发生心绞痛、心肌梗死，以及心电图提示有重度心肌劳损；④肝、肾、骨髓等功能异常者。

（3）术前准备　①术前必须测定心、肺、肝、肾等脏器功能和凝血机制。近期胸片检查。②痰量较多者，术前 1～2 周开始大剂量广谱敏感抗生素治疗，以控制感染，痰量减少至小于 50mL；合并肺结核者应在肺结核控制后手术，以策安全。③有凝血机制障碍者先矫治，正常后再手术。④增加营养，保证充足睡眠和休息，从而提高身体的免疫能力和对手术的耐受力。⑤指导患者在卧位姿势下进行咳痰、排痰锻炼，鼓励患者树立战胜疾病的信心。不同的全肺、肺叶、肺段切除手术方法，内容较多，不予详细讲述。

（4）术后处理　①一般而言，一侧全肺、肺叶、肺段切除后，都需要持续吸氧、输液，必要时输血，勤变体位。合并肺结核者仍需继续正规抗结核治疗及合适的抗生素治疗。②采用持续心电、血氧饱和度等监测，发现异常及时查找和排除原因，予以纠正。尿量应大于50mL/h。必要时进行电解质检查和血气分析，及时纠正酸碱失衡、水电解质紊乱等。③保持胸腔引流管通畅，随时进行胸部物理检查，挤压胸腔引流管，便于胸腔积血、积气能及时充分排出。④保持呼吸道通畅，可采用抗生素生理盐水溶液雾化吸入，同时协助患者咳痰。如遇呼吸功能低下者，必要时可行气管内插管连接呼吸机，进行辅助呼吸，可借助持续显示的氧饱和度进行监测。也可借助空气分析进行监测。⑤支气管胸膜瘘是肺切除最常见的并发症之一。表现为发热、呛咳、咳黄脓痰或血色样痰。正、侧位胸片可见胸腔内液平面，若将亚甲蓝注入胸腔液平内，患者咳痰呈亚甲蓝色即可确诊。如系早期发生支气管胸膜瘘（一般为术后 1 周内），可当即开胸进行支气管胸膜瘘修补术，可望痊愈。如系晚期者则应及时进行胸腔闭式引流术，待患者身体康复，胸腔内局部炎症较稳定后，择期做相应的手术治疗。

4. 先天性膈疝肺发育不良

先天性膈疝（congenital diaphragmatic hernia，CDH）是由于单侧或双侧膈肌发育缺损，导致腹腔内脏器官疝入胸腔的一种先天性疾病。其发病率约为 1/2500（如包含死产在内，约为 1/2000）。CDH 的病因及分子生物学机制尚未明了，目前仍无有效的治疗手段从根本上改变其合并的肺发育不良；临床上，尽管对 CDH 患儿进行了积极的对症支持及相应的手术治疗，重症病例的病死率仍达 50%～60%，而双侧 CDH 患儿的病死率更是高达 100%。目前，对 CDH 的研究已成为一个热点，其临床治疗的效果常常是衡量新生儿科综合治疗水平的一个重要的指标。本段就目前 CDH 肺发育不良的病因及诊疗进展作如下概述。

（1）病因及发病机制　①病因，先天性膈疝肺发育不良的病因不明，可能是由于环境因素作用于易感母体，从而导致胎肺发育异常。除草醚（Nitrofen）的摄入及维生素 A 的缺乏均可诱导动物模型胚胎的肺发育不良及膈疝形成。研究发现，CDH 合并其他器官或系统异常的比例在活产婴儿中为 25%～58%，而在 CDH 死胎中则高达 95%，常见心、肾及中枢神经系统异常等。此外，CDH 合并各种染色体异常报道也渐增多。因此有学者认为，CDH 并不是由体外某一特定因素的作用或体内某一特定基因的突变而导致的，也不是仅局限于肺及膈发育异常的疾病，而是由多种因素参与的、以肺的发育障碍与膈肌的缺损为基础的一种综合征。②肺发育不良与膈肌缺损。目前对 CDH 动物模型肺发育不良与膈肌缺损的认识逐渐趋于一致，即肺发育不良的程度与膈疝发生的时间和程度密切相关，同时也是影响患儿预后最重要的因素之一。在除草醚诱导的膈疝动物模型基础上，Keijzer 等提出了“双重打击（Dualhit）”学说，即首先是在膈形成之前，未知的遗传及/或环境因素作用于胎肺并影响肺的正常发育；其次，膈肌的缺损致使腹腔器官的疝入，阻碍了胎儿膈疝侧肺的呼吸运动，两者共同导致了肺发育不良。“双重打击”学说在随后的研究中得到了进一步的证实：Beckman 等发现无论有无膈疝形成，在除草醚诱导的胎鼠肺同样存在着肺发育不良；Jesudason 等将除草醚诱导的胎鼠肺在膈肌闭合前进行离体培养，并行动态观察，发现肺芽较对照组明显减少，结构皱缩，说明肺发育不良可以独立于腹腔内脏的疝入而单独存在，甚至早于膈肌缺损的发生。Baglaj 等通过试验发现胎鼠膈肌缺损的大小以及疝入器官的重量与肺发育不良呈明显相关性。③分子生物学改变。a. 基因的变化：多种基因的表达在膈疝胎肺中出现异常，其中对肺的发育及成熟起着重要作用的有 TTF-1、Fog-2、GATA-4、GATA-6 等。TTF-1 是体内重要的转录因子，在胚胎发育早期，参与调节气管成型和分枝，在妊娠后期及出生后，TTF-1 能直接调节表面活性蛋白、细支气管细胞分泌蛋白 CC10 的表达及Ⅰ、Ⅱ

型肺泡细胞的分化。敲除 TTF-1 基因的胎鼠，其肺支气管的分化停留在假腺体期。所以，胎肺中 TTF-1 表达的变化将影响肺的成熟，导致结构与功能的异常。在膈疝胎鼠的肺组织中，TTF-1 的转录水平下调，其蛋白表达明显下降，提示其可能与膈疝肺发育不良的形成有关。此外，染色体 8q22-23 区带的异常已经被证实与膈疝的发生有关，位于此区带的 Fog-2 基因编码由膈肌、肺、心及睾丸体细胞表达的一种共同调节子，Fog-2 基因的突变可导致人和鼠的膈肌缺损及原发性肺发育不良；另一个与 CDH 有关的染色体区带为 8p23.1，其可发生微小的缺失，GATA-4 为位于此关键性区域的基因之一，其编码的转录因子能与 Fog-2 紧密结合并共同促进膈肌与肺等器官的形成与分化。GTTA-6 是 GATA 家族中的另一个重要的基因，其能与 TTF-1 相结合并激活表面活性蛋白，出生后肺的形态发生也依赖于 GTTA-6 的精密调节，其在维持肺的正常结构和功能方面起着重要作用。b. 细胞因子：细胞因子的稳定是维持肺组织正常增殖、分化和发育的重要保证。目前，已经证实多种细胞因子在 CDH 胎肺中出现变化，可能与肺发育不良有关的有表皮生长因子（epidermal growth factor，EGF）、肿瘤坏死因子-α（tumor necrosis factor-α，TNF-α）、成纤维细胞生长因子（fibroblast growth factor，FGF）等。EGF 是一种小分子功能蛋白因子，以旁分泌或自分泌的方式作用于各级肺气道上皮细胞及肺泡上皮细胞，在肺发育过程中刺激胚胎前肠形成支气管芽，加速胎肺的出芽和生长，促进支气管成型和分枝，并加速Ⅱ型肺泡上皮细胞结构和功能分化，从而合成表面活性物质，促进胎肺成熟。在 CDH 胎鼠肺中，EGF 在气道近端的表达量明显高于对照组，Lin 等认为 EGF 的升高为膈疝胎肺组织的代偿性表达，以此弥补肺的发育不良。Li 等在产前对除草醚诱导的母鼠腹腔注射外源性 EGF，发现可显著的改善胎鼠肺的发育状态，但其具体的作用机制有待进一步研究。TNF-α 是由激活的单核-巨噬细胞产生的一种可溶性多功能细胞因子，其生物学功能表现为多方面。在肺部，TNF-α 以旁分泌/自分泌的形式作用于局部组织，病理情况下，可与其位于肺泡上皮细胞表面的受体相结合引起细胞代谢改变，这种改变可介导细胞凋亡和细胞坏死，使上皮细胞不断坏死、脱落、再生。此外，TNF-α 能刺激肺成纤维细胞增殖，促进胶原生成，同时还能隔离Ⅱ型肺泡细胞，抑制表面活性蛋白 A 与表面活性蛋白 B 的生成，其异常增高对胎肺的分化成形有显著的抑制作用。在 CDH 胎鼠肺中，TNF-α 表达明显增多，给予地塞米松后，TNF-α 表达减少，肺发育不良及肺动脉高压明显改善，提示其可能与 CDH 的形成有关。FGF 能刺激胎肺上皮细胞进行有丝分裂、增殖，促进表面活性物质合成，在 FGF 基因缺陷的小鼠中，胎肺发育迟缓。目前已经证实 FGF-10 能在体外促进 CDH 肺芽的生长，但其促进肺发育的机制还不甚明确。Jesudason 认为，肺正常的发育依赖于 FGF 及其受体（FGFR）和硫酸乙酰肝素（HS）间的相互作用，任何一个环节的异常都将导致肺的发育障碍。c. 肺表面活性物质：目前，关于表面活性蛋白（surfactant protein，SP）与双饱和磷脂酰胆碱（Disaturatedphosphatidyl choline，DSPC）在 CDH 胎肺中是否存在量的异常还存在争议。Xu 等利用透射电镜发现除草醚诱导的 CDH 胎鼠肺中Ⅱ型肺泡上皮细胞微绒毛显著减少，提示其可能存在Ⅱ型肺泡上皮细胞胞吐和胞吞作用的减弱及 SP 的重吸收障碍。Thébaud 等研究证实，在 CDH 胎鼠肺中 SP 与 DSPC 的表达均有不同程度的下降，产前给予维生素 A 可以显著地提高其 SP-A、SP-C 及 DSPC 的表达。但 VanTuyl 等报道，SP-A、SP-B、SP-C 无论是转录水平还是蛋白表达，在膈疝组与对照组及膈疝侧与非膈疝侧肺组织里都没有明显的不同。Cogo 等报道在 CDH 新生儿的气管抽取液里，SP-A 与 DSPC 的量显著低于无膈疝组；Boucherat 等发现 CDH 胎儿肺中的 SP 量与同龄正常胎儿相似，并在妊娠后期表达渐渐增多。也有学者认为 CDH 胎儿肺中只是存在“相对的”SP 表达的减少，这种减少是因肺发育不良而导致的肺泡表面积减少所引起的，或者是由于出生后给予机械通气而导致的。d. 离子通道：在出生前几小时，胎肺中充满了由肺上皮细胞分泌的等渗液，正常情况下，这些无蛋白质的肺泡液都能被肺上皮细胞以重吸收的方式进行清理，从而保证出生后肺泡的扩张及氧合能顺利地进行。研究证实，肺上皮细胞对肺泡液的吸收依赖于其细胞膜上 β 肾上腺素受体的兴奋及对 Na^+ 的吸收。Folkesson 等发现在 CDH 胎鼠肺中，肺上皮细胞细胞膜顶端 Na^+ 通道的表达明显低于对照组，肺上皮细胞丧失了吸收能力并仍旧处于分泌期，从而加重了肺的发育不良。Ringman 等认为 CDH 胎鼠肺不仅存在因缺乏 Na^+ 通道而导致的肺泡液吸收困难，同时还存在着因缺乏 Na^+-Ka^+-Cl^- 共转运体而引起的肺泡液生成障碍。

（2）产前诊断及预后评估　二维超声是产前诊断 CDH 最为有效、最为常用的检测手段，具有无创、安全、可重复等特点，便于早期诊断及随访观察，并可以较好地显示膈疝的大小、疝入器官的性质及肺受压的情况，评估患儿的预后。三维超声，利用其旋转多维成像技术，可以较好地评估 CDH 胎儿肺容积的变化，对胎肺特别是患侧胎肺发育的情况及患儿的预后评估准确性较高。此外，MRI 在产前诊断中也有非常重要的作用；由于拥有较高的空间分辨率及高速的成像技术，MRI 不仅可以用于肥胖患者的产前诊断，还能排除母体呼吸的干扰，准确地反映胎儿双侧肺的容积及发育状况。通常认为，对确诊的 CDH 胎儿，如其胎龄<25 周，有羊水过多、肝/胃疝入或为双侧膈疝，均提示预后不良。肺发育不良的程度是决定预后最重要的因素，而胎儿右肺直径-头围比（LHR）可以较好地反映出其肺部的发育状况，因此可以利用超声或 MRI 对 LHR 进行测量，以此评估预后。Jani 等在 LHR 基础上提出了实际测得 LHR 与期望 LHR 比值法（O/ELHR)，及依靠 MRI 获得的实际全肺容积与期望全肺容积比法（O/ETFLV)，两种方法均可以很好地对患儿的预后进行评估，受胎龄的影响较小，肝脏是否疝入也作为直接的评定指标；其中 O/ELHR 在妊娠 22～23 周与 32～33 周时预测可信度最高，而 O/ETFLV 则几乎不受胎龄的影响，在妊娠 22～38 周均适用。量化评估法易受到羊水过少、胎儿体位及治疗水平等因素的干扰，同时对合并有染色体异常，或伴其他系统器官严重畸形的胎儿是否适用还尚存争议。不过，产前如能诊断出 CDH 并对肺发育不良的程度进行较为准确的评估，患儿父母则可选择是否终止妊娠，是否给予产前干预，或是否在产后进行相应的对症支持治疗等。

（3）肺发育不良的治疗　肺发育不良是影响 CDH 患儿预后最重要的因素，且是大多数患儿的直接死因。传统的治疗手段如产后膈疝修补术等并不能改变已经存在的肺发育不良，促进患儿的肺发育，改善肺的通气与换气。产前诊断水平的提高，产前干预方法的发展与完善，使在产前进行治疗，从而改善患儿的肺发育不良成为可能。①产前糖皮质激素治疗动物 CDH 模型发现，产前使用糖皮质激素（glucocorti coid，GC）能促进肺表面活性蛋白成熟，增强 SP 在Ⅱ型肺泡上皮细胞的表达，降低肺泡表面张力，减少肺泡间隔密度，增大肺泡直径，增加肺的容量和顺应性。GC 改善 CDH 胎肺发育不良的机制目前还不完全清楚。动物试验中，产前给予 GC 能显著改变 CDH 胎肺内一系列与肺发育密切相关的因子的表达，无论是在转录还是在蛋白水平，并能显著提高胎仔的存活率。一方面，GC 能抑制 CDH 胎肺中 TNF-α 及 IGF-1 等的表达，而这些因子的增高可能会抑制胎肺的正常发育；另一方面，GC 又能增强一些肺发育所需要的因子的表达，如 TGF、bFGF、PDGF 等。在临床运用的早期，Ford 等报道了 3 例产前诊断的 CDH 孕妇（胎儿孕<25 周，LHR<1.0，均有肝脏疝入），于妊娠 24～26 周开始肌注 GC，患儿的预后明显改善。虽然在此后 GC 得到进一步推

广，但一直颇受争议。Lally 等发现，产前给予 GC 的疗效受妊娠时间的影响较明显，如在妊娠 34 周后给予 GC，并不能促进肺的发育，改善患儿的预后。此外，产前使用 GC 可导致羊膜早破，增加宫内感染机会，还可引起胎儿心室内出血及脑室周围软化，这些都限制了 GC 的临床应用。②胎儿气管阻塞。早期研究证实，患先天性喉闭锁的患儿通常伴有肺的膨胀性增长。受此启发，有学者对 CDH 羊胎行气管结扎，发现通过阻止肺管腔内肺泡液的正常溢出，可以促进组织伸展，改善肺发育不良。此后，相关试验也证实气管结扎能促进 CDH 胎肺组织形态的成熟和功能的完善，增加肺重/重体比、肺 DNA 含量及肺泡面积。临床上，胎儿气管阻塞术获得较大进步，由早期的剖宫胎儿气管结扎术、内窥镜气管结扎术，发展到了目前的胎儿镜腔内气管阻塞术（fetal endoluminal tracheal occlusion，FETO）。FETO 由四维超声引导，在局麻下做皮肤小切口，利用 1.2mm 胎儿镜对气管行球囊封闭，手术时间通常不超过 20min，不仅对母体创伤小，同时还能避免对胎儿喉返神经的损伤。临床上，通常在置入球囊 48h 后，超声即可见胎儿肺部的回声增强，1 周后可见 LHR 值增高。FETO 的指征很重要，单胎妊娠，妊娠 26～28 周，胎儿肝脏疝入胸腔且 LHR<1.0 被认为是纳入标准。此外，球囊放置的持续时间也很关键，研究发现如果放置时间过长可导致Ⅱ型肺泡细胞数量减少，肺表面活性物质缺乏。目前，多在妊娠 34 周时，用胎儿镜取出球囊，或在超声引导下刺穿球囊，避免长时间放置，同时也不用再在产时给予“子宫外产时处理”。成功实施 FETO 的患儿，其肺发育状态与不需要行 FETO 的患儿接近，但其临床运用也受到质疑，部分学者认为胎儿可因手术刺激而早产，还有研究发现行 FETO 的患儿，其远期存活率并未得到明显提高。此外，产前手术所带来的伦理和道德冲突也是无法回避的。③其他产前治疗方法。部分学者致力于寻求创伤小、副作用少的产前干预方法，并取得一定的进展。汉防己甲素（tetrandrine，TET）是一种从防己科植物粉防己根中提取的生物碱。其药理作用非常广泛，具有调节血管舒缩、抗纤维化、清除自由基、减轻自由基所致的损伤，同时还能抑制多种炎症的产生。文献报道，通过对除草醚诱导的 CDH 大鼠的研究，发现在产前给予 TET 灌胃后，不仅胎鼠肺组织结构发育更加成熟，肺各细胞的亚微结构也显示出分化更接近于成熟状态，其作用机制可能与调节肺内一些生长因子及Ⅱ型肺泡上皮细胞的胞吞胞吐作用有关。维 A 酸（retinoic acid，RA）是维生素 A 的活性代谢物，为肺各发育阶段所必需的物质。其能促进新生与成年大鼠肺的支气管发生与上皮的成熟，增强 SP 的生物合成。在 CDH 大鼠胎肺中，维生素 A 类的储存量减少，其传导通路中下游基因的表达增多，提示其缺乏可能是导致膈疝产生的环节之一。产前给予 RA 能减少肺泡容积而增多肺泡数量，扩大换气面，促进Ⅱ型肺泡细胞的分化及Ⅰ型肺泡细胞的成熟。此外，产前对动物 CDH 模型注射一些外源性的生长因子，如 EGF 等也能在一定程度上促进胎肺的发育。

目前，通过各种方式的实验研究及临床探索，研究者们不仅对 CDH 肺发育不良的病因及发病机制有了新的认识，同时在诊断与治疗肺发育不良方面也有了新的提高。但是，由于 CDH 病因复杂，合并症多，对其认识依旧有限，胎儿存活率仍无明显升高。未来的研究及治疗可能将继续基于对肺发育不良机制的认识，孕前/产前药物干预或许是治疗的突破口之一，而孕前/产前给药的理想效果，则是从根本上预防这一高致死性疾病的发生。

二、先天性支气管肺囊肿

先天性支气管囊肿系先天性肺胚芽发育异常，部分支气管树停止发育，并与邻近止常气道组织分离。若发生于胚胎发育早期阶段，肺组织尚未充分形成，近端气管芽生异常，则该囊肿多位于肺外纵隔部位，成为纵隔支气管囊肿；若发生于胚胎发育后期阶段，肺组织已充分发育，远端气管—支气管树芽生异常，则该囊肿多位于肺内，成为肺内支气管囊肿。

1. 病理

纵隔支气管囊肿多位于气管旁，隆突下和左主支气管旁，肺内支气管囊肿则多位于两肺下叶部位。支气管囊肿呈孤立薄壁球形，囊腔内充满黏液或浆液，若并发感染则可见黏液和气体。镜检见囊壁为假复层纤毛上皮，属正常支气管壁成分，部分呈鳞状化生或柱状上皮。囊壁含软骨、平滑肌索、弹力纤维以及腺体成分。

2. 临床表现

多数无症状，由常规胸部X线检查发现。若囊肿与支气管相连通则可出现呼吸道感染症状，如反复发热、咳嗽和脓痰，甚至发生咯血。若囊肿与支气管呈活瓣状相连通则可出现压迫症状，如胸闷、气促、喘鸣，甚至呼吸窘迫和发绀。

3. 胸部影像学检查

胸部X线片见纵隔支气管囊肿多与肺门血管影或纵隔阴影相重叠，显影不清楚。同时可伴有气管和食管移位。侧位胸片示该囊肿位于中纵隔部位。胸部CT扫描和MRI成像可更清晰显示胸部X线片见肺内支气管囊肿呈肺部孤立球形或卵圆形，密度增深阴影，密度均匀，边界锐利，多位于肺野内侧部位。食管钡餐X线检查对纵隔支气管囊肿诊断有一定帮助，可发现食管和气管移位。

4. 治疗

开胸手术切除或经胸腔镜手术摘除者预后较好，对于反复呼吸道感染者应注意预防和控制。

三、肺动静脉瘘

1. 定义

肺动静脉瘘是因肺毛细血管发育畸形或发育不全而形成的一个或者多个血管瘤样囊腔，并在肺实质内形成肺动静脉短路。其注入血管为肺动脉，回流血管为肺静脉。流经囊腔的血液不在肺毛细血管网（丛）进行氧合，经肺静脉直接回流到左心，形成心外右向左分流。

2. 病因

一般认为肺动静脉瘘是先天性基因突变引起的遗传性疾病，因为56%～87%的患者合并Rendu-osler-weber病（ROWD）。ROWD又称为遗传性出血性毛细血管扩张（hereclitary hemorrhagic telangiectasis，HHT），20%的ROWD患者能发展为肺动静脉瘘。

3. 临床分型

肺动静脉瘘按其在肺内的部位和病变的大小，采用病理解剖学方法分为5大类型及其他亚型（表4-3）。

表4-3 肺动静脉瘘的类型

类型	特点
Ⅰ型	无动脉瘤的多发性小动静脉瘘
Ⅱ型	大单发性动静脉瘤，周围型
Ⅲa型	大单发性动静脉瘤，中心型

续表

类型	特点
Ⅲb 型	大动静脉瘤伴有异常静脉引流
Ⅲc 型	多发性小动静脉瘘伴有异常静脉引流
Ⅳa 型	大单发性静脉瘤伴有体循环动脉交通
Ⅳb 型	大单发性静脉瘤，无动静脉瘘和肺静脉曲张
Ⅴ型	无动静脉瘘的不规则静脉引流

4. 病理和病理生理

(1) 肺动静脉瘘好发于左上肺舌段、右肺中叶及两下肺。约 2/3 病变为单发，1/3 为多发。病变可累及一个肺段、叶肺、一侧或两侧全肺。随着年龄增长，病变内肺动脉压力较高而形成瘤样扩张。

(2) 瘘腔大小不等，直径 1～5cm。进入瘘腔的肺动脉一般为 1 支，回流静脉常为 2 支或者 2 支以上。

(3) 瘘壁菲薄，由内皮细胞、胶原及少量平滑肌纤维构成，与一般静脉壁的结构相似。

(4) 多数瘘腔位于肺脏层胸膜下周边部，也可以在肺实质内。一旦肺动静脉瘘破入胸腔或者破入支气管，便导致自发性血胸或大咯血，可危及生命。

(5) 通往瘘囊的肺动脉血流量较大时，因其未经氧合而注入静脉，动脉氧分压（PaO_2）和血氧饱和度（SaO_2）均降低，但瘘囊近端的心内压、血管内压和心排血量正常；心脏无扩大，心电图检查一般无异常。

5. 临床表现

(1) 发病　肺动静脉瘘发病无性别差异。女性以显性基因及不完全外显率进行遗传。临床症状和体征与瘘的大小、具体位置及右向左分流量的多少关系密切。病变直径小于 2cm 时常无症状。

(2) 常见症状和体征　①患者在用力或运动时感到呼吸困难、心悸及容易疲劳是最常见的症状。②肺循环血液通过瘘囊时，右向左分流量达到 25%～30%者，患者一般有发绀。近 20%的病例有发绀、红细胞增多症和杵状指（趾）三联征。肺动静脉瘘破入胸腔和大咯血少见。③有 HHT 患者，高达 85%有鼻出血，鼻出血多始于青春期。④肺动静脉瘘较大、位置表浅并靠近胸壁时，胸部听诊可闻及连续而粗糙的血管杂音，在心脏收缩期与深呼吸时杂音增强，在舒张期减弱，而且杂音可随体位的改变而变化。⑤合并 ROWD 的病例，望诊可发现面部、口腔、胸壁以及上肢等部位有毛细血管扩张。⑥个别患者在端坐时感到呼吸困难，而改为平卧位时呼吸困难症状缓解或减轻，称为平卧呼吸，认为与平卧位时心外右向左血液分流量减少有关。⑦其他肺外症状，如头痛、一过性脑缺血、胸痛、咳嗽、耳鸣、眩晕及眼部症状。

6. 诊断

(1) 胸部 X 线平片　肺动静脉瘘患者中，98%在胸部 X 线平片上有异常改变。多表现为肺野中可见密度较高、边界清楚的分叶状阴影，并借扩张变粗的线条状静脉血管影与同侧肺门结构相连。1/2～2/3 病例为单发肺部阴影，其余呈多发或双肺病变阴影。

(2) 胸部 X 线透视　在透视下，嘱患者做 Valsalva 试验，可见肺部分叶状病灶阴影变小，或可见阴影有搏动；在肺循环血流量增加时，能看到患侧肺门血管搏动幅度增大。

(3) 胸部 CT 扫描　对肺动静脉的诊断准确率高达 98%左右。CT 平扫可见肺内有大小不等、密度均匀的肿块影或结节状影，有的阴影有明显分叶。增强 CT 扫描可见阴影迅速强化和与瘘沟通的肺动、静脉血管影；形成瘘的血管影一般比较粗大，扭曲呈蚯蚓状。在 CT 片上，据肺动静脉瘘的形态分为三型：①结节型，病变直径小于 3cm 的孤立性结节影，最为多见；②团块型，病变直径大于 3cm，有分叶；③弥漫型，病灶大小不等，弥散于一侧或者双侧肺野内。近年来，螺旋 CT 扫描基本上可代替血管造影检查。

(4) MRI 检查　能显示肺动静脉瘘的供血动脉、多发性（弥漫型）病变及其更为具体的解剖部位，也有利于与肺血管瘤的鉴别诊断。

(5) 肺动脉血管造影　对有的诊断较困难的病例，此项检查能显示肺动静脉瘘的部位、大小、形态、数目、与肺血管的关系以及 CT 扫描未能发现的病变，对治疗手段的选择有重要帮助。

7. 并发症

肺动静脉瘘虽不常见，但其并发症有时可危及生命，应该重视。

(1) 自发性血胸　位置表浅的肺动静脉瘘因其囊腔壁薄、质脆，可自发破裂而造成程度不等的血胸。大量血胸能导致患者休克甚至死亡。

(2) 大咯血　这一症状不多见。

(3) 长期低氧血症。

(4) 脑栓塞或脑脓肿　因肺动静脉瘘损害肺毛细血管网及其滤过功能，加之有的患者患红细胞增多症容易在病变部位形成栓子，进而导致脑栓塞或脑脓肿。

(5) 肺动静脉瘘右向左分流量很大的患者，可发生充血性心力衰竭。

8. 治疗

肺动静脉瘘有进行性发展倾向，并能发生严重并发症，因此，经确诊，无手术禁忌证，无论有无症状，应进行手术治疗。术式取决于病变的位置、大小与数量等因素。

(1) 肺局部切除术　位于脏层胸膜下、位置表浅及肺周边部的肺动静脉瘘，尽量选择肺局部切除术（楔形切除术），以代替肺段切除术。

(2) 肺动静脉瘘切除术　术中探查发现瘘与周围结缔组织及肺组织之间界限清楚、位置表浅且解剖、游离瘘无困难者，可行单纯动静脉瘘切除术，尽量保留正常肺组织。

(3) 肺段或肺叶切除术　位于肺实质深部的肺动静脉瘘，如局限于肺段或一个肺叶，应进行肺段或肺叶切除术。

(4) 一侧全肺切除术　一侧肺有 1～2 个大的肺动静脉瘘，而且合并全肺弥漫性毛细血管扩张或多发性肺动静脉瘘，另一侧肺无病变、肺功能正常者，可考虑患侧全肺切除术。

(5) 分期两肺局部切除术　两侧肺有大的单发性周围型动静脉瘘（Ⅱ型）者，可分期、分侧施行肺局部楔形切除术。肺动静脉瘘合并肺动脉高压者，应视为手术禁忌证。肺动静脉瘘患者的自然预后不良。多发性肺动静脉瘘合并大量肺循环血右向左分流的病例，可选择栓塞疗法。

四、肺大疱

肺大疱是由于肺泡组织破坏引起的肺实质内充满气体的空腔，其内有纤维壁和残余的肺泡间隔构成的分隔。往往由于引起自发性气胸或体积巨大需要手术以减轻气急症状，改善肺功能。但至今尚无一种术前检查可以精确评估手术对肺功能的改善程度。另外，未被切除的肺大疱的自然病程目前尚不明了，因为有些患者病情发展迅速，而有些患者可以长时间无变化。

1. 病理分型

（1）肺小疱　肺小疱是在脏层胸膜下，由于肺泡破裂引起的胸膜下气体聚集，包裹在脏层胸膜中，气体通过间质进入到胸膜薄弱的纤维层中，逐渐扩大形成一个小疱，此种小疱在临床上很容易发生破裂导致气胸，手术中多见于肺脏层胸膜下小于 0.3cm 甚至更小的疱性病变。肺小疱通常位于肺尖部，少数可发生在下叶上缘。肺小疱可融合成较大乃至巨大的肺大疱。

（2）肺大疱　肺大疱又称大疱性肺气肿，是由于肺泡组织破坏引起的肺实质内充满气体的空腔，其内有纤维壁和残余的肺泡间隔构成的分隔，几乎都是多发，但多局限在一个肺段或肺叶。肺大疱的病理结构分内外两层，内层由气肿的肺泡退变形成，外层则是脏层胸膜形成的纤维层。肺大疱里面有由残余肺泡及其间隔形成的纤维小梁，小血管贯穿其内，数根细支气管开口于其基部。

Davies 等建议将肺大疱分成三型，第 1 型为小部分肺过度膨胀所形成的肺大疱，特征是有一狭窄的颈部并与胸膜有明显界限；第 2 型肺大疱浅埋于薄层肺内；第 3 型肺大疱基底宽大并延伸到肺组织的深部。然而，绝大多数学者倾向根据无大疱区肺组织有无明显阻塞性肺病对肺大疱进行分类，第 1 型约占 20%，肺组织正常或接近正常，此型患者基本无症状，肺功能接近正常。从病理学角度看，此型有不同程度间隔旁型肺气肿，巨大的肺大疱常常占据一侧胸腔至少 1/2 的容量。第 2、3 型占 80%，肺组织有弥漫性肺气肿。第 2 型事实上是弥漫性全小叶型肺气肿的局限性加重，多为双侧多发，大小不一；第 3 型为毁损肺，肺间质被多发性小肺大疱所取代，常伴有严重的呼吸困难、呼吸衰竭和肺心病。

2. 病因

经典的对肺大疱的病因及其生物学行为的理解都基于 Baldwin 和 Cooke 的早期观察得出的球瓣学说，他们认为支气管的炎性损坏导致其远端肺泡内气体只进不出，肺大疱因其内压的不断增高而进行性增大并压迫其周围的肺组织使之萎陷，即病变组织压迫正常功能的肺组织。

Fitzgerald 进一步认为肺气肿引起的正常肺容量的减少及肺弹性回缩力的下降，将使其周围细小支气管受压变窄，而造成相对正常肺组织出现呼气性阻塞。

Morgan 通过动态 CT 扫描观察、大疱内压测定及手术标本的病理学研究否定了上述理论，他认为肺大疱周围的肺组织其顺应性低于肺大疱，即肺大疱所需的膨胀压低于其周围肺组织，因而在同等的胸腔负压下肺大疱常常比其周围的肺组织优先完全膨胀。因此，当某一部位的薄弱肺间质达到一定大小时，其周围肺组织的弹性回缩力将使其形成肺大疱并使之逐渐增大。根据这一理论，手术治疗的目的应更注重于恢复肺组织的结构和弹性，而不是单纯切除肺大疱病变。尽管有大量报道认为肺大疱的病因与吸烟和 α 抗胰蛋白酶缺陷有关，但目前引起大疱性肺气肿的确切病因尚不详。

此外，原发性肺癌伴发于肺大疱较为常见，可能的机制是：①肺癌好发于诱发肺大疱的瘢痕；②被肺大疱压缩的肺间质易于癌变；③肺大疱通气差，致癌物质滞留诱发肺癌。因此预防性肺大疱切除可能减少肺癌发生率。

3. 临床表现

肺大疱可并发自发性气胸、感染、咯血、胸痛。

（1）自发性气胸　自发性气胸是大疱性肺气肿常见的并发症，由于限制性通气功能障碍，这类患者往往不能耐受少量的气胸，肺大疱引起的气胸复发率高达 50%以上，明显高于肺小疱病变（12%～15%），而且这类气胸自然愈合时间长，易继发感染，因此常常需早期手术治疗。

（2）感染　事实上肺大疱本身的感染少见，多为大疱旁肺组织继发感染造成肺大疱内反应性积液，胸片显示液平，绝大多数的积液无菌，吸收后肺大疱可能自然消失。因而，肺大疱继发感染宜选择非手术治疗。

（3）咯血　肺大疱继发咯血比感染少见，因此当肺大疱患者出现咯血时应排除伴发肿瘤及支气管扩张可能，术前对出血部位也应做出评估。

（4）胸痛　胸痛是肺大疱的主要临床症状之一，多在胸骨后且疼痛性质类似心绞痛，手术切除肺大疱后疼痛即缓解。

4. 诊断

较小的单发肺大疱可无任何症状，体积较大或多发的肺大疱可有气急、胸痛、胸闷、呼吸困难等症状，与慢性阻塞性肺病难以鉴别。当出现并发症时可有相应的症状诊断肺大疱主要靠影像学检查。胸片显示无肺纹理的薄壁空腔，可占据一个肺叶或整个胸腔，有时难以与气胸鉴别。CT检查有助于明确诊断。

5. 治疗

（1）手术适应证　①无症状的肺大疱。预防性手术可定义为切除无症状的肺大疱。尽管治疗并发症比预防手术难度要大，但由于肺大疱自然转归的不确定性，导致目前对预防性手术尚存有争论。巨大的无症状肺大疱可因突发并发症如气胸（尤其是张力性气胸）、肺或大疱感染、呼吸衰竭及肺心病而导致患者死亡，绝大多数外科医师同意当肺大疱占据胸腔容积50%或以上、正常肺组织受压或短期增大明显时应视为手术指征。②慢性呼吸困难及活动能力下降。慢性呼吸困难及活动能力下降是主要的肺大疱切除指征。切除肺大疱可减轻限制性通气功能障碍，使大疱旁肺组织的弹性回缩力得以恢复，改善通气血流比，减少生理无效腔以达到减小呼吸做功的目的。另外，切除肺大疱使胸腔内压下降，将纠正因高胸腔内压对肺动脉和体静脉回流的影响（气体压塞综合征）所造成的血流动力学失常，而这也是呼吸困难的主要原因之一。切除肺大疱还可恢复重要呼吸肌如膈肌、肋间肌等的长度、张力及收缩力的关系以改善其功能。

（2）术前评估　由于大疱性肺气肿与慢性阻塞性肺疾病的特殊关系，目前尚无检查手段精确评估肺大疱对其临床症状所产生的比例，因此切除肺大疱对肺功能的改善程度是无法预见的。手术前至少应对下述三方面进行仔细分析评估。①临床评估：临床上有明确慢性支气管炎、支气管痉挛或反复感染发作史的患者手术风险大而手术效果也差。极度呼吸困难者，不管有无缺氧和（或）低氧血症，都非手术禁忌，甚至有的学者认为是最佳手术适应证。是否对呼吸机支持的患者进行手术尚存争论。有证据表明戒烟可改善手术疗效，而继续吸烟将加速肺大疱切除术后肺功能的恶化。术后体重的下降往往是手术效果良好的标志。②解剖学评估：影像学检查可以较准确反映肺大疱的大小、部位以及周边肺组织的受压情况。当单个肺大疱占据侧胸腔容积的40%～50%，与周边肺组织有明确界限，且短期增大明显或病情恶化时，手术效果好。弥漫性肺气肿患者即使切除较小肺大疱也可使其肺功能和症状得到明显改善。影像学检查显示肺大疱旁肺组织无明显受压受限时，手术切除肺大疱可能使肺功能进一步受损并形成新的肺大疱。尽管标准胸片可对肺大疱做出较准确的诊断，但胸部CT可更为精确了解肺大疱情况。CT可以对肺气肿进行分型，了解肺大疱数量、大小、位置、胸片不能显示的较小肺大疱以及肺部其他病变如肺瘤等。③肺功能评估：肺功能检查可以了解肺大疱以外肺组织功能情况、判断肺气肿严重程度，用力肺活量和FEV可以粗略估计肺大疱切除后的临床效果，因此尤为重要。当FEV低于预计值的35%时手术效果明显下降；呼气流率下降，呼吸道阻力增高往往提示支气管树受肺大疱压迫，术后肺功能会明显改善。慢性阻塞性肺疾病患者弥散功能障碍与肺气肿程度呈正相关，这类患者静息状态氧分压可能正常，运动耐量试验时氧分压将明显下降；有些重度肺动脉高压可能与肺大疱压迫血管床有关，因此这些患者并非绝对手术禁忌，应从多方面考虑。

(3) 术前准备　这类患者术前准备极其重要，包括指导患者正确的咳嗽方法、深呼吸、呼吸功能锻炼器的正确使用、胸部理疗（CPT）等；戒烟；肺部感染的控制；停用阿司匹林及甾体激素；术前皮下注射小剂量肝素及10～15日的营养支持。

(4) 手术方法　肺大疱切除手术的术式选择应遵循的原则是保护所有的血管和尽可能地保留有功能的肺组织。肺大疱局部切除可最大限度地改善肺功能。胸膜下肺大疱可电凝去除，基底窄的肺大疱可于基底部结扎、切除，基底宽的肺大疱可缝扎或折叠缝合，基底宽而巨大的肺大疱，要切开肺大疱，沿其正常边缘切除肺大疱壁。因肺大疱并不局限于解剖段内，故段切除很少采用。因肺叶切除可导致严重的肺功能损害，所以很少行肺叶切除术。

(5) 术后处理　术后处理包括ICU密切监护，及时发现并处理并发症，早期下床活动，胸部理疗，合理用药，新法镇痛（如硬膜外阻滞等），纤维支气管镜或环甲膜穿刺吸痰等。与肺大疱切除直接相关的并发症包括肺膨胀不全、长时间漏气、胸腔肺感染以及呼吸衰竭。如果病例选择得当，呼吸衰竭并发症并不常见，膨胀不全与漏气经过一段时间多能获痊愈。

五、肺隔离症

1. 概述

(1) 定义　肺隔离症（PS）是一种较多见的先天性肺发育畸形，即一部分胚胎肺组织（肺叶或肺段组织）与正常肺组织相互隔离、与正常支气管不交通，而且具有异常的动脉和静脉，故称为肺隔离症。

(2) 病理特点　①隔离的肺组织是未发育的支气管肺组织与肺主体隔离，无呼吸功能和炭末沉着；②被隔离的肺组织内支气管分泌物潴留时，其病理改变表现与肺囊肿（液囊肿）相同；③叶内型肺隔离症可继发感染，甚至会形成脓肿，出现相应的病理学改变；④隔离肺的动脉血管内压力可比正常肺动脉压力高6倍，能导致隔离肺组织逐渐纤维化和囊性变，也容易导致该动脉血管粥样硬化；⑤隔离肺的动脉血供来自体循环的血管，一般来自腹主动脉。这种异常动脉向上穿过膈肌进入隔离肺供给血液；其静脉多回流到同侧肺静脉，但也可以注入体循环静脉系统。肺隔离症的异常血管及其血液循环，具有重要的临床意义。

(3) 临床分型　肺隔离症按病理解剖部位，分为叶内型和叶外型两种类型。

① 叶内型肺隔离症：a. 隔离肺位于正常肺实质内，被同一层脏层胸膜所覆盖，隔离肺缺乏自身的脏层胸膜。b. 叶内型在临床上最常见，占全部肺隔离症的75%左右；与正常支气管沟通或不沟通。c. 约60%叶内型发生于左下肺内，约40%发生于右下肺内；后者容易继发感染。d. 异常动脉多数发自胸主动脉，少数来自腹主动脉；其静脉95%以上注入正常肺静脉，少数注入体循环系统静脉（奇静脉或半奇静脉）。异常动脉一般为1～3支，粗细不等，质较脆。e. 发生于左、右肺上叶和右肺中叶的叶内型肺隔离症少见。

② 叶外型肺隔离症：a. 隔离肺与正常肺叶完全脱离，有自身的脏层胸膜，并与正常支气管不相通。男性多见。b. 叶外型较少见，占全部肺隔离症的25%左右。外观多呈三角形，90%位于左侧胸腔，有的位于纵隔、胸膜后或者膈下。c. 叶外型肺隔离症的静脉血一般注入奇静脉或半奇静脉系统，少数回流到正常肺静脉血管。d. 叶外型不继发感染，患者无症

状，多在查体时偶然发现，易被误诊为胸内其他疾病。e. 约 30%的叶外型患者合并膈疝。

（4）临床表现

① 叶内型肺隔离症：a. 小儿、儿童和年轻人多见。b. 隔离肺继发感染后有发热、咳嗽和咳脓痰，重症患者有全身中毒症状。c. 有的患者表现为反复发作的左下肺肺炎。d. 隔离肺慢性感染形成肺脓肿后，临床表现与一般慢性肺脓肿相似或者相同。e. 隔离肺的异常供血动脉发生退行性动脉硬化者，可有咯血；若在隔离肺内形成假性动脉瘤，破入支气管后造成致命性大咯血。f. 新生儿患叶内型隔离肺时，其异常动脉内的高流量动脉血液不断回流到正常肺静脉，可导致充血性心力衰竭。

② 叶外型肺膈离症常合并其他先天性疾病。

（5）诊断　肺隔离症的临床诊断除了解病史和查体之外，主要依靠胸部 X 线摄片检查和 CT 扫描。

① 胸部 X 线平片：a. 在左或右肺下叶基底段（背段）可见薄壁囊肿影、块影或分叶状致密影，常单发，边缘清楚，左下肺基底段为好发部位。b. 有的囊性阴影内有一个或者几个空腔，内有空气和气液平，提示与相邻支气管交通。c. 病灶继发慢性感染者，其周围肺组织有炎性表现。d. 在正位片上，囊性（实性）阴影常在心膈角处；在侧位片上，阴影靠近胸椎体。e. 叶外型肺隔离症阴影绝大多数在左侧胸腔后肋膈角部位，一般呈三角形，密度均匀。

② 胸部 CT 扫描：为重要诊断方法，在 CT 片上可有以下表现。a. 左或右下肺叶靠近脊柱部位有囊性肿块影，呈圆形或椭圆形，边界清晰，一般为单发；有的囊性肿块影内可见气液平；囊壁薄，并有强化现象，大小 5～12cm。b. 囊性肿块影常与纵隔或膈肌接触，而且接触面较广。c. 在增强 CT 扫描片上，在病变阴影内有时可显示异常动脉血管影；有的囊性病变内有多血管现象；少数有斑点状钙化灶。d. 利用 CT 图像多平面重建技术，常能发现隔离肺的异常供血动脉及其起源。

③ 胸部 MRI 检查：往往能显示隔离肺的异常动脉，具有诊断意义，基本可代替血管造影术。

④ 彩色多普勒超声检查：怀疑新生儿患有肺隔离症时，常能看到其胸内高回声肿块阴影和发现起源于主动脉的异常动脉。

⑤ 主动脉逆行血管造影检查：个别患者为明确诊断，偶尔需要做主动脉逆行血管造影检查。

（6）治疗　肺隔离症一经发现并诊断清楚后，若无手术禁忌，都应进行手术治疗。

① 叶内型：由于合并继发性感染以及异常供血动脉引起的左向右分流（体-肺循环分流）所致血流动力学改变，宜早期治疗。一般采用肺叶切除术。术中要正确处理隔离肺的供血动脉，避免因误伤而发生术中大出血，危及患者生命。

② 叶外型：行单纯隔离肺切除术。合并有其他先天性畸形的病例，如有可能，应同时予以手术治疗，如先天性膈疝修补术等。

2. 先天性肺畸形

先天性肺畸形（congenital thoracic malformations，CTMs）是一种罕见疾病，占所有先天性疾病的 5%～18%，每 10 万人中累积发生 30～42 例，CTMs 主要包括先天性肺气道畸形（congenital pulmonary airway malformation，CPAM）、PS 和支气管闭锁，其中先天性 PS 约占所有 CTMs 的 6.45%。先天性 PS 患儿的隔离肺组织无正常的呼吸功能，缺乏正常的气管支气管树，通常由 1 条或多条异常动脉供血，常来源于胸主动脉和腹主动脉，腹腔主干、肋间动脉、胃左动脉来源较少见，而静脉主要回流到肺静脉或体循环。在过去的二十年中，产前诊断已经成为常规，成熟的产前、产后成像技术可发现漏诊病例，但目前临床医生对先天性 PS 患儿的诊治存在认知不足，现就先天性 PS 发病的可能机制、诊断及治疗进展予以综述，以便为临床提供理论依据。

（1）病因和分类

① 病因：PS 于 1861 年由 Rokitansky 首次报道，其病因及发病机制至今仍不明确。1902 年 Pryce 提出辅助发芽学说，其研究认为 PS 患儿在胚胎发育期间存在独立血供的肺芽组织，可随肺组织发育。1956 年，Smith 提出 PS 胚胎期肺动脉发育不全，体动脉压力较高，病变肺组织受压而产生囊性纤维样病变，最终导致肺隔离症。1994 年，Hoxb 基因首次被学者提出参与调控胚胎肺组织发育过程。其中 Hoxb-5 参与肺发育早期分支过程。Volpe 等的研究结果证实，Hoxb-5 在胎儿肺发育的假腺期（主呼吸道发育和末端支气管形成）高表达，在小管期（腺泡出现、气血屏障形成）开始下降，肺泡期 Hoxb-5 蛋白表达正常，而在 PS 的病变肺组织中 Hoxb-5 蛋白较正常肺组织增高。2017 年，Jung 等提出 PPARγ 通过肺泡细胞间黏附系统在胎儿肺发育过程中发挥重要作用，PPARγ 的缺乏可导致 CTMs，也有研究发现，与相邻正常肺组织相比，病变肺组织中 ACSL5 和 Wnt2B 蛋白的表达明显降低。胚胎发育异常是导致 PS 的重要因素，而基因的表达决定了胎儿发育的方向。有研究报道，Hoxb 基因组中 Hoxb-2 与肺癌的发生有关，CPAM 中癌症基因的突变率高于正常患儿。探讨先天性 PS、CPAM 的相关基因及其与癌症基因的关联性，对决定患儿手术、评估远期转归及胎儿产前基因筛查有指导意义。

② 分类：目前，我国专家建议认为，先天性 PS 属于先天性肺实质合并肺血管异常，根据隔离肺组织有无完整的胸膜与正常肺组织分界，将 PS 分为叶内型（intra lobar sequestration，ILS）和叶外型（extra lobar sequestration，ELS），ELS 中有 15%的病例为膈肌下隔离肺。先天性 PS 合并有先天性肺气道畸形（congenital pulmonary airway malformation，CPAM）常被归为混合型。混合型中的肺囊腺样病变是先天性 PS 中远端肺组织的发育异常所致，将 PS 合并 CPAM 归为混合型目前尚存争议。ILS 常与支气管相通，好发于左肺下叶，无性别差异，约占 PS 的 75%。大多数 ILS 患者在青春期或者成年早期出现症状，多表现为复发性肺炎、咯血和呼吸困难。ELS 亦好发与左肺下叶，但与 ILS 相比，ELS 患者男性比例较高（4∶1），约占 PS 的 25%。由于 ELS 隔离肺组织有完整的胸膜，通常与正常肺组织支气管不相通，故 ELS 患者较少表现为肺炎。Zhang 等的研究结果显示，ILS 与 ELS 的静脉回流不同，ILS 主要通过肺静脉，尤其是下肺静脉回流，而 ELS 的静脉回流主要是通过奇静脉和半奇静脉进行的。ILS 患儿的感染率为 71.2%（79/111），ELS 患儿的感染率为 31.4%（16/51）。ILS 和 ELS 在病理解剖、静脉回流以及临床症状等方面都存在差异，因此临床中将 PS 分为叶内型和叶外型具有重要意义。研究先天性 PS 的不同分型，可辅助患儿治疗决策，减少术中风险，使患儿接受更安全、有效的治疗，提高患儿的生存质量。

（2）诊断方法

① 超声：近年来，随着超声检查技术的发展，胎儿超声（fetal ultra sound，FUS）和肺超声（lung ultra sound，LUS）对于先天性肺疾病的诊断具有重要价值。目前，产前 FUS 被认为是诊断 PS 的首选方法。PS 患儿的超声表现具有特异性，其通常表现为强回声或稍强团块状回声，内部回声均匀，以楔形或三角形多见。彩色多普勒超声显示病变肺组织

的异常供血动脉，若血供来自胸主动脉或腹主动脉，则应考虑 PS，若血供来自肺动脉则为肺囊腺瘤。根据团块的位置以及团块回声的强弱还可与肾上腺病变、膈疝等疾病相鉴别。LUS 是诊断 CPAM、PS 的重要方法。Michele 等对 7 例新生儿患者肺超声和 CT 结果的对比研究显示，LUS 的诊断与 CT 扫描的结果高度一致。除诊断特定的肺部疾病，新生儿 LUS 也是随访和后期处理的有用技术，可以避免多次暴露于辐射。LUS 可在新生儿重症监护病房床边进行操作，可以指导或协助新生儿肺部疾病的管理，如指导机械通气和外源性肺表面活性剂的应用，协助新生儿 PS 的治疗。FUS 中胎儿肺头比（CVR）是评估胎儿预后的重要指标，CVR 值=(长×宽×高×0.52)/头围。CVR＞1.6 预测胎儿水肿风险增加 80%，安鹏等对 88 例胎儿 PS 的回顾性分析结果也证实 CVR＞1.6 的胎儿水肿发生率、产后呼吸窘迫发生率较高。近年来，有学者提出，CVR＜2.0 的胎儿无需宫内干预，可随访观察。Yasushi 等的研究结果显示，所有出生后 24h 内需要手术的患儿 CVR 值均大于 2.0，另一项对 82 例胎儿的随访研究也表明，CVR＜2.0 的胎儿是相对安全的，胎儿水肿发生率较低。CVR 对于评估胎儿病情严重程度和预测胎儿水肿的发生有重要作用，但不能仅依据 CVR 值来决定是否需要对胎儿进行干预。

② MRI 与 CT：产前超声是目前最常用的先天性肺畸形的诊断方法，但在判断肺畸形供血动脉上有一定的局限性，尤其是伴有肩胛下区和皮下气肿时，对肺部病变的检测有一定的限制。MRI 则在成像上有一定的优势，MRI 不受母体体质、胎儿体位和羊水体积的限制，由于增强了软组织造影的分辨率，MRI 可以提供更多关于病变解剖位置的信息，确定供血动脉，MRI 对于胎儿肺隔离症的诊断及预后有较高价值，可作为肺部异常胎儿产前检查的重要补充方法。Rodrigo 等回顾性分析 103 例经病理确诊的 CTMs 的影像学资料后发现，胎儿 MRI 检测在正确判断是否存在供血动脉方面优于产前超声，MRI 的准确率为 88%，而超声的准确率为 72%。Keller 等的研究显示，利用 MRI 的相关数据计算胎儿的相对及绝对肺容量后，PS 胎儿的数值均低于正常。Kasprian 等认为，胎儿期 MRI 可作为中晚期妊娠时评价胎儿肺发育的重要手段。容量测定、信号强度分析、可获取肺容量等相关数据，以此评估正常或异常的肺组织发育情况。新生儿 CT 扫描可以确认可疑的 PS，许多学者会建议在手术前使用造影剂来描绘动脉供应和静脉引流以减少术后并发症。与 MRI 相比，CT 成像与解剖及病变的一致性较高，而且 MRI 可能无法像 CT 一样检测到薄壁囊肿和肺气肿的改变。相对于 MRI，CT 图像采集时间较短，因此，不需要患者高度合作，甚至镇静或麻醉。但 MRI 在绘制血管解剖图方面可能优于 CT，尤其是当血管较小且引流物靠近心腔时。

超声、MRI 及 CT 在协助 PS 的诊断及治疗均发挥重要作用。产前超声检查是诊断新生儿 PS 的首选辅助检查，但超声检查对仪器及操作者要求较高，干扰因素较多，并且不能清晰地显示供血动脉。MRI 虽可直观显示肺隔离症病灶所在肺叶、范围及内部特征，但 MRI 对于患儿的配合要求较高。CT 扫描可以清晰地显示供血动脉，但婴儿的器官和组织具有较高的放射敏感性，有一定的电离辐射风险。因此，有选择性地选用不同的检查可以避免漏诊、误诊及合理的选择治疗。在超声对解剖显示不清，以及病变范围较大时，推荐选用 MRI，在医疗条件落后的情况下，可以选用 CT 明确诊断。

（3）治疗

① 手术切除：手术切除是有症状患儿治疗的标准，但无症状患儿是否需要手术目前存在争论。Alsumrain 等回顾性分析了 32 例 PS 患者，其中 18 例进行手术切除，术后并发症

发生率为28%，而非手术组的中位随访时间为19个月，随访期间未发现与PS相关的并发症。因此认为无症状的PS无需手术干预。Cook等和Stanton等的研究也认为无症状的PS患儿需要进一步观察后再考虑是否手术治疗。然而，Criss等的研究发现33%非手术治疗的患儿最终发展成肺炎或其他肺部症状，增加了手术并发症的风险，因此认为早期手术可减少远期并发症及手术风险，早期切除病灶还可促进同侧肺的代偿性生长和预防癌变。目前，大多数学者认为无论患儿有无症状，均应手术治疗，并且建议出生后2～6个月为最佳手术时机，最迟不超过2岁。目前，胸腔镜手术（video-assisted thoraco scopy，VATS）是治疗PS患儿的主要选择，王允金的研究结果显示，胸腔镜手术组较开胸手术组的术中平均出血量、术后住院时间以及胸管留置时间均有统计学差异，与Norichik等的研究相符，认为VATS手术治疗PS较传统开胸手术具有切口小、术中出血少、恢复快、术后住院时间短等优点，是一种安全可靠的手术方式。Lin回顾性分析26例经VATS手术治疗的PS患儿，研究结果显示无论肺叶切除或是肺楔形切除，患儿均无术后并发症，但肺楔形切除术较肺叶切除术术中出血量少以及手术时间减少。VATS肺段切除与肺楔形切除在治疗PS患儿的差异性国内外尚无研究论证，因此，综合考虑预后及操作难度，保留患肺部分肺功能的VATS肺楔形切除术是目前治疗PS患儿的首选治疗方式，但是在感染情况较严重的情况下，胸腔粘连严重，血管脆弱，VATS术野受限，术中出血风险增加，此时应考虑选择开胸手术。

② 介入与宫内治疗：介入治疗是通过栓塞供血动脉，导致隔离肺组织缺血、坏死、纤维化，进而消退，通过栓塞供血动脉可以有效避免因血管脆弱导致的术中出血。Fabbri等认为血管栓塞除有助于降低术中出血的风险，还可避免手术中出现无法控制的并发症，如膈下腹部出血。在PS患儿发生大咯血时，介入治疗可以迅速找到出血的滋养动脉并栓塞，尽快减少出血，缓解危象。血管内介入栓塞治疗的患儿住院时间较短，侵袭性较低，并且与开胸或胸腔镜手术相比，其出血风险较低。但是，血管栓塞可能出现术后线圈偏移，栓塞不彻底，复发咯血、感染。因此，在患儿需要急诊处理时可优先考虑介入治疗干预，争取进一步手术机会。介入治疗有一定的局限性，而血管栓塞联合VATS肺楔形切除在降低术中出血风险的同时，也可减少疾病复发。胎儿宫内治疗是在出生前对胎儿进行干预和治疗，以提高新生儿存活率。目前胎儿宫内手术主要包括引流术、宫内输血术和胎儿镜手术。胎儿宫内手术可用于治疗先天性泌尿系畸形、先天性心血管畸形、双胎输血综合征及CPAM。胎儿宫内治疗对胎儿预后具有一定的影响，Ruben等通过对63例宫内治疗胎儿胸腔异常的随访研究结果显示，总的不良结局率（包括围生产期死亡率或神经发育障碍）为55%。因此，在选择胎儿宫内治疗时，需反复衡量收益与风险，仅在疾病严重危机胎儿生命时才考虑进行宫内干预。由于大多PS患儿可在胎儿出生后进一步治疗，一般情况下不考虑宫内治疗先天性PS。当产前超声提示CVR>2.0，胎儿出现严重水肿，有宫内死亡风险时，可选择放置引流管、开放性宫内手术、激光凝固供血动脉等宫内治疗。

目前认为，先天性PS诊断首选产前超声或肺超声，由于新生儿肺组织具有一定的代偿性增生能力，建议PS患儿在出生后2～6个月手术干预，经VATS肺楔形切除术是目前治疗PS患儿的首选治疗方式。近年来，国内外研究大多为小样本、单中心的临床研究，缺乏对先天性PS，甚至CTMs患儿的基础研究，因此，进一步明确CTMs、CPAM、PS病理生理过程，以及导致先天性发育畸形的相关基因，探讨相关基因与癌症基因的关联性，对决定患儿手术、评估远期转归及胎儿产前基因筛查有重要指导意义。

第三节 肺结节和肿瘤

一、肺结节

结节病是一种多系统多器官受累的肉芽肿性疾病，常侵犯肺、双侧肺门淋巴结，临床上90%以上有肺的改变，其次是皮肤和眼的病变，浅表淋巴结、肝、脾、肾、骨髓、神经系统、心脏等几乎全身每个器官均可受累。本病为一种自限性疾病，大多预后良好，有自然缓解的趋势。

1. 病因

本病病因尚不清楚。曾对感染因素（如细菌、病毒、支原体、真菌等）进行观察，未获确切结论。对遗传因素也进行过研究，未能证实。近年有学者以 PCR 技术在结节病患者中发现结核分枝杆菌 DNA 阳性率达 50%。因此提出结节病是分枝杆菌侵入组织的结果，但许多实验未证实此论点。现多数学者认为细胞免疫功能和体液免疫功能紊乱是结节病的重要发病机制。在某种（某些）致结节病抗原的刺激下，肺泡内巨噬细胞（Am）和 T_4 细胞被激活。被激活的 Am 释放白细胞介素-1（IL-1），IL-1 是一种很强的淋巴因子，能激发淋巴细胞释放 IL-2，使 T_4 细胞成倍增加并在淋巴激活素的作用下，使 B 淋巴细胞活化，释放免疫球蛋白，自身抗体的功能亢进。被激活的淋巴细胞可以释放单核细胞趋化因子、白细胞抑制因子和巨噬细胞移行抑制因子。单核细胞趋化因子使周围血中的单核细胞源源不断地向肺泡间质聚集，结节病时其肺泡内浓度约为血液的 25 倍。在许多未知的抗原及介质的作用下，T 淋巴细胞、单核细胞及巨噬细胞等浸润在肺泡内，形成结节病早期阶段——肺泡炎阶段。随着病变的发展，肺泡炎的细胞成分不断减少，而巨噬细胞衍生的上皮样细胞逐渐增多，在其合成和分泌的肉芽肿激发因子等的作用下，逐渐形成典型的非干酪性结节病肉芽肿。后期，巨噬细胞释放的纤维连接素（Fn）能吸引大量的成纤维细胞（Fb），并使其和细胞外基质黏附，加上巨噬细胞所分泌的成纤维细胞生长因子（GFF），促使成纤维细胞数增加；与此同时，周围的炎症和免疫细胞进一步减少以致消失，导致肺的广泛纤维化。

总之，结节病是未知抗原与机体细胞免疫和体液免疫功能相互抗衡的结果。由于个体的差异（年龄、性别、种族、遗传因素、激素、HLA）和抗体免疫反应的调节作用，视其产生的促进因子和拮抗因子之间的失衡状态，而决定肉芽肿的发展和消退，表现出结节病不同的病理状态和自然缓解的趋势。

2. 临床表现

结节病的临床表现视其起病的缓急和累及器官的多少而不同。胸内结节病早期常无明显症状和体征。有时有咳嗽，咳少量痰液，偶见少量咯血；可有乏力、发热、盗汗、食欲减退、体重减轻等。病变广泛时可出现胸闷、气急，甚至发绀。可因合并感染、肺气肿、支气管扩张、肺源性心脏病等加重病情。如同时结节病累及其他器官，可发生相应的症状和体征。如皮肤最常见者为结节性红斑，多见于面颈部、肩部或四肢。也有冻疮样狼疮、斑疹、丘疹等。有时发现皮下结节。侵犯头皮可引起脱发。大约有 30%的患者可出现皮肤损害。约有 15%的病例出现眼部受损，可有虹膜睫状体炎、急性色素层炎、角膜-结膜炎等，可出现眼痛、视物模糊、睫状体充血等表现。有部分患者有肝和（或）脾肿大。可见胆红素轻度增高和碱性磷酸酶升高，或有肝功能损害。纵隔及浅表淋巴结常受侵犯而肿大。如累及关节、骨骼、肌肉等，可有多发性关节炎，X线检查可见四肢、手足的短骨多发性小囊性骨质缺损（骨囊肿）。肌肉肉芽肿可引起局部肿胀疼痛等。约有50%的病例累及神经系统，其症状变化多端，可有脑神经瘫痪、神经肌病、脑内占位性病变、脑膜炎等临床表现。结节病累及心肌时，可有心律失常，甚至心力衰竭表现，约有5%的病例累及心脏，亦可出现心包积液。结节病可干扰钙的代谢，导致血钙、尿钙增高，引起肾钙盐沉积和肾结石。累及脑垂体时可引起尿崩症，下视丘受累时可发生乳汁过多和血清乳泌素升高。腮腺、扁桃体、喉、甲状腺、肾上腺、胰、胃、生殖系统等受累时，可引起有关的症状和体征，但较少见。结节病可以累及一个脏器，也可以同时侵犯多个脏器。

3. 相关检查

（1）血液检查　活动进展期可有白细胞减少、贫血、血沉增快。有1/2左右的患者血清球蛋白部分增高，以IgG增高者多见。血浆白蛋白减少。血钙增高，血清尿酸增加，血清碱性磷酸酶增高。血清血管紧张素转化酶（SACE）活性在急性期升高（正常值为17.6～34U/mL），对诊断有参考意义，血清中白介素-2受体（IL-2R）和可溶性白介素-2受体（sIL-2R）升高，对结节病的诊断有较为重要的意义。α1-抗胰蛋白酶、溶菌酶、β2-微球蛋白（βMG）、血清腺苷脱氢酶（ADA）、纤维连接蛋白（Fn）等升高，在临床上有一定参考意义。

（2）结核菌素试验　约2/3结节患者对100U结核菌素的皮肤试验无反应或极弱反应。

（3）结节病抗原（Krein）试验　以急性结节患者的淋巴结或脾组织制成1∶10生理盐水混悬液体为抗原，取混悬液0.1～0.2mL做皮内注射，10天后注射处出现紫红色丘疹，4～6周后扩散到直径38mm，形成肉芽肿，为阳性反应。切除阳性反应的皮肤做组织诊断，阳性率为75%～85%。有2%～5%假阳性反应。因无标准抗原，故应用受限制，近年逐渐被淘汰。

（4）活体组织检查　取皮肤病灶、淋巴结、前斜角肌脂肪垫、肌肉等组织做病理检查可助诊断。在不同部位摘取多处组织活检，可提高诊断阳性率。

（5）支气管肺泡灌洗液试验　结节病患者支气管肺泡灌洗液（BALF）检查在肺泡炎阶段淋巴细胞和多核白细胞明显升高，主要是T淋巴细胞增多，CD^{4+}、CD^{4+}/CD^{8+}比值明显增高。此外，B细胞的功能亦明显增强。BALF中IgG、IgA升高，特别是IgG1、IgG3升高更为突出。有报道若淋巴细胞在整个肺效应细胞中的百分比大于28%时，提示病变活动。

（6）经纤维支气管镜　肺活检结节病TBLB阳性率可达63%～97%，0期阳性率很低，Ⅰ期50%以上可获阳性，Ⅲ期阳性率较高。

（7）X线检查　异常的胸部X线表现常是结节病的首要发现，90%以上患者伴有胸片改变。目前普通X线片对结节病的分期仍未统一。1961年，Scandding将结节病分为四期（1～4期），近年又将其分为五期（0，1～4期）。而目前较为常用的是Siltzbach分期，国内亦采用此分类方法（表4-4）。

表4-4　结节病的Siltzbach分期

分期	特征
0期	肺部X线检查阴性，肺部清晰
Ⅰ期	两侧肺门和（或）纵隔淋巴结肿大，常伴右支气管旁淋巴结肿大，约占51%

续表

分期	特征
Ⅱ期	肺门淋巴结肿大，伴肺浸润。肺部病变广泛对称地分布在两侧，呈1～3mm的结节状、点状或絮状闭影。少数病例可分布在一侧肺或某些肺段。病灶可在一年逐渐吸收，或发展成肺间质纤维化，约占25%
Ⅲ期	仅见肺部浸润或纤维化，而无肺门淋巴结肿大，约占15%

以上分期的表现并不说明结节病的发展的顺序规律，Ⅲ期不一定从Ⅱ期发展而来。

(8) 计算机断层扫描　普通X线胸片对结节病诊断的正确率仅有50%，甚至有9.6%胸片正常的人肺活检为结节病。因此，近年来CT已广泛应用于结节病的诊断。能较准确估计结节病的类型、肺间质病变的程度和淋巴结肿大的情况。尤其是高分辨薄层CT，为肺间质病变的诊断更为精确，其层厚为1～2mm。

(9) 镓-(^{67}Ga) 肺扫描检查肉芽肿活性巨噬细胞摄取^{67}Ga明显增加，肺内结节病肉芽肿性病变和肺门淋巴结可被^{67}Ga所显示，可协助诊断，但无特异性。诊断结节病的诊断决定于临床症状和体征及组织活检，并除外其他肉芽肿性疾病。其诊断标准可归纳为：①胸部影像学检查显示双侧肺门及纵隔淋巴结对称肿大，伴或不伴有肺内网格、结节状或片状阴影；②组织学活检证实有非干酪性坏死性肉芽肿，且抗酸染色阴性；③SACE或SI活性增高；④血清或BALF中sIL-2R高；⑤旧结核菌素（OT）或PPD试验阳性或弱阳性；⑥BAIF中淋巴细胞>10%，且CD^{4+}/CD^{8+}比值≥3；⑦高血钙、高尿钙症；⑧Kveim试验阳性；⑨除外结核病或其他肉芽肿性疾病。以上条件中，①、②、③为主要条件，其他为次要条件。

4. 诊断和鉴别诊断

依靠临床表现、影像学检查、病理学检查等进行综合判断，诊断要点如下。

(1) 以干咳为主，可有呼吸困难、胸闷、气短胸疼，偶可出现痰中带血，甚至咯血，部分患者出现杵状指（趾）的表现。

(2) 胸片显示双侧肺门及纵膈淋巴结对称性肿大，出现肺内网状阴影、结节影及斑片状阴影，少部分患者可出现胸膜受累的表现，如胸腔积液、气胸、乳糜胸，部分患者还出现心包积液。组织活检病理证实或者是符合结节病，病理取材可以为浅表肿大淋巴结，纵膈肿大的淋巴结。

(3) 需与淋巴系统肿瘤或其他类似肉芽肿性的疾病进行鉴别。

5. 治疗

因多数患者可自行缓解，病情稳定、无症状的患者不需治疗。凡症状明显的Ⅱ、Ⅲ期患者及胸外结节病，如眼部结节病，神经系统有结节病侵犯，皮肤、心肌受累，血钙、尿钙持续增高，SACE水平明显增高等可用激素治疗。常用泼尼松每日30～60mg，一次口服或分次服用，用4周后逐渐减量为15～30mg/d，维持量为5～10mg/d，维持年或更长。长期服用糖皮质激素应严密观察激素的不良反应，其次可选用氯喹、甲氨蝶呤、硫唑嘌呤等治疗。凡能引起血钙、尿钙增高的药物如维生素D，列为禁忌。

6. 预后

与结节病的病情相关。急性起病者经治疗或自行缓解，预后较好；而慢性进行性，侵犯多个器官，引起功能损害、肺广泛纤维化等则预后较差。死亡原因常为肺源性心脏病或心肌、脑受侵犯所致。

二、错构瘤

肺错构瘤为肺内最常见的良性肿瘤，人群发病率为0.25%，占肺部肿瘤的8%，占良性肺部肿瘤的75%～77%，其年发病率为1/10万。错构瘤多见于肝脏和肺脏，主要由软骨组织组成，此外尚含有平滑肌、脂肪和纤维组织。错构瘤常位于肺野边缘部位，具有完整的包膜，常有钙化，生长缓慢。

1. 病因

肺错构瘤的来源和发病原因尚不十分清楚，比较容易被接受的假说认为，错构瘤是支气管的部分组织在胚胎发育时期倒转和脱落，被正常肺组织包绕，这一部分组织生长缓慢，也可能在一定时期内不生长，以后逐渐发展才形成瘤。错构瘤大多数在40岁以后发病这个事实支持这一假说。

2. 组织发生与病理

错构瘤的病理学特征是正常组织的不正常组合和排列，这种组织学的异常可能是器官组织在数量、结构或成熟程度上的错乱。错构瘤的主要组织成分包括软骨、脂肪、平滑肌、腺体、上皮细胞，有时还有骨组织或钙化。尚未见有错构瘤恶变的报道。错构瘤一般为实质致密的球形、卵圆形，也可以是分叶状或结节状，大多数直径在3cm以下。

3. 临床分型

以往的错构瘤分有“腺样错构瘤”及“肺胚细胞瘤”等类型，现已将前一类归于先天性囊腺样畸形，后类归于肺恶性肿瘤。1981年WHO将错构瘤分为以下3类。

（1）软骨瘤样错构瘤　典型的表现为伴有纤维及脂肪组织的软骨结节，并混有支气管上皮。在软骨或结缔组织内可发生钙化或骨化，并可在放射学上表现出来。此型最为常见，通常无症状，但可常规放射学检查或尸检发现。瘤体增长缓慢。

（2）平滑肌瘤样错构瘤　瘤体的主要成分是平滑肌和细支气管，应与平滑肌增生相鉴别，后者发生在慢性肺部疾病。其准确的性质不详，甚至曾被认为是血源性平滑肌异位的产物。

（3）周边型错构瘤　实质型错构瘤的一种类型，不同于软骨型错构瘤，有单一的非纤毛、管状上皮，伴不成熟的黏液基质，位于胸膜下，可多发。

4. 临床表现

错构瘤的发病年龄多数在40岁以上，男性多于女性。绝大多数错构瘤（约80%以上）生长在肺的周边部，紧贴于肺的脏层胸膜之下，有时突出于肺表面，因此临床上一般没有症状，查体也没有阳性体征。当错构瘤发展到一定大小，足以刺激支气管或压迫支气管造成支气管狭窄或阻塞时，才出现咳嗽、胸痛、发热、气短、血痰，甚至咯血等症状，这时也可以出现相应的临床体征，如哮鸣音或管性呼吸音。

5. 诊断

错构瘤的诊断主要依靠X线检查，多数是在X线常规检查时偶然发现的。X线上表现为均匀致密的阴影，也可以为不均匀阴影，还可以有钙化，钙化影呈现爆米花状的图案，周边部密度相对较低，可能为脂肪组织。爆米花征是肺错构瘤的特征性表现，但不多见，而且不是肺错构瘤所独有。肺错构瘤一般为单发，多发者极为罕见，国内尚未见报道。单发错构瘤绝大多数为肺实质内型，支气管腔内型极少见。右肺较左肺多，下叶较上叶多，部分发生在右中叶和左上叶舌段。

6. 治疗

健康体检发现的肺错构瘤，由于没有动态观察，有时极难与肺内恶性肿瘤相鉴别，短期内迅速增大的肺错构瘤也难于确诊。因此当临床和 X 线不能排除恶性肿瘤时应尽早手术。即使是良性的错构瘤早期手术也可避免因瘤体增大而引起的肺炎、肺不张、支气管扩张等合并症，避免病情加重或复杂化。除支气管内型错构瘤或不能排除恶性肿瘤可能的，一般均行局部切除或肺段切除。

7. 预后

无论是局部切除或肺段切除，术后均无复发。

三、肺炎性假瘤

早在 1954 年，Umiker 和 Lverson 开始用炎性假瘤（inflammatory pseudotumor，IPT））一词描述临床和影像学特征酷似恶性肿瘤的一些病变，但至今对其研究报道较少。将其归为失控的炎性反应过程还是一种真性肿瘤仍未达成共识。IPT 可在人体多种脏器和部位发病，如肝、脾、结肠、肠系膜、胸腺和中枢神经系统等均有报道，最常见于肺和眼眶。目前仍不清楚炎性假瘤的确切病因和发病机制，其临床转归既可以是自发性消退，也可恶化为肉瘤。由于 IPT 的异质性，病灶含有多种炎症细胞和间叶细胞，如浆细胞、组织细胞、淋巴细胞、成纤维细胞，常常与浆细胞肉芽肿、炎性肌纤维母细胞瘤、黄瘤或组织细胞瘤等混淆甚至通用，导致不能对其准确描述和定义，仅将其简单分为非瘤性和瘤性。肺炎性假瘤（pulmonary inflammatory pseudotumor，PIP）在临床上是一种少见病，在肺肿瘤中占比不足 0.7%，病理特征主要是炎症细胞的非瘤性浸润增生，发病年龄以青少年为主，10～20 岁为高危年龄段，无性别相关性，超过一半患者在 40 岁前发病，是儿童原发性孤立性肺肿瘤最常见的病理类型。目前未见肺炎性假瘤呈现出地域或种族聚集性的报道，人群发病率波动在 0.04%～1.00%之间。

1. 发病机制与病理分型

（1）发病机制　PIP 的发病机制仍不是特别明确，存在较多争议。有观点认为，PIP 是肺组织损伤、肺部感染或自身免疫病相关的一种炎性反应，约 30%PIP 患者有肺部感染病史。Kaitoukov 等认为，PIP 可能是一种炎症修复过程，也可能是肺部感染性疾病的一种特殊终末期表现。Polo 等统计指出，在 PIP 患者中发现的感染微生物有贝氏柯克斯体、放线菌、结核分枝杆菌、烟曲霉菌、球孢子菌、棒状杆菌等。亦有报道指出疱疹病毒、EB 病毒与 PIP 的发病呈现出相关性。反复的呼吸道感染刺激会引起血清炎性标志物，如血沉、C 反应蛋白（CRP）增高，导致淋巴细胞、浆细胞、组织细胞等炎症反应细胞的聚集增殖，进一步形成 PIP 病灶。近年来的诸多报道显示出 IgG4 相关的免疫病理进程可能是 PIP 的一个重要病因。如 Fujiu 等研究就表明大多数浸润的炎性细胞经免疫染色后证实为 IgG4 阳性的浆细胞，因此被归结为 IgG4 相关疾病的一个亚型。还有观点认为，由于 PIP 会呈现出局部缓慢增殖，浸润周围肺血管、心脏、胸膜等，甚至远处转移，可将其归为一种良性或低度恶性肿瘤，染色体 2P23 区的基因异常更是印证了这一学说。

（2）病理分型　PIP 病理表现在不同的病灶间，甚至同一病灶内均有较大差别，有的病灶以淋巴细胞、浆细胞浸润为主，有的以纤维组织增多、血管减少及炎性细胞浸润为主，还有支气管和肺泡上皮增生并出现实质性上皮团，因此暂无统一的病理分型标准。在 1988 年，

Matsubara 等根据 PIP 组织病理学特征提出了三种亚型：机化性肺炎型、纤维性组织细胞瘤型和浆细胞淋巴样型，比例分别为 44%、44%、12%。随着研究的深入，Melloni 等提出了另外一种四型病理分型方法：肺泡上皮增生为主的乳头状增生型、成纤维细胞增生型、血管和上皮乳头状增生为主的血管瘤样型和以浆细胞增生为主的淋巴瘤样型。

2. 临床表现

PIP 无特征性临床表现，以呼吸道症状为主，如咳嗽、发热、气促、咯血。位于支气管内炎性假瘤，由于其压迫及阻塞，患者主要表现为咳嗽。将近一半患者无任何临床症状，常常行胸部 CT 检查时偶然发现病灶，而有 26%～56%表现为咳嗽、咳痰、胸痛、呼吸困难。约有 90% PIP 患者在胸部 CT 上呈现出单个结节或肿块，多发结节者仅约 5%。病灶主要位于肺外周部或肺下叶，少部分（10.7%～12.0%）位于支气管内。普通 X 线胸片上呈圆形或类圆形病灶，边界清楚，密度较为均匀。而 CT 上则表现形式不一，多为边界清楚、边缘光滑或分叶状，增强后密度不均，少部分伴有钙化（15%）、坏死（10%）、空穴征（5%）。曲宁等认为，PIP 较典型的 CT 征象表现为：病变多位于肺外周部分，可跨叶间生长，边缘平直呈刀切样改变的平直征、尖角样改变的桃尖征、空泡征、支气管充气征、毛刺与棘突征等征象。PIP 的边缘征象与周围性肺癌部分重叠，依靠 CT 将两者鉴别困难很大，因此对各种边缘征象应综合分析。

3. 诊断

PIP 的确诊依赖于病理学证据，术前诊断困难，依靠影像学表现很难与肺癌或肺结核球相鉴别。PIP 影像学上可出现多种征象，无特征性，临床症状和体征亦缺乏特异性，很容易误诊。据余兵等对国内 PIP 的误诊分析显示，最常被误诊为肺癌（65.81%）、肺结核（15.42%）、良性肿瘤（9.59%）。尽管大多数患者未因误诊导致不良临床后果或死亡，仍有少数患者因误诊导致手术扩大，需临床医师提高认识和警惕。由于 PIP 病灶外周部多见，常采用经胸细针穿刺或胸腔镜获取组织标本，获取病理诊断。病灶位于气管内者，可行支气管镜活检。通过手术切除病灶不仅能取得大块组织，获得病理学证据较为充分，能明确诊断，而且是一种有效治疗手段。尽管 CT 引导下胸穿及支气管镜活检获取组织较小，阳性率不高，但有时仍可提供重要的组织学证据提示，术前仍值得提倡。

4. 治疗

PIP 一般预后较好，甚至可自发好转。如 Shah 等报道，PIP 有自发好转的倾向，可表现为临床症状的缓解、病灶范围的缩小，甚至在影像学上消失不见。治疗上多数研究推荐将手术治疗作为 PIP 的首选方案，通常对位于肺外周病灶行肺段切除术，对中央型病灶选择肺叶甚至全肺切除。PIP 在手术根治切除后通常不再复发，预后良好，当然也有复发后死亡的病例报道。有学者通过对 23 例手术肺炎性假瘤患者长达 47 年的随访，仅有 3 例由于手术不彻底导致复发，同时，认为病灶复发后应该再次行手术切除。肺楔形切除术具有保留较多肺组织且便于术中进行组织病理检查排除恶性的优点，常被推荐为一线手术方案。为确保病灶彻底切除或不能排除其恶变可能时，行肺叶切除甚至全切也是可行的。对于侵犯了胸壁或主支气管、心包、纵隔病灶，整块切除术是必要的。据 Perctti 等报道，在手术切除病灶后，PIP 患者 5 年、10 年生存率分别达 86.8%、81.7%。病理类型对预后的影响很小，主要预后影响因素是病灶是否完整切除，其中楔切或肺段切除能将病灶切除干净，其 5 年、10 年生存率分别高达 96%、90%。根治性手术是 PIP 诊断和治疗的首选策略，放疗疗效差，甚至对患者的损伤大于获益。糖皮质激素的应用效果存在争议，尽管有报道指出，有 PIP 患者在应用激素后病灶缩小、症状好转，但缺乏长期随访的数据。对于存在解剖学切除困难或复发的患者，若应用放疗或类固醇激素治疗，则疗效会差异很大，有的可完全缓解，也可能无效，应慎重考虑。

综上所述，PIP在临床上较为少见，无特异性症状和体征，影像学表现复杂多变，容易误诊，确诊困难。当患者出现咳嗽、咳痰、咯血等症状或影像学发现肺占位性病灶时，除应考虑常见的肺癌、肺结核球外，还应警惕少见的PIP的可能，防止误诊误治。PIP诊断困难，术前应进行详细评估。手术治疗是PIP的一线方案，必要时慎重考虑放疗、激素治疗。

四、肺硬化性血管瘤

肺硬化性血管瘤（sclerosing hemangioma of lung，SHL）是一种少见的肺部原发性良性肿瘤，绝大多数发生在女性，多见于东方人。以往多被诊断为黄色瘤、纤维黄色瘤、浆细胞肉芽肿、炎性假瘤、肺组织细胞瘤等。Liebow等于1956年首次将其明确命名为SHL。WHO于1999年将SHL归类为杂类肿瘤，这意味着SHL是一种真性肿瘤，而不是非特异性炎症所致的肺内瘤样增生性病变。近年来，随着病理报道数量的增加，对该病的研究取得了很大的进展，现综述如下。

1. 病理学特征

（1）组织学来源及病因　SHL组织学起源有争议，目前有4种学说。①肺泡上皮起源学说，认为它们由原始呼吸上皮衍生而来。近年来的研究大都倾向此观点，因此有学者认为SHL称为Ⅱ型肺泡细胞瘤更为确切。②神经内分泌细胞起源学说，认为其是一种肺的良性神经内分泌瘤。③内皮细胞起源学说，认为是内皮细胞增生，近年来电镜及免疫组化研究均不支持内皮起源学说。④间皮细胞起源学说，设想SHL细胞可能来源于脏层胸膜或肺间质的异位间皮细胞。

（2）形态学特征　肉眼观，肿瘤与周围肺组织分界清楚但无包膜，多位于肺周边部，少数可达肺膜下或接近叶间裂，亦可见于段支气管周围，偶有自支气管外向腔内推挤并突入腔内呈息肉状者，支气管黏膜发生糜烂。肿瘤直径0.3～8cm，平均2.5cm，切面可能为灰白色、灰黄色、褐色或红色，切面的颜色随纤维化成分的多少、出血量的多少以及是新鲜或陈旧性出血而变化，切面大多呈实性、部分呈蜂窝状或有裂隙且其内含血液，大多质中，也有报道发生囊性变和钙化者。

（3）光镜特征　有2种基本的组织学形态，一是由肺泡上皮增生形成的乳头状结构；二是位于肺泡上皮或乳头状上皮下间质中明显增生的单核细胞，即瘤细胞，两者不可缺一。瘤细胞成分单一，大小、形状极为一致，核圆形、卵圆形或多角形，胞质呈嗜酸性或略呈透明状；但核浆比例小，染色质均匀、淡染，可见小核仁；核分裂象罕见或无，一般无坏死（个别报道有发生坏死者）。由于肺间质内瘤细胞数量的不同，导致肺泡的正常结构发生不同的变化，从而构成此瘤组织形态的复杂多样，具有特征性的4种（至少有3种）相关的组织构型（histologic pattern）并存。

① 乳头状结构：多位于肿瘤的外周部，由肺间质内的瘤细胞与肺泡表面的Ⅱ型上皮细胞共同构成乳头状结构，突入肺泡腔内。肺泡Ⅱ型细胞常有不同程度的增生，有的增生十分显著，密集呈复层，核大而深染，有一定异型性，有的可见明显的嗜酸性核内包涵体（亦见于细支气管肺泡癌）。如乳头状结构的间质中瘤细胞少，易误诊为细支气管肺泡癌（为真性

上皮性乳头，其轴心为纤维血管轴心，而不是圆形、多角形肿瘤细胞）。在以乳头状结构为主的个别病例，作者观察到乳头表面增生的肺泡上皮，除局部异型增生外，有的移行、转变为透明细胞，且大小、形状不等，并在间质内形成不规则的透明细胞巢（核无不典型性），易误诊为恶性变。

② 实性细胞区：肺泡间质中的瘤细胞数量显著增多，使肺泡间隔明显增宽，亦可构成大片实性细胞区，而肺泡腔有的变小尚存，有的或无、被挤压成为“裂隙”，或呈小腺管状，甚或消失。

③ 肺泡内出血：有的病例不明显或无，有的由于出血，肺泡上皮细胞受压或扁平状，扩大的肺泡腔内充满红细胞，低倍镜下呈“海绵状血管瘤”样图像。肺间质内瘤细胞数量较少，肺泡隔有不同程度的增宽，但尚保留肺泡的基本结构。

④ 硬化性变化：多在病变中心区，可见肺泡间隔中纤维组织增生，进而纤维化、透明变性，形成硬化性乳头或大片硬化区，其中可见少数硬化的小血管，在其间质中仍可见少数圆形瘤细胞散在。

上述 4 种或 3 种组织构型，常在同一病例混合存在，且相互移行，诊断并不困难。但当组织结构复杂、多变，或以某一构型为主时，如以乳头状构型为主，表面上皮增生显著，并出现不典型性，而间质内圆形细胞较少，可能会增加诊断难度，易误诊为肺乳头状腺瘤或细支气管肺泡癌；如以实性细胞区为主，形态一致，可能会误诊为类癌。

此外，此瘤还常见有以下几种伴随的改变：①圆形瘤细胞之间常见数量不等的肥大细胞（细胞周围常有空隙，核圆形居中）浸润，有的数量甚多（此特征具有重要的辅助诊断价值）；②肺泡腔内新鲜或陈旧性出血，可致噬含铁血黄素巨噬细胞聚集；③有的肺泡腔内可见泡沫状巨噬细胞聚集，间质中可有胆固醇结晶沉积，呈裂隙状，有的可伴有多核巨细胞反应；④间质可见局灶性淋巴细胞等炎细胞浸润；⑤有的可伴有肉芽肿形成。

（4）免疫组化　在对 SHL 组织起源的研究中，TTF-1 作为Ⅱ型肺泡上皮细胞的特异性标记物已广泛用于呼吸上皮及其肿瘤的研究中。TTF-1 具有调控 SP-A、SP-B、SP-c 和 Clara 细胞分泌蛋白基因作用，在正常成人细支气管和肺泡上皮以及高分化的腺癌中常常有 TTF-1 和表面活性蛋白同时表达。AE1/AE3、CK-L 及 CEA（+）分泌肿瘤特异性标记物 MAP-2（+）、Vim（－），部分病例的圆形细胞 Syn、CgA 和 NSE（+）。有的尚有降钙素（CTN）、胃泌素（gastrin）、生长激素（GH）和促肾上腺皮质激素（ACTH）等的表达。

（5）电镜衬覆　在所谓的“血管瘤”“乳头”和“裂隙”表面的上皮细胞，胞质内含有大量板层小体或致密颗粒，证实其为Ⅱ型肺泡细胞或 Clara 细胞。而位于肺间质内的瘤细胞，具有原始肺上皮的特征，即瘤细胞之间有细胞微腔、桥粒连接和指突状连接，细胞微腔内有微绒毛，细胞外有基膜。有的在其胞质内见有数量不等的神经分泌颗粒（NSG）和微管、微丝，提示神经内分泌分化，在电镜下，见肥大细胞与圆形瘤细胞紧密相邻。

2. 分子生物学及遗传学检测

Dacic 等（2004）用显微切割基因型分析技术，对比研究了 SHL 及 BAC 两种肿瘤的肿瘤抑制基因，发现两者中的个例有相似的等位基因丢失（allelic loss），提示可能位于染色体 5q 上的肿瘤抑制基因，在 SHL 的致瘤机制上可能起作用。这也支持 SHL 及支气管肺泡癌（bronchioloalveolar carcinnoma，BAC）具有共同起源的观点，即 SHL 类似非黏液型 BAC，亦来自终末小叶单（terminallo bular unit）的细胞。Niho 等用显微切割技术显示，SHL 的圆形细胞及立方状细胞均为同一单克隆源性。

3. 临床表现

本病多见于女性，男∶女为1∶4。年龄分布为广，但是主要集中于45～60岁的中老年人。发病率低，起病隐匿，一般无任何临床症状，很少的患者会有轻度咳嗽、胸部隐痛、发热、呼吸困难等表现，临床发现困难，多在X线检查时无意中发现。病灶可出现在任何肺叶及肺的任何部位，但是常位于肺周边，实性类圆形，直径1～5cm不等，边缘光滑，较少有分叶、压迹特征，密度不均匀。

4. 相关检查

影像学检查特别是CT扫描是发现SHL的重要手段。胸片有以下特点：肺内圆形或类圆形孤立结节或肿块，直径2～7cm，边缘光滑，偶有浅分叶、钙化。与肺癌和肺结核不同的是：SHL无肺门及纵隔淋巴结肿大现象，瘤体周围无卫星灶及引流淋巴管。SHL的CT影像常表现为类圆形肿瘤，边界清楚，无明显分叶、毛刺；通常直径＜4cm；肺门及纵隔淋巴结无肿大。薄层CT扫描大部分可分为高、中、低密度区，界限清楚，少数病例病灶密度均匀一致。病灶内偶有钙化灶。血管造影病灶可出现不同程度强化，强化幅度为13～20Hu。较有特征性的影像学特点是所谓“空气半月征”，表现为肿瘤近边缘处弧形充气影像，可以此鉴别于肺错构瘤或炎性假瘤，但是该影像学特征较少出现。极少情况下可出现肺门淋巴结肿大、阻塞性肺炎、临近组织器官受侵等恶性表现。

5. 鉴别诊断

组织学上应与以下疾病鉴别。

(1) 支气管肺泡癌　因乳头状区及硬化区裂隙中常被覆核大、深染立方细胞和圆顶型细胞，细胞有一定异型性，极易误诊为肺腺癌。尤其在冰冻切体取材不全面或切片不完整，未看到血管瘤样区时，因此多取材、多切片十分重要。SHL时，肉眼观呈圆形结节，有层纤维膜，与周围肺组织界限清楚，触之质韧或松软，如海绵状，切面多呈灰黄、灰褐色，镜检有海绵状血管瘤样区，肺泡腔内或乳头间质中有片状、多边形泡沫状组织细胞为其特征。而BAC肿块切面实性，灰红灰白色、质硬，与周围肺组织界限不清。镜检细胞成分单一，无血管瘤样区及泡沫细胞。

(2) 炎性假瘤　主要特征为细胞成分复杂，可见多种炎性细胞浸润，以淋巴细胞、浆细胞、组织细胞为主。

(3) 乳头状腺瘤　由Ⅱ型肺泡细胞增生形成乳头状结构，表面上皮分化好，乳头间质为含血管的纤维组织，无圆形细胞。

(4) 类癌　如SHL的实性区较显著，癌细胞大小、形状一致，排列呈实性片块状时，与类癌酷似，而SHL的瘤细胞TTF-1、Vim（＋），有助于与类癌鉴别。

6. 治疗

手术可治愈本病。一般建议行病灶楔形切除术，可在胸部小切口、腋下小切口或胸腔镜下进行手术。少数肿瘤如果靠近肺门、可疑外侵时可以行肺叶切除术，肺门或纵隔如有异常淋巴结肿大应予以清扫。也有人认为本病属于交界性肿瘤，主张无论有无外侵，均应依照低度恶性肿瘤治疗原则行肺叶切除术。天津医科大学姜宏景则在临床实践中，根据每个病例具体情况不同，实施不同的手术方式，效果均满意。术中冰冻应常规进行，以尽可能排除恶性肿瘤的可能性。术后无需行辅助放化疗。

7. 预后

目前没有局部切除后肿瘤复发的报道。部分高龄或者不愿接受手术的患者可以进行随访观察，不需特别给予药物治疗。

五、原发性肺癌

1. 流行病学

20世纪90年代以来，由于吸烟和被动吸烟、环境污染，特别是大气污染，在世界各地，肺癌的发病率和病死率已不断上升。1992年北京地区肺癌的病死率为35人/10万人左右，到2001年将上升至54人/10万人，超过食管癌、胃癌及乳腺癌而居首位。近10年，在上海市，肺癌的发病率已增加6倍。香港的肺癌病例已占全部恶性肿瘤的1/3以上。在美国，20世纪90年代死于肺癌的人数占恶性肿瘤总病死率的30%。

在我国，20世纪90年代以来肺癌流行病学的特点是：①年轻病例增多；②腺癌的发病率在女性继续增加，但男性鳞癌发病率减少，小细胞肺癌在年轻女性病例增多；③首发症状不明显，就诊时多偏中、晚期。

目前，手术仍是肺癌首选的治疗方法，但仅有20%的病例能接受根治性手术，即使经过综合治疗，术后5年生存率也只有30%～40%，实际上只有10%病例受益。总结我国20世纪60年代以来诊治肺癌的临床经验，早期诊断尤为重要，这也正是尚未解决的难题。在21世纪，还要不间断地进行卫生宣传教育，提高人民群众对肺癌的认识，特别是要提高广大医务工作者对无临床症状肺癌病例的警惕性，继续开发新的诊断方法，以便能及时发现早期病例。

2. 病因

肺癌的发病原因较复杂，目前公认与下列因素有关。

(1) 吸烟　纸烟的烟雾中含有一氧化氮、亚硝胺、尼古丁、苯并芘和少量放射性元素钋，动物实验结果已证明上述物质可以致癌。国内外临床研究资料已表明长期吸烟与肺癌的发生有密切关系，越早开始吸烟、吸烟时间越长、吸烟量越大，肺癌的发病率和病死率就越高，吸烟者肺癌的发病率较不吸烟者高10倍。吸烟者多患鳞癌和未分化大细胞癌，而被动吸烟者较多患腺癌和未分化小细胞癌。近年来病理研究发现重度吸烟病例的支气管上皮细胞纤毛脱落，鳞状上皮重度不典型增生及细胞核异形变等现象，上述均为癌前病变的表现。戒烟10年后的人群，其肺癌的发病率明显下降。

(2) 接触致癌因素　根据国外资料统计，5%～10%肺癌患者与职业性致癌因素有关。石棉、无机砷化物、二氯甲醚、煤烟、焦油和烟草加热产物等已被公认为引起肺癌的职业因素，放射性铀、镭衰变产生的氡和氡子体、微波辐射、电离辐射及长期吸入粉尘的工作人员均易患肺癌。装修住房墙壁、隔板和天花板中渗入石棉纤维，致使住户长期吸入石棉或长期接触石棉的工人较易患肺癌，如又是吸烟者，则肺癌发生的危险性可增加90倍以上。

(3) 空气污染　在世界各大城市，居民肺癌的发病率明显高于中、小城镇，更高于农村，其原因是汽车排出的废气和煤炭不完全燃烧产物中的致癌物质，主要是苯并芘污染空气，使城市居民长期吸入后致癌。室内取暖用煤、烧烤食物时所释放出的油烟雾，使家庭主妇易患肺腺癌。云南锡矿井下工人肺癌发病率高达435人/10万。

(4) 肺部慢性炎症　临床资料证明，患慢性支气管炎、肺间质纤维化的患者，其肺癌的发病率较正常人高；肺结核病灶所遗留的瘢痕可发生瘢痕癌，在我国20世纪90年代末的肺癌患者中，约10%有肺结核病史。

(5) 癌基因的变异　由于机体细胞调控失衡或机体外某些因素的影响，致使癌基因变异，导致肺癌。目前，已知与肺癌的发生和发展有关的基因已达 20 多种，其中显性癌基因的变异以 *ras*、*myc* 和 *C-erbB2* 基因为主，几乎 1/3 的肺癌病例出现 *rag* 基因突变，其中以 *K-ras* 突变最为明显，其突变点主要集中于密码子 12、13 和 16。*K-ras* 基因突变多见于非小细胞肺癌。

(6) 遗传因素　在住院患者中，有两代，甚至三四代人连续患肺癌的家族成员。此外，维生素 A 缺乏、机体免疫状态因精神受刺激后低下、病毒感染、真菌感染也被认为是导致肺癌的危险因素。

3. 病理和分类、分期

(1) 病理　支气管肺癌多起源于支气管上皮细胞，也有起源于支气管腺体或肺泡上皮。长在段支气管以上者称中央型，发生在段支气管以下的肿瘤称周围型。在我国，前者约占 70%，后者约为 30%。支气管肺癌起源于黏膜上皮，一般向支气管腔内生长，或穿透管壁向外浸润周围脏器。肿瘤细胞可沿黏膜下蔓延，也可沿肺门淋巴结扩散至纵隔和锁骨上淋巴结，或侵犯血管沿血液循环或经血管栓塞途径转移到头颅、肝、肾上腺及全身骨骼。肺泡细胞癌的癌细胞还可通过咳嗽，沿支气管扩散至同侧或对侧肺。

(2) 分类　肺癌的组织学分型尚不统一。目前，以世界卫生组织（WHO）肺癌国际组织学分类为主（表 4-5）。

表 4-5　WHO 肺癌组织学类型（2015）

上皮源性肿瘤	肺内胸腺瘤
腺癌	黑色素瘤
胚胎型腺癌	脑膜瘤，NOS
乳头型腺癌	神经内分泌肿瘤
实性型腺癌	小细胞肺癌
浸润性黏液腺癌	复合性小细胞癌
黏液/非黏液混合性腺癌	大细胞神经内分泌癌
胶样腺癌	混合型大细胞神经内分泌癌
胎儿型腺癌	类癌
肠型腺癌	·典型类癌
微浸润性腺癌	·不典型类癌
·非黏液型	浸润前病变
·黏液型	·弥漫性特发性肺神经内分泌细胞增生
浸润前病变	大细胞癌
·不典型腺瘤样增生	腺鳞癌
原位腺癌	肉瘤样癌
·非黏液性	·多型细胞瘤
·黏液性	·梭形细胞癌
鳞状细胞癌	·巨细胞癌
角化型鳞状细胞癌	·肉瘤
非角化型鳞状细胞癌	·肺母细胞瘤
基底样鳞状细胞癌	其他为分类的癌
浸润前病变	·淋巴上皮样癌
·鳞状细胞原位癌	·NUT 癌
异位起源肿瘤	唾液腺型肿瘤
生殖细胞肿瘤	·黏液表皮样癌
·成熟畸胎瘤	·腺样囊性癌
·未成熟畸胎瘤	·上皮-肌上皮癌

续表

·多形性腺瘤	·血管周上皮样细胞肿瘤，恶性
乳头状瘤	·先天性支气管周围肌纤维母细胞癌
·鳞状细胞乳头状瘤	弥漫性肺淋巴管瘤病
外生型	炎症性肌纤维母细胞瘤
内翻型	上皮样血管内皮瘤
·腺上皮乳头状瘤	胸膜肺母细胞瘤
·混合性鳞状细胞及腺性乳头状瘤	滑膜肉瘤
腺瘤	肺动脉内膜肉瘤
·硬化性肺泡细胞瘤	EWSRR1-CREB1 异位的肺黏液肉瘤
·肺泡性腺瘤	肌上皮肿瘤
·乳头状腺瘤	·肌上皮瘤
·黏液性腺囊瘤	·肌上皮癌
·黏液性腺瘤	淋巴瘤
间叶源性肿瘤	结外边缘区 B 细胞性淋巴瘤(MALT 淋巴瘤)
肺错构瘤	弥漫性大细胞性淋巴瘤
软骨瘤	淋巴瘤样肉芽肿病
具有血管周上皮样细胞肿瘤分化/特征的肿瘤	血管内大 B 细胞淋巴瘤
·淋巴管平滑肌瘤病	肺朗格汉斯细胞组织细胞增生症
·血管周上皮样细胞肿瘤，良性	Erdheim-Chester 病
·透明细胞瘤	转移性肿瘤

在临床实践中，我国胸外科医师多按癌细胞形态特征分为下列五种病理类型。

① 鳞状上皮细胞癌（鳞癌）：鳞癌占支气管肺癌病例的 50%，多为 50 岁以上的男性患者，与吸烟密切相关，由于支气管黏膜的纤毛受损脱落、基底细胞化生、不典型增生而突变为癌，中央型多见。鳞癌分高分化、中分化和低分化三种，生长发展均缓慢，癌组织坏死后形成癌空洞，癌细胞经淋巴管转移到肺门、纵隔或颈部，到晚期也有血源性扩散。鳞癌对放疗较敏感，低分化鳞癌对化疗也敏感，预后相对较好。

② 腺癌：腺癌女性多见，占肺癌病例的 25%，与吸烟关系不明显，但与肺组织炎性瘢痕有关。多长自肺边缘小支气管的杯状细胞和黏液腺，较多为周围型。肺腺癌有丰富血供，以局部浸润和血行转移为主，常转移至肝脑和骨髓。如累及胸膜，可产生胸腔积液。腺癌对化疗较敏感，对放疗反应差，低分化腺癌预后最差。细支气管肺泡细胞癌是分化较好的原发性腺癌，占肺癌病例的 5%。男女发病率相近，与肺炎性瘢痕和肺间质纤维化有关，生长缓慢，有结节型与弥漫型两种，经淋巴或血行转移，还可沿支气管扩散至对侧肺。对放、化疗反应均差，但预后较好，5 年生存率可达 60%。

③ 大细胞未分化癌：大细胞未分化癌男性多见，多长自肺门，呈巨块状，中央型多见，由大小不一的多边形细胞构成，呈实性巢状排列，常有大片组织出血坏死。大细胞肺癌有巨细胞型和透明细胞型，后者难以与转移性肾腺癌区分。由于细胞被挤压，有时被误诊为分化差的鳞癌或腺癌。大细胞肺癌以淋巴转移为主，其特性是较早侵犯周围脏器，难以根治性切除，对放、化疗欠敏感，预后较腺癌差，大细胞肺癌占肺癌病例的 10%～15%。

④ 小细胞未分化癌：近 10 年来小细胞未分化癌约占肺癌病例的 10%，多为中青年病例，生物学特性为恶性程度高，长自大支气管，多为中央型，也有少数周围型病例。小细胞肺癌有燕麦细胞型、中间型和混合型三种，可具有内分泌和化学受体功能。能引起各种副癌综合征。小细胞肺癌较早有血行播散和淋巴转移，对放、化疗均敏感，但极易因耐药复发，以往认为预后最差，但经综合治疗，近 10 年来也有长期存活的病例。

⑤ 混合型肺癌：由于病理学的发展，近年来国内外均发现在同一肿瘤标本有两种以上的肺癌细胞。以鳞癌、腺癌、肺泡细胞癌和小细胞肺癌混合型多见，其临床症状较复杂，预后较单一细胞类型肺癌的预后差。

（3）分期　世界卫生组织按照肺癌原发病灶体积大小及外侵程度（T）、直接侵犯局部或全身远处淋巴结（N）及肺癌远处转移情况（M），判定病理分期以选择治疗方法和估计预后。

目前，即使 PET 检查结果使病理分期更符合实际，但 T、N、M 分期必须有体检、影像学、支气管镜检查等的结果，并有手术标本的病理学资料。国际抗癌联盟 1997 年修订后的 TNM 分期方法被我国大多数医院所接受（表 4-6）。

表 4-6　肺癌的 S 分期

分期	对应的 TNM 分期
0	T_{is}
ⅠA	$T_1N_0M_0$
ⅠB	$T_2N_0M_0$
ⅡA	T_2N_0M $T_2N_0M_0$
ⅡB	$T_3N_0M_0$ $T_3N_1M_0$ $T_1N_2M_0$ $T_2N_2M_0$ $T_3N_2M_0$
ⅢA	$T_4N_0M_0$ $T_4N_1M_0$ $T_4N_2M_0$ $T_1N_3M_0$ $T_2N_3M_0$
ⅢB	$T_3N_3M_0$ $T_4N_3M_0$
Ⅳ	任何 T 和任何 NM_1

T：原发肿瘤。

T_x：原发肿瘤无法评估，痰中或支气管灌洗液中发现恶性细胞而证明有癌，但是影像学或内镜检查看不见。

T_0：无原发肿瘤证据。

T_{is}：原位癌。

T_1：肿瘤最大直径 3cm 以下，周围包以肺组织或脏层胸膜，支气管镜检查肿瘤尚未浸出叶支气管（即肿瘤未达主支气管）。

T_2：肿瘤最大直径超过 3cm；累及主支气管，但距隆突 2cm 或更远，累及脏层胸膜伴有延及肺门区的不张或阻塞性肺炎，但尚未包括全肺。

T_3：不论肿瘤体积大小，凡直接侵犯胸壁（包括肺上沟瘤）、膈肌、纵隔胸膜、壁层心包者；或肿瘤在主支气管内距隆突不足 2cm 但尚未累及隆突；伴有全肺不张或阻塞性肺炎。

T_4：任何肿瘤凡侵及下列脏器者，纵隔、心脏、大血管，气管、食管、椎体、隆突，或同一叶内有其他肿瘤结节；肿瘤伴恶性胸腔积液。

N：区域淋巴结，包括胸内、前斜角肌及锁骨上。如判定 PN_0 则肺门或纵隔切除淋巴结标本中必须包含6个以上淋巴结。

N_x：区域淋巴结无法评估。

N_0：无区域淋巴结转移。

N_1：同侧支气管周围和（或）同侧肺门淋巴结。

N_2：同侧纵隔内和（或）隆突下淋巴结转移。

N_3：对侧纵隔，对侧肺门，同侧或对侧前斜角肌或锁骨上淋巴结转移。

注：①不常见的表浅扩展型肿瘤，不论体积而其侵犯限于支气管壁时，虽可能延及主支气管，仍分为T_1；②大多数肺癌的胸腔积液是由肿瘤引起的，少数患者胸腔积液多次细胞学检查阴性，既不呈血性又不是渗液。种种迹象包括临床判断说明胸腔积液与肿瘤无关，则应将其排除在定期因素之外，患者仍应分为T_1、T_2或T_3。

M：远处转移。

M_x：远处转移不能确定。

M_0：无远处转移。

M_1：远处转移，包括同侧或对侧其他肺叶内肿瘤结节。

此次修订版与1988年版相比有以下几点修改：①判定PNO时标本内至少包含6个或6个以上淋巴结；②Ⅰ期原来笼统包括TN_0M_0及$T_0N_0M_0$，本次改为分别属于ⅠA期及ⅠB期两个亚期，同样Ⅱ期将原含之$T_0N_0M_0$分为ⅡA亚期，$T_0N_0M_0$分为ⅡB亚期，将原ⅢA之$T_0N_0M_0$上移入ⅡB期。

4. 临床表现

肺癌患者多为50岁以上，在我国，男性病例多于女性，约为5∶1。肺癌的临床表现取决于肿瘤生长的部位和体积大小及侵犯程度，较小的周围型肺癌在早期常无症状，约95%的病例在常规体检摄胸片时发现，其余患者由于患其他疾病摄胸部X线片后转来外科就诊。

（1）肺癌早期　由于肿瘤刺激肺泡或细小支气管，干咳常为首发症状。肿瘤组织血管丰富，随着其快速生长，咳血丝痰是最常见的症状。中央型肺癌引起顽固性咳嗽，服药不奏效，肿瘤阻塞支气管一半以上，可能合并局限性肺气肿、阻塞性肺炎或肺不张，患者伴发热、胸痛、严重胸闷、哮鸣、咳大量白色甚至脓痰。不少患者在此阶段才来就诊。

（2）肺癌中、晚期　肺癌中、晚期时肿瘤长出胸膜或压迫大支气管，累及邻近器官，可引起相应症状。①右上肺癌或纵隔淋巴结转移癌累及上腔静脉，引起上腔静脉压迫综合征，头面部及上肢水肿，颈静脉及前胸壁和上肢静脉怒张，患者气短、头胀等症状较重。②肿瘤组织在不同水平侵犯膈神经均可引起呃逆和膈麻痹。③累及喉返神经引起声音嘶哑及饮水时呛咳。④侵犯胸膜，并发胸腔积液，侵入胸壁引起剧烈胸痛。⑤长自上叶肺尖部的各种病理类型肺癌（肺上沟癌）均可能侵犯臂丛神经，引起相应上肢剧痛及皮肤缺血或上肢水肿和静脉曲张；压迫及侵犯颈交感神经节引起上眼睑下垂、瞳孔缩小、眼球内陷及面部无汗等症状（Honer综合征）。有些病例由于肿瘤组织刺激迷走神经分支，引起哮喘或心动过缓。晚期病例因肿瘤毒素被吸收和消耗，严重失眠和纳差，特别当肿瘤侵犯食管时，患者难以正常进食，致使患者逐渐消瘦，体重明显下降。很快发展到恶病质。晚期病例还有脑、肝、骨骼、锁骨上淋巴结及肾上腺转移癌的相应症状和体征。

（3）小细胞肺癌和低分化腺癌　在肺癌某些病例可引起肥大性骨关节病（杵状指、膝关节肿痛）、库欣综合征、重症肌无力、男性乳房发育和难以矫正的稀释性低钠血症。当切除肺癌后一周内，大多数症状逐步开始好转。

5. 相关检查

(1) X线、CT检查　X线影像学诊断包括胸部X线平片、胸部CT、支气管造影和肺动脉造影。由于胸部CT诊断率不断提高，后两种检查方法已极少被采用。对怀疑有肺癌的病例，应首先做胸部X线的正、侧位胸片，如发现肺部结节或肿块影，应观察其位置、密度、边界、胸膜改变情况，有无中心液化等。继之，为明确其性质，应考虑做胸部CT检查，能比较准确地判断病变的部位，小的胸膜种植和少量积液，节段性肺不张肺门，纵隔淋巴结肿大及肺内微小病灶。早期周围型肺癌常呈小斑片状影或1～2cm的小结节影，边缘模糊有毛刺，密度较淡。经动态观察，发现此类肺癌结节可长达16年无明显变化。一旦片状影或小结节阴影增大或成分叶状，肺门和纵隔淋巴结则可肿大，病程多已达中、晚期。中央型肺癌显示肺门有不规则的球形影，其外周可见阻塞性肺炎或肺不张阴影，可见肿瘤结节突入支气管腔内及肺内、纵隔淋巴结肿大。鳞癌、腺癌及大细胞肺癌的肿块影中有可能发现癌性空洞，壁厚、偏心、内壁不整，偶有液平。胸部CT能较清晰地发现胸腔或心包积液、侵犯胸壁或肋骨的征象。近年来，对CT发现的小结节影进行放大，可发现肿瘤结节内有肺泡的空泡征，边缘呈分叶状，结节与胸膜粘连（鼠尾征）及与细小支气管粘连等微小征象；超薄层胸部CT检查对直径不足1cm的微小结节的定性诊断有帮助；低放射量CT只需数秒就可将胸部扫描完成，操作简便，对诊断早期肺癌有价值；电子束CT（EBCT）是目前最先进的电子束成像系统，扫描速度快，只需50s，较常规CT快10倍，实现了电影CT；螺旋CT血管成像技术应用于肺癌的诊断，能清晰识别肿瘤可切除性。胸部X线胸片及CT的阳性检出率可高达90%。

(2) MRI成像　MRI检查不需要造影剂，借助于流空现象，能更好地显示出大血管的解剖，分辨肿瘤与大血管的关系，以判断能否切除肿瘤，并能发现肺门及纵隔内肿大的淋巴结和肿瘤侵犯胸壁软组织的严重程度，以便更好地进行临床分期。MRI检查对小病灶（直径小于5cm）的诊断不如薄层CT，钙化灶难以发现，且成像易受呼吸动作伪影干扰。危重患者不宜做MRI检查，因为带金属的抢救和生命支持设备不能带进磁场，有心脏起搏器的患者也不宜做MRI检查。头颅MRI成像较CT检查对判断肺癌脑转移更准确。

(3) 放射免疫显像　放射免疫显像是一种灵敏度高、无创的肺癌早期定性诊断手段。近年来，在放射免疫技术基础上发展起来的放射免疫导向手术（RIGS）是核医学、免疫学与手术技巧的成功结合。将放射性核素标记的抗肿瘤单克隆抗体注入拟进行手术的肺癌患者体内，此抗体与肿瘤表面相关抗原结合，在肿瘤部位形成特异性的放射性聚集，术中用手持式探测仪检测，判断肿瘤浸润范围及转移程度，以决定手术切除方案。

(4) 骨显像或发射型计算机体层扫描　肺癌转移至骨骼时，骨的转移灶血流增加，新陈代谢旺盛。给患者注射亲骨的99TC-MDP（甲基二磷酸），经骨扫描，可发现核素在骨转移灶浓聚，在普通X线骨相片呈阳性之前3个月，即可发现骨转移灶。

(5) 正电子发射断层显像（PET）　PET是现代影像医学最先进的技术，它利用碳、氮、氧、氟等发射正电子的短寿命核素，从体外无创定量、动态地观察人体内的生理及生物变化，从分子水平观察标记药物在患者体内的活动，可以一次获得三维的全身图像，甚至在CT未发现有形态学改变之前，早期诊断疾病及准确地评价其治疗结果。PET可以发现早期原发性肺癌、转移癌灶，以指导临床分期及选择手术适应证和制订手术方案、切除范围，判断清扫哪组淋巴结；术后PET检查也可判断手术是否达到根治，定期复查可及早发现转移或复发病灶。在肿瘤临床分期及疗效判断等方面，PET 优于任何影像学检查方法。

（6）纤维支气管镜检查　纤维光导支气管镜是诊断肺癌的一种重要手段，它采用光学纤维的照相放大图像，视野清晰，分辨率高，可进入大部分段支气管，70%以上的亚段支气管和近 40%的次亚支气管进行检查。纤维支气管镜外径小可弯曲，患者易耐受，痛苦小。采用此类镜检可钳夹支气管黏膜的新生物进行活检，阳性率可达 80%～90%。为提高其阳性率，可采用血卟啉激光导入技术，血卟啉衍生物与癌细胞有特殊亲和力，导入激光后，在癌变的支气管黏膜区可呈现荧光；对浸润型支气管肺癌可刷检管壁病变的黏膜，转动毛刷使其与肿瘤组织的接触面积增大，可提高刷检的阳性率；对肿瘤表面覆盖有坏死组织或周围型肺癌病例，可在 CT 引导下穿刺吸引，所获得的组织或血水进行细胞学和病理学检查，也可使用带双关节刮匙，刮取侧壁的可疑病变黏膜活检，其阳性率较高；对周围型肺癌，支气管镜检查未发现肿瘤组织，可用 10mL 无菌生理盐水冲洗病变区支气管腔，回收液做细胞学检查。纤维支气管镜检查对肺癌早期诊断有重要价值，它可以确定肿瘤的部位及病理类型，观察病变范围以判定手术适应证及制订治疗方案，支气管镜检查还可以定期监测术后是否复发。

肿瘤在纤维支气管镜图像的表现如下。①直接征象：黏膜型肺癌可见突入腔内的菜花样肿块、息肉或小结节状病灶。②间接征象：黏膜下型肺癌表现为支气管壁被肿瘤浸润，黏膜充血水肿，管壁变硬，管腔狭窄或外压性改变，支气管嵴增宽，局部黏膜增厚，粗糙或呈众多的颗粒状隆起。③黏膜正常未见肿瘤：周围型肺癌，细支气管肺泡癌或纵隔型肺癌，管腔或黏膜一般无异常。各种病理类型的肺癌在支气管镜图像中的表现各异，大多数鳞癌为增生型，以黏膜改变为主，多位于大支气管，向腔内突出，以菜花状或息肉状肿块常见。由于肿瘤生长缓慢，其表面有白苔，易造成管腔狭窄或堵塞，阳性率高。周围型鳞癌也可见黏膜下型的特征，腺癌大部分为周围型，也有中央型腺癌，图像中主要为黏膜下表现；小细胞肺癌绝大多数为中央型，纤维支气管镜下主要表现为管壁浸润，属黏膜下型特征，只少数病例呈增生型图像，钳夹或刷检阳性率增高；大细胞肺癌的瘤体大，支气管镜图像表现为黏膜下型特征。只有少数病例可见肿瘤突入腔内，呈黏膜型特征纤维支气管镜检查可引起喉头支气管痉挛、低氧血症、心律失常、心肌缺血、出血和肺不张等严重并发症，需急救处理的病例约为 10%，有严重肺动脉高压、低氧血症伴二氧化碳潴留者，心功能不全（射血分数小于 40%）、严重高血压、室性心律失常、半年内有急性心肌梗死或脑血管意外、有主动脉瘤及出凝血机制障碍的病例，严禁进行支气管镜检查。有大咯血的患者最好先进行支气管动脉栓塞，待咯血停止后再考虑进行支气管镜检查；手术抢救咯血病例必须明确大咯血的来源，如急需进行支气管镜检查，应备有吸引及其他抢救设备，最好在手术室进行操作。

（7）经胸壁穿刺活检　在 CT 引导下，用细针穿刺肺部，采取活检组织作病理学或细胞学检查，此方法适用于周围型、直径大于 1cm 的肺部病灶以及不能耐受支气管镜检查或开胸活检的病例，阳性率可达 80%。并发症有气胸、血胸及癌细胞沿针道播散至胸腔或胸壁等。穿刺获得病理报告，如需手术治疗，应尽快争取在 2～3 日内开胸手术，术中用加入抗癌药物的双蒸馏水反复冲洗胸腔及穿刺针道。

（8）转移病灶作活检　已有颈部、腋下或头皮下及锁骨上肿块或结节的病例，应切除活检，以明确病理类型及转移情况，为选择化疗或放疗提供依据。

（9）纵隔镜检查　纵隔镜检查是一种内镜检查技术，1959 年 Carlens 设计了一种带光源的内镜专做纵隔镜检查，并进行活检。纵隔镜用于肺癌患者，以了解纵隔淋巴结有无转移，这一检查对肺癌的诊断、治疗和判断其预后相对其他器官的恶性肿瘤更有价值。肺癌患者的远期生存率与纵隔淋巴结有无转移紧密相关，如同侧纵隔淋巴结已有转移，只有鳞癌患者才考虑手术，而对侧淋巴结也有转移者，只宜化疗或放疗。纵隔镜检阳性结果可使26%的肺癌病例避免不必要的开胸探查术。纵隔镜检查比较安全，不仅可以直接观察上纵隔的结构，还可检查上纵隔内和支气管、主支气管旁受累及的淋巴结，经活检做出组织学诊断，估计手术可切除性及决定放疗范围，并判断患者的预后。纵隔镜检查也有局限性，转移到隆突后、主动脉弓下或前纵隔的淋巴结，纵隔镜难以发现，纵隔镜有8%左右的假阳性率。前纵隔淋巴结有转移的病例，其原发肿瘤都位于左上肺叶或左肺门。所以，当左上叶和左肺门肺癌病例做纵隔镜检阳性时，应同时进行前纵隔切开检查。对于高度怀疑或已被证实的肺癌患者，是否进行纵隔镜检查，尚有不同意见。在20世纪八九十年代，在国外建议对所有拟行手术的患者常规进行纵隔镜检查，但有些总结性报道指出，常规进行纵隔镜检查有70%～75%的结果为阴性，而且会引起某些并发症。

在我国，一般要根据肿瘤的细胞类型、定位和影像学征象三个指标来选择患者进行纵隔镜检查。有专家发现各种细胞类型的中心型肺癌中，77%的病例有纵隔淋巴结转移，未分化型周边型腺癌和鳞癌的转移率高达63%，而周边型腺癌和鳞癌的转移率较低。临床资料还显示X线征象阳性患者，经开胸探查13%病例并无纵隔淋巴结转移。相反，X线征象阴性患者，而术后证明30%的病例已有转移。因此，只靠X线检查是不够全面的。还应根据功能性的PET检查结果而定，结合细胞类型和肿瘤位置作全面考虑，选择适合进行纵隔镜检查的病例。20世纪90年代末，一般认为任何细胞类型的中央型肺癌病例都应考虑进行纵隔镜检查，未分化型周边型和有纵隔转移X线征象的任何类型肺癌，术前也应进行纵隔镜检查。周边型腺癌或鳞癌无纵隔转移X线征象者，不进行纵隔镜检查；细胞类型不详，X线征象无纵隔淋巴结转移的周边型肺癌也不进行此项检查。心肺功能差，不能接受全麻者及已决定手术治疗的可不必进行此项检查。合并有上腔静脉梗阻综合征的肺癌患者此项检查不是绝对禁忌，这组患者如能经纵隔镜检查取得病理学诊断，及时进行适当的治疗，可以避免试验性放、化疗及不必要的开胸探查。近10年来，由于支气管镜检查、细针穿刺活检技术的普及和PET检查的准确分期，我国许多医院已不使用此项检查作为获取病理学诊断及分期的常规方法。

(10) 胸腔镜、开胸活检　周边型肺部病灶经各项检查均阴性而又不能排除肺癌诊断时，许多医院采用电视胸腔镜技术，甚至开胸活检，这是一种可靠的有创诊断方法。诊断可疑的肺癌病例应采用哪种检查方法，一般要根据病情和医生的技术水平及医院的设备而定。一些医生倾向于先进行影像学诊断，确认形态学的表现后再争取进行病理学的确诊检查，包括从简单的查痰找瘤细胞到各种有创检查。同时，要明确肺癌转移的情况及病理分期，以便选择合适的治疗方法和制订可行的治疗方案。由于现代尖端科技的发展，放射免疫显像及正电子发射断层显像检查方法逐渐应用于肺癌的诊断，必将促使肺癌外科诊断学进一步发展。

6. 诊断和鉴别诊断

肺癌的临床症状和影像学形态与肺部某些疾病类似，也有时与其共存，易延误诊断，应及时鉴别。

(1) 肺炎　当肺癌组织堵塞支气管，并发远端阻塞性肺炎、肺不张，甚至发展成肺脓肿时，患者常伴高热，咳大量黄痰或咯血，易被误诊为肺炎。一般肺炎经2～4周抗感染治疗后症状好转，肺部阴影吸收较快，而肺癌并发的肺炎阴影吸收缓慢，炎症阴影缩小，但其中央部出现团块影，抗感染治疗 1 个月也难以吸收。在肺野某一部位反复出现炎症块影，特别是老年患者，更要警惕肺癌。诊断性抗感染治疗不超过 1 个月，要及时多次查痰找癌细胞，高分辨率胸部 CT 检查，有条件者应进行 PET 检查，多能确诊。中叶肺不张的病因可由慢性支气管炎和结核病后遗症，造成支气管狭窄引起，也可因肺癌组织堵塞中叶支气管或下叶肺癌淋巴结转移，压迫中叶支气管造成。应及时进行纤维支气管镜活检确诊。

（2）肺结核　肺结核可累及任何肺叶，但仍以右肺上叶尖后段多见，大多数患者症状不典型，血沉不快。肺癌也可长自肺尖后段的支气管或肺泡内。老年病例原发性支气管肺癌生长缓慢，有时与肺结核难以鉴别。①肺结核球：孤立的肺结核球有时难以区别于周围型肺癌。肺结核球病程相对短，影像学显示球形结节边缘不整，有小毛刺影，呈分叶状。有些慢性肺结核病例，可在结核瘢痕周边发生瘢痕癌。因此，当肺部团块状阴影长大，特别是呈分叶状，肺门阴影增大的老年病例，结核病症状不典型和实验室检查阴性时，应高度怀疑肺癌，除进行痰细胞学检查、纤维支气管镜检查外，应及早进行 PET 检查，如 SUV 值大于 3 时，应按肺癌处理，不必等待 3 个月的诊断性抗结核治疗失败后，才按肺癌处理。②浸润性肺结核：有些周围型肺腺癌病例，特别是右上肺叶孤立型肺泡细胞癌，其早期肿瘤组织体积小，呈小片浸润或索条影，生长缓慢，常被误诊为浸润型肺结核病。对这些病例应反复多次查痰找癌细胞，抗感染、抗结核治疗不应超过 1 个月，最好及早做 PET 检查，其 SUV 值多在 3～5 之间。③肺门淋巴结结核：中央型肺癌的影像学形态与并发感染融合成团的肺门淋巴结结核类似，但肺癌常合并咯血，肺瘤组织易堵塞支气管引起肺不张。进行纤维支气管镜检查可鉴别。④粟粒型肺结核：急性粟粒型肺结核除全身中毒症状较肺癌严重外，其影像学形态与弥漫型肺泡细胞癌相似，应及早进行痰细胞学检查。弥漫型肺泡细胞癌患者的痰较易找到癌细胞，粟粒型肺结核经 1 个月严格的抗结核治疗后，中毒症状多可逐渐缓解，肺内阴影开始吸收。

（3）肺部良性肿瘤　肺部良性肿瘤年轻患者多见，病程较长，一般无症状，影像学形态为圆形块影，边缘光整，无毛刺影和胸膜皱缩，也不呈分叶状，病灶内可见钙化。钙化可位于圆块影中心，或以中心钙化为核心，形成同心圆（称公牛眼症）或如爆米花样，类似核桃内的结构，上述表现均为错构瘤的征象。

（4）纵隔恶性淋巴瘤　纵隔影增宽，呈分叶状，并发上腔静脉压迫综合征的病例，极难与中央型肺癌鉴别，恶性淋巴瘤常伴发热，血象以淋巴细胞增高为主，全身淋巴结肿大，可摘取肿大的淋巴结活检，或经前胸壁进行前纵隔肿瘤穿刺活检。纵隔淋巴肉瘤对放疗较敏感，可试用小剂量放疗（5～7Gy），如肿瘤影明显缩小，则可鉴别于肺癌。临床实践证明，即使经过详细全面检查分析，临床 TNM 分期与病理 TNM 分期之间的符合率也只达 50％～80％。很多临床定为早期的病例术后很快死亡，估计为诊断分期过早的原因；而有些临床分期为Ⅲ、Ⅳ期的病例在术后 10 年内仍无肺癌局部复发或转移。所以，要特别慎重处理临床Ⅲ、Ⅳ期的肿瘤病例，特别是一般情况尚好，胸腔积液有可能为炎性渗出而非恶性，心包积液也为非癌性的病例，不要轻易放弃手术治疗。

目前，PET 可以发现胸外转移灶或对侧纵隔、肺门及锁骨上淋巴结，无疑使临床分期更为准确。将来期望能在分子水平上判定淋巴结转移灶，使病理分期更符合实际。

7. 治疗

肺癌的现代外科治疗原则仍是争取及早择期手术，对中、晚期肺癌病例可先行化疗或放疗，待肿瘤病灶缩小后再择期手术，或先手术治疗，再行化疗或放疗。对部分伴有合并症的晚期患者，例如肿瘤压迫引起呼吸道梗阻、阻塞性肺炎，肿瘤侵蚀引起出血，如身体一般情况允许，应争取择期手术，术后加化疗或放疗，其主要目的是为了减少合并症，提高晚期患者的生活质量。术后化疗和放疗可减少肿瘤局部复发，但不能延长术后生存期。

近10年来，由于外科技术的改进，积极开展心包内处理肺静脉、心房部分切除，上腔静脉修补、搭桥和移植、袖式肺切除支气管成形及隆突切除重建等高难度手术操作，还由于对老年患者术后监护系统的完善，使肺癌切除率提高到80%～94%，并发症发生率降至10%左右，手术病死率也下降至3%以下，术后年生存率达30%～42%。

(1) 肺癌外科治疗的原则　尽可能切净肿瘤组织及争取最大限度保存健肺组织，近10年来，特别注重提高患者术后的生存质量。

(2) 手术适应证　①临床分期为Ⅰ、Ⅱ及ⅢA期的非小细胞肺癌。T级肿瘤仅侵及横膈、心包、胸膜、胸壁及接近隆突；淋巴结上限为N_2，即仅同侧纵隔内有淋巴结转移；M尚无远处转移。②小细胞肺癌只限于Ⅰ及Ⅱ期。如术中发现N_2病变，也可争取进行根治性切除。③对尚未定性的小结节影，即使观察10年以上，如影像学诊断偏向于肺癌，也应积极手术探查，术中进行冷冻切片定性再决定手术方式。④对晚期病例T_4、N_3，甚至有少量恶性胸腔积液，中、大量心包积液的病例，为解除梗阻性肺炎、癌性高热和呼吸困难、低心排、低氧血症，也应考虑进行姑息性切除，肺内孤立的转移性或复发性病灶应积极手术治疗。⑤对肺癌合并孤立脑转移的病例，应先行脑转移灶手术，再考虑行原发肺癌切除术。⑥肺癌合并心律失常或冠心病的病例，可同期或分期进行射频消融，安置临时心脏起搏器，进行冠脉搭桥或冠脉球囊扩张及安放支架，然后行肺癌切除术。⑦肿瘤已侵犯上腔静脉，引起上腔静脉压迫综合征，为避免损伤上腔静脉，应争取切除肿瘤，有条件时进行静脉搭桥或部分切除肿瘤，缓解症状。

(3) 手术禁忌证　①T_4肿瘤已侵犯心脏、大血管、气管、食管、隆突或有大量恶性胸液，N_3对侧已有淋巴结转移，锁骨上、腋下已有淋巴结转移。②M_1肝、肾上腺及骨骼已有转移。③以下肺通气功能指标为手术禁忌：a. 最大通气量低于预计值的50%；b. 第1秒末用力呼气量（FEV1）<1L；血气分析，PO_2<9.3kPa，PCO_2>5.7kPa。当FEV1>2.5L时才可考虑行全肺切除术，FEV1在1～2.4L之间的病例，即使进行肺叶切除也应慎重。④3个月内有心绞痛发作或心肌梗死病史、心力衰竭及3个月内有脑血管意外病史均禁忌行肺癌切除术。

(4) 肺癌切除手术方式　①肺癌肺叶切除术是外科治疗肺癌的标准术式，占全部手术病例的70%～80%。由于外科的发展，采用袖式肺叶切除支气管成形术，使10%～20%的病例避免行全肺切除术。对侵犯隆突的肿瘤，可行隆突切除成形合并肺切除术。对T_{is}期肿瘤已侵犯胸壁的病例，应将相应肺叶及受累胸壁整块切除。缺损的胸壁可用Maxlex网等合成材料修复。②心肺功能低下的老年病例，或因对侧肺已进行过肺切除的患者，如肺内病变为周围型腺癌或鳞癌，肿瘤直径小于5cm，为提高术后生存质量，可考虑行肺段切除或楔形肺切除术。国内外均有报道，如为Ⅰ期病例，其术后5年生存率可达30%，但局部复发率达20%。③全肺切除，如果肿瘤累及两个肺叶，侵犯中间支气管或主支气管，肺叶、双肺叶或袖式切除也不能达到根治目的时，如病情允许，可行全肺切除术。在三级甲等医院，全肺切除的病例不应超过10%的肺切除病例，但临床实践中，全肺切除的病例占全部肺切除病例的15%以上，这是由于术中因分离肿瘤或淋巴结转移灶过程中损伤肺门血管所致。

(5) 手术操作　目前，对下列操作方法尚有不同的意见，应根据病情和胸外科医师的技术水平而定。

① 肺血管处理的程序：为了减少术中出血及易于操作，一些专家认为应先处理肺动脉，但从处理肿瘤的原则考虑，应先结扎肺静脉，以免瘤栓因术中挤压流入心脏后扩散至全身。如麻醉插管采用双腔管，先结扎静脉后充血的肺不会给术者造成较大的困难。

② 支气管切缘的选择：支气管切缘应距肿瘤 2cm 以上，以避免残端阳性。由于低分化肺癌有跳跃式转移和沿黏膜下向上蔓延的特性，故术中应将切缘组织急送冷冻切片做病理检查，如呈阳性，则要向上再切再送病理检查。

③ 肺动脉切缘和长度：进行肺动脉切除成形术时，为避免吻合口有张力，肺动脉切除的长度不应超过 3cm，血管切缘距肿瘤的长度不少于 0.5cm，要先进行支气管成形再吻合肺动脉。

④ 淋巴结清扫：在 20 世纪 90 年代初，提倡常规清扫同侧纵隔及锁骨上、下区的淋巴结，甚至对侧纵隔的淋巴结也进行清扫。这无疑增加创伤及并发症。在 20 世纪 90 年代末，根据 PET 检查结果的发现，只清扫有转移病灶的肿大淋巴结，而非所有纵隔及锁骨上、下区肿大的淋巴结。

⑤ 肺切除后残腔的处理：如果胸膜肺有结核病，纵隔固定不易向患侧移位，余肺扩张欠佳。患侧膈肌也不易升高，导致残腔，此残腔可能有胸腔积液甚至感染，影响患者的通气功能。以往有挤压膈神经致瘫，使膈上升占据部分残腔的方法，对上肺叶切除后遗留的上胸残腔，如余肺膨胀欠佳，可同期进行胸膜外胸廓成形术。20 世纪 90 年代末，国外建议采用多个小硅胶体填充残腔，以减少对呼吸功能的影响。

⑥ 支气管缝合方法及缝线：国内医院大多采用中丝线间断缝合支气管，支气管残端瘘的并发症小于 1%。1995 年以来，国内较多使用进口闭合器和肺切割器进行肺切除术。

⑦ 胸腔镜技术在肺癌外科的作用：近 5 年来国内有专家采用电视胸腔镜技术进行早期肺癌肺切除术，已获得良好的近期疗效。采用此项技术进行广泛纵隔、肺门淋巴结清扫，会有一定困难，但它完全可以完成胸腔内选择性淋巴结局部清扫，医用机器人的应用，必将完善肺癌肺切除术。

⑧ 自体肺移植技术在肺癌外科的应用：20 世纪 90 年代末，北京医科大学人民医院报道 4 例中央型肺癌病例，采用自体肺移植技术做病肺切除，已获较好的近期疗效，由于术后不必使用免疫抑制剂，患者术后的生存质量得到改善，不过此项技术应用于肺癌外科治疗尚有较大的争论。

（6）综合治疗　肺癌外科治疗的疗效经过多年来的临床实践，胸外科医生已逐渐认识到除小细胞肺癌外，非小细胞肺癌对药物并不敏感，过量的化疗或放疗不但降低患者的生存质量，而且往往加速患者死亡。对Ⅰ、Ⅱ期肺癌患者，不建议采用术前或术后化、放疗。推荐铂类药物加长春花碱类药物治疗 2 个疗程，加用放疗作为Ⅲ期小细胞肺癌的标准治疗方案；铂类药物化疗伴放疗（剂量大于 55Gy），治疗Ⅲ期非小细胞肺癌已被国内外大多数医院所接受。其他治疗肺癌的辅助方案尚未得到国内外公认。我国肺癌外科治疗经过 60 余年的努力，特别是近 10 年的发展，手术切除率明显提高，术后并发症的发生率、手术病死率逐年下降，治疗水平已达国际先进行列。但是术后 5 年生存率仍仅维持在 30%～40%。为延长患者术后生存时间，仍需进行许多工作。根据全国近 1000 例报道的资料分析，影响术后疗效的因素较多，但主要因素包括手术性质，淋巴结有无转移，肿瘤大小及侵犯程度，手术方式和病理类型。①根治性切除其术后 5 年生存率为 42.9%，显著高于姑息性切除的 17.2%，不少报道证明支气管残端阳性者，无1例存活超过5年者。②淋巴结转移对术后生存时间影响较大，术后5年生存率N_0组为49.4%，N_1组为28.3%，N_2组为18.2%，N_3组病例只有少数患者术后存活超过5年。③肿瘤大小及侵犯程度的影响，T_1、T_2、T_3组病例术后5年生存率分别为54.7%、29.7%及22.5%。④手术方式：袖式肺叶切除支气管成形术的术后5年生存率达53.9%，肺叶切除术为38.8%，全肺切除术为31.2%，部分肺切除术为29.4%。⑤病理类型：国内资料显示鳞癌术后5年生存率为40.5%，腺癌为33%，小细胞肺癌为36.8%，大细胞肺癌仅为17%，腺鳞癌少于15%。⑥肺癌分期主要根据形态学表现，难免与肿瘤生物特性有不相符之处。据国内资料报道其Ⅰ、Ⅱ、Ⅲ期的5年生存率分别为54.7%、29.7%及22.5%，也有少数病例能存活5年。⑦术后复发或转移：据国内资料报道，肺癌患者术后20年还会在局部复发或转移致死，说明原发肺癌细胞或转移细胞可长期处于静止期与机体共存，在某种条件下再次发作。

综合上述说明早期诊断，及时治疗，争取根治性切除和长期随访是今后研究的重要课题。但是20世纪90年代以来，随着尖端科技的发展，在临床实践中已使用X线刀、γ刀等放射治疗，激光医学、介入性治疗和内镜诊治肺癌技术也进一步得到推广和发展。

六、肺转移癌

肺是继肝脏之后最易发生癌转移的器官，20%～54%的癌症患者在自然病程中会发生肺转移癌（PM），其中近25%为播散性疾病的肺部表现。无论原发肿瘤为何种病理类型，只要无胸腔外转移，患者能耐受手术切除，单一手术或联合化疗均可提高PM患者的远期生存率，甚至可使一些患者得到治愈。孤立性PM是PM的独特生物亚群，切除后生存率好于多发性PM，5年生存率可达20%～40%。决定生存率的因素包括：是否可完全切除，无瘤生存期长短，肿瘤倍增时间长短，PM数目及原发癌组织学类型等。但手术是用机械方法解决生物学问题，并未改变肿瘤固有的生物学行为及转移进程，因而受到一定限制。提高PM无瘤生存期及总生存期尚需其他疗法。目前认为，切除临床转移灶的同时应针对微转移灶进行治疗，其中包括诱导化疗、辅助化疗、单侧隔离肺灌洗、生物疗法以及有潜力的分子或基因疗法等。

1. 全身化疗

对不能切除的微转移灶的治疗是延长无瘤生存期及整体生存期的关键。对PM有效的化疗药物很少，软组织肉瘤发生PM的倾向很高，因而可作为临床治疗PM的模型。对于原发软组织肉瘤几乎没有有效的药物，柔红霉素和异环磷酰胺是其中最有效的。以≥75mg/m^2、48～96h连续静脉滴注柔红霉素治疗，疗效最好，心脏毒性最小；大剂量异环磷酰胺以6～14g/m^2、2～4h冲击给药疗效最好。但对胃肠道平滑肌肉瘤与间质肿瘤、泌尿系统平滑肌肉瘤等几乎无效。对软组织肉瘤PM用该方案化疗可获得与其他恶性肿瘤辅助化疗相似的疗效。

新辅助化疗的优势在于：①术前肿瘤血供较好使化疗疗效较好；②术前化疗缩小肿瘤体积使肺实质切除体积减小；③对亚临床转移灶的潜在治疗；④可同时减小耐药肿瘤细胞株产生的可能，并可对疗效进行生物性评估。对术前化疗有反应者很可能在术后同方案化疗中获益。这种联合应用全身与局部疗法治疗肿瘤特别是PM可获得协同效果，从而优于单一手术或化疗。Lanza等对24例软组织肉瘤PM行术前化疗，柔红霉素＋环磷酰胺＋氮烯咪氨，初次治疗到开胸的时间1～57个月不等，5例完全缓解（非病理确定），5～57个月后复发；7例部分缓解；12例稳定或进展。共行手术38次，再切除的中位生存期为30个月，实际5年生存率为25%。各组术后生存率无明显差异。因此，尚不能从该化疗方案的有效性中推测出术后生存情况。柔红霉素和异环磷酰胺治疗失败后，几乎没有其他药物用于软组织肉瘤的治疗。因此，亟待新药或已有药物新用法的产生。另外，Belli等对44例骨肉瘤的治疗经验提示化疗没有改善肿块性PM患者的生存状况，可预防或治愈手术不能治疗的微转移灶和亚临床转移灶。Goorin等对113例原发骨肉瘤行辅助化疗，相对单纯手术来说提高了无瘤生存期，80%出现肺部复发，复发后的生存不受化疗影响，复发后唯一可以改善生存的因素为完整切除所有转移灶。Antunes等对198例肢体骨肉瘤PM患者行3个疗程甲氨蝶呤＋柔红霉素＋顺铂术前化疗，化疗后约1个月行手术治疗，术后柔红霉素＋异环磷酰胺化疗，3年生存率达61%，无PM的3年生存率79%，死亡的PM病例均为PM进展所致。PM灶多于3个者预后较差。对原发肿瘤同时存在者，即使行化疗与手术切除治疗，其预后也差于非同时出现者。

2. 单侧隔离肺灌洗

目前，化疗达到最好疗效后接受挽救性手术是PM治疗的常用方法。理论上，随着化疗剂量的增加可以根除所有微小PM，然而化疗的全身毒性使剂量受到限制。单侧隔离肺灌洗是一种新型的治疗方法，已呈现出较好的应用前景。该法通过将一定区域的循环隔离出来，可获得较高的化疗药物浓度而并不增加全身毒性。几乎封闭的肺循环中只有5%由支气管动脉供应，这使肺成为理想的隔离灌洗器官。动物实验证明该法安全可行，但有效性尚需评估。Weksler等在啮齿类动物实验中用255mg/L浓度的柔红霉素行单侧隔离肺灌洗，肺组织中柔红霉素浓度是全身化疗的25倍，其毒性却小于75mg/m^{2}全身化疗，吸收比例为58%，10只中有9只彻底根除了甲基胆蒽诱发的PM。有效的药物尚有左旋苯丙氨酸氮芥(美法仑)、氟尿嘧啶脱氧核苷和顺铂等。临床研究表明，肺灌洗时虽然肺组织中可得到更高的药物浓度，但肿瘤反应性却不一致。Johnston对8例PM患者进行治疗，发现正常肺与癌组织中的药物浓度均很高；其中1例出现肺炎及胸骨裂开，1例于灌洗后4天出现呼吸衰竭；未见客观有效性（0/4例肉瘤患者）。虽然持续灌注在理论上有很多优点，但该操作复杂、需要仪器辅助、耗时相对较长，且柔红霉素与肝素不相容等因素使该项技术的普及受到影响。Pass等应用肿瘤坏死因子、γ-干扰素以及中度高温疗法对无法切除的PM单侧隔离肺灌洗，无住院死亡，15例中3例出现肿瘤短暂（＜6个月）缩小。最近，Burt等报道8例不可切除PM行柔红霉素单侧隔离肺灌洗，7例剂量为40mg/m^2，1例为80mg/m^2，肺内柔红霉素浓度与用药浓度有关，全身药物浓度很低甚至探测不到，无心脏或全身毒性，当剂量提高时虽无围手术期死亡，却有明显的全身毒性，术后第一秒用力呼气量（FEV1）和弥散功能降低，只有1例病情平稳。Putnam等对15例不可切除的PM分3组行单侧隔离肺灌洗的Ⅰ期临床试验，3组柔红霉素剂量和浓度分别为60mg/m^2，100mg/L（$n=4$）；60mg/m^2，200mg/L（$n=7$），75mg/m^2，250mg/L（$n=4$）。全身探测不到药物水平；250mg/L浓度组中的2例出现Ⅳ级肺毒性；整体病死率20%（3/15）。晚期毒性表现为FEV1、用力肺活量的降低及术侧肺通气、血流的减少。虽然单侧隔离肺灌洗可减小化疗对全身影响并提高肺及PM的药物浓度，但近远期肺损伤较显著，远期疗效亦需进一步评估。对靶器官局部给药也为基因转运提供了方法。Brooks等建立了一个携带人肿瘤坏死因子-α基因的单纯疱疹病毒治疗肉瘤PM的动物模型（由甲基胆蒽诱导），证明单侧隔离肺灌洗有效并能耐受基因产物。与对照动物相比，无论单用空载体还是联合用基因携带者都能减少转移瘤的数目。单侧隔离肺灌洗仍处于试验性阶段。研究表明，单侧隔离肺灌洗可重复应用，药物可被转运到肺实质及肿瘤本身。肺损伤可由局部较高的药物浓度引起，也可因局部缺血造成。灌注液需要进一步改善，如氧合血，改变灌注温度或灌注时间，或应用不同药物等。虽然柔红霉素适合肉瘤的治疗，但药物本身对血管内膜有刺激作用。其他药物或以肺为靶器官的生物制品，包括基因治疗，如应用病毒性或非病毒性脂质体载体等，对药物剂量、浓度以及灌注指标的调整可以带来更安全、更有效的治疗结果。考虑到缺乏有效治疗及该方法带来的 PM 的高浓度药物，需要对该方法进行进一步的临床研究。

3. 生物反应

修饰剂脂质包裹的胞壁酰三肽可能对骨源性肉瘤的化疗提供一定帮助。胞壁酰三肽可激活巨噬细胞使之成为肿瘤杀伤细胞，可能对化疗耐药者更有效。应用该复合体可提高血清细胞因子，也可激活单核细胞介导的细胞毒效应。Kleinerman 等在一项Ⅱ期临床试验中用胞壁酰三肽治疗 PM，缓解期平均为 9 个月，而对照组只有 4.5 个月。

4. 吸入疗法

Knight 等对黑色素瘤和骨肉瘤 PM 小鼠应用 9-硝基喜树碱，发现气雾吸入可被很好耐受且可明显减缓肿瘤生长，气雾吸入疗法比肌内注射更有效，并对原发灶与转移灶都有效。Huland 等用吸入白细胞介素（IL-2）治疗 300 例不同原发癌的 PM，认为可使肾癌、乳腺癌和卵巢癌的 PM 进展得到不同程度缓解，虽可被很好耐受，但有时会出现剂量依赖性咳嗽，其毒性和最佳的药物剂量仍处于研究中，1～5 次/天可取得 29%的反应率。Enk 等对 27 例患者行吸入 IL-2（3.6 万 U/d）联用甲氮咪胺治疗恶性黑色素瘤 PM，5 例完全缓解，其中 4 例之前用甲氮咪胺出现进展，无 1 例出现肺外转移。另 8 例部分缓解病例中 7 例也有同样结果。吸入疗法副作用很小并显示无论单用或联用都有效，可能会使治疗反应得以延长甚至延长生存。

5. 分子与基因治疗

软组织肉瘤中 p53 基因的改变可导致细胞无控制性增长，而使 p53 恢复至正常，可使细胞控制性生长甚至程序性死亡。Pollck 等在体外实验中将野生型 p53 基因导入携带有突变型 p53 基因的软组织肉瘤中，导入后的细胞表达野生型 p53，从而降低细胞再生性，减少软琼脂中细胞克隆形成，并可减少严重联合免疫缺陷鼠体内肿瘤形成数量。在体外软组织肉瘤及严重联合免疫缺陷鼠中，恢复野生型 p53 功能的方法将被用于软组织肉瘤的治疗。另外有动物研究指出，经气管应用携带 IL-12 基因的质粒或脂质复合体可能是基因治疗的改良方式，并可延长生存。Shirakawa 等认为，全身性应用重组腺病毒（Ad）载体可能是治疗骨肉瘤 PM 的另一有效方法，该载体包含附加了阿昔洛韦前体（ACV）的单纯疱疹病毒胸苷激酶（TK）基因，接受治疗的小鼠 PM 数目减少，生存期较对照组延长。此方法有可能成为将来治疗骨肉瘤 PM 的方法之一。其他临床前治疗方法包括雾化性应用 IL-2 脂质体、调整或抑制与化疗耐药性或肿瘤转移倾向性有关的基因产物等。

6. 射频消融

射频消融是用于局部控制 PM 的试验性技术。有学者认为，射频消融对经过选择的肺部肿瘤（如肺癌、PM）或其他肺疾病的患者可能产生良好的效果，但对血管或支气管有潜在的热损伤，并且无法控制或消除所有存在的肿瘤。

另外，PM 有可变的硬度，并不易被大针穿透，而射频消融的针尖是很细的弯曲的金属丝，能够很容易的放置于纤维性肿瘤中。

7. 姑息治疗

对于全身性转移或无法完整切除的患者，常因支气管内病变产生相应症状而需要考虑姑息治疗。由于支气管内病变导致咯血的患者常对短程外照射反应良好，故可选用适当的放射治疗。伴有阻塞性病变的患者可以接受内镜下切除、电烧、短路疗法或放置支架。钕-钇铝石榴石激光可以提供最好的穿透性、电凝效果和热坏死效果，并可用于可弯性纤维光学系统中，能最大限度切除PM同时最大限度地保留肺功能，对软组织肉瘤、骨源性肉瘤及睾丸肿瘤的PM疗效最好。其优点包括：①减少对肿瘤的挤压；②收缩性凝固边缘清晰；③易使小血管止血，防止瘤细胞进入循环；④可根除瘤缘的镜下瘤细胞；⑤脏层胸膜表面收缩易修复肿瘤切除后的空隙。光动力治疗是一种利用非毒性物质——光敏材料来杀伤肿瘤细胞的技术。这种光敏材料可被肿瘤细胞浓聚并随后被可见光激活，被激活后将能量传递给氧，活化的氧最终导致细胞死亡，以达到治疗的目的。光动力治疗被认为可以直接杀伤肿瘤细胞并破坏肿瘤新生血管，其优点是与其他内镜治疗相比更容易被耐受，但可引起短暂的皮肤光敏性增高。

目前，光动力治疗仅被应用于治疗阻塞性病变或早期腔内病变，对某些患者有一定的治疗效果。继发性的恶性胸腔积液量可以很大并产生临床症状，可行电视胸腔镜或床旁引流后滑石粉胸膜固定术。对胸膜固定术失败的患者可行胸腔积液内引流或外引流。有时，引流也可作为首选治疗。广泛转移导致的心包积液可引起相应症状，经皮引流、剑突下开窗或电视胸腔镜开窗可作为此类患者的治疗选择。自19世纪第1例肺转移癌切除术后，手术治疗已被广泛接受。虽然PM切除术的最初指征限于孤立肺部结节，然而随着时间的推移，手术指征已被扩大为多发病灶、复发病灶和几乎所有病理类型。对于经过严格选择且无胸外转移者，手术完整切除可延长生存期；对那些广泛转移并有临床症状者，手术治疗可缓解临床症状。然而，手术为用机械手段控制原发恶性肿瘤的生物学结果，故单一手术甚至是用以加强局部控制的扩大切除，对相当多的PM达不到治疗目的，也不能改变肿瘤所固有的生物学行为及转移进程。其他新的疗法如针对特异分子事件的靶向治疗、基因转染或单侧隔离肺灌洗都有可能提高PM的疗效。

第四节·气管疾病

一、气管肿瘤

气管肿瘤依据发病的原因不同分为原发性气管肿瘤和继发性气管肿瘤。依据肿瘤的性质分为良性气管肿瘤和恶性气管肿瘤。

1. 流行病学

原发性气管肿瘤无论是良性或恶性均不多见，与肺或喉部肿瘤相比，发病率要低很多，仅为支气管肿瘤的1%左右，约占整个上呼吸道肿瘤的2%。最常见的发病部位是气管的膜部或膜部与软骨环交界处的两个后角，因为膜部的黏液腺很丰富。儿童原发性气管肿瘤90%为良性，相反，成人原发性气管肿瘤只有不到10%为良性。男女发病率基本一致，最多见于30～50岁。

2. 病理

（1）气管恶性肿瘤　从形态学上分为上皮类肿瘤、来自间质的肿瘤及淋巴瘤三大类，共有20多种。来自上皮的恶性肿瘤主要有鳞状细胞癌、腺样囊性癌、类癌、黏液表皮样癌、腺癌、小细胞癌以及一些混合瘤如涎腺混合瘤；来自间质的恶性肿瘤主要有软骨肉瘤、纤维肉瘤、平滑肌肉瘤等；淋巴瘤也有霍奇金淋巴瘤与非霍奇金淋巴瘤。气管恶性肿瘤的转移途径主要是通过淋巴道，而且上行者居多，隆突下淋巴结受累者不多见，血行转移的发生率不高。对气管癌患者的病理进行回顾性研究时发现，许多患者不是死于病变的外侵或转移，而是死于气道阻塞，因此应当积极手术治疗。

① 鳞状细胞癌：最常见，约占原发性气管肿瘤的50%，男、女之比为(3～4)∶1，与肺鳞状细胞癌的年龄分布相似。各个部位的气管都可以发生，且多发生在气管后壁的膜部。多数患者吸烟，亦可同时伴发原发性喉癌或肺癌，多呈菜花样生长，易溃烂及阻塞管腔，发展较快，易外侵食管前壁、喉返神经及转移至周围淋巴结。许多肿瘤就诊时局部就已侵犯严重，难以切除。血行转移方式与肺癌相似。

② 腺样囊性癌：发病率仅次于鳞状细胞癌，约占原发性气管肿瘤的30%。腺样囊性癌以前亦称为圆柱瘤，是一种低度恶性肿瘤。常见于气管的上1/3，男女发病率一致，年龄跨度由十几岁到九十几岁。腺样囊性癌的5年生存率为66%，10年生存率为56%。与吸烟无关，常在症状出现1年以后才得到诊断。腺样囊性癌生长较慢，常在黏膜下潜行浸润扩展，在气管壁内的浸润范围可以比肉眼所见更广，因此手术切缘常有癌肿残留，难以估计切除范围。进行手术时需要充分切除，术中还需对切缘进行冰冻切片观察。这类肿瘤初次就诊时通常尚未侵及纵隔内器官，即使已长到相当大也只是使邻近器官移位，而不直接侵犯。约10%患者有区域性淋巴结转移，血行转移多发生于肺，有时也可转移至脑和骨骼。胸部X线片经常正常，患者常被误诊为哮喘或其他呼吸道疾病。手术切除为最佳的治疗选择，放射治疗也有一定的效果。手术后应当定期随访，亦可附加放射治疗。多年之后可发生局部复发，条件允许还可以再次切除或放射治疗。由于生长缓慢，即使切缘有瘤组织残留仍能长期带瘤生存，预后并不取决于切缘阳性与否或有无淋巴结转移。即使未经治疗，肿瘤也呈缓慢或隐袭性进展。有些病灶甚至可长时间（许多年）进展缓慢。

③ 其他恶性肿瘤：其他原发性气管肿瘤的自然病程尚无足够的经验给出明确结论。气管类瘤一般是可以治愈的，癌肉瘤和软骨肉瘤通过手术切除也有治愈的可能。

（2）气管良性肿瘤　气管壁的各种组织都可以发生良性肿瘤，通常也是发生于后壁的膜部。儿童以气管上1/3多见，而成人则以气管下1/3多发。常见的良性气管肿瘤是乳头状瘤、软骨瘤、纤维瘤和血管瘤。另外还有一些少见的肿瘤，如粒细胞瘤、纤维组织细胞瘤、平滑肌瘤、成软骨瘤、神经鞘瘤、副神经节瘤、成肌细胞瘤、脂肪瘤黄瘤、错构瘤、神经纤维瘤和良性的上皮息肉等。

① 乳头状瘤：为儿童最常见的气管肿瘤，大约占儿童气管良性肿瘤的60%。通常为多发，可累及喉、气管和支气管。儿童Juvenile乳头状瘤病成年后几乎都可原因不明地自行消退。有症状的良性肿瘤主要依靠手术治疗，也可以经内窥镜用各种方法切除。但复发率很高，可达90%，而且可向远端支气管扩散，给进一步治疗带来极大的困难。气管乳头状瘤呈簇状生长，通过较细的蒂附着于气管膜部。肿瘤质脆易于脱落。

② 软骨瘤：是最常见的一种良性间质细胞肿瘤，由正常的软骨细胞构成，多发于上段气管环状软骨处。病理学检查鉴别良性软骨瘤和低度恶性软骨肉瘤常很困难，或者根本不可

能。内窥镜下的表现是突入管腔质地较硬的白色结节，有细小的蒂与气管壁相连。因其质硬，活检较困难，但从肿瘤的外观进行判断不难做出诊断。软骨瘤血管不丰富，可经支气管镜取出。孤立性乳头瘤少见，成人可经支气管镜切除，基底部用激光电灼。对复发性乳头瘤可重复进行激光治疗。

③ 其他：错构瘤也有细小的蒂与气管壁相连，肿瘤表面光滑、坚硬，活检钳不易取到肿瘤组织，手术是最好的选择。

3. 临床表现

气管肿瘤的临床表现取决于其生长方向、可动性、瘤体是否溃烂或破裂。尤其重要的一个因素是所致气管狭窄的程度及病程发展的快慢。气管肿瘤的临床表现可有黏膜刺激和溃疡引起的咳嗽、咯血；上呼吸道梗阻造成的呼吸困难、喘息及喘鸣；肿瘤直接侵袭邻近组织造成的喉返神经麻痹及吞咽困难等。另外，可有远处转移的表现。

(1) 咳嗽　咳嗽是气管肿瘤最常见的症状，一般来说，气管肿瘤的临床表现出现较晚，早期除轻微咳嗽外，可以毫无临床迹象。咳嗽常呈刺激性干咳，咳少量白色痰液，肿瘤表面溃破则有血性痰，出血量不多。肿瘤破裂时，可有腐臭味。偶尔患者可咳出小块瘤组织，呼吸困难便随之缓解。大约 1/4 的患者有咯血，最常见于鳞状细胞癌，良性肿瘤少见。大咯血少见，但有时是血管瘤的主要症状。咳嗽可随体位变化或触诊时气管移位而加剧，如果肿瘤有一定的活动性，咳嗽发作前常有气管内异物感。总之，咳嗽本身并无明显特征，但是可以提示气管肿瘤的诊断。

(2) 上呼吸道梗阻　其典型症状为气短、气急、喘息、喘鸣、呼吸困难、发绀等，体力活动、体位改变、气管内分泌物均可使症状加重。患者的第一症状往往是活动后气短，并逐渐加重，通常症状的进展较慢。少数患者呼吸困难症状坐立姿势较轻，躺卧时加重甚至不能呼吸，不能说完一句话，出现窒息感。气管肿瘤较典型的症状是气急、喘息及喘鸣，通常是在气管堵塞严重，管腔大小已不及原来的 1/3 时才会出现。一般来说，管腔缩小到直径 1cm，呼吸时就可能出现特殊的喘鸣音，犹似鸭嘎声，吸气期延长，此时即应引起注意。当管腔不及 1cm 时则有明显的呼吸困难。不及 0.5cm 时，患者活动明显受限，有典型的三凹症出现，甚至不能活动。但有时人们会惊奇地发现一些气管严重狭窄的患者不但能够生存，而且还能坚持日常工作，这是因为气管肿瘤所致的管腔狭窄是慢性狭窄，管腔一点点地变窄，患者能逐渐适应。气管肿瘤所致的呼吸困难，多是吸气性呼吸困难，此点不同于支气管哮喘症或肺气肿，后两者均为呼气困难为主型的呼吸困难。带蒂的气管肿瘤有相当的活动度，通常仅引起呼气或吸气性呼吸困难，症状缓慢加重。不少患者可以一直被当作喘息性支气管炎或支气管哮喘治疗，误诊误治的时间可以很长。因此，对于呼吸困难的患者，尤其是反复发作和长期未愈的喘息性疾病或哮喘患者，应当排除气管病变。患者常常是在濒于窒息状态时才急诊就医，需要急诊手术，这就更增加了麻醉和手术的困难及风险。

(3) 复发性肺炎　气管肿瘤患者合并呼吸道感染或分泌物潴留，可引起肺炎，甚至窒息死亡。很多气管肿瘤患者临床上都是表现为反复发作的肺炎，常因抗感染治疗效果不佳而反复就诊。主支气管受侵可造成一侧或双侧反复发生肺炎，不少患者死于窒息或肺炎。

(4) 声音嘶哑或音色改变　声音嘶哑或音色改变通常由气流量及速度改变所造成，原因可能为一侧喉返神经受累或肿瘤侵犯声带所致，是晚期表现。从最初的咳嗽到有明显的症状出现，如气急、喘息及声音嘶哑等，良性肿瘤通常要 2 年以上，恶性肿瘤可以不足 8 个月。

(5) 其他　气管肿瘤通常并不引起疼痛，仅胸部或颈部有压迫感，少数患者可出现下咽困难，提示食管受到肿瘤压迫。恶性气管肿瘤晚期可有远处转移表现，常有食欲下降、消瘦、贫血、发热等。

4. 相关检查

原发性气管肿瘤误诊率很高。因为多数医生很少或根本没有见过这种少见的肿瘤。因咳嗽、喘息或呼吸困难而行胸部X线检查时，纵隔和气管外形可能没有明显异常。即使有异常改变，通常也易被忽略。气管肿瘤的诊断有赖于主诉、病史及体格检查，但主要依靠一些特殊的检查来明确诊断。其中影像学及支气管镜检查是两项最重要的诊断方法。

(1) 影像检查　①普通胸片，正侧位断层和气管对比造影对于诊断气管肿瘤都是有价值的影像学检查。长期刺激性干咳伴进行性呼吸困难，或反复发生肺炎或哮喘，药物治疗效果不佳时，应警惕气管有占位性病变的可能，首先应做X线检查。但是一般的胸部平片因气管被纵隔阴影和脊柱重叠，显示不满意。气管腔内出现软组织阴影应当首先考虑有气管肿瘤的可能。气管断层片或胸部高电压摄片可以进一步明确软组织阴影的存在。然后根据部位加摄颈伸展位的侧位平片，在气管的气柱中寻找异常阴影。病变位于胸段气管者可加摄气管隆嵴断层片，显示胸段气管的全貌，还能了解两侧主支气管的根部和隆嵴的角度。同时注意气管壁的厚度及平滑度，它能反映出肿瘤侵犯的范围和深度。气管造影对气管阻塞性病变有一定的危险性，造影剂会加重气道阻塞；钽粉吸入法轮廓显示清楚，但不易排出。断层片可以代替造影。但是，断层片难以清晰显示肿瘤的外侵及淋巴结转移情况。②CT是最好的检查方法，可清楚显示肿瘤在腔内的软组织密度增高肿块，多为偏心性，气管壁增厚，气管呈不规则狭窄。大约10%气管肿瘤沿气管周围生长，30%～40%气管肿瘤直接累及纵隔。恶性肿瘤可沿管壁上、下浸润数厘米并可有管壁外的侵犯。肿瘤表面欠光整，可有溃疡形成。有时可见增大的淋巴结，提示已有扩散。同时也可显示腔外的侵犯范围并准确估计与邻近组织的相对关系，如纵隔侵犯和食管受压情况以及与上腔静脉和纵隔其他血管结构的关系。薄层扫描可以更准确地观察病变情况并更精确地测量出气管受侵长度。所有病例都应做CT，可对疾病进行分期并指导治疗。食管对比造影可明确食管受侵情况。CT亦可显示肿瘤的病理特点，良性病变通常呈圆形且表面光滑，直径多在2cm以下，瘤体多在管腔内而且界限清楚。钙化也是良性肿瘤的一个特点，见于软骨瘤和错构瘤等。然而，有时也可见于软骨肉瘤。③磁共振（MRI）检查能够提供冠状位、斜位和矢状位的影像，从而帮助判断气管的受侵长度，对于确定管腔大小和管壁外病变范围也有帮助。但薄层CT重建的影像与MRI同样清楚，因此，目前认为MRI并不比CT更有优势。

(2) 支气管镜检查　支气管镜检查是气管肿瘤必不可少的确诊方法，特别是当影像学检查难以诊断时，更应行该项检查。它有以下的用途：①评价声带的功能，可以清晰看到喉及环状软骨的情况，特别是对上段气管肿瘤可能要行部分环状软骨及喉切除的患者更适用；②可以根据肿瘤的大体形态初步判断良恶性；③探明气管管腔的大小，这对手术及麻醉插管和管理十分重要。因气管肿瘤很少会侵及四周，通常有一条正常的黏膜空隙，在支气管镜引导下插管也比较安全；④钳取活检证实肿瘤的组织类型，有助于确定治疗方案；⑤纤维支气管镜有时可以通过瘤体检查远端气道，测量出肿瘤的长度，这对手术入路的选择及术式的选择十分重要。但是，有些肿瘤如腺样囊性癌的表面常被覆坏死组织，有些肿瘤如类癌的血运丰富、质脆、极易出血，有潜在的危险性，可引起出血及气管的完全堵塞；有些良性肿瘤如软骨瘤、错构瘤等，质地较硬，难以通过活检取得组织。一般来说，对于明显气管狭窄者，尽量在做好手术准备后再行纤维支气管镜检查，甚至在手术台上进行。备好各种抢救措施和设备，以防出现紧急情况来不及抢救。镇静药和肌松药要慎重应用，以防不测。气管重建术应有内窥镜配合，术前、术中和术后要反复观察重建部位的效果。肉芽肿和瘢痕形成都是手术后难免发生的现象。激光和冷冻治疗也要通过内镜操作应当注意，纤维支气管镜对于上呼吸道严重阻塞或大咯血患者，起不到治疗作用。这种随时可以发生致命性危险的患者需用硬式支气管镜才能保持气道通畅，多数患者硬质支气管镜可进至肿瘤远端保证通气。通过内镜活检钳、电凝、激光或冷冻去除肿物，可扩大气管管腔。应尽量避免做气管切开，因其可使以后的切除手术变得更加复杂。

(3) 肺功能检查　当气管管腔被堵塞时，肺功能检查常见的特征性表现是1s率、最大呼气量及最大通气量均下降。另外，肺功能检查还能提示肺实质是否有病变。肺功能检查可使医生警觉到有气道阻塞的可能，并最终做出正确诊断。肺功能检查呈阻塞性通气障碍，同时对支气管扩张药物无反应，提示有上呼吸道固定性阻塞。呼吸流量图可清楚显示上呼吸道阻塞，并因肿瘤在纵隔里位置的高低不同，吸气与呼气相曲线平台的高低也不相同，多数病例呼吸流量图两条曲线均变平坦。Geb等曾强调过假阴性的问题。Freberg等描述了用口腔超声检查直接测定上呼吸道直径。这种“气管超声图”可提供相当准确的呼吸道直径数值以及阻塞部位到声带的准确距离，同时也可检查出呼吸流量曲线不能反映的相对较轻的阻塞部位。

(4) 其他检查　由于气管和食管的关系密切，食管钡餐造影和食管镜也是术前必要的检查，尤其是肿瘤生长在气管后壁者。食管在肿瘤相应部位有蠕动障碍或僵直表现，应考虑肿瘤已侵及食管的可能。食管镜检查还可以鉴别原发肿瘤是来自食管还是气管，为制订手术方案提供必要的信息。痰细胞学检查对确定肿瘤的组织类型有所帮助，但不能明确病变的范围。

5. 诊断

总而言之，通常气管肿瘤有明确的临床征象，通过影像检查及支气管镜检查不难确诊。然而在临床实践中常常有误诊、误治的情况，直到出现严重呼吸困难时才得到确诊。延误诊断的原因包括患者对气管管腔的逐步狭窄能很好耐受；一般的胸片忽略了气管；抗哮喘治疗后患者暂时症状得到缓解以及医生对气管肿瘤的认识不足所造成的。

气管肿瘤的诊断应包括以下几个方面。

(1) 肿瘤的部位、范围和大小。

(2) 生长方式　腔内生长、管壁浸润及外侵情况。

(3) 肿瘤的组织类型。

(4) 分期（恶性肿瘤）　①Ⅰ期，局限于黏膜内；②Ⅱ期，局限于管壁内；③Ⅲ期，肿瘤已侵犯周围组织或器官，或有局部转移；④Ⅳ期，远处转移。

(5) 呼吸功能受损害的程度　代偿期、失代偿期（呼吸困难、辅助呼吸肌参与呼吸、三凹征、喘鸣、发绀等）。

(6) 并发症　出血、肺不张及气管食管瘘等。对于气管恶性肿瘤，目前不推荐TNM分期，因为大部分患者的临床表现、治疗及预后取决于原发肿瘤的范围及气管狭窄的程度，而淋巴结的受累及远处转移是相对次要的因素。

6. 治疗

不接受治疗的气管肿瘤患者预后不良，因为即使是良性肿瘤，尤其值得注意的是儿童，有造成管腔闭塞、窒息死亡的危险。但是良性肿瘤和恶性肿瘤的治疗目的大不相同，恶性肿瘤不仅为了解除梗阻，还要争取获得治愈或长期存活。遗憾的是气管肿瘤既罕见又种类繁多，难以制订系统的治疗方案，治疗效果也难以准确评价。一般来说，气管肿瘤应以手术治疗为主，放射治疗、经支气管镜切除肿瘤及腔内支架置入等方法也是重要的辅助治疗或替代方法。

（1）手术适应证　气管肿瘤一旦诊断明确，均应首先考虑手术切除。但气管可切除的长度有限，病变广泛者，气管切除过长，术后会因吻合口张力过大影响愈合，故能够手术治疗的病例有限。手术切除病例的选择，主要取决于切除后能否维持呼吸道的通畅。对症状严重、发展较快的病例，应积极解除呼吸道梗阻。腺样囊性癌以及病变较长、外侵明显的病例，应先行放射治疗后再考虑手术。甲状腺肿瘤侵犯气管者，原则上应一并切除，同时行颈淋巴结清扫。气管肿瘤侵犯食管或食管癌侵犯气管者，决定手术要慎重，否则术中损伤食管将引起严重并发症。对肿瘤合并气道梗阻的病例更应积极设法解除气道梗阻，可切除者争取手术切除，气管切除不允许时，可行气管开窗肿瘤摘除或气管腔内置管术，术后再辅以放射治疗或化学治疗，可延长患者生命。关于气管切除一期吻合长度的极限通常认为是气管长度的一半，大约为6cm。但是考虑到手术的安全性，对于大多数临床医生来说，如果没有相当多的气管外科手术经验，气管切除的长度最好不要超过5cm，否则可能无法一期吻合；或者即使勉强吻合，术后并发症和病死率也会明显增多。因此，手术前准确估计气管病变范围及气管可能切除的长度是至关重要的。若术中切除过长，无法进行一期吻合，可能将置患者于极难处理的境地，面临无法下台（手术台）的危险，这种情况是应当绝对避免的。当然，如果手头上备有可用的人工气管，切除长度可以适当放宽。近年来，赵氏人工气管（记忆合金网二期成形人工气管置换术）的发明为气管切除提供了一种有效方法，可以置换超过6cm长的气管，对于特殊病例，可以应用。

（2）手术禁忌证　气管肿瘤并发喉返神经麻痹造成声音嘶哑或压迫上腔静脉造成上腔静脉阻塞综合征时，应为手术禁忌；如有远处转移，亦为手术禁忌。但是，如果气道梗阻明显，严重威胁生命时，可行简单的手术解除梗阻。然而无论何种手术方式，目的只有一个，即解除气管梗阻，挽救生命。

（3）手术方法　气管袖式切除对端吻合术，包括采用各种松解术以减小吻合口的张力，是气管肿瘤手术的基本方式。另外，还有隆嵴切除重建、喉气管切除等。即使良性气管肿瘤，也应明确病理类型。如果肿瘤的基底部较宽，内镜切除或局部切除可能复发者，应行气管切除术。这类肿瘤一般侵犯气管壁1～2cm，切除后对端吻合不困难，预后良好。对于恶性气管肿瘤，如有条件切除应争取行切除重建术；对气管隆嵴部肿瘤或支气管肿瘤累及隆嵴部的，可行气管隆嵴切除重建术；晚期恶性肿瘤气道梗阻严重，袖式切除一期重建风险太大者，可以钳咬搔刮除去肿瘤，然后辅以放疗；对于侵犯大段气管的肿瘤，可用人工气管置换。同种异体气管移植从理论上讲应当是可行的，但迄今为止因为诸多生物学难题，临床并无成功病例。即使动物实验，也只能取代一小段气管。而临床上5cm左右的气管缺损都可以一期吻合，无需人工气管或气管移植。气管肿瘤袖式切除、隆嵴切除、气管造口术的5年存活率分别为55.1%、32.5%、11.1%。鳞状细胞癌患者就诊时大部分仍有机会行手术治疗，术后的3年、5年存活率分别为26.6%、13.3%。腺样囊性癌常沿黏膜下侵袭，有时术中肉眼看切缘阴性，但冰冻病理切片检查可能为阳性。对这类患者无需冒着吻合口裂开的危险而行更广泛的切除，因为其预后并不取决于切缘是否有癌组织残留及淋巴结转移。腺样囊性癌的手术效果明显优于鳞状细胞癌，术后3年、5年存活率分别为70.9%、65.6%。由于气管切除长度常常受到限制，而且大块的分离切除不可能，因此恶性气管肿瘤患者行切除术后，无论切缘是否为阳性都应行放射治疗，多数报告认为手术配合放射治疗的效果明显优于单纯手术组。唯一例外是类癌，如切缘为阴性可以不行放射治疗。

(4) 根治性和姑息性治疗方法

① 气管袖式切除对端吻合术：气管切除重建的适应证有插管后狭窄（包括上呼吸道灼伤）、特发性狭窄、良性及恶性肿瘤、某些先天性畸形以及一些更少见的情况，如某些气管软化。插管后狭窄是气管切除最常见的适应证。这些病变长度通常不超过几厘米，也很少需要特殊的解剖游离技术。相反，大多数气管肿瘤为恶性，出现症状时局部已有浸润，需要做广泛切除，并使用所有目前能用的方法，保证满意的一期气道重建。

A. 术前准备：术前准备包括病史、体格体查、各种影像学以及支气管镜检查。根据影像学和内窥镜检查即可在手术前精确地估计病变的性质、位置及病变的长度。这些情况有助于决定手术入路和解剖游离的步骤。有几个重要的危险因素需要加以强调：a. 活动性炎症或感染，对于插管后损伤的患者来说，应当在狭窄区域炎症完全消退，瘢痕形成并且稳定以后再手术，手术前可将气管切开改用 T 型管，这样可保证气道湿度和密封性，相对于开放性气管切开来说对气管黏膜的刺激比较小，有利于气道炎症的控制；b. 糖尿病患者的愈合能力也较差，而且对感染的抵抗力下降，要尽量控制血糖水平；c. 手术野放疗史，根治性放射治疗会严重损害组织的愈合能力；d. 大剂量类固醇治疗，术前应停止使用类固醇，接受过放疗、患有糖尿病或围手术期需使用大剂量类圆醇的患者，应当使用某种带血管蒂的组织保护吻合口，例如大网膜、肌瓣、心包或胸腺；e. 年龄，高龄患者组织弹性减小，可能会限制节段性切除的范围。

B. 麻醉：气管切除的麻醉较困难和危险，需要手术医生与麻醉师的紧密配合。手术前应当联合制订出周密的麻醉和手术方案以及应急方案。麻醉时外科医生应当在场，以便随时联合处理可能出现的意外情况。必要时可能需要用硬式或纤维支气管镜。可用硬式支气管镜扩张狭窄气道以便插入合适的气管插管。通常无需双腔导管，大多数病例单腔导管即可完成手术。气管梗阻严重的病例，呼吸本已十分困难，有时甚至严重缺氧，即使没有不慎，在插管过程中亦可能发生心搏呼吸骤停。因此对于高危病例，必须个案处理。麻醉方案可以多制订几个，在麻醉过程中适应可能出现的病情变化。尤其是肿瘤有一定活动性的患者，或是气管狭窄直径小于 5mm 时，即使无活动性有时也会见到呼吸困难症状随体位变化而明显不同，患者自己知道如何控制。对于这种患者可以考虑特殊体位麻醉插管，也可以清醒插管。尽量不要给肌松药，让患者能够保持自主呼吸。有时需要准备好体外循环，甚至进行股动静脉插管。对于上中段气管病变的切除，由于远端气管尚有一定长度，如果麻醉后气管导管位于病变上方，切断气管后可将导管插到远端气管，隆嵴部手术时可插到一侧主支气管（通常为对侧，对手术操作影响较小）维持麻醉和通气，吻合操作困难不大。在多数情况下，术中都可能需要在病变远端横断气管，再向气管远端或对侧主支气管另插一根气管导管，经过手术野连接无菌通气管道和呼吸机维持麻醉和通气。在气管吻合过程中，必要时气管导管可以间断地撤出来，再插进去，以便于吻合操作。高频喷射通气也是一种实用技术，其优点是在做气管吻合时，不必来回撤出插入气管导管，手术可连续进行；但如手术时间较长，有时难以维持正常的气体交换，可结合上述方法灵活使用。由于多数患者术前心肺没有严重病变，所以如果没有其他意外，大多数情况下，手术结束即可拔除气管导管。个别术前即已气管切开而手术又无需切除气管切开段气管者，为安全起见，亦可短期保留气管切开。

C. 手术切口与气管的显露：上中段气管切除时可使患者取仰卧位，双肩下置垫，使颈部过伸。下缘不低于胸骨切迹的病变可通过常规颈部领状切口获得满意的显露。从环状软骨到中下 1/3 交界处的纵隔气管通常都可以通过下颈部领状切口显露。切除在此范围内的气管很少需要切开胸骨，除非患者颈部粗短，有脊柱后凸，或老年患者气管缺乏弹性。气管切除涉及胸骨后部分需要切开胸骨时，可以纵行切开胸骨全长，亦可 T 形切开胸骨。气管中下 1/3 病变可通过第 3 或第 4 肋间右前外侧切口开胸手术，必要时加颈部领状切口，或延长切口并 L 形劈开胸骨管。环行切除技术要领，较短的一段气管环行切除的技术相对简单。这里强调几条主要原则：a. 术前必须确定病变部位和切除长度；b. 必须在正常健康的气管处进行切除，如果在有炎症的组织内重建气道将影响一期吻合的成功，并影响吻合口瘢痕，因此影响吻合口的近远期结果；c. 切缘以外正常气管壁的环形解剖要尽可能少，尤其膜部，不要超过 0.5cm，以保护吻合口的血液供应，从环状软骨到隆嵴的气管前壁及前外侧壁可以解剖游离，不会损伤由后外侧进入气管的血液供应，这种解剖常常可以改善远端气管的活动性并减轻吻合口张力，只有万不得已时，才可以在膜部气管后面的正中线上进行解剖，因为它可损伤气管的血供；d. 良性狭窄应尽量贴近气管壁进行锐性解剖，尤其是在喉返神经经过的气管食管沟处更应如此，不要试图解剖和确认喉返神经；e. 对于恶性肿瘤，喉返神经应在肿瘤的上下方辨认清楚，然后才能决定为彻底切除肿瘤是否需要牺牲喉返神经；f. 气管切除段上下方的环形解剖不要超过 0.5cm；g. 避免或尽量减少吻合口张力。

D. 气管病变切除程序：a. 游离颈部皮瓣，显露由甲状软骨下缘到胸骨上切迹的气管。从中线向两侧牵开胸骨甲状肌和胸骨舌骨肌显露气管前壁。为了充分暴露，有时需要缝扎切断甲状腺峡部，使颈部充分过伸，上纵隔气管即可上升至手术野内，确定准备要切除的范围。良性狭窄时，气管壁大都变形，可能完全被纤维结缔组织包裹，并与邻近组织紧密粘连。有时，需要切除的部位难以确定，此时，可通过术前或术中支气管镜检查确定。术前确定的病变位置和范围，术中可用一把消毒尺子加以证实。甲状软骨下缘、环状软骨或隆嵴可以作为外部标志物。如果仍对病变界限存在疑问，可以用纤维支气管镜进一步确认。手术野可见到支气管镜的光线，通过支气管镜还可观察由气管壁刺入管腔的针头，这样可最终决定气管切口的准确位置。良性疾病瘢痕致密，解剖困难，而恶性疾病的浸润可能使解剖更为困难。总之，有时病变周围的解剖分离极其困难，因此，需要耐心并注意方法，小心操作避免误伤至关重要。接近气管食管沟的解剖尤其要小心避免损伤喉返神经。恶性疾病尽量贴近包膜和假包膜解剖，可以减少出血和避免误伤。先在狭窄最严重部位下缘切开气管前壁或病变较轻的侧前壁，然后在直视下从气管管腔内横行切开膜部并向两侧延伸切开气管侧壁，可以准确控制解剖切开的深度，推开气管壁外组织，避免损伤喉返神经，这是一种极其有用的实用解剖技术。b. 具体操作时，可以紧贴在准备切除段气管之下缘，通过无病变正常组织横行切开气管。切口的选择可以保守些，可以暂时经由病变组织切开气管，因为远端如果需要进一步切除的话，此后还可以再行修剪。从前面和侧方切开软骨部气管壁后，即可在气管上下切缘前正中线以及两侧缝置 1～2 根牵引线，缝针位置离切口约 1 个软骨环。牵引这些缝线可以看清管腔的形状和直径以及膜部气管壁内面。这些缝线还能防止气管完全横断后远端气管缩回到纵隔内。c. 气管切开或切断后，经口气管插管可撤回到近端气管内，然后向远端气管内插入一根无菌气管导管，经无菌通气管道接麻醉机维持麻醉和通气。然后紧贴病变上缘切断上端气管，以同样的方式留置牵引缝线，作为近端气管边缘的标志。如果是恶性肿瘤，切缘一定要做冰冻病理检查。

E. 气管端端吻合：在进行气管对端吻合之前，取除肩下靠垫，并屈曲颈部以缩短气管上下断端之间的距离。吻合从后面的膜部开始，用可吸收缝线连续缝合，线结打在腔外，亦可间断缝合，缝线间距 2mm，距切缘 3mm，线结同样打在腔外。缝线拉紧打结时，拉拢气管牵引线可以保证打结过程中完全没有张力。操作过程中，气管导管可间断拔至吻合口以上，缝几针再插入恢复通气，这样可以在直视下保证气管后壁准确对合。一旦膜部缝线打结完毕，即可将气管导管通过吻合口送入远端气管。随后以同样的间距和深度，用可吸收缝线完成前壁和外侧软骨部气管壁吻合，线结打在腔外（图 4-1）。吻合口张力应保持在最低程度，需要时可加强缝合。遗憾的是，至今没有一种可行的方法用以测量吻合口张力，对于吻合口张力大小的估计只能靠经验判断。完成吻合后，手控麻醉机气囊，以 3.92～4.90kPa（40～50cmH_2O）压力通气检查吻合口是否漏气，再以甲状腺和（或）颈前条带肌覆盖保护吻合口。沿气管放置引流条，另外戳孔引出体外。如果气管两断端靠拢时明显存在张力，可以用下列几种方法减低气管吻合口的张力。

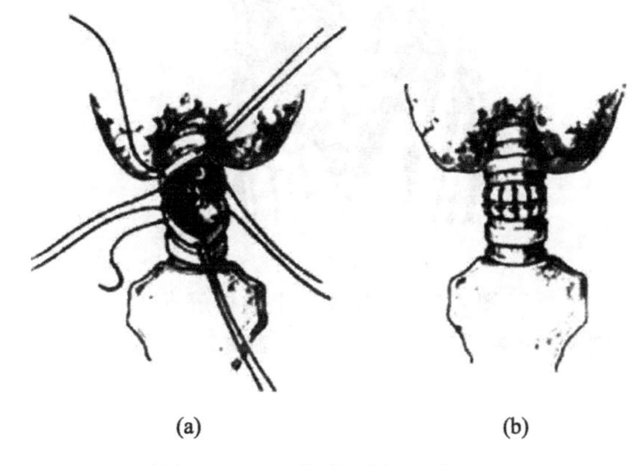

图 4-1　气管端端吻合

(a) 图后壁缝线已打结，此时将经口气管插管（正好位于吻合口上方）通过吻合口送入远端气管，然后完成吻合图 (b)

F. 气管端端吻合口的减张方法：a. 必须保持颈部屈曲位，手术结束后，患者清醒以前，可以用缝线将下颌与前胸壁缝在一起（图 4-2），以消除吻合口张力，需时 1 周。此法简单易行，经济有效，唯有碍排痰、颈项部不适，也可用石膏托将颈椎维持在前屈位，颈部屈曲对气管减张效果最好，对更低位气管切除后吻合口张力的减少也有作用。b. 甲状软骨上喉松解术，这种方法需要将颈部切口上方皮瓣游离至舌骨水平，将胸骨舌骨肌向外侧牵开，游离和切断两侧的甲状舌骨肌（图 4-3），这样可暴露甲状舌骨膜和中间的甲状舌骨韧带，切断该韧带可减小气管端端吻合口的张力，甲状软骨上喉松解术，可使气管切除的长度增加 2～3cm。c. 心包内肺门松解术，右侧肺门松解（图 4-4）首先应切断下肺韧带，然后在距离上肺静脉、下肺静脉和右肺动脉心包反折数毫米处环形切开心包及其反折，将右肺动脉游离至根部。为了完成右侧松解，还应当把下腔静脉外侧缘与膈肌间的纤维连接切开，由下肺静脉直到膈肌。左侧没有这种隔膜存在，左侧肺门松解抬高气管的程度不如右侧，左侧主动脉弓限制了左主支气管向上活动，游离方法与右侧相似。心包内肺门松解术是几种常用的气管减张方法之一。心包内肺门松解术可使隆嵴或远端气管提升约 2cm。

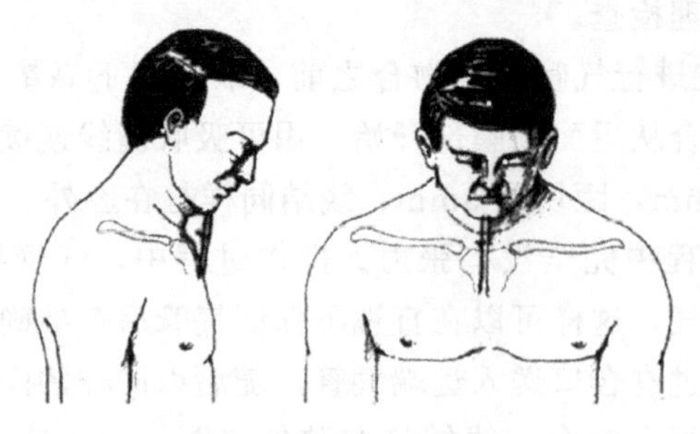

图 4-2　颈部屈曲位固定法

用结实的缝线缝入下颌与胸骨柄前方皮肤以保持患者颈部前屈曲位，减少吻合口张力

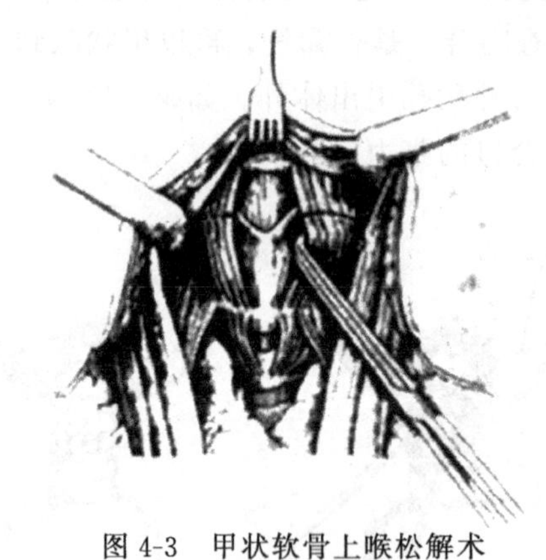

图 4-3　甲状软骨上喉松解术

胸骨舌骨肌牵向外侧，两侧的甲状舌骨肌已环形游离，虚线表示甲状舌骨肌切断部位

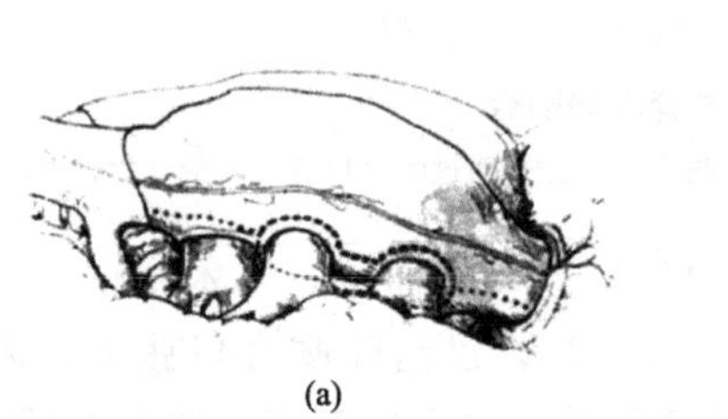

(a)　　　　　　　　　　(b)

图 4-4　右侧肺门松解术

(a) 心包内右肺门松解术。虚线表示心包切口，距肺静脉血管的心包反折仅数毫米。上方虚线表示切口向前延伸至右肺动脉和支气管，使两者环形游离。下方虚线表示心包纤维隔的部位，位于心包和下腔静脉之间，并将右侧心包腔分成前后两部分

(b) 心包沿肺静脉环形切开。从下肺静脉到膈的部位，心包和下腔静脉之间的纤维隔已切断。这使得心脏右侧（左、右心房）、肺动脉、右主支气管及隆突可向头侧抬高数厘米

G. 气管袖式切除对端吻合术的术后并发症：气管切除的早期和晚期并发症如表 4-7 所述。a. 吻合口水肿，轻度至中度吻合口水肿可根据需要吸入氦氧混合气体（80%氦气、20%氧气），消旋肾上腺素吸入，或者必要时静脉注射类固醇（50mg 甲泼尼龙）。严重水肿时，最好行远端气管切开。b. 吻合口漏气，轻微的针孔漏气通常很快可以自行闭合。较大的漏气，如果术中已经注意到了，可用带血供的周围组织加强缝合到漏气部位；如果术后出现皮下气肿，可以部分敞开切口减压；如合并感染，可以引流，通常都可以逐渐愈合。c. 吻合口狭窄，是一种中晚期并发症，通常发生在术后 4～6 周以后。治疗方法包括内镜扩

张、冷冻或激光治疗以及选择性再次切除。对于肉芽增生，可通过硬式支气管镜用活检钳咬除，用硝酸银棒烧灼，亦可冷冻或激光切除。如果不可能再次切除，冷冻或激光治疗效果不佳，放置内支架可能是唯一的选择。但是，应当指出的是，随着内支架应用越来越多，临床上内支架的并发症也明显增多，有些是致命性的。比如，不带膜支架的肉芽可以穿过网眼广泛增生造成狭窄，带膜支架虽然主体部分肉芽不会长入管腔，但支架上口与下口亦刺激管壁可以引起肉芽增生狭窄；而且由于支架都是喇叭口，两端的张力都明显较大，比较锐利的边缘长期压迫管壁，最终可形成气管食管瘘、气管无名动脉或主动脉瘘等。文献报道已日渐增多。甚至有第一个支架造成了气管食管瘘，于是安放第二个支架，第二个支架又造成第二个气管食管瘘，患者只能禁食，再加上肺部感染，严重威胁患者健康。因此，良性疾病一定要慎之又慎，主要适应证应当是恶性狭窄。近年来，气管重建手术使用可吸收缝线后，吻合口肉芽已较少见。d. 吻合口食管或吻合口-大动脉瘘，多数情况下可以避免，气管食管瘘一旦发生极难处理，而气管动脉瘘常常是致命性的。在分离气管时，应尽量不过分游离无名动脉造成动脉完全裸露。如果动脉距离已完成的吻合口过近，可用带蒂肌瓣或人工材料（如 Gore-Tex）保护吻合口。同样，如果气管手术时包括食管的修补，应在气管吻合口或食管修补处用带有血管的组织（通常为肌束）加固于食管和气管之间。

表 4-7　气管袖式切除的早期和晚期并发症

日期	并发症
早期	气道梗阻——水肿 漏气、皮下气肿 喉返神经损伤——暂时性或永久性 误吸、吞咽功能失调 吻合口裂开 出血 感染、脓肿
晚期	再狭窄 吻合口肉芽形成 气管食管瘘 气管无名动脉瘘

② 气管切开肿瘤切除术：气管切开肿瘤切除术是一种局部切除术式，适用于以下情况。a. 较小的气管良性肿瘤或低度恶性肿瘤，如类癌、腺样囊性癌和黏液表皮样癌，肿瘤有蒂或基底部小，未侵及气管壁全层。b. 腔内生长的恶性肿瘤，全身状况差，不能耐受大的手术创伤或肿瘤很长无法彻底切除，可摘除或刮除瘤体，解除气道梗阻，挽救生命。气管切开肿瘤切除术优点是简单易行，时间短，危险小，可以立即恢复气道的通畅，保证麻醉和手术的安全。缺点是对于恶性肿瘤来说是姑息性手术，常常术后复发，因此，手术后应当辅助放疗或化疗。气管切开部位要准确无误，常于术前行影像学及气管镜检查帮助定位。术中暴露气管后要仔细探查，确定好肿瘤部位后，于邻近的气管壁上切开，尽量避免切破肿瘤。从腔内摘取肿瘤后，基底部位应电灼止血并将肿瘤组织仔细刮除干净。气管壁全层缝合，也可楔形切除部分气管壁，但宽度不宜过大。否则，缝合后会造成成角畸形，影响呼吸道通畅。尽量不要做楔形切除，如果病情允许，应行袖式切除。

③ 气管侧壁切除成形术：气管侧壁切除成形术适用于较小的良性或低度恶性肿瘤或较为局限的恶性肿瘤，肿瘤基底部不超过 1/2 周径。如果肿瘤较小，气管壁受累范围较少，可切除肿瘤及部分气管壁后，将管壁直接缝合。若缺损较大，缝合困难则可用带蒂胸膜、筋

膜、肋间肌、肋骨骨膜、全皮或心包等自体组织进行修补。颈部气管侧壁切除采用二期皮瓣成形术，缺损部用皮瓣与气管切除缘固定缝合，留置气管套管作为支撑，3～4周后离断一侧皮瓣，用表皮封闭缺损。胸段气管侧壁缺损，一般用带蒂胸膜或心包修补气管，但缺损大时可出现气管软化或管壁弯曲，影响管腔通畅。有报告采用带蒂肋骨做支撑性修补，取得了较好的效果。方法是开胸切除肿瘤及部分气管壁后，取第4或第5肋骨，保留肋间肌及骨膜，勿损害血运，保留一段与缺损等长的肋骨段使肋骨部胸膜面向气管腔，纵行与气管切除缘缝合，肋骨可略呈梯形嵌入缺损部拱起管腔，以避免弯曲，亦有用带蒂肋骨骨膜修复成功者。

(5) 放射治疗和经支气管镜治疗

① 放射治疗：放射治疗可以作为不适合手术切除的恶性气管肿瘤患者的一种替代治疗方法或术后的辅助治疗手段。尽管单独应用效果不及手术，很难达到治愈，但术后放射治疗可以明显提高手术效果。放射剂量一般掌握在5000～7000cGy，剂量过大，可引起严重并发症，包括气管软化、无名动脉破裂、气管食管瘘和食管狭窄等。

② 经支气管镜治疗：随着现代麻醉技术的提高，静脉全麻患者可以保留自主呼吸，气道安全得到保障，这为硬支气管镜的检查及治疗提供了有利条件。通过硬支气管镜及纤维支气管镜可以摘除肿瘤，对恶性气管肿瘤造成的堵塞及出血也能达到姑息治疗的目的。

A. YAG激光电灼治疗：能够切除带蒂的良性肿瘤，达到治愈目的。对于恶性肿瘤能够达到有效的姑息治疗目的，解除气道堵塞，但有穿孔和出血等并发症，应当加以注意。光动力（激光-血卟啉）治疗虽可增敏，但操作麻烦，容易有畏光、过敏等并发症或不良反应，应用受限。

B. 冷冻治疗：这是近年来发展较快的一种治疗方法。冷冻治疗疾病是一种古已有之的方法，由于方法学和技术问题发展缓慢。20世纪末，冷冻技术发展较快，现已有多种冷冻设备可供临床使用。最新的进展是临床上已有用液氮作为制冷剂的冷冻治疗机，并配备有针形或笔形探头，解决了深部治疗及深低温治疗问题。对于气管、支气管、食管等腔内肿瘤以及一些实质性脏器如肝、肺等肿瘤，可以用内镜经气道或经皮穿刺进行治疗，包括气管、支气管吻合口瘢痕狭窄，都可以冷冻治疗。腔内治疗可以用液态二氧化碳或氧化亚氮作为制冷剂，可以使治疗部位的温度达到－70～－50℃。硬质气管镜在逐渐普及，但需要良好的麻醉管理（全麻）及确切的通气保证。在直视下，冷冻病变，再将其咬除。因冷冻可以止血，所以相当安全。局麻下纤维支气管镜亦可冷冻切除较小病变，但较硬气管镜费时。

C. 近距离放疗：采用放射性核素铱，通过后装机对气管内某一部位的病变处进行大剂量照射，达到有效治疗肿瘤的目的。该方法是对激光治疗的一种有效的补充，可以达到姑息治疗恶性气管肿瘤的目的，但亦有狭窄穿孔和放射治疗的其他并发症。

D. 内支架置入：包括硅橡胶T型管及各种自展性金属支架。对于无法手术或非手术治疗无效的严重狭窄软化，最后只能采取置入腔内支架的办法，维持气道的通畅，达到减轻症状的目的。

二、继发性气管肿瘤

气管继发性肿瘤大多来自邻近器官，如喉、甲状腺、食管、支气管和肺等部位肿瘤的直接侵犯。纵隔肿瘤也可直接侵犯气管，最常见的是淋巴瘤。从远隔器官转移来的肿瘤不多见，可见于乳腺癌、黑色素瘤和类癌等。近年来支气管肺癌的发病率不断上升，累及气管下段和隆嵴部者也较多，喉癌累及上段气管的情况也不少见。以往这些都被列为手术禁忌证，目前随着气管外科技术的不断发展，已属相对的手术适应证，气管隆嵴切除可以再造，可行气管袖式切除加全肺切除术等。因为气管膜部与食管壁紧邻，颈段及上胸段的食管癌常侵及气管，所以对来自后壁的气管肿瘤应考虑到原发性食管癌外侵的可能。两者的组织学类型相同时，如均为鳞状细胞癌时难以区分。在上段食管癌进行纤维食管镜评估时需同时进行纤维支气管镜检查。这类病变的一个常见而且致命的并发症是气管食管瘘。甲状腺癌也可侵犯局部的气管壁。随着气管切除重建技术的引进和提高，这些继发性气管肿瘤的治疗跃上了一个新的台阶，治疗效果明显提高，患者的生命得到延长。

1. 甲状腺癌侵犯气管

(1) 概述　高分化甲状腺癌病程一般较长，生存期也较长，晚期患者很多是死于气管侵犯。死亡原因多为气道大出血或窒息。甲状腺癌侵犯气管的预后与侵及部位和程度有关。侵犯气管的乳头状甲状腺癌可分为以下几期。

0 期：肿瘤局限于甲状腺。

Ⅰ期：肿瘤穿透甲状腺包膜，侵及软骨膜但未侵犯软骨或软骨间。

Ⅱ期：肿瘤破坏气管软骨或侵入软骨间。

Ⅲ期：侵入气管黏膜固有层。

Ⅳ期：穿透气管黏膜。

由于甲状腺所处的位置，声门下亦可受累，可以出现喉返神经麻痹或者喉返神经被肿瘤包绕。邻近的食管或环咽部也可能受到侵犯。

(2) 诊断　甲状腺癌侵及气道可表现出气道受累的典型症状，主要为咯血，有时用力活动时呼吸困难或喘息。然而，临床上也常见到气道虽已受累但并没有明显症状，由于肿瘤还没有穿透黏膜或长入管腔，因此还没有气道刺激症状，但此时气道内应可触及不活动的坚硬肿块。因此，在行甲状腺切除时必要时应当探查气管，可以发现气道和喉是否受累。如果气管已受到侵犯，应当行根治性的切除和重建手术，而不应当因为不熟悉气道切除重建技术，而仅将肿瘤从气管壁上“切”下来。每位患者都应行纤维支气管镜检查，这是甲状腺癌常用诊断方法（甲状腺功能检查、甲状腺扫描、针吸活检）的一种补充。CT 扫描应包括胸部，以检查有无肺内转移。MRI 对病变定位也有帮助。颈部薄层 CT 扫描对确定气管壁侵犯或腔内侵入程度最有帮助。气管线性摄影，包括使用滤线器及断层片对明确喉和气管侵犯程度以及未受侵气道的相对长度很有帮助，对医生设计手术切除和重建方案也非常重要。喉部 X 线可补充直接喉镜对声带功能的检查。钡餐造影可能会明确肿物的大小以及对食管的侵犯程度。准备行颈部广泛切除的患者，主动脉弓血管造影可检查纵隔血管的受累情况。一旦患者预计需行纵隔气管造口术并需预防性切断一侧头臂动脉时，必须做血管造影以了解脑部供血情况。为明确有无骨转移，可做骨扫描检查。

(3) 治疗　甲状腺癌可侵犯局部气管壁，这类肿瘤通常为乳头状癌。可根据患者状况选择下列治疗方法。

① 内窥镜切除术：一般来说，内窥镜切除只能缓解病情，达不到根治性目的。各种形式的上呼吸道阻塞，都可用硬式支气管镜改善气道通气，并使用活检钳、吸引器、电凝、冷冻或激光切除腔内肿物。

② 内支架：手术难以治疗的肿瘤，可用各种类型的内支架维持气道通畅。显然这种治

疗只能起缓解症状的作用。可供选择的支架有T型硅胶管、记忆合金网支架。较好的选择是硅胶管，因其无组织反应，可被人体很好耐受，而且取出方便。尽管记忆合金网支架的某些特点（无外突的短刺，内径较宽）有一定优势，但这种支架一旦置入气道便难以取出。并且因肿瘤可长入网眼，会继发梗阻，而且支架两端可以侵蚀周围脏器引起严重并发症。因此，良性狭窄应当慎用或禁用。

③ 手术治疗：其适应证为X线、支气管镜及活检证明甲状腺癌已侵及气管壁，但病变相对局限，可以行气管部分切除；预计手术切除能达到根治或能缓解气道梗阻；气管切除后能够重建或可以造口保持气道通畅。常用的手术方法有如下两种。

A. 肿瘤切除和气道重建：术前应使用带有Storz-Hopkins放大镜的硬式支气管镜进行气管镜检查。绝大多数手术几乎都是通过低位颈部领状切口完成的，必要时可游离皮瓣向上至喉，向下至胸骨切迹。如果肿瘤是复发性或浸润性者，应整块切除肿瘤表面的肌束和受侵组织。在切除之前应解剖清楚并确定肿瘤边界，包括肿瘤延伸的上下缘，向外侧解剖清楚颈动脉和颈内静脉。如果需要，解剖出受侵的上段食管和环咽部。高分化甲状腺癌侵犯气管有三种手术方式：第一种为气管袖式切除，亦称为节段性切除，适用于仅有气管受侵时，上方的切口通常位于环状软骨下缘；第二种手术方法适用于肿瘤已侵犯环状软骨一侧者，近端切口从受侵环状软骨上方斜向对侧，横断喉部，包括同侧的部分环状软骨，这种患者同侧喉返神经几乎无例外地已被侵犯，即使精心分离并保护喉返神经入喉处，也不能恢复神经功能。较复杂的是第三种情况，此时肿瘤在一侧喉部延伸得更高，已不适宜用直的斜行切口。此时倾向于先在未受侵一侧的环状软骨下方做切口，在肿瘤的肉眼边界之外转变角度使之向前上方，然后在麻痹声带的下方以弧形切线切断喉。弧形切断是为了能保留一窄条未受侵犯的边缘。最后在喉后壁垂直或斜行向下。切除方式应根据每个患者的具体情况而定。冰冻病理应取离肿瘤最近的部位，并且最好是取患者留下来的组织而不是取手术切除的标本。这样的冰冻结果对外科和病理医生都很明确，可消除对癌细胞部位的任何疑问。如果肿瘤有残留，术者可适当扩大切除范围。但需牢记，重建气道才是最终目的。气管远端应修剪成与喉相嵌合的形状，有时为了保留喉功能而不得不接受残端阳性的现实。临床上高分化癌常常进展缓慢，这个特点对喉切除术很有利。如果既往未做过大剂量放疗，伤口愈合后即可行外照射。如果喉部后来出现局部复发，理论上仍可做喉切除术。气道重建应当使用可吸收缝线，全部吻合线都缝好后，再顺序打结，线结应当打在气管腔外。吻合前先缝针牵引线可减轻吻合过程中的张力。麻醉和通气可经手术野气管远端插管，保证手术从容不迫地进行。广泛切除时，可能要做舌骨上喉松解术，但这种情况极少见。即使淋巴结已有镜下转移，也要慎重决定是否切除对侧甲状腺。临床上对侧甲状腺发生癌瘤极为罕见，不切除对侧甲状腺有利于保证不损伤对侧喉返神经。当然，必要时仍应行双侧甲状腺切除术。如果吻合部位太高或喉部气道可能因水肿而影响愈合，应行保护性气管切开。吻合口要用邻近组织（肌肉等）覆盖。把一条肌束或其他可利用的组织缝到头臂动脉与气管之间，将它们隔开，可以保护头臂动脉免受低位气管切开插管（插在已缩短的气管里）或线结的腐蚀，避免发生致命性气管无名动脉瘘。如果无法确定术后是否会有气道水肿或防止气管造口离吻合口太近，可在以后可能行气管切开部位的气管壁上留置标志线（Grillo，1982）。然后使患者清醒，用纤维支气管镜检查气道。如果有声门水肿迹象，则经鼻插入一根不带气囊的小口径气管插管。5天后，在手术室中拔除插管并再次检查气道。如气道仍不够通畅，即可经标志线处做气管切开，而不会影响已愈合的吻合口。声门水肿消退后即可拔除气管插管。多数情况下术中或术后可给予地塞米松。如果食管外层被侵犯，可以切除全部肌层，只留下完整的黏膜层。有时亦可切除食管全层，按 Swet（1950）方法以 4-0 丝线纵向双层缝合关闭缺损。这样缝合后，狭窄的食管最初只能吃流食。以后，食管通常可以自行扩张，但偶尔仍需行机械扩张。食管缝合线与气管吻合口之间应置入带蒂肌束或其他组织以防止形成瘘。手术精细而复杂，但是手术效果及功能令人非常满意。如果牺牲了一侧喉返神经，患者起初可能有声音嘶哑，但多数可在 6～12 个月自动恢复。如果到时候仍不能自行恢复，可用某些方法如注射聚四氟乙烯固定声带。鉴于许多患者均自动恢复，这种治疗可推迟到 1 年以后。气道功能通常是令人满意的。

B. 颈部多脏器切除术（颈部扩大切除术）：甲状腺癌侵犯气管的患者很少需行颈部扩大切除术。但是，如果肿瘤（通常为复发性肿瘤）可能造成窒息时，或者在更少见情况下，局部生长非常迅速的原发性肿瘤仍有切除可能时，颈部多脏器切除是一种明显有效的缓解措施。极少数情况下，手术切除可能达到治愈的目的。如果咽和食管都已受累，切除的范围包括舌骨以上的整块组织，包括下咽部以及由一侧的颈动脉鞘到另一侧的颈动脉鞘之间，下方至上纵隔，后方一直切到脊柱。手术采用锁骨上方水平长切口。如果肿瘤沿气管向下延伸，已无法行颈部气管造口术，则应行纵隔气管造口术。此时需要同时切除两侧锁骨头和第 1、第 2 肋软骨，并于第 2 肋骨水平横断胸骨，再垂直劈开胸骨柄，即可探查是否能切除。如果能够切除，即可切除整块骨板。将气管在肿瘤下方切断，但先不完全游离，仅游离气管的前方，仔细保护侧方血液供应。再做一个乳房下方的水平切口，即可将两侧带蒂皮瓣折入纵隔，使气管造口与皮肤无张力地吻合。如果纵隔气管造口位置过低（距隆嵴 2～3cm），可首先夹闭头臂动脉，观察脑电图的变化，然后选择性地切断头臂动脉。但这种情况很少见于甲状腺癌，即使是复发者。食管缺损可用胃或左半结肠代替。通过胸骨下将大网膜拉至手术区，特别是对于接受过大剂量放疗者，网膜可覆盖主要的纵隔血管，加强食管吻合口，并在气管皮肤吻合口下方包绕血管。大网膜可将吻合口与邻近的无名动脉分隔，防止术后发生致命性的血管瘘。颈部多脏器切除术是一种十分费时而复杂的手术，要严格掌握适应证，而且需要有相当丰富的临床经验。当然，如果切除肿瘤后下端气管无法造口，还可以用人工气管或异体气管移植接到颈部或可用带蒂皮管接至颈部，临床上已有成功报告。但异体气管移植或皮管成形，其腔内需永久性放置金属或硅胶管作为支撑。

2. 肺癌侵及隆嵴

（1）概述　支气管肺癌从肺实质直接侵犯气管时，病变范围常常很广，多半已无法做气管节段性切除。肺癌累及近端主支气管或侵及隆嵴，还是可以考虑手术切除的。肿瘤必须比较局限，以便切除受累的隆嵴后，重建气道时不会有张力。一般来说，远端气管距左主支气管不超过 4cm 即可行右侧隆嵴全肺切除。如果仅行隆嵴切除而保留右肺，切除范围可以更广泛，因为右肺没有主动脉弓阻碍，游离度更大些。上述原则也适用于罕见的左侧隆嵴全肺切除。淋巴结侵犯的处理原则与其他肺癌手术一样。N_3 期病变不是手术适应证，N_2 期手术也只能作为综合治疗的一个组成部分。鉴于手术复杂、病死率较高，术前仔细检查有无远处转移是十分重要的。累及右上叶支气管管口的肿瘤很容易沿较短的右主支气管延伸并侵及隆嵴。左侧支气管相对长得多，左上叶肺癌也比右上叶肺瘤少见，因此不容易侵犯隆嵴。文献报告中，右侧隆嵴全肺切除远比左侧多得多。

（2）诊断和治疗原则　肺癌侵犯隆嵴，首先必须仔细用常规影像学方法进行诊断及评估，包括胸部及上腹部 CT 扫描。清晰的隆嵴断层对确定病变在气管腔内及腔外的浸润情况非常重要。同样，它也可清楚显示未受侵犯的气道的相对长度。支气管镜检查可从腔内确认上述情况。硬式支气管镜有助于确定肿瘤浸润范围，可在手术麻醉后进行，尤其要注意对侧主支气管是否受侵。任何程度的对侧主支气管侵犯，特别是右侧肿瘤侵犯左侧主支气管，都将严重影响气道无张力对拢，甚至使之完全不可能对拢。纵隔镜是评估淋巴结转移的重要手段，可以作为 CT 扫描的补充。需要切除隆嵴者，术前都应做肺功能检查和肺通气/灌注扫描，由此可估计术后肺功能情况。少数不能耐受全肺切除术而肿瘤比较局限的患者，可考虑切除隆嵴和右肺上叶，同时将右肺中下叶或右肺下叶再植上去。应先仔细探查后再决定做何种方式的切除。有些侵犯气管和（或）隆嵴者，手术前气道高度狭窄，患者常常有严重的呼吸困难，甚至并发呼吸衰竭。对此类患者，不应彻底放弃手术治疗。其麻醉和手术的风险极大，但只要周密计划，还是有可能挽救患者生命的。对于麻醉插管极其困难者，可以在体外循环下手术，亦可先行局麻气管切开。虽然气管切开并不能解除下段气管梗阻，但可减少死腔，有利排痰。而且通过气管切开插管，安全性更大一些。有学者曾报道 1 例已有气管切开机械通气，吸入氧浓度 100%，但血氧饱和度仅 60%。此患者经气管切开全麻开胸。另 1 例高度呼吸困难无法插管全麻，于是半坐位局麻切开气管接呼吸机，不给肌松药和全麻，让患者保持自主呼吸，局麻开胸。2 例患者开胸后都立即从右主支气管膜部切开，向左主支气管内插入气管导管，然后全麻下安全手术。

3. 其他继发性肿瘤侵犯气道

已有报告喉切除术后气管造口处鳞状细胞癌复发进行扩大切除者。通常已做过术后放疗或复发后放疗失败的情况下，才采取这种手术方法治疗。这种手术通常切除范围很大，包括邻近的颈部组织和食管。气管和食管重建方法与浸润性甲状腺癌的颈部多脏器切除大致相同。因为皮肤受到肿瘤侵犯或放疗影响，所以常需旋转未受照射区域的肌皮瓣覆盖下颈部和上纵隔缺损，并行低位纵隔造口术。但是这种手术创伤很大，肿瘤仍可复发，因此应当慎用。对其他侵犯气管的继发性肿瘤（如食管癌等）亦可行颈部多脏器切除术。气管腺样囊性癌也可侵犯喉和气管上部，少见情况下侵犯食管壁。上述肿瘤的手术通常无法保留喉部。一般情况下，除环状软骨后方以外，其他部位食管癌如果直接侵犯气管，手术切除并不可取，因为侵犯的范围太大而不能根治切除。气管癌引起的气管食管瘘是一种极端情况，经严格选择的病例可以尝试手术切除。但处理这种病例应格外谨慎，因为切除食管时的解剖可能会严重损伤气管的血液供应。大部分气管都是由阶段性分布的食管动脉前支提供血供，后支供应食管。因此，假如联合切除气管和食管，建议将大网膜与胃一起由腹腔提上来，用以包裹气管吻合口，促进血供的重建。

三、气管狭窄

1. 先天性气管狭窄

先天性气管狭窄（CTS）是指由构成僵硬气管后壁的完全性气管环和缺少正常结构的膜性气管导致的气管管腔狭窄。其发生可随气管黏膜下层腺体和结缔组织的增生形成进一步导致阻塞，或因气管插管损伤、血管环压迫以及气管软化等其他原因造成阻塞。CTS 在临床上并不常见。1941 年，Wolman 首次报道此类疾病，占所有喉部及气管支气管狭窄的 0.3%～1%。在早期，由于对疾病认识不足，造成患儿术后长期依赖呼吸机，易引起呼吸道感染，导致呼吸衰竭，甚至死亡。长期以来对小儿外科医生造成了巨大的挑战。本段将对目前 CTS 诊断分型和治疗进展做一个回顾，旨在为该病的诊疗提供理论基础。

（1）CTS 的分型　1964 年 Cantrell 第一次提出 CTS 的分型。50 余年间，临床医生和学者根据该病解剖特点和临床表现先后提出了数十种不同分型（表 4-8）。至今仍以 Cantrell 分型和 Anton-Pacheco 分型应用最为广泛。

表 4-8　各类先天性气管狭窄分型的描述及依据

分型者	分型依据	分型描述
Cantrell	狭窄长度	弥漫型 漏斗型 节段型
Anton-Pacheco	临床表现	轻:偶有或无临床表现 中:有临床表现,但无呼吸窘迫 重:有呼吸窘迫
	合并畸形	A:合并其他畸形 B:无其他畸形
Anand	狭窄口径	轻(<70%),中(71%～90%),重(>90%)
	狭窄部位	声门下,颈部,胸部
	狭窄长度	轻(<1cm),中(1～3cm),重(>3cm)
Myer	狭窄口径	轻(<50%),中(51%～70%),重(>70%)
Freitag	病因和气管形态	Ⅰ型,管腔内肉芽或肿瘤引起的狭窄;Ⅱ型,腔外压迫;Ⅲ型,气管扭曲引起狭窄;Ⅳ型,瘢痕组织引起的狭窄;Ⅴ型,鞘状狭窄;Ⅳ型,气管壁软化塌陷引起的狭窄;Ⅶ型,突发狭窄即狭窄上下级气管口径正常;Ⅷ型,座钟式狭窄
	狭窄部位	气管上、中、下 1/3 及左、右支气管狭窄
	狭窄口径	0～25%,26%～50%,51%～75%,76%～90%,90%至完全闭锁
Speggiorin	支气管发生异常	Ⅰ型,正常支气管分叉型 Ⅱ型,含右上支气管分叉 Ⅲ型,隆突处三叉分支型 Ⅳ型,单侧支气管树型即单侧肺

根据 CTS 的解剖结构，最早由 Cantrell 提出经典分型，每种分型均存在完全性气管环，而主支气管形态正常，未受累及。在 2003 年，基于患者临床表现和气道功能，Anton-Pacheco 提出了临床分型。长期以来，Anton-Pacheco 分型和 Cantrell 分型广泛地用于判断手术指征，选择手术方法，提供重要的临床依据。也有学者基于气管口径分型，但在临床领域未被广泛应用。1984 年，Cotton 根据气管最窄处横截面积，将喉气管狭窄其分为四型，而未考虑狭窄段的位置和长度。Cotton 分型主要应用于长期插管后声门下狭窄的病例，并不适用于隆嵴处气管及支气管狭窄。在 1992 年，Anand 借鉴了 Cotton 的分型系统，但补充了狭窄长度和部位。在 1994 年 Myer 另辟蹊径，根据狭窄气道所能通过内窥镜的口径分为三型，对于临床医生更为实用。近年来，越来越多的临床医生力求分型的全面性。Freitag 在 2007 年提出了一套相对复杂的分型，涵盖 CTS、插管后狭窄、肿瘤压迫狭窄等多种病理改变，并首次将病因考虑在内。Speggiorin 等认为现今应用较为广泛的 Cantrell 分型和 Anton-Pacheco 分型不能清晰地描述超过 30%的气道形态，尤其是发生异常的气管。因此，他提出了新的形态学分型，并发现合并支气管狭窄和预后密切相关。

（2）CTS 的诊断　至今多种临床手段被用于诊断 CTS，内窥镜检查包括硬支气管镜、纤维支气管镜，影像学检查主要有高分辨率电子计算机断层扫描（CT）。全身麻醉下硬支气管镜检查是诊断 CTS 的金标准，镜下见完全性气管环具有明确的诊断意义。临床医师可以通过硬支气管镜直接观察狭窄段长度、部位、最窄处横截面积以及气管内病变。但通常硬支气管镜需要在全身麻醉下进行，并可能损伤气管黏膜，引起水肿、炎症反应最终导致肉芽增生，加重气管狭窄。如果气道口径小于硬支气管镜管径，会导致气管镜无法通过狭窄段探查下级气道，因此硬支气管镜的应用受到了一定的限制。侵入性检查的另外一个选择为纤维支气管镜检查，相较于硬支气管镜，纤维支气管镜更纤细，并可在一定程度下弯曲折叠，更便于麻醉插管，这也是目前临床应用最为广泛的诊断工具。操作时间较短的纤维支气管镜检查甚至可在深度镇静、未插管的情况下快速完成。在上海儿童医院，由CT排查气管狭窄，再由纤维支气管镜检查确诊已逐渐成为诊断常规。较硬支气管镜而言，纤维支气管镜损伤气道黏膜的风险更小，但纤维支气管镜操作难度更大，需要专业化的培训。随着影像学技术的发展，极狭窄气道也可以通过虚拟内窥镜技术进行探查，即通过高分辨率CT的影像对气道进行三维重建，重建所得影像和纤维支气管镜拍摄的动态影像非常相似。这种技术适用于内窥镜无法直接探查的狭窄后气道及远端气道。随着高分辨率多排螺旋CT的出现，使得CT三维重建更加真实可靠，几乎可涵盖任何气管病理结构。更有文献表明CT对成人气管狭窄诊断的敏感性和特异性已经超越了传统“金标准”——支气管镜的检查。然而在儿科学领域，还没有文献报道CT的优越性。同时，有文献研究表明，CT会低估气管狭窄的程度和范围，并且对于儿童的放射性损害也是不可回避的问题，因此，对于CTS的诊断，CT还面临挑战，但CT作为非侵入性检查，相较于气管镜仍有可行性强，病患耐受度高等不可替代的优势。

（3）CTS的治疗

① 手术治疗的演变：过去的数十年间CTS的治疗发生了翻天覆地的变化，由以非手术治疗为主转变为积极地推崇手术治疗，而治疗理念的革新和手术方法的发展也极大地改善了患儿的预后。1980年前临床医生普遍认为手术治疗CTS极为困难、预后差，只有极少数成功手术治疗CTS的病例。通常仅会在抢救时采取气管切开术这样的姑息疗法，只有期望气管自身生长克服先天狭窄以期痊愈，主要以非手术治疗为主。Cantrell在1964年、Carcassone在1973年以及其他外科团队在20世纪80年代早期先后成功完成了节段型气管狭窄切除后吻合手术，这种术式适用于Cantrell Ⅲ型的患儿。通常，未超过气管全长三分之一的狭窄气管可被安全地切除，而切除超过三分之一的狭窄气管会伴随明显增多的并发症，如术后再狭窄、吻合口瘘等。对于长段狭窄，即Cantrell Ⅰ型和Ⅱ型的患儿，最初采用的手术方法是通过补片扩大气管内径以治愈狭窄，有多种组织材料，包括软骨、心包、骨膜被用于修补气管前壁和侧壁，而位于气管后的食管作为天然的长段“补片”被用于修补气管后壁。这种手术方法虽然得到了很好的短期疗效，但大多数患儿最终都因补片的瘢痕化和挛缩作用，发生了气管再狭窄，最终引起呼吸衰竭。这种术式由于肉芽组织增生引起的术后再狭窄发生率很高，为解决这一严重的并发症，另外一种手术方式应运而生。1989年Tsang和Goldstraw首次采用了Slide气管成形术，而后此术式在1994年被Grillo改进。Slide气管成形术大大改善了长段以及弥漫型气管狭窄的预后，因为它具有多种其他术式不可替代的优点，如完全由自身气管组织扩大管径，不需要其他组织作为补片修补，因此成形术后管壁内有正常气道纤毛及上皮细胞，减少了术后肉芽形成的风险，最终减少了术后再狭窄的概率且术后不需要用气管插管支撑，可以更早拔管，撤离呼吸机，患儿可更早建立自主呼吸。2015年，上海儿童医院Xue等报道了43例Slide成形术。较其他术式，Slide成形术在治疗弥漫型狭窄具有术后并发症低，降低术后病死率等优势。Butler和Chung也肯定了Slide术式在治疗长段狭窄的优势，但也提出部分Slide术后患儿需要球囊扩张等内镜辅助治疗以避免再狭窄，甚至少部分患儿术后发生气管软化，需要行支架植入术和气管切开术，而气管软化和术后病死

率密切相关。但总而言之，Slide成形术已被广泛接受，近年来全世界多个临床中心将其作为长段狭窄的标准术式，结合术中和围手术期支气管镜的准确评估，极大地提高了长段狭窄手术的成功率。

② 组织工程化：气管组织工程化气管是利用组织工程气管种子细胞与生物支架材料构建出合适的组织工程气管，再将其移植入患儿体内的方法。种子细胞和支架材料的选择，以及气管假体培养条件的选择是组织工程气管的关键所在，也是目前该领域研究的热点与难点。用于构建组织工程气管的细胞和支架材料多种多样。应用气-液交界面下复合培养方式，可培养出更趋于成熟的气管上皮细胞，它们的形态和功能也更接近于正常气管黏膜上皮细胞。近来旋转式生物反应器复合培养方法正逐渐成为主流，并取得了一定成果。2011年，有学者运用该方法将一例成年男子的气管黏膜上皮细胞和骨髓间充质干细胞诱导分化的软骨组织细胞种植在纳米复合材料的支架上，并成功植入体内。随后在2012年，Jungebluth和Tan提出了体内组织工程气管的新理念，即将受体自身作为生物反应器。他们将受体自身的气管黏膜上皮细胞和骨髓间充质干细胞直接覆盖于供体气管的内外壁，并成功植入受体猪内。相较于传统方法，体内构建组织工程气管可有效地避免种子细胞不足、植入后排斥反应等问题。组织工程气管研究从兴起至今已经历了三十余年，但目前仍处于动物实验阶段，仅有为数不多的案例应用于临床。Elliott等根据体内生物反应器的原理，将气管上皮细胞及骨髓间质细胞注入支架后得到的组织工程气管替代CTS患儿的气管软骨环，术后12周随访发现该处气管已完成血管再生，上皮被覆等生理改变。与其他种类的气管替代物相比，组织工程化气管具有多种优势：无免疫原性，无排斥反应，有生物活性，解决了供体不足的问题并能维持良好的气管形态。但距离临床应用有一定距离，还有相当多的问题需要解决：如何有效使其血管生长、被覆内皮、植入后感染的控制、如何使其长期存活等，仍需进一步研究与讨论。

③ 气流动力学研究与应用：近年来，随着计算机技术的高速发展，计算机流体力学(CFD)作为一种先进的数值模拟工具，被众多的学者及临床医生所接受，使得数值计算成为研究气流动力的重要手段。随着计算机影像技术的进步，以CT影像为依据进行三维重建，通过CFD技术进行个体化气道模型的数字化模拟建模，依托计算机强大的计算处理能力，模拟气流在气道中的运动，可获得现有临床技术无法采集的参数，如狭窄部位的压力差、气道阻力、能量损耗、气流分布等。由于CFD的可视化特性，这些重要参数可以通过图表、云图等方式展现，使得临床医师更加直观地理解病情，辅助临床医生做出诊疗决策，是新兴的诊断及病情评估手段。气道压力差可以客观地衡量气道阻力和通气效率。2011年，Mimouni-Benabu等首先把CFD技术直接应用于CTS的临床研究中。他们发现气道压力差和临床症状的严重程度密切相关。2012年，Ho在CFD的研究中发现气管支架植入术后，气道压力差显著下降，变化趋势与肺功能的结果吻合，气流分布也接近健康气道，较术前有显著的改善。Qi等发现气流分布和气管的形态密切相关，他们也首先提出“C形”气管可能会导致右肺发育不良。Chen等报道了血管环导致气管狭窄患儿术后气流动力学的改善。另外，基于CFD的虚拟手术技术也有着非常广阔的应用前景。根据术前CT重建的个体化模型，预测术后的气管形态，以分析术后模型气流动力学特点进而为外科医生选择手术方案提供意见。然而，目前CFD技术对于完整生理周期气流动力学模拟仍然不够完善，仅仅局限于吸气相或呼气相，气管及主支气管，对于下级气道的研究有待加强。

④ CTS治疗新技术的探索：随着CTS手术的革新，以及对流体力学特征了解的不断深入，对患者个体化手术优化设计的需求也显得尤为突出。结合计算机辅助技术，将CFD应

用于对术前病患个体化手术方案的虚拟设计，对不同手术方案进行比较预测，从而帮助临床医生选取最优手术方案，这一想法正逐步走向现实。上海儿童医院正致力于CTS虚拟手术的研究，相信在不久的将来，CFD技术会逐渐成为气管狭窄手术研究及虚拟化设计改进的一种重要工具。近年来3D打印技术在医学领域的应用正快速增长，已涵盖了包括体外医学模型、定制化医疗器械等方面内容。人工器官和组织，即生物打印是3D打印技术最前沿的领域。利用干细胞作为打印材料，打印出来的组织和器官会自动形成血供和其他内部结构。2012年，美国一个先天性左侧支气管软化的男婴接受了3D合成支气管的移植。这是世界首次将3D打印模型成功植入患者体内的案例。3D打印技术在气管狭窄领域体现了巨大的潜力，随着3D打印技术的发展，将以干细胞为基础的3D合成具有正常生理结构的气管植入体内以代替狭窄或发育不良的气管在不久的将来也许会成为可能。

如今CTS的诊断仍主要依靠CT和气管镜检查，分型仍较多沿用Cantrell分型以及Anton-Pacheco分型，对于以上两种分型不能清晰描述的患儿，需要更加完善的分型加以分类，并需要进行大样本的前瞻性研究新的分型和预后的相关性。CFD提供的数字化模拟气流动力学的方法在可视化背景下为临床医生提供更直观的视角，对CTS患儿进行更完善的术前评估，虚拟手术技术可对不同手术方案量化比较，以避免相关并发症。CFD作为无创性、非侵入性的方法，在这一领域有着其他技术手段无法比拟的优势。组织工程技术和3D打印技术立足于与传统医学完全不同的角度，在生物医学领域的初步尝试为气管狭窄的治疗提供了崭新的思路。这些新的诊疗工具距离直接临床应用还有相当距离，但相信随着技术的发展，在不久的将来必将开启诊疗的新方向。

2. 喉气管狭窄

喉气管狭窄（LTS）是由于各种原因造成的喉气管软骨支架畸形、塌陷或缺损，喉气管黏膜瘢痕形成或黏膜下组织增生导致呼吸困难的一种疾病。虽然目前喉气管狭窄的治疗方法逐渐增多，但它仍是个棘手问题，及时、准确地确定喉气管狭窄的部位、程度及性质，根据病情正确地选择一个适当的治疗方法，有助于喉气管狭窄的治疗。本段主要关注的是成人喉气管狭窄的机制、评估方法、治疗方式和结果的研究进展。

（1）病因和发病机制　引起喉气管狭窄的原因有先天性和后天获得性之分，对成人来说后天获得性狭窄更为常见。后天获得性狭窄的原因有医源性喉气管损伤、喉气管外伤（常见的是喉气管钝挫伤和穿透性损伤）、感染、免疫等。医源性喉气管损伤中常见的原因有喉气管良恶性肿瘤切除术后、喉气管炎症、拔管后并发症等。其中气管插管及气管切开是主要因素。Pena J等回顾性分析了喉气管狭窄的原因，在接受了喉气管吻合术的56例患者中，48例（86%）有气管插管史，48例中有27例行过气管切开并安置气管导管。仅有8例（14%）没有气管插管史，但有原发于喉气管的病变，如直接的喉挫裂伤、错构瘤和淀粉样变等。Zietek等报道了36例喉气管狭窄的患者，其中17例（47%）行了长时间的气管插管，13例（36%）行了气管切开，5例（14%）是外部因素导致的喉气管挫裂伤。Gelbard等做了一项回顾性荟萃分析，在150例喉气管狭窄患者中，54.7%是医源性因素导致，特发性占18.5%，免疫因素导致的占18.5%，外伤导致的占8%。气管套管对黏膜的持续压迫，可使动脉血流减少甚至中断，造成局部黏膜坏死瘢痕化而形成喉气管狭窄。型号＞7.5mm的气管导管可明显增加喉气管狭窄的发生率，特别是肥胖的患者。持续插管超过1周的患者有4%发生后声门狭窄，当插管时间超过2周时发生概率增加到14%。最近大量的研究已经关注到了炎症在气道瘢痕组织发生发展中的作用。离体组织和动物实验都揭示了促炎因子白介素通路的激活与喉气管狭窄密切相关，作用于这些通路可以导致气道瘢痕组织的增生和成纤维细胞的增殖。一个可能的炎症来源为胃食管反流，之前的研究已经证明胃食管反流与特发性声门下气管狭窄有高度的相关性。最近研究发现感染与特发性声门下狭窄有关。该项研究是利用原位杂交技术检测了 10 例特发性声门下狭窄的瘢痕组织标本。他们在所有的标本中均发现了分枝杆菌特有基因产物的证据。该发现表明了菌群改变或失调是这些瘢痕形成的诱发因素。Gross 等分析了 4 例细菌性喉炎患者，这些患者都有声门后份狭窄或声门下狭窄，细菌培养均为阳性。经过抗生素治疗后，3 例上气道阻塞症状完全缓解，1 例明显缓解。该报道表明细菌的增殖可能在成人气管插管喉黏膜损伤方面发挥着重要作用；插管后喉部如有细菌感染，给予足量抗生素治疗，能够使患者获益。

（2）围手术期的评估

① 内镜评估：成人喉气管狭窄病情多样，术前必须做好精确地评估才能给每个患者选择最佳的手术方式。不幸的是大多数文献的数据只有声门下狭窄的处理，而没有给出喉部重要部位的信息，如声带动度、瘢痕有无累及声门和声门上结构、其他部位气管有无损伤（瘢痕或软化）、阻塞性睡眠呼吸暂停（OSA）相关的气道阻塞、吞咽困难、严重的胃食管返流、嗜酸性粒细胞食管炎、先天性畸形等，这些重要信息往往影响着手术效果。为此，欧洲喉科学会发布了一份专家共识，采取五步内窥镜气道评估系统和标准报告系统，可更好的区分喉气管狭窄是初期瘢痕还是成熟瘢痕、一个平面狭窄还是多个平面狭窄、有无严重合并症等。这个评估报告系统将各种信息综合在一起，可以帮助患者选择个体化的手术方式和评估治疗效果。五步内窥镜气道评估系统包括：清醒时间接喉镜检查或经鼻纤维喉镜检查，睡眠时经鼻纤维喉镜检查，0 度经口硬质喉气管镜检查，悬吊纤维喉镜检查，支气管食管镜检查。为了更精确地计划手术，特别是在实施切除吻合手术前，精确地确定狭窄的位置、狭窄的程度和狭窄的长度是必不可少的。狭窄程度的测量可以借助内窥镜、不同型号的气管内导管进行测量。MyerCotton 气道分级标准运用最广：Ⅰ级，气道狭窄≤50%；Ⅱ级，气道狭窄 51%～70%；Ⅲ级，气道狭窄 71%～99%；Ⅳ级，完全闭塞。内窥镜下很容易区分严重的Ⅲ级和Ⅳ级气道狭窄，不需要借助任何设备，但Ⅰ级、Ⅱ级和轻度的Ⅲ级就很难精确测量。Myer 和 Cotton 建议可借助不同型号的气管内导管来测量这些狭窄。对各种程度的喉气道狭窄，在实施喉气管重建术前，这个分级标准可以很好地预判术后拔管率。分级越低，术后拔管率或延迟拔管率就越高。部分环状软骨切除手术（PCRTS）主要运用于严重的声门下狭窄（严重的Ⅲ级和Ⅳ级狭窄），临床研究发现，该分级标准与 PCRTS 的拔管率不符，特别是那些狭窄累及声门或有合并症的患者。为此，针对严重的声门下狭窄，Monnier 等提出了一种新的分级标准。将严重的声门下狭窄患者分为四类：只有声门下狭窄、声门下狭窄＋有合并症、声门下狭窄＋累及声门、声门下狭窄＋有合并症＋累及声门，每类患者根据狭窄程度分为Ⅰ级、Ⅱ级、Ⅲ级、Ⅳ级，该分级标准相对简单，能更好地判断预后。

② 影像学评估：CT 扫描对气道的外来压迫，如气道外的囊性或实性肿块的压迫比较有用。增强 CT 可以显示血管及血管与气道的关系，对实性肿块的良恶性病变有一定的鉴别作用。多层螺旋 CT 薄层平扫扫描层面薄，密度分辨率高，可以清晰地显示甲状软骨有无骨折及骨折的部位、大小、移位，可以区分狭窄是瘢痕或黏膜水肿导致还是骨架结构的破坏或坍塌导致。如为瘢痕或黏膜水肿导致的狭窄，可通过内镜下激光或球囊扩张等方式使患者获益，而骨架结构的破坏则需行开放性手术。CT 三维重建为狭窄的位置、范围和严重程度提

供非常有用的信息。仿真内镜（VE）既可以通过多平面重建（MPR）技术将管腔最长径显示出来，又可以用虚拟气管镜观察腔内情况，还可以在VE模式下将气管沿长轴截断，对比观察气管壁的增厚情况。但仿真内镜不能取代传统的喉支气管镜，因为它存在如下不足：a. 不能反映黏膜颜色、病变性质（是瘢痕还是水肿）；b. 不能动态观察声带和管壁运动，不能有效显示声带麻痹和气管软化；c. 狭窄下方如有分泌物潴留可能扩大狭窄范围。MRI因扫描耗时长，易受呼吸、吞咽动作影响，且金属植入物是MRI的禁忌，故不作为检查首选，但MRI无辐射，有良好的软组织对比度，可准确地显示气管肿瘤的边界。随着MRI技术的发展，MRI肺通气成像利用超极化惰性气体（129Xe、3He）、O_2增强质子、氟化气体、超极化^{13}C、钆喷酸葡胺雾化吸入成像，不仅能显现狭窄部位，还能评估患者肺功能情况，将来会成为喉气管狭窄的诊断手段之一。

③ 呼吸和嗓音评估：既然喉气管狭窄治疗的目的是改善患者呼吸和发音功能，那么术前和术后的呼吸和嗓音评估是非常有必要的。呼吸功能评估的内容应当包括喘鸣的程度（包括休息和运动状态下）、体能（爬楼梯数）、详尽的肺功能测试（包括流量-容积曲线、最大呼气流量和吸气流量）。上气道狭窄时可以呈现特征性的流量-容积曲线。同时研究发现，流量容积循环面积与用力肺活量下的比值变化和患者气道术前术后呼吸的改善高度相关，第一秒用力呼气容积（FEV1）/最大呼气流速（PEFR）＞50能够很好地区分喉气管狭窄和其他肺部疾病。术前术后嗓音通常用GRBAS主观评估方法、元音e和a的最长声时以及声域图来评估。一般来说，呼吸和嗓音评估对于婴幼儿和不能配合的患者不作要求，能配合的患者应常规检测。

④ 患者一般状况评估：仔细的全身体格检查是非常必要的。对婴幼儿和儿童来说，还应包括整体外貌、体重、发育情况、有无颌面部畸形、精神心理及呼吸吞咽的协调性等，这些都要详细记录。在大多数情况下，评估需要多名专科医生协作，包括儿科、胸科、心血管科、神经科及遗传科等。专科医生可以为患者提供更加详细的评估，治疗合并症，帮助确定手术方式。术前检查的内容应当包括：a. 肺功能检查，包括容积流量曲线、最大呼气和吸气流量和肺部CT扫描；b. 心电图、运动实验和超声心动图，必要时需行冠脉造影；c. 充分的神经系统检查，包括神经系统的阳性体征，呼吸和吞咽的协调性，头部和脊柱的外伤，肌病和重症肌无力等；d. 有无胃食管反流，如有口服治疗胃食管反流的药物史，应行24h pH监测；胃镜或食管镜检查排除嗜酸性食管炎；e. 血清学检查，如抗中性粒细胞胞浆抗体(包括cANCA和pANCA)，排除免疫疾病和肉芽肿性疾病。

（3）手术方式的选择和治疗效果　喉气管狭窄治疗方式主要有三类，内镜手术、喉气管切除吻合术和喉气管重建术（包括用各种骨或软骨进行组织修复）。内镜手术包括内镜扩张术和瘢痕切除术。扩张的设备包括一系列连续型号固定内径的扩张子、气管导管以及可扩张的球囊导管等；瘢痕切除的设备有激光、微型吸切钻和射频刀等。内镜手术不需要切开皮肤，相对无痛，并且短期内可以明显缓解患者症状，但复发率较高。以往数据显示随着时间的延长，再狭窄的发生率为40%～70%。Yamamoto等对成人获得性声门下气管狭窄的文献实施了Meta分析，合并后的数据显示内镜手术的成功率波动于40%～82%之间，这里的成功界定为内镜手术后不再需要进一步治疗。成功率波动明显主要与狭窄长度有关，狭窄小于1cm的手术成功率为80%左右，因此，作者认为内镜手术最好运用于狭窄长度小于1cm并且喉软骨支架没有破坏的患者。作者还认为失败的内镜手术可加重损伤或使损伤范围扩大，如果1～2次内镜手术失败后最好选择开放性手术，特别是对于狭窄长度大于1cm的病例。内镜扩张术被认为是一种安全可靠的手术，目前在门诊患者中运用的越来越多，并且没有严重的并发症。Hsu等研究了53例喉气管狭窄患者（均为声门下狭窄和气管狭窄），接受了114次扩张手术，93次扩张在门诊进行，21次扩张住院进行。研究发现，住院手术和门诊手术的并发症是一样的低，均没有死亡和严重并发症发生。内镜扩张术也可以明显改善患者嗓音质量，但如果有多个平面狭窄或狭窄部位距声门小于2cm时，效果相对较差。喉气管切除吻合术和重建术主要用于Ⅲ～Ⅳ级喉气管狭窄、气管软化、软骨支架的缺失、有细菌性气管炎病史和狭窄长度大于1cm的病例。Yamamoto等合并后的数据显示喉气管切除吻合术的成功率为95%，喉气管重建术的成功率为76%。Lewis等也对相关文献做了系统性回顾，文献中接受手术的患者均为成人和大于13岁的青少年。结果显示喉气管切除吻合术与喉气管重建术再次手术率分别为32%和38%，拔管率分别为89%和83%，两种手术方式间差异有统计学意义。内镜手术再次手术率为44%，拔管率为63%。喉气管切除吻合术与喉气管重建术的总体治疗效果较内镜手术好。Siciliani等也认为不论是良性狭窄还是恶性肿瘤导致的狭窄，喉气管切除吻合术和重建术均是理想的治疗方式。

（4）辅助性药物治疗　既然炎症介质是导致喉气管狭窄的重要原因，抗感染治疗是非常重要的。之前已有文献报道了丝裂霉素C和瘢痕组织中注射糖皮质激素可以使患者获益。Smith等也运用临床随机对照试验进一步揭示了丝裂霉素C作为喉气管狭窄的辅助治疗手段是有效的，它可以延长再狭窄的时间，但不能阻止再次狭窄，并为内镜手术中运用丝裂霉素C提供了Ⅰ类证据。免疫因素导致的喉气管狭窄术后需口服激素治疗，但长期口服糖皮质激素副作用较大。一些学者建议术后运用抗生素、口服糖皮质激素和吸入性糖皮质激素结合治疗可有助于预防再次狭窄。还有一些研究揭示了抗反流药物可以使特发性声门下狭窄的患者受益。最近，一些学者对新型的抗感染、免疫调节药物进行了研究。已经在兔模型中发现低剂量的免疫调节药物雷帕霉素可以阻止喉气管狭窄瘢痕组织进展。另外一种药物低剂量的甲氨蝶呤，也可延长狭窄再发时间和再次手术时间。

成人喉气管狭窄病变表现形式多样，病因未能完全阐明，尽管目前有良好的内镜技术，可开展各种开放性手术，但炎症作为疾病的根本原因，仍然使许多患者未能得到明显缓解。喉气管狭窄可潜在危及患者生命，需要我们进一步研究，揭露其发病的分子机制，尽可能地开发辅助用药，延长患者无病生存时间。

第五节・慢性肺疾病的外科治疗

一、肺移植

肺移植是目前临床治疗终末期肺病的唯一有效方式，肺移植术后存活率在实体器官移植中最低。根据国际心肺移植协会2015年的报告，全球已完成51440多例肺移植手术，肺移植术后3个月、1年、3年、5年和10年的存活率分别为89%、80%、65%、54%和31%。由于免疫抑制剂的应用，肺移植受体长期处于免疫抑制状态，且肺移植的免疫抑制剂维持剂量为所有器官移植中最高，有感染风险。供肺去神经支配、纤毛运动减弱、咳嗽反射减弱，受体术前基础情况差、营养不良，术后置入较多管道，这些因素均使受体病死率增加。查阅近年来文献发现，关于肺移植术后的干预治疗较片面单一，缺乏全面系统的论述。因此，本段通过总结肺移植术后的治疗方法，以指导受体康复治疗、提高受体的生存率及生存质量。

1. 肺移植术后药物治疗

肺移植术后的药物治疗最为常见，主要包括免疫抑制剂、预防性抗感染药物以及其他相关药物。肺移植术后免疫抑制的诱导和维持可防止肺同种异体移植物的急、慢性排斥反应，常规使用糖皮质激素（激素）＋钙调磷酸酶抑制剂［环孢素A（cyclo sporin A，CsA）或他克莫司（tacrolimus，Tac）］＋核苷酸阻断剂［霉酚酸酯（mycophenolatemofetil，MMF）或硫唑嘌呤］三联疗法维持。对于不能耐受钙调磷酸酶抑制剂的受体，雷帕霉素抑制剂西罗莫司和依维莫司可作为潜在替代药物。Strueber等通过对190例肺移植受体进行依维莫司＋CsA＋激素（依维莫司组）以及MMF＋CsA＋激素（对照组）两种不同免疫抑制方案进行对比，发现依维莫司组闭塞性细支气管炎综合征的发生率明显低于对照组。Gullestad等发现依维莫司有助于维持肾小球滤过率的稳定。然而，雷帕霉素抑制剂会导致肺毒性及静脉血栓栓塞，Ahya等指出西罗莫司会增加静脉血栓栓塞症的发生率。也有学者对肺移植受体进行CsA＋MMF＋激素（CsA组）以及Tac＋MMF＋激素（Tac组）两种不同免疫抑制方案比较，随访3年后发现Tac组的闭塞性细支气管炎综合征发生率显著降低，但两组间急性排斥反应发生率及存活率无显著性差异。在移植术后的随访中，Tac和CsA都与肾衰竭有关，因此，在轻度急性肾损伤的受体中，建议在密切监测下将药物水平保持在治疗范围的下限，而严重或持续性肾功能不全的受体则需要暂停药物。肺移植受体容易继发感染，术后通常需要预防性使用抗感染药物。肺移植受体患细菌感染、病毒感染（巨细胞病毒）和真菌感染（曲霉菌和念珠菌属）的风险极大，其中细菌性肺炎最常见。甲氧苄氨嘧啶-磺胺甲恶唑（TMP-SMX）或氨苯砜可以预防肺移植受体的肺囊虫肺炎。但TMP-SMX可能导致电解质异常、皮肤病学反应和肝坏死等，对不能耐受TMP-SMX副作用或磺胺过敏的受体，可将氨苯砜作为替代品进行预防性治疗。缬更昔洛韦可预防巨细胞病毒感染，根据血清学状态可持续治疗6～12个月，但是缬更昔洛韦具有肾毒性和致畸性。雾化两性霉素B用于预防真菌感染，包括呼吸道无曲霉菌定植的肺移植受体，而伏立康唑主要用于已知真菌定植的受体，两性霉素B具有肾毒性、可导致致电解质异常，伏立康唑与心律失常、肝毒性和肾毒性有关。值得注意的是，在肺移植受体中这类抗真菌药物可能与其他常用药物有显著相互作用，例如伏立康唑可能会增加Tac的血药浓度，并可能会降低CsA的代谢，因此，使用伏立康唑等进行抗感染治疗时必须监测免疫抑制剂的血药浓度。肺移植受体术后也包括其他药物的干预治疗。Moreno等在肺移植术开始时至48h给予受体持续吸入一氧化氮，于12h、24h分别采集受体的外周动脉血及肺灌洗液，检测发现吸入一氧化氮的受体白介素-6、白介素-8水平以及原发性移植物功能障碍发生率明显低于对照组。Hartwig等指出采用兔抗胸腺细胞球蛋白诱导疗法可降低肺移植受体的急性排斥反应发生率。也有研究采用此方法治疗肺移植术后并发慢性移植物失功的受体，发现其可有效延缓30%慢性移植物失功受体的排斥反应进程，并建议应在早期即开始应用。

2. 肺移植手术治疗

肺移植手术干预文献甚少。通过对肺减容手术、单肺移植术、双肺移植术3种不同手术方式治疗终末期肺气肿的临床疗效进行对比发现，肺移植术（单肺、双肺）患者肺功能、血气分析指标、6min步行距离均显著优于肺减容患者，说明相对于传统的肺减容手术，肺移植术能更有效地提升患者的心肺耐力，改善术后生活质量。Lin等对60例双肺移植患者移植再灌注前进行下肢3个循环的远程缺血调理（remote ischemic conditioning，RIC），发现RIC虽然可降低缺血再灌注损伤，但不能降低急性排斥反应及原发性移植物功能障碍的发生率。

3. 肺移植术后康复治疗

随着促进术后恢复（enhanced recovery after surgery，ERAS）理念的深入，肺康复已成为肺移植术后管理的重要部分，2013年美国胸科学会（American Thoracic Society，ATS）和欧洲呼吸学会（European Respiratory Society，ERS）给出了肺康复的定义：肺康复是一种基于对患者全面评估并量身定制的综合干预措施，其包括但不限于运动训练、教育和行为改变，旨在提高患者生理心理状况，并促使患者长期坚持促进健康的活动。相关文献均表明肺移植术后康复干预可以显著提升患者运动耐力，提高生存质量。Fuller等通过对肺移植术后受体进行7周及14周的康复干预对比发现，术后半年时康复组的受体6min步行距离、股四头肌肌力、腘绳肌肌力及生活质量较基线均有明显提高。研究发现通过对肺移植术后3天的受体进行胸部物理治疗及高频率胸壁振荡，对比显示两组的Borg评分及呼气峰流速无显著差异，但高频率胸壁振荡组受体的SPO_2/FiO_2更优、疼痛评分更低、且患者治疗接受度更高。另有文献表明，全身振动训练也可以提升受体的心肺耐力，提高生活质量。

4. 诱导免疫治疗

诱导治疗指在肺移植术前应用诱导剂，早期快速抑制T细胞增殖分化，迅速关闭免疫应答，从而降低术后急性排斥反应（acute rejection，AR）发生的风险。临床上应用的诱导剂主要分为3类，即传统诱导剂［抗胸腺细胞球蛋白（antithymocyte globulin，ATG）/抗淋巴细胞球蛋白（antilymphocyte globulin，ALG）］、白细胞介素2（IL-2）受体拮抗剂和抗CD-52单克隆抗体。根据国际心肺移植协会统计，已有＞80%的移植患者接受了诱导治疗。

（1）诱导剂

① 传统诱导剂：多克隆抗体ATG是从动物（兔、马）血清中提取的，主要通过多种途径消除T细胞，从而间接清除细胞毒性T细胞。早期多项小型研究结果证实，ATG诱导治疗可以降低AR发生率。但是，最近一项大型随机对照试验（randomized controlled trial，RCT）结果显示，单剂量ATG并未影响AR发生率、移植物失功和存活率。随着多种新型单克隆抗体的出现及应用，传统诱导剂的优势并不突出，且因其不良反应严重，如输液反应、白细胞减少和免疫复合物介导的肾小球肾炎等，临床使用量也逐年减少。

② IL-2受体拮抗剂：IL-2受体拮抗剂主要为达利珠单抗和巴利昔单抗，两者均为非耗竭型单克隆抗体，与活化T淋巴细胞上的IL-2受体的α亚基结合，从而抑制T细胞活化和增殖。a. 达利珠单抗属于人源型的单克隆抗体，虽然早期研究结果显示，接受达利珠单抗诱导的肺移植患者发生AR和闭塞性细支气管炎综合征（bronchitis obliterans syndrome，BOS）的概率明显低于接受ATG诱导治疗的肺移植患者；但是，因不良反应等因素，该药已于2018年3月2日撤出市场。b. 巴利昔单抗属于嵌合型的单克隆抗体，其半衰期短于达利珠单抗（13天和20～40天），有效受体作用时间也缩短至达利珠单抗的1/4（30天和120天）。巴利昔单抗的不良反应少，不会引起细胞死亡或者大量T细胞耗竭，也几乎很少发生输液反应，因此，其在临床上的应用越来越普遍。目前，巴利昔单抗已成为器官移植诱导治疗的一线药物，＞70%的肺移植患者使用该药。

③ 阿仑单抗：阿仑单抗属于人源型单克隆抗体，能够识别T细胞、B细胞、自然杀伤细胞、单核细胞和巨噬细胞表面的CD52抗原，结合后诱导细胞凋亡，作用显著而持久。研究结果显示，阿仑单抗显著优于传统的诱导剂，能明显改善肾功能，移植1年后的感染率最

低。使用阿仑单抗和巴利昔单抗患者的平均生存期均长于未接受诱导治疗的患者，差异均有统计学意义（$P=0.001$）。5年内，使用阿仑单抗的患者发生BOS的概率更低。与其他诱导方案相比，阿仑单抗具有降低维持免疫的作用，但最终结局并无太大改变。诱导剂在肺移植患者中的应用越来越普遍，大量的证据表明，其与ACR的低发生率和总体生存率的提高有关。但是，诱导治疗的价值依然存在争议，一些学者认为，诱导剂的使用应更加谨慎，尤其是感染风险高、有恶性并发症的患者。需要进一步的研究，以确定诱导治疗最佳的治疗选择和最有可能从中获益的患者群体。

（2）维持免疫　维持免疫是预防排斥反应的终身性免疫治疗。患者一般在移植术后的稳定期开始联合应用几种不同作用机制的免疫抑制剂，使机体达到“免疫平衡”的状态。维持免疫抑制方案通常为三联疗法，即钙调磷酸酶抑制剂（calcineurin inhibitor，CNI）、抗代谢药和激素。目前，他克莫司已经逐渐替代环孢素A成为临床上应用最广泛的CNI，>93%的肺移植患者使用该药。霉酚酸也在逐渐取代硫唑嘌呤成为抗代谢类免疫抑制药一线用药，其使用率接近80%。

① CNI：a. 环孢素A，环孢素A是最早发现的CNI类药物，于1971年从真菌中分离得到；1976年，经研究发现其可以有效抑制钙调磷酸酶，从而抑制T细胞的活化，产生免疫抑制作用；1983年，美国食品药品监督管理局（food and drug administration，FDA）批准其用于移植后的排斥反应。环孢素A的问世使实体器官移植发生了革命性的变化，使术后长期存活率和生活质量有了很大提高。但是，因为其高度亲脂性以及吸收依赖于胆汁酸，所以存在严重的个体内和个体间差异，尤其在肺纤维化和胰腺分泌障碍患者中更加明显。机体内环孢素A低暴露量可以增加AR的发生风险，高浓度又会导致不良反应的发生。因此，进行血药浓度监测是目前有效的解决方法。一些研究结果显示，用药后2h峰浓度（C_2）更能体现环孢素A的药动学特点和全身暴露量。临床上监测点不一，多主要监测给药前谷浓度（C_0），也有同时监测C_0和C_2。b. 他克莫司，是日本藤泽公司于1984年从链霉菌属培养物中分离得到的大环内酯类新型免疫抑制剂，现已能全合成。与环孢素A一样，他克莫司本身也是一种抗菌药物，同时具有较强的免疫抑制特性，其抑制淋巴细胞的强度为环孢素A的10～100倍。因此，与环孢素A相比，他克莫司具有较好的免疫抑制作用以及较小的不良反应，目前已逐渐取代环孢素A成为CNI类一线药物。由于治疗窗窄、个体差异大，临床应用期间必须对他克莫司进行定期的血药浓度监测。但是，目前尚未有规范的指南或共识来明确指导如何对肺移植术后患者进行有效的血药浓度监测，各肺移植中心也是仿照肝、肾移植经验逐渐摸索。研究结果显示，C_0与他克莫司疗效和毒性有着直接的关系，但需要在准确的时间点抽血才能表达体内暴露量。移植术后需要根据C_0调整给药剂量。C_0更容易获得，临床应用中多以监测C_0来反应体内暴露量。

② 雷帕霉素抑制剂：a. 西罗莫司，是一类大环内酯类抗菌药物，具有潜在的抗病毒、抗恶性肿瘤和免疫抑制作用。其通过与他克莫司结合蛋白-12（FKBP-12）结合形成复合物，再与哺乳动物雷帕霉素靶蛋白（mammalian target of rapamycin，mTOR）结合，可阻断IL-2等诱发的免疫细胞蛋白质DNA的合成，抑制免疫细胞增殖，从而发挥抗免疫排斥作用。早期研究结果显示，西罗莫司在肺移植术后重新使用时，与支气管吻合口愈合次数的增加有关，可导致早期死亡率升高。一项西罗莫司与硫唑嘌呤的对比研究结果也显示，西罗莫司并没有降低术后1年内AR的发生率，这与心、肾移植中的结果也不一致。因此，美国FDA给出警示：肺移植术后初期不应开始使用西罗莫司。我国临床上对雷帕霉素抑制剂的

使用比较谨慎，移植术后 3 个月不能耐受 CNI 的药品不良反应者，才考虑更换为西罗莫司。但最近一项研究严格筛选肺移植术后无严重并发症的患者，给予西罗莫司治疗（至少术后 15 天），结果显示，其与支气管吻合口裂开无关；因此，西罗莫司可能抑制了纤维细胞的动员和迁移、成纤维细胞的转变、伤口内的早期血管生成、纤维胶原和所需生长因子的产生以及局部愈合介质等过程，而这些过程恰好在术后 14 天左右达到稳定水平。b. 依维莫司，与西罗莫司结构非常相似，仅仅引入了 1 个羟乙基，导致其生物半衰期减少 50%（30h 和 62h），生物利用度提高（20%和 14%），因而能更快地达到稳态。一项纳入 213 例患者的 RCT 研究结果显示，与硫唑嘌呤组比较，术后 24 个月，依维莫司组患者在病死率、移植物失功和肺功能降低等方面得到了明显的改善，差异有统计学意义（$P=0.046$）；但依维莫司组患者不良反应发生较多，尤其是细菌性、真菌性肺炎。依维莫司与霉酚酸的随机对照研究结果显示，两组患者 BOS 发生率的差异无统计学意义（$P>0.05$）；依维莫司组患者的排斥反应发生率更低，差异有统计学意义（$P=0.02$）；但依维莫司组患者的存活率更低，差异有统计学意义（84%和 76%，$P=0.19$）。目前，使用 mTOR 抑制剂（西罗莫司、依维莫司）替代 CNI 类药物的研究有限，不推荐完全的替代治疗。在严重肾功能不全患者中，可以选择 CNI 至 mTOR 抑制剂的转换治疗；而对于肺纤维化的移植患者，其吸收和生物利用度降低，需要更大剂量药物来维持有效的血药浓度。不管是 CNI 类代表药他克莫司还是 mTOR 抑制剂，均经肝药酶代谢，因此，肝功能受损患者或者与肝药酶 CYP 系统代谢的药物同时使用时，应密切监测血药浓度的变化。

③ 抗代谢药：a. 硫唑嘌呤，是临床上第一个应用的抗增殖代谢药，其能抑制 DNA、RNA 和嘌呤核苷酸的合成，从而抑制 T 细胞和 B 细胞的增殖，但不良反应较大，主要可致骨髓抑制、白细胞减少和肝损伤等。最新的一项研究结果显示，硫唑嘌呤转换霉酚酸的序贯治疗组患者发生皮肤鳞状细胞癌的概率低于硫唑嘌呤组。因此，对于一些高风险患者，应谨慎使用硫唑嘌呤。目前的肺移植术后免疫抑制方案中，硫唑嘌呤也逐渐被新型抗代谢免疫抑制药取代。b. 霉酚酸类药物，是目前器官移植常用的抗代谢药，其主要活性物质为霉酚酸。霉酚酸为可逆的非竞争性次黄嘌呤单核苷酸脱氢酶抑制剂，能抑制淋巴细胞的增殖分化。霉酚酸酯是目前应用较多的一类前药，能在体内快速释放转化为霉酚酸而发挥作用。该类药物的主要不良反应为胃肠道反应，因此，也可选用霉酚酸钠（麦考酚钠）肠溶片，延迟霉酚酸的释放，有效地避免上消化道不良反应。霉酚酸酯有较高的生物利用度（70%～90%）和蛋白结合率（80%～97%），约 90%的霉酚酸在体内经酶代谢为无活性的 7-O-葡醛酸苷。霉酚酸与环孢素 A 联合应用时的血药浓度低于其与他克莫司联合应用，临床用药时应给予重视。目前，依然认为通过调整药物剂量将霉酚酸的曲线下面积（AUCO→12h）维持在 30～60mg/(h·L) 范围内，可保证临床用药的安全性和有效性。有限采样法可在减少采血点的基础上，建立模型估算得到较为可靠的 AUC。

④ 糖皮质激素：在肺移植前、中、后都有糖皮质激素的参与，主要涉及泼尼松、泼尼松龙和甲泼尼龙。糖皮质激素主要起到抗炎和免疫抑制的作用。终末期肺病患者在移植前通常需要大剂量激素治疗，这样会明显增加吻合口的并发症。因此，术前长期应用糖皮质激素为肺移植的相对禁忌证。近年来，根据治疗经验，在术前 1 周将糖皮质激素降至 15mg/d，对术后吻合口没有明显影响，术后并发症也没有显著增加。因此，术前应用糖皮质激素不作为手术禁忌证。由于长期服用糖皮质激素的不良反应较多，目前许多移植中心的研究方向转向为糖皮质激素撤除的免疫抑制方案研究。Shitrit 等首次报道了在肺移植患者中撤除糖皮

质激素的临床试验。一项针对肺移植术后糖皮质激素使用情况的研究结果显示，仅 2%的患者在 1 年后成功撤除糖皮质激素，远远低于其他器官移植。目前，对于糖皮质激素撤出的风险和获益尚无定论。

(3) 抗排异治疗 虽然肺移植取得了长足的发展，但是较为突出的问题依然是移植免疫排斥反应导致的移植肺功能丧失，严重影响了肺移植患者的生活质量和生存期。排斥反应分为 3 类：急性细胞性排斥反应（acute cellular rejection，ACR）、抗体介导的排斥反应（antibody-mediated rejection，AMR）和慢性肺移植物失功（chronic lung allograft dysfunction，CLAD）。其中，ACR 是发展为 CLAD 的危险因素，但很少引起死亡或者移植物失功。而 AMR 发展为 CLAD 的风险更高，因此也成为最近几年关注的焦点。

① AMR：AMR 是以移植肺功能障碍、组织病理学改变和产生供体特异性抗体为特征的临床综合征，其诊断依据有赖于组织病理学改变，治疗通常以清除抗体、阻止新型抗体的产生来保护移植肺。与 ACR 不同，AMR 常与移植肺功能减退相关，最终导致器官衰竭。目前尚未确定最佳的治疗方案，通常以静脉注射免疫球蛋白、血浆置换和给予单克隆抗体为主。a. 利妥昔单抗，是对抗 B 细胞表面 CD20 分子的单克隆抗体，清除 B 细胞的作用长效且显著，可能抑制同种异体抗体的产生。但是，该药不能选择性作用于抗人类白细胞抗原抗体，所以效果有限。最新一项研究结果证实，对于部分移植术后患者，利妥昔单抗可抑制抗体介导的排斥反应，并且治疗有效。b. 依库珠单抗，作用于补体蛋白 C_5，从而抑制攻膜复合物的形成，主要用于 AMR 的急救治疗。但该药价格较贵，于 2018 年 9 月 5 日在我国获批上市，用于肺移植患者的证据有限，仅限于个案报道，疗效尚不确定。

② ACR：ACR 是肺移植术后的常见问题，28%的成人肺移植患者在术后随访 1 年内发生过至少 1 次的 AR。肺移植术后 AR 的典型临床表现为呼吸困难、低热、肺门周围间质性浸润、缺氧和白细胞计数升高。ACR 的一线治疗是糖皮质激素冲击治疗，进行 3～5 天的甲泼尼龙（15mg/kg）冲击治疗；然后恢复至基线糖皮质激素剂量或换为口服糖皮质激素（泼尼松 0.5～1.0mg/kg）；同时，还需优化维持免疫方案。ACR 的发生预示着同种异体排斥的增强以及长期预后的恶化。

③ CLAD：阿奇霉素是唯一被证实治疗 CLAD 有效的药物，其抗炎和免疫调节作用可以延缓 CLAD 进展，但并非所有患者均能获益。研究结果证实，CLAD 早期使用阿奇霉素可提高患者存活率。总体而言，在怀疑 CLAD 或者第 1s 用力呼气容积降低的情况下，应进行阿奇霉素治疗。免疫抑制剂雾化吸入给药可以使药物直接到达肺部发挥作用，减少全身不良反应（如肝肾功能不全）。最初的研究结果证实，吸入性环孢素 A 可以提高存活率和 CLAD 后的存活率；但最近一项多中心 RCT 研究结果并未说明其可以改善病死率、提高 CLAD 后的存活率。因此，对于维持免疫之外的吸入性免疫抑制剂的疗效还存在争议。

霉酚酸的发现和使用开启了实体器官移植时代。与肝、肾和心脏移植相比，肺移植起步较早，发展缓慢。虽然免疫抑制剂的应用能显著改善患者的生活质量和长期存活率，但是 CLAD 的发展仍是目前肺移植面临的一大困难。目前，临床上诱导剂的应用越来越普遍，但诱导治疗的疗效和危害有待证实。维持免疫方案基本遵循小剂量不同机制免疫抑制剂联合应用，长期应用依然存在慢性肾损伤等不良反应。对于排斥反应发生机制和发展进程的研究有很大进展，各种新型单抗的应用为治疗带来希望，但是价格昂贵，且需要更多大型 RCT 证实其应用是否获益。总之，肺移植处于发展阶段，需要通过更多的临床试验来证实治疗效果，改善术后长期结果。

5. 肺移植术后疼痛治疗

研究发现通过对肺移植术后受体进行单侧或双侧罗哌卡因胸椎椎旁导管神经阻滞，监测患者疼痛评分、阿片类药物使用情况及不良事件发生率，发现胸椎椎旁导管神经阻滞可以显著降低患者疼痛评分，镇痛效果良好。

二、肺减容术

慢性阻塞性肺疾病（chronic obstructive pulmonary disease，COPD）是一种以持续气流受限为特征的可以预防和治疗的疾病，其气流受限多呈进行性发展，与气道和肺组织对烟草烟雾等有害气体或有害颗粒的慢性炎症反应增强有关。COPD 的临床类型主要分为慢性支气管炎和阻塞性肺气肿，阻塞性肺气肿主要表现为终末细支气管远端气腔异常持久的扩张，并伴有肺泡壁和细支气管结构破坏。据最新的“全球疾病负担研究项目（The Global Burden of Disease Study）”估计，到 2030 年 COPD 将位居全球死亡原因的第 4 位。世界银行和世界卫生组织的资料表明，至 2030 年，COPD 将位居世界疾病经济负担的第 7 位。而在我国 40 岁以上人群 COPD 总发病率约 8.2%。COPD 的疾病负担排名不仅和烟草的流行及人口老龄化有关，还与 COPD 的诊疗效果落后于其他高发疾病有关。目前 COPD 的治疗主要是通过药物、非药物及手术等方式治疗，来达到控制症状和疾病加重，改善生活质量的目的。药物治疗主要使用支气管扩张剂和吸入性糖皮质激素，非药物治疗主要包括氧疗、戒烟、接种疫苗、康复锻炼、患者教育及营养支持等，手术治疗方式分为肺减容术和肺移植。外科肺减容术（lung volume reduction surgery，LVRS）的概念最早是在 20 世纪 50 年代由 Brantigan 等提出的，Brantigan 认为外科切除过度膨胀的肺组织，可以提高正常肺组织弹性回缩力，恢复对小气道的牵引力。随后的研究表明，LVRS 主要是通过切除气肿化的肺组织，改善肺脏体积与胸腔体积的匹配程度，恢复膈肌和胸廓的运动能力，进而改善通气功能。起初 LVRS 是作为重症肺气肿患者的一种姑息治疗手段。但随着更多的研究结果报道，在某些选择病例中 LVRS 可以改善严重肺气肿患者的生存时间、活动耐量、生活质量，在一定程度上可以称为肺移植的替代手术，而在其他的等待肺移植的患者中，LVRS 也可以作为等待肺移植的桥梁手术，改善患者生活质量及营养状况，成功的 LVRS 术后可以实行肺移植手术且不增加风险。经支气管肺减容术（bronchoscopic lung volume reduction，BLVR）是在 LVRS 成功开展和支气管镜技术不断发展的基础上产生的，主要是通过支气管镜技术利用各种不同方式（单向活瓣、线圈置入、旁路通气、生物胶封堵、热蒸汽消融）达到肺减容的目的。本段通过对手术方式、安全性、手术效果等几个方面进行探讨，对 LVRS、BLVR 在治疗终末期肺气肿的手术方式选择、疗效及并发症等进行综述。

（1）外科肺减容术　LVRS 是通过外科技术切除气肿化的无功能肺组织，达到改善某些肺气肿患者通气功能进而提高其生活质量的手术。

① 适应证与禁忌证。a. 适应证：经规律控制的肺气肿，一秒率（FEV1）15%～40%预计值、残气容积（RV）>150%预计值；CT 及 V/Q 扫描显示存在适合切除的靶区；能够完成肺部康复锻炼。b. 禁忌证：高龄（>75 岁）；既往开胸手术史或严重胸膜疾病或胸膜粘连；合并支气管扩张症；呼吸空气状态二氧化碳分压（PCO_2）>55mmHg，氧分压（PO_2）<45mmHg；6min 步行距离<150m；肺动脉高压（>50mmHg）；弥散系数（DLCO/VA）<30%预计值；合并其他严重脏器功能异常。

② 手术方式：LVRS 主要的手术方式包括侧开胸术、胸骨正中开胸术（median sternotomy，MS）与电视辅助胸腔镜手术（video-assisted thoracoscopic surgery，VATS），其中又包括单侧肺减容术和双侧肺减容术。侧开胸术，Brantigan 等在提出 LVRS 手术的概念时所采用的便是单侧胸部后外侧切口，之后由于正中开胸术和胸腔镜技术的出现，这种术式在肺减容术中应用较少，特别是在双侧手术的应用中。de Perrot 等报道的一个包含 18 例患者的研究中，与其他手术方式相比，侧开胸术后肺功能改善与呼吸困难缓解情况相似，认为肺减容术疗效的关键与准确选择合适的患者及切除合适的病变组织有关，与手术方式关系不大。MS 最早是 Cooper 等为行双侧 LVRS 时所提倡的手术方式，他们认为正中开胸术的优点主要有可以在比较短的麻醉时间内同时进行双侧手术，可以在术中判断需要切除的病变组织，更准确地判断和减少漏气。而在随后 Cooper 等报道的包括 150 例患者的研究中，应用正中开胸术实施双侧肺减容术围手术期死亡率为 4%。Boley 等的研究认为，MS 的术后疼痛比侧开胸轻微，在比较 MS 与双侧 VATS 时得到两组患者术后疼痛程度相似的结论。但相比其他方式需要切开胸骨，MS 术后存在 0.2%～5.0%的胸骨不愈合或愈合不良的风险。VATS 在 Cooper 等首次报道大样本肺减容术研究之后，Kotloff 等即报道了胸腔镜下肺减容手术的研究。在肺功能改善、活动能力改善以及术后肺漏气概率、胸腔引流管留置时间方面 VATS 与 MS 的效果均类似。而 VATS 最大的优势在于其损伤小、恢复快，对于程度较轻的肺气肿患者，更加微创的手术使术后恢复更快从而受益，而对于重症患者，损伤更小的 VATS 的耐受性更高。Puc 等所发表的研究也认为对于高危患者来说，VATS 是最折中手术方式。研究 LVRS 最大规模的 NETT（National Emphysema Treatment Trial，国家肺气肿治疗试验组）研究中也通过非随机对照试验对比了 MS 与 VATS，其 90 天死亡率和功能改善率相似，手术方式与漏气发生及持续时间无关，术中出血及输血量相似，而 VATS 花费更少，平均住院时间更短。但随着 VATS 的不断广泛应用，其技术水平的不断提高，更新型的切割闭合器的应用，通过 VATS 这种微创手术方式施行 LVRS 显著降低术后病死率及术后漏气率。

a. 单侧手术与双侧手术：20 世纪 90 年代时 Cooper 等认为，以正中开胸的方式实施双侧肺减容术可以提供最佳的疗效。但随着更加微创的 VATS 技术的普遍开展与技术改进，越来越多的 LVRS 手术通过 VATS 方式实施，并且探索单侧 LVRS 的有效性与安全性。McKenna 等分析了 166 例以 VATS 实施 LVRS 的患者（单侧 87 例，双侧 79 例），发现双侧肺减容术与单侧肺减容术相比围手术期病死率没有明显差别（2.5%和 3.5%），而双侧 LVRS 可以提供更好的功能改善，主要表现在术后 FEV_1 改善幅度更大（57%和 31%），术后脱离氧气治疗（68%和 36%）和脱离激素治疗（85%和 54%）的患者比例更多。Serna 等对 260 例以 VATS 方式实施 LVRS 的患者进行了对比，发现双侧 LVRS 相比于创伤更小的单侧 LVRS 术后长期生存率更高（术后 2 年双侧 86.4%和单侧 72.6%），因此推测对于重症非均质性肺气肿的患者来说双侧 LVRS 相比于单侧 LVRS 具有更好的功能改善从而提高生存率，且利用 VATS 方式可以安全地实施双侧手术。Lowdermilk 等的研究对比单侧与双侧 LVRS（VATS）术后的患者（单侧 338 例，双侧 344 例），发现双侧 LVRS 的肺功能改善比单侧更显著，表现为 FEV_1 改善比例（单侧 23.3%±55.3%和双侧 33%±41%）、用力肺活量（FVC）改善比例（单侧 10.5%±31.6%和双侧 20.3%±34.3%）和残气容积（RV）减少比例（−13%±−22%和−22%±17.9%），但代表其症状改善的 6min 步行距离改善无明显差别（单侧 26.0%±66.1%和双侧 31.0%±59.6%）。姜格宁等的研究结果也显示双侧 LVRS 术后肺功能改善更显著。胡滨等的研究也支持双侧 LVRS 术后肺功能指标改善更高，他们还研究了 LVRS 术后肺血流动力学的变化，认为单侧与双侧 LVRS 对肺血流动力学均无明显负影响，且单侧与双侧 LVRS 相比也无明显差别，但他们也发现双侧手术创伤大，较单侧手术相比术后肺炎、肺漏气、心律不齐等并发症更多。而 Geiser 等更提倡单侧 LVRS（VATS），认为单侧手术已经具有足够的效益，改善重症肺气肿患者 6min 步行距离和呼吸困难长达 24 个月，而且单侧 LVRS 具有保护对侧肺脏以备以后可能进行治疗操作的优势。Brenner 等对比单侧与双侧 LVRS 术后肺功能改善指标的下降情况，认为双侧 LVRS 术后 FEV_1 下降比单侧更快（双侧 0.255±0.057L/年和单侧 0.107±0.068L/年）。Clark 等认为单侧 LVRS 在提供类似手术疗效的前提下，可以明显缩短平均住院时间（双侧 14 天和单侧 10.5 天），心肺相关并发症发生率更低（肺部相关并发症双侧 39%和单侧 11%，心脏相关并发症双侧 13%和单侧 6%），并且术后无需重症监护，明显减少手术相关费用。Oey 等的研究囊括了行单侧 LVRS 后有意愿行对侧 LVRS 手术的患者，结果显示分期行双侧 LVRS 术后肺功能指标长期改善率更高。张淼等的研究结果显示，分期双侧单孔胸腔镜 LVRS 安全有效，可以改善患者近期生活质量。

b. 安全性：最初 Brantigan 等提出 LVRS 手术时，围手术期病死率达到 18.2%（6/33），随后 Cooper 的大样本研究显示，对 150 例患者经正中开胸术行双侧 LVRS 术后 90 天病死率为 4%，随着 LVRS 手术技术的成熟及 VATS 的应用，之后的多个研究结果显示 LVRS 围手术期病死率为 2.2%～7.7%。NETT 研究分析了 1218 例入组患者，手术组总围手术期（90 天）病死率为 7.9%，研究发现低 FEV1 低 DLCO、均质性肺气肿的患者组具有高围手术期（30 天）病死率（16%）并且改善率低，定义这组人群为高危组，而分析其余非高危组 1078 例患者手术组围手术期（30 天）病死率为 2.2%，认为存在非上叶为主的肺气肿是围手术期病死率的独立预测因子。在 NETT 研究之后，Ginsburg 按照其所提倡的入组标准，对非高危人群行 LVRS，未出现围手术期死亡病例。NETT 研究对围手术期并发症也进行了细致的分析，围手术期心血管并发症主要包括心房颤动、室上性心动过速及室性心动过速，总发病率约 23.5%，它们的发生与高龄、口服激素、非上叶为主肺气肿有关。围手术期肺炎发病率约 18.2%，甚至有一些严重患者（7%）最终需气管切开，肺部并发症与高龄、低 FEV1 低 DLCO 有关。肺漏气是 LVRS 术后最常见的并发症，NETT 研究中，术后 30 天内 90%的患者发生不同程度的漏气（平均持续 7 天），它的发生及持续时间与白种人、低 FEV1 低 DLCO、使用吸入激素、存在上叶为主肺气肿和存在胸膜粘连有关，而与手术方式无关。

c. 手术效果：LVRS 对肺气肿患者的治疗效果主要体现在肺功能指标（FEV1、FVC、RV、TLC 等）、活动耐量、呼吸困难症状及生活质量等。20 世纪 90 年代 Cooper 等对 150 例行双侧 LVRS 患者的研究显示术后 6 个月后与术前相比，FEV1 增加 51%，RV 降低 28%，PaO_2 增加 8mmHg，呼吸困难症状及生活质量也有明显改善。同期类似规模的研究 FEV_1 的改善率也得出类似的结果（41%，57%）。NETT 研究中对于非高危组患者（平均随访 29.2 个月），LVRS 未改善生存率，但手术组与内科治疗组相比活动耐量改善比例、6min 步行距离（6MWD）、呼吸困难症状及生活质量均有明显改善。尤其是对于仔细选择的患者，以上叶为主、低活动耐量、FEV1 和 DLCO＞20%预计值的患者，其术后最大活动耐量改善＞10 周患者比例为 30%（内科治疗组 0%），术后呼吸症状评分（St. George′s Respiratory Questionnaire）改善＞8 分患者比例为 48%（内科治疗组 10%），甚至可以提高生存率。所以对于高度选择的患者，除了戒烟和氧疗，LVRS被认为是另一个可能改变其自然病程的治疗策略。Kaplan等对NETT研究患者进行了更长时间的随访（6年），并认为LVRS术后对于生活质量的改善尤为显著，LVRS可以提高质量调整生命年（quality-adjusted life years，QALYs）。Ginsburg等的研究结果显示，在LVRS术后5年时，20%的患者在活动耐量改善方面仍有显著获益，24%的患者 FEV_1 绝对值改善≥10%，从而证实了LVRS治疗肺气肿的长期持久性疗效。

（2）经支气管镜肺减容术　LVRS的有效性被证实后其应用却受限于相对较高的术后病死率和严格的手术入选指征，这促使了更微创的肺减容术的发展。经支气管镜肺减容术主要是通过支气管镜介入技术达到肺减容的目的，主要包括单向活瓣、线圈置入、旁路通气、生物胶封堵、热蒸汽消融等方式。其适应证除上述LVRS适用人群外，可以应用于肺功能更差的患者：FEV1%＜45%，RV＞200%。而对于均质型肺气肿，利用肺减容线圈、生物凝胶支气管封堵等技术也有望达到一定的治疗效果。

① 支气管腔内活瓣技术：支气管腔内活瓣技术（endo bronchial valves，EBV）是在支气管镜的引导下将单向活瓣支架植入严重靶肺区支气管内，减少吸气相靶肺区气体的进入，同时又不影响呼气相气体及分泌物的排出，从而阻止气体进入靶肺而导致肺不张，达到肺减容的效果。根据活瓣设计的不同分为螺旋伞状和鸭嘴形活瓣，目前应用最多的为鸭嘴形活瓣，在不断的产品改进中，最初需撤出支气管镜后在导丝引导下放置活瓣，目前产品则无需撤出支气管镜在内镜直视下放置活瓣，增加了放置的活瓣匹配相应支气管并提升了密闭性。VENT研究为目前最大规模的随机对照研究，入组321例重症非均质性肺气肿患者，并于单侧植入支气管腔内活瓣，6个月后与内科治疗组相比，植入活瓣组平均 FEV_1 改善6.8%，6min步行距离改善5.8%，呼吸困难症状与生活质量均有轻度改善，但在植入活瓣组中并发症发生率也显著提高，主要包括肺炎、咯血、气胸及COPD加重等。有研究认为不加区别地对所有重度肺气肿患者置入EBV，仅20%对手术有效，而选择叶间裂完整、肺气肿在上叶和下叶间存在较大不均一性的患者中75%对治疗有效。Davey等的单中心随机双盲模拟手术对照试验入组50例患者，且均为具有完整肺裂患者，研究结果显示EBV组 FEV_1 较术前平均增加8.77%（模拟手术组平均增加2.88%），这也证明具有完整肺裂的患者EBV术后肺功能改善更显著，但该研究结果并未提供更好的安全性数据（手术组术后死亡2人/25人），目前该手术的安全性仍需进一步证实。2010年VENT研究的结果显示，与对照组相比，EBV治疗组术后6个月的FEV1%增加6.8%，圣乔治评分（SGRQ）降低3.4分，6min步行距离增加5.8%，BODE指数和呼吸困难评分均改善明显，且差异有统计学意义。同时对影响临床疗效的因素进行分析，发现高度非均质性肺气肿、术后实现肺叶的完全闭塞和叶间裂完整或无CV的患者是影响疗效的三要素。欧洲VENT研究结果和VENT的结果相似，与对照组相比，EBV治疗组在改善肺功能、减少靶肺叶肺容积，提高生活质量和运动耐量方面均获得具有临床意义数据。同时发现高度非均质性并不是EBV治疗取得成功的必要条件，均质性肺气肿患者如果叶间裂完整或无CV，同样可获得较好的临床疗效，为明晰EBV植入肺减容术的最佳适应证的定义提出新的证据。EBV植入肺减容术的安全性良好，VENT研究显示，在治疗后3个月、12个月EBV组包括死亡在内的主要并发症和对照组之间差异无统计学意义，术中及围手术期并没有与EBV直接相关的死亡发生常见并发症包括慢阻肺急性加重、气胸、咯血、瓣膜移位等。其中气胸是较为严重的并发症，它是提示治疗有效的预测因子，多数情况下气胸仅需胸腔闭式引流就可控制，具体处理流程可参照欧

洲的专家共识。

② 人工支气管旁路术：人工支气管旁路术（airway bypass stents，ABS）是通过内镜下在病变肺组织与其相邻的支气管之间建立通路，达到释放气肿肺组织中的过度残余气体，减少死腔，使吸气容量获得显著改善。EASE 研究（the exhale air ways tents for emphysema）是一个入组 208 例重症均质性肺气肿患者的随机双盲试验，但 6 个月后手术组肺功能及生活质量评分均并未得到显著改善。小规模研究显示，ABS 能提高肺功能、改善呼吸困难等临床症状，但差异无统计学意义。2011 年一项多中心、随机双盲、假手术组对照的 EASE 研究结果显示，315 例严重的均质性肺气肿患者，随机分为气道旁路手术组 208 例，假手术组 107 例，随访评估 1 个月、3 个月、6 个月、12 个月的肺通气功能、6min 步行距离和 SGRQ 评分，两组差异无统计学意义，气道旁路支架技术没能实现预期的研究主要终点目标，即与基线相比，术后 6 个月时 FEV1%提高 12%，同时呼吸困难评分（mMRC）提高≥1 分。但是，本研究显示 ABS 在短期内有一定疗效，只是随时间延长，疗效逐渐消失，其可能原因包括 ABS 的移位、黏液栓阻塞 ABS、肉芽肿形成等多种因素使旁路不能保持开放状态。如何优化 ABS 结构设计、维持其长期疗效须进一步探讨，目前 ABS 进入临床应用还有较大的距离。

③ 肺减容线圈：肺减容线圈（lung volume reduction coil，LVRC）是将一种镍钛记忆合金制成的弹簧圈经特制的推送装置送达靶区域后释放线圈，自然卷曲呈记忆形态，牵拉相应的肺组织随之折叠、压缩，达到肺减容的目的。多个研究证明 LVRC 可以改善肺功能、活动耐量以及生活质量，并且其安全性也在可接受范围内，其长期随访结果显示具有长期安全性及改善效果。前瞻性队列研究显示，LVRC 术后 6 个月，慢阻肺伴异质性肺气肿患者 FEV1、RV、6min 步行距离和 SGRQ 评分均有改善。LVRC 不受靶肺叶是否存在 CV 的影响，适用于各种重度慢阻肺伴异质性肺气肿患者。目前有效性的数据多数来自于异质性肺气肿的治疗，关于均质性肺气肿的研究相对少。一项关于 LVRC 治疗均质性肺气肿有效性的较大样本研究正在进行（临床试验注册号：NCT01421082）。术中未发生不良事件；慢阻肺急性加重、气胸、轻度咯血、短暂性胸痛、肺炎是常见术后不良事件，均自行好转或经治疗后恢复，没有出现危及生命的事件发生。LVRC 长期疗效及安全性，需循证医学证据进一步论证。

④ 生物凝胶支气管封堵：生物凝胶支气管封堵（polymeric lung volume reduction，PLVR）是将专用的快速聚合封闭材料（生物凝胶），在支气管镜引导下注射到靶肺泡组织内，人为地造成肺实质炎症反应及因此继发出现的瘢痕修复，从而达到肺减容的目的。有研究发现大剂量的治疗对肺功能及影像学表现改善更显著，但其手术相关 COPD 加重发生率为 22%，术后发热、白细胞减少等发生率为 89%。目前应用的 AeriSeal（Aeris Therapeutics，Woburn，MA，USA）是一种作用于小气道和肺泡的液性泡沫样封堵剂，每个亚段用量 10mL（低剂量）或 20mL（高剂量）。BioLVR 既可应用于异质性肺气肿，也可应用于均质性肺气肿，但需注意均质性肺气肿患者应选择血流灌注低的肺叶作为靶肺叶。Refaely 等进行的Ⅱ期多中心临床研究对 28 例双上叶异质性肺气肿予低剂量 PLVR 治疗，对 22 例双上叶异质性肺气肿给予高剂量 PLVR，6 个月后患者肺功能、生活质量均得到改善，安全性较好，而且高剂量组治疗效果更加明显。Magnussen 等还发现叶间裂是否完整对疗效无明显影响，上叶异质性肺气肿患者无论靶肺叶叶间裂完整或不完整，PLVR 均可减低肺容积，改善肺功能，提高运动耐力。另一项针对 PLVR 治疗均质性肺气肿患者的研究显示，PLVR

可改善这些患者的肺功能、症状和生活质量。PLVR是一项新型的、适用范围较广且安全有效的BLVR技术。但是，目前关于PLVR的研究样本量小，随访期短，其远期疗效和安全性有待于更多研究的验证。

⑤ 经支气管镜热蒸汽消融：经支气管镜热蒸汽消融（bronchoscopic thermal vapor ablation，BTVA）是通过向一个一次性支气管导管内喷入高温蒸汽，引起治疗区域内肺组织急性炎症反应，从而诱导组织瘢痕修复后形成肺不张，达到肺减容的目的。在一个多中心观察性研究中，44例上叶为主肺气肿患者接受单侧经支气管镜热蒸汽消融，6个月后FEV1、活动耐量和生活质量均有改善，并发症包括COPD加重、肺炎、咯血等。

随着LVRS手术的大量研究结果发表，其短期疗效与长期疗效均被证实，然而对于LVRS手术疗效来说，更重要的是合适的目标人群，NETT研究认为以上叶为主、低活动耐量、FEV1和DLCO＞20%预计值的患者，其症状、活动耐量改善最为显著。限制其广泛开展的主要因素是围手术期死亡率，其中有一些是对于早期试验报道结果的误解。LVRS应该被重新考虑为一个有发展前景的手术。随着技术手段的不断进步，单侧LVRS的围手术期病死率很低，围手术期病死率不应该作为影响LVRS实施的限制条件，而多学科团队对目标患者的适当选择很重要。手术方式需结合术者经验以及患者的具体情况决定，对于严重肺气肿患者，双侧LVRS可以提供更多的改善，而在合适人群中单侧LVRS则可以在提供有效改善的情况下明显缩短住院时间，且术后无需重症监护，明显减少手术相关费用。近年新兴的内镜操作技术被认为可以替代LVRS，但是其有效率和疗效持续时间均未被确切证实，其目的是更广的受益人群和更低的风险，目前的研究结果证实具有完整肺裂的肺气肿患者EBV术后肺功能改善更显著，但是其长期疗效及手术技术安全性仍需更多研究证实。

第六节·肺部术后并发症的处理

一、肺不张

1. 定义

肺不张系指肺脏部分的或局限于一侧的完全无气而导致的肺萎陷。肺不张可发生在肺的一侧、一大叶、一段或亚段。

2. 病因和发病机制

根据累及的范围，肺不张可分为段、小叶、叶或整个肺的不张，亦可根据其发病机制分为阻塞性和非阻塞性，后者包括粘连性、被动性、压迫性、瘢痕性和坠积性肺不张。大多数肺不张由叶或段的支气管内源性或外源性的阻塞所致。阻塞远端的肺段或肺叶内的气体吸收，使肺组织皱缩，在胸片上表现为不透光区域，一般无支气管空气征，又称吸收性肺不张。若为多发性或周边型阻塞，可出现支气管空气征。非阻塞性肺不张通常由瘢痕或粘连引起，表现为肺容量的下降，多有透光度下降，一般有支气管空气征。瘢痕性肺不张来自慢性炎症，常伴有肺实质不同程度的纤维化。此种肺不张通常继发于支气管扩张、结核、真菌感染或机化性肺炎。粘连性肺不张有周围气道与肺泡的塌陷，可为弥散性、多灶性或叶、段肺不张，其机制尚未完全明确，可能与缺乏表面活性物质有关。压迫性肺不张系因肺组织受邻近的扩张性病变的推压所致，如肿瘤、肺气囊、肺大疱。松弛性（被动性）肺不张由胸腔内积气、积液所致，常表现为圆形肺不张。盘状肺不张较为少见，其发生与横膈运动减弱或呼吸运动减弱有关。

（1）气道腔内堵塞　气管或支气管腔内梗阻为肺不张最常见的直接原因。梗阻的远侧肺组织气体被吸收，肺泡萎陷。梗阻物多为支气管癌或良性肿瘤、误吸的异物、痰栓、肉芽肿或结石等。

① 支气管管腔内肿瘤：除肺泡细胞癌外，支气管肺癌是引起肺不张最常见的原因。以鳞癌最多见，也可见于大细胞癌、小细胞瘤，少见于腺癌。其他肿瘤，如类癌、支气管腺瘤、多形性腺瘤等也可引起支气管腔内堵塞。造成肺不张的范围取决于堵塞的部位和发展速度，可由一个肺叶至一侧全肺不张。结节状或块状的肿瘤除引起远端肺不张外，常并发阻塞性肺炎。

② 吸入异物：吸入异物引起的肺不张最常见于婴幼儿，或带牙托的迟钝老人，或见于口含钉、针、麦秆之类物体工作的成年人。异物大多为食物，如花生米、瓜子、鱼刺或碎骨等；其他如假牙等物。其停留的部位常依异物的大小、形状和气道内气流的速度而定。较大的异物或在腔内存留较久的异物，使空气不能进入相应的肺内，当原有残气逐渐被吸收后，导致肺不张。误吸异物后引起突然的呛咳可为肺不张早期临床诊断的线索。但有时患者不能提供明确的吸入史，无症状期可以长短不一。当因阻塞引起继发性感染时，出现发热、咳痰，往往被误诊为气管炎或肺炎，而遗漏异物吸入的诊断。异物吸入引起的体征变化不一。一方面，当其在管腔内呈瓣膜状时，出现哮鸣音，吸气时，气流通过，呼气时阻塞远端肺泡内的气体不能呼出，引起过度充气的局限性肺气肿，受损的肺过度充气，呼吸音降低，气管和心脏移向健侧。另一方面，当异物的瓣膜作用使气体易出而不易进时，肺不张很快形成，气管移向患侧。临床上见到的肺不张多属后一种情况。胸部 X 线透视或摄片有助于异物吸入的诊断。有些异物可随体位变动，因此，X 线片呈不同定位征象。有时不张的肺掩盖了支气管内异物影像，需加深曝光摄片进行观察。

③ 痰栓：支气管分泌的黏液不能及时排出而在腔内浓缩成块状将管腔堵塞，出现肺叶或肺段不张。例如支气管哮喘急性发作，气管切开，手术时过长时间的麻醉，术后卧床未保持适当的引流体位，特别是原有慢性呼吸道疾病、重度吸烟史，或急性呼吸道感染者，这些因素均可促使肺不张发生。当患者于术后 24～48h 出现发热、气促、无效咳嗽时应警惕肺不张的发生。不张的肺区叩诊呈浊音，呼吸音低钝。当有效地排除痰栓后，不张肺可很快复张。

④ 肉芽肿：有些肉芽肿性疾病在支气管腔内生长，形似肿块，引起管腔堵塞，其中以结核性肉芽肿最为常见。这类干酪性肉芽肿愈合后形成支气管内结石为肺不张少见的原因。

（2）压迫性肺不张　肺门、纵隔肿大的淋巴结，肺组织邻近的囊性或恶性肿瘤、血管瘤、心包积液等均可引起肺不张；如果正常胸腔的负压因胸腔内大量积液、积气而消失，则肺被压缩而导致压缩性肺不张，当这些压缩因素很快消失后，肺组织可以重新复张。

（3）肺组织弹性降低　肺组织非特异性炎症，引起支气管或肺结构破坏，支气管收缩狭窄。肺泡无气，皱缩，失去弹性，体积缩小，造成肺不张。例如右肺中叶综合征常为非特异性感染导致肺不张的结果。

（4）胸壁病变引起的肺不张　外伤引起多发性肋骨骨折，或因神经、呼吸肌麻痹无力引起呼吸障碍，也常为肺不张的原因。继发的呼吸道感染是其促进因素。一般为局限性，多发生于病侧的下叶，或呈盘状不张。

（5）肺组织代谢紊乱引起的肺不张　表面活性物质降低的各种因素均可导致肺不张。如成人呼吸窘迫综合征。

3. 临床表现

肺不张的临床表现轻重不一，取决于不同的病因、肺不张的部位或范围以及有无并发症等。急性大面积的肺不张，或合并感染时，可出现咳嗽、喘鸣、咯血、脓痰、畏寒和发热，或因缺氧出现口唇、甲床发绀。病肺区叩诊浊音，呼吸音降低。吸气时，如果有少量空气进入肺不张区，可以听到干性或湿性啰音。上叶肺不张因邻近气管有时听到支气管肺泡呼吸音。过大的心脏或动脉瘤压迫引起的肺不张往往听到血管杂音。缓慢发生的肺不张，在无继发感染时，往往无临床症状或阳性体征，特别是当肺受累的范围小，或周围肺组织能有效地代偿膨胀时尤其如此。一般常见于右肺中叶不张。

4. 相关检查

X线胸片检查对肺不张具有非常重要的诊断价值，肺不张的直接X线征象和间接X线征象如下。

（1）肺不张的直接X线征象　①密度增高，不张的肺组织透亮度降低，呈均匀致密的毛玻璃状。若肺叶不完全塌陷，尚有部分气体充盈于内时其影像可能正常，或仅有密度增高。在肺不张的恢复期或伴有支气管扩张时，X线影像欠均匀。②体积缩小，肺不张时一般在X线影像中可见到相应的肺叶体积缩小。但有时在亚段以下存在侧支通气，肺体积的缩小并不明显。③形态、轮廓或位置的改变，叶段肺不张一般呈钝三角形，宽而钝的面朝向肋膈胸膜面，尖端指向肺门，有扇形、三角形、带形、圆形等。

（2）肺不张的间接X线征象　①叶间裂向不张的肺侧移位。②肺纹理的分布异常，由于肺体积缩小，病变区的支气管与血管纹理聚拢，而邻近肺代偿性膨胀，致使血管纹理稀疏，并向不张的肺叶弓形移位。③肺门影缩小和消失，向不张的病侧移位，或与肺不张的致密影像融合。④纵隔、心脏、气管向患侧移位。有时健侧肺移向患侧，而出现纵隔疝。⑤横膈升高，胸廓缩小，肋间变窄。除了上述的肺不张直接或间接X线征象，有时肺不张在X线胸片上呈现的某些特征也可作为病原学诊断的参考。

5. 诊断

（1）肺不张的诊断　主要靠胸部X线所见。病因需结合病史。由于痰栓或手术后排痰困难所导致的肺不张，在临床密切观察下即可发现。

（2）病因诊断　由于肺不张不是一个独立的疾病，而是多种胸部疾病的并发症。因此，不能仅满足于做出肺不张的诊断，而应力求明确病因。尤其应该首先排除肿瘤引起的肺不张。纤维支气管镜检查和选择性支气管造影有助于病因的诊断：①右上肺叶不张的肺裂呈反“S”形时常是肺癌的指征；②如纵隔向有大量胸腔积液的一侧移位，说明该侧存在着肺不张，这往往是肺癌的指征；③如不张的肺叶经支气管造影、CT或纤维支气管镜等检查证明并无支气管阻塞，则肿瘤引起的肺不张基本上可以排除；④如果同时有多肺叶或多肺段发生不张，这些不张的肺叶、肺段的支气管开口并不是彼此相邻的，则肺不张由肺癌引起的可能性很小。

（3）各种类型的肺不张X线表现　诊断肺不张采用标准的前后位胸片和侧位胸片为重要的手段。

① 右侧肺、叶、段不张的X线表现

a. 右侧全肺不张，由主支气管堵塞引起右侧全肺不张，右肺密度均匀增高，致密呈毛玻璃样，体积缩小，移向肺门。气管、纵隔、心脏移向病侧，横膈升高，胸廓内陷，肋间变窄。对侧肺呈代偿性肺气肿。如堵塞为异物或痰栓引起，去除异物或痰栓后，不张的肺可以完全复张。如堵塞物为肿瘤或肿大的淋巴结压迫，常因纤维化改变，肺的复张较缓慢，或完全不能复张。胸腔内积聚大量气体、液体引起同侧胸内肺萎陷，其程度往往较支气管堵塞引起的肺不张轻，气管、纵隔和心脏移向对侧，肋间隙变宽，横膈下降，或上述改变不明显。

b. 右肺上叶不张，正位胸片即可显示，不张的肺向前上内侧收缩，呈折扇形致密影，尖端于肺门，基底贴胸壁，外缘呈斜直状由肺门伸向胸廓上方，常误认为纵隔增宽。肺门向上向外移位，水平裂向上收缩，有时上叶被压成扁平状类似胸膜顶尖帽。中叶和下叶代偿性肺气肿，血管纹理分散，肺动脉影由下斜位变为横位，横膈改变不明显。侧位观察：水平裂弓形上移，斜裂向前向上移位，右肺上叶不张常见于结核和肺癌。结核病变多引起上叶后段不张，而上叶前段不张应考虑肺癌。有时，因病变与周围胸膜粘连，使肺口不能完全向上和向内收缩，呈凹面向下的弧形，右肺上叶不张的 X 线胸片，有时呈邻近横膈峰征，表现为边缘清晰的小尖峰，居横膈表面，或接近横膈圆顶的最高点。

c. 右肺中叶不张，中叶体积缩小，上下径变短，肺叶内缩。邻近的上下肺叶呈代偿性肺气肿。正位观察：有肺门下移，右心缘不清楚，水平叶间裂移向内下，纵隔、心脏、横膈一般无移位。前后位观察：可见由肺门向外伸展的狭窄的三角形致密影，尖端达胸壁，基底向肺门，上下边缘锐利。侧位观察：自肺门区向前下斜行的带状致密影，基底宽，接近剑突与胸骨交界处。上缘为向下移位的水平裂，下缘为向前、向上移位的斜裂下部，尖端位于水平裂与斜裂交界处，形似三角。

d. 右肺下叶不张，正位观察，右肺下心缘旁呈一三角形向上的阴影。尖端指向肺门，基底与横膈内侧相贴，上窄下宽的狭长三角形致密影，向后向内收缩至胸椎旁，肺门向内下移位，横膈上升，心脏移向病侧，有时不张的下叶肺隐于其后。侧位观察：右侧横膈部分闭塞，有一模糊的三角形楔状影，其前缘为后移的向后凸的斜裂，此征象可与向前凸的包裹性积液鉴别。右肺下叶不张除了前述的一般特征，有时在胸腔的上方内侧呈现三角形的影像，与纵隔相连接，尖端指向肺门。基底位于锁骨影之上。该三角形为正常纵隔软组织，包括前纵隔胸膜左右边界及锁骨上区。当右下叶肺不张发生后，体积缩小，该三角形由正常的部位拉向病侧。此征象具有重要的诊断意义，因为当下叶不张的肺隐蔽于心后时，或右下肺不张伴有胸腔积液时，不张的右肺下叶往往不易被发现，而肺上部三角形影像可作为其诊断的依据。当下叶肺不张与胸腔积液并存时，单以胸片鉴别有一定困难，可结合 B 超识别胸腔积液的存在。右肺下叶基底段不张后前位观察：右基底段浓密影。右侧位观察：横膈面仅见斜裂的小部分，基底段塌陷类似积液阴影，背段呈代偿性膨胀，充气的背段与不张的基底段之间边界不规整。

e. 右肺上叶和中叶不张：右纵隔旁和右心缘旁浓密影，周边渐淡，斜裂向前移位，类似左上肺叶不张前纵隔可出现左肺疝。

f. 右肺中叶不张合并右肺下叶不张：根据右肺中叶合并右肺下叶不张的程度不同其表现也不一样，或为水平叶间裂下移，外侧下移更明显，充气的肺与不张的肺之间在侧位片上缺乏明显边界，类似胸腔积液；或为水平叶间裂稍向上凸起，类似膈肌升高或肺下积液。

② 左侧肺、叶、段不张的 X 线表现

a. 左肺上叶不张：左肺上叶不张常伴下叶代偿性肺气肿。不张的上叶呈翼状向前内收缩至纵隔，常与纵隔肿瘤混淆。下叶背段呈代偿性膨胀可达肺尖区。由于上叶肺组织较宽厚而舌叶较薄，从正位观察，上叶肺的内中带密度较高，下肺野相对透亮。左肺舌叶不张使左心缘模糊，显示不清。左侧位观察：斜裂向前移位，不张的肺叶体积缩小。

b. 左肺下叶不张：正位X线胸片呈平腰征，左心缘的正常凹面消失，心脏左缘呈平直状，不张的下叶呈三角形隐蔽于心后，使心影密度增高，左肺门下移，同侧横膈升高。

c. 左肺下叶基底段不张：正位胸片显示左基底弥漫性稠密影，横膈升高。侧位片观察：斜裂下部分起始于横膈，边界清晰。充气的背段与不张的基底段之间的界限不锐利。

③ 其他类型肺不张

a. 圆形肺不张：多见于有胸腔积液存在时，其形态和部位有时不易确认，甚至被误认为肿瘤。所以，认识圆形肺不张很重要，可以避免不必要的创伤性检查和治疗。圆形肺不张一般局限于胸膜下，呈圆形或椭圆形，直径2.5～5cm，其下方有血管或支气管连接影，形似彗星尾。不张的肺叶体积缩小，不张区底部有支气管气道影，周围组织呈代偿性气肿，损伤区邻近的胸膜增厚。

b. 盘状肺不张：从X线胸片观察，肺底部呈2～6cm长的盘状或条形阴影，位于横膈上方，随呼吸上下移动。其发生与横膈运动减弱有关，常见于腹腔积液，或因胸膜炎造成疼痛使呼吸运动幅度减弱。

c. 癌性肺不张：当癌组织向支气管腔外蔓延或局部淋巴结肿大时，X线胸片可见肿块和叶间裂移位同时出现，在右肺上叶的病变可呈不同程度的“S”形，或肺不张边缘呈“波浪形”。

d. 结核性肺不张：其特点是支气管梗阻部位多发生在2～4级支气管，支气管扭曲变形，或伴支气管播散病灶；其他肺野有时可见结核灶，或有明显的胸膜肥厚粘连。

6. 鉴别诊断

（1）肺实变X线表现　仅示肺叶或肺段的密度增高影，主要为实变而非萎陷，体积不缩小；无叶间裂、纵隔或肺门移位表现；邻近肺组织无代偿性肺气肿，实变阴影中可见气管充气相。

（2）包裹性胸腔积液　位于胸膜腔下后方和内侧的包裹性积液有时和下叶不张相似，位于横裂或斜裂下部的积液有时和右中叶或舌叶不张相似。进行不同体位的X线检查，注意有无胸膜增厚存在以及阴影和肺裂的关系对鉴别诊断有一定的帮助。如叶间包裹性积液，侧位片见叶间裂部位的梭形致密影，密度均匀。梭形影的两尖端与叶间裂相连。胸部B超检查有助于区别不张与积液。

（3）右中叶炎症　侧位相中叶体积不缩小，横膈和斜裂不移位。

7. 治疗

肺不张的治疗依其不同的病因而采取不同的治疗手段。痰栓引起的肺不张，首先要有效地湿化呼吸道，在化痰的条件下，配合体位引流、拍背、深呼吸，加强肺叶的扩张，促使分泌物排出。如果24h仍无效果，可行纤维支气管镜吸引。异物引起的肺不张，通过气管镜取出异物，如果异物在肺内存留过久，或因慢性炎症反应很难取出，必要时手术治疗。肿瘤引起的肺不张，依其细胞类型进行化疗、放疗或手术切除。由于支气管结核而引起的肺不张的治疗，除全身抗结核治疗外，可配合局部喷吸抗结核药物。

二、肺部感染

1. 肾移植术后肺部感染的治疗

肾移植术后因病情需求、免疫抑制剂的使用，使患者机体免疫机制受损；另外，尿毒症患者术前长期透析、营养状态失衡、贫血等原因会导致身体素质变差，患者免疫力降低，增加肺部感染风险。肾移植术后肺部感染具有起病隐匿、进展快、病情严重等特点。王芳等的研究结果显示，肺部感染是肾移植术后主要的感染类型之一，而积极控制真菌性肺炎是有效降低术后感染发生率的关键环节。同种异体肾移植术虽然在一定程度上提高了诸多终末期肾病患者的生存率，但术后患者因病情需要，使用大量免疫抑制剂及激素，机体免疫机制因此遭到破坏，免疫抑制剂及激素能够有效降低机体排斥反应的发生率，与此同时，也极大程度地降低了机体对病毒、细菌等病原体感染的免疫，增加了术后感染风险。肾移植术后肺部感染治疗的关键是明确感染病原体种类。由于肾移植患者术后的机体免疫力低下，容易出现各种病原体混合感染。在治疗初期，病原菌未明确时，临床医务人员常经验性给药治疗，同时密切观察患者体温及肺部体征缓解情况，再结合实验室检查结果，2～3 天后评估治疗效果，若患者改善较明显则继续用药 1 周以上，若效果改善不明显，则应及时更换治疗方案，以确保肾移植手术实施的有效性。现就肾移植患者术后发生肺部感染的治疗研究进展予以综述。

（1）药物治疗　肾移植术后发生感染的患者，在未明确病原体前一般给予抗生素行阶梯治疗，即抗菌药物＋抗病毒药物＋抗真菌药物治疗，并尽可能地为患者早期进行病原学及血清学病毒八项检查，一旦确定病原体为细菌，应根据检出的菌种情况进行药敏试验，然后依据药敏试验的结果为患者使用合理的抗生素行敏感抗菌治疗；若病原体检查结果为病毒，则应为患者选择合理的抗病毒药物，如果是巨细胞病毒，则应使用更昔洛韦等抗巨细胞病毒作用较强的药物治疗。值得注意的是，肾移植术后感染多为细菌性感染，故临床上以抗菌药物的使用较常见。除此之外，为保证抗菌治疗或抗病毒治疗的有效性，还应给予患者合理的免疫抑制剂治疗。

① 抗菌药物治疗：因肾移植术后肺部真菌感染的病原学诊断较困难，待 X 线片示临床症状较典型时，病情多已经进入晚期阶段，故对于肾移植术后出现无明显诱因的体温升高，给予抗病毒、抗生素治疗，疗效不明显者，即使在病原学诊断未明确之前，也应高度怀疑肺部真菌感染，开展经验性抗真菌治疗。氟康唑属于新型的三唑类抗真菌药物之一，对真菌 P450 酶具有高效的抑制性，临床已经证实氟康唑对条件致病菌引起的感染疗效显著，能够覆盖主要感染源，使用方法为 100mg 静脉滴注，每 8h 1 次。两性霉素 B 对诸多真菌具有较强的抗菌活性，能够与真菌的细胞膜选择性结合，提高其通透性，使内容物流出至细胞外，最终致使细胞死亡，是迄今为止治疗深部真菌感染最为有效的药物之一，但临床应用中因两性霉素 B 毒性相对较大，使用局限性也较大。两性霉素 B 脂质体与两性霉素 B 具有相同的作用机制，因两性霉素 B 被脂质包裹而成，毒性大减，寒战、发热、恶心等不良反应率降低，但两性霉素 B 脂质体治疗时应注意静脉滴注时速度要慢，浓度要低（一般≤0.1mg/mL）；此外，为减少静脉炎的发生，临床应不定期更换注射部位，治疗期间应定期检查肝肾功能，如有异常，立即停药、就医，肝肾功能异常的患者应禁用。在未明确微生物感染种类之前，医务人员可根据患者的临床症状及体征，初步判断机体感染的病原体，依靠自身经验选择抗感染药物，针对症状较轻者单纯给予抗生素治疗，适时观察治疗效果，必要时给予联合抗真菌、抗病毒治疗。临床针对感染的治疗常用的药物为头孢曲松和头孢噻肟，非典型的病原菌感染选择大环内酯类和喹诺酮类药物，常用的有氧氟沙星和罗红霉素，伴有发热或胸痛的患者，可以选择非甾体类抗炎药物治疗。

② 免疫调节剂治疗：由于肾移植术后，机体处于高度的免疫抑制状态，加之术前长时间的代谢紊乱、营养缺乏、抵抗力低下，常存在不同程度的免疫功能缺陷。此时，采取大剂

量的激素对抗排斥反应，容易导致机体细胞及体液免疫功能的进一步破坏，感染风险增加，且不易控制。若处理不及时或治疗不当，病情将迅速进展、蔓延，严重者诱发呼吸衰竭、急性呼吸窘迫综合征，致死率较高。肾移植术后肺部感染的患者，早期临床症状及体征不明显，难以在短时间内明确感染的病因及病原体，往往常规采取联合、覆盖、抗感染治疗，即暂停使用免疫抑制剂，采取小剂量甲泼尼龙静脉滴注，联合常规抗感染药物（如更昔洛韦、三代头孢等），但此类药物难以完全覆盖病原体；此外，虽暂停免疫抑制剂治疗，但机体难以在短时间内恢复免疫力，再加上感染加重时免疫机制发生紊乱，甚至出现免疫抑制，因此，治疗的关键是及时增强机体免疫力。朱伯成等通过对肾移植术后发生肺部感染的 48 例患者的临床资料进行回顾性分析发现，给予常规抗病原体治疗联合人免疫球蛋白静脉滴注患者的存活率较单纯常规抗病毒治疗患者高，且存活患者的感染能够得到有效控制，住院时间相对较短，在此期间亦未出现急性排斥反应。上述结果显示，针对肾移植术后肺部感染的患者在常规抗病毒治疗基础上联合人免疫球蛋白静脉滴注治疗能够显著提高患者的存活率，缩短感染时间，改善患者预后。静脉注射的免疫球蛋白均来自健康供血者的血清，其主要有效成分为免疫球蛋白，能够经过不同途径共同作用于机体，不但可以促进机体免疫功能，而且能够中和微生物毒素，封闭血液中血小板、单核细胞以及依附于血管内皮细胞表面的 Fc 受体，阻断异常的免疫反应，继而降低病原体对机体的损害程度，提高机体免疫力。此外，大剂量静脉滴注人免疫球蛋白时，机体循环中的免疫球蛋白水平迅速达到正常人的 3～6 倍，极大程度地提高了机体抗细菌、抗病毒以及其他病原菌抗感染的能力。及时调整免疫制剂的用药方案与剂量尤为重要，免疫抑制剂应根据患者病情严重程度决定是否减量或停用。感染初期，免疫抑制剂治疗量可维持有效剂量，随着病情发展，及时停用细胞增殖抑制剂（如硫唑嘌呤、吗替麦考酚酯等），同时将钙调磷酸酶抑制药物（如环孢素 A 等）减少至最低维持剂量，若抗感染治疗 3 天效果不明显，病情发展仍较快，需立即停用糖皮质激素以外的所有抑制剂。免疫抑制剂能够有效降低机体炎症反应，降低炎性渗出、充血，白细胞浸润、吞噬等，降低肺泡渗出与非毛细血管的通透性，在炎症后期使肉芽组织形成与成纤维细胞的增生受到抑制，降低肺间质纤维化。此外，免疫抑制剂还能有效降低因暂停其他免疫抑制剂而出现的排斥反应的发生率。针对抗生素治疗无效的患者，免疫调节剂能够有效减轻炎症因子释放综合征，为后续诊疗争取更多的时间；真菌与结核分枝杆菌导致的脓毒血症感染（如高热等）仍是激素治疗的适应证，可显著减少毒素吸收反应，保护脏器功能。

③ 激素药物治疗：肾移植术后感染治疗重点为及时缓解免疫抑制状态，积极开展抗感染治疗，但减少免疫抑制剂极有可能导致机体出现排斥反应，对此，有效的治疗方案既要抗肺部感染，又要保护移植肾功能。醋酸泼尼松与甲泼尼龙为常见的糖皮质药物，抗炎作用显著，主要通过细胞及体液免疫改善机体免疫。醋酸泼尼松与甲泼尼松初期治疗可显著提高血管紧张性，减少毛细血管渗出，抑制白细胞吞噬作用，利于减少炎症因子水平，最终缓解局部炎症反应。此外，用药后期，有助于使毛细血管壁纤维增生受到抑制，提高机体对炎症介质刺激的耐受性。王振璞等的研究指出，肾移植术后出现肺部感染者在常规治疗基础上应用免疫调节剂治疗，同时给予甲泼尼龙琥珀酸钠治疗在术后肺部感染的辅助治疗中具有可靠的应用效果，可在短时间内降低患者血气指标及体温。王浩等的研究明确指出，炎症初期，甲泼尼龙能够抑制毛细血管扩张，减轻水肿与渗出，使白细胞的浸润、吞噬功能受到抑制，从而减轻炎症症状，缓解咳嗽、发热等临床症状，控制疾病发展。此外，甲泼尼龙还具有抑制抗生素降解、维持、延长半衰期的作用。值得注意的是，对于长期接受激素治疗的患者，应

做好相关并发症的防治工作，如长期给予激素治疗诱发机体血脂、血糖升高，血液黏滞度增加，血管内皮细胞遭到破坏，血栓形成风险增高。对此，应辅助采取活血抗凝调脂药物治疗，旨在改善机体微循环，稳定脂质斑块，缓解炎症，保护重要脏器。激素易导致血钙降低，诱发骨质疏松与压缩性骨折，为防止上述情况发生，应给予维生素 D 辅助治疗；此外，激素还可导致消化道黏液盐酸平衡破坏，针对该类现象，给予患者抑酸药以预防消化道溃疡的发生。

(2) 其他治疗

① 激光治疗：肺部感染的发生是因肾移植术后机体免疫力低下，病原菌微生物趁机入侵，诱发机体持续释放炎症介质导致炎症反应综合征，对此除早期及时给予合理、有效的抗病原菌微生物治疗外，物理治疗及抗感染治疗也有助于改善患者疾病预后。激光治疗具有光效应、压力效应、热效应与电磁效应，机体组织通过吸收弱激光的光能量发生理化反应，刺激、增强白细胞吞噬能力，加速血红蛋白合成，提高增殖与代谢，增强机体免疫作用，继而促进炎症吸收。冯霞等的研究中，采用单纯随机法将 42 例肾移植术后出现重症肺部感染的患者分为对照组（$n=21$ 例）与观察组（$n=21$ 例），观察组患者在扩充血容量、抗感染、维持电解质平衡等常规治疗基础上辅以激光治疗（激光波长 632.8nm，预热 0.5h 后置于距离患者胸前 10cm 处照射 2h，每日 2 次），治疗 10 天后，与常规治疗的对照组相比，观察组的体温、白细胞计数、氧合指数及肺部感染评分的改善程度均较优，治疗总有效率较高，可见，常规治疗联合氦氖激光辅助治疗能够改善肾移植术后患者的重症肺部感染，促进疾病愈合。

② 全身支持疗法：肾移植术后病情危重患者应及时给予机械通气治疗，以改善患者通气状态，纠正组织缺氧。此外，雾化吸入、吸氧等方案可改善机体通气，为肺部感染的治疗争取更多的时间。除免疫抑制剂、改善通气、抗感染治疗外，及时纠正水电解质、酸碱失衡，营养支持治疗也是不可忽视的一部分。针对严重低蛋白血症者，早期纠正低蛋白血症，旨在减少肺内渗出、维持血压的稳定。免疫力低下患者罹患感染风险较高，由于机体免疫力被过度抑制，需使用抗感染、调节免疫抑制剂控制感染，此外，给予免疫增强剂对促进免疫功能恢复、改善预后具有重要意义。与此同时，少量多次给予机体输注新鲜血液、白蛋白、血浆，及时改善贫血及低蛋白血症，给予患者肠内与肠外营养支持，利用质子泵抑制剂预防性治疗消化道出血严重感染患者往往处于衰弱状态，适当减少免疫抑制剂用量有助于机体通过自身免疫杀灭和清除病原体。针对低蛋白血症、水肿患者，给予输注免疫球蛋白，治疗剂量为 5～10g/d，静脉滴注 3～5 天，可及时改善低蛋白血症，提高机体免疫力，提升抗感染能力。

③ 肾移植术后肺部感染临床症状：缺乏典型性，感染呈“暴发”表现，发病隐匿，病情易被忽视，早期就诊率较低，感染一旦暴发，病情迅速进展，严重者直接导致死亡。在肾移植术后肺部感染治疗，应先根据临床特征与院内常见感染病原菌，选择经验性用药，开展强效、疗效确切的抗感染治疗，尽可能使用广谱抗菌药物，特别是病情严重的患者，更应及时给予联合治疗，待病原体明确后，逐渐减少抗感染药物种类，并依据药敏试验结果调整抗敏感药物种类及治疗方案。未来，临床应致力于肾移植术后肺部感染预防、诊断与治疗的研究，针对性地设计出安全、有效、可行的治疗方案。

2. 肝移植术后肺部感染及其诊治

对任何原因导致的急、慢性肝衰竭或失代偿肝硬化患者，肝移植术均可能是能挽救其生命的唯一治疗方法。但因肝移植术后需使用抗排异反应药物，机体的免疫功能受到抑制，易并发各种感染。其中，最常见的感染是肺部感染，有8%～23%的肝移植术后患者发生肺部感染，有>50%的肝移植术后患者死亡归因于肺部感染。因此，合理诊治肝移植术后肺部感染对减少肝移植术后患者的病死率有重要的临床意义。

(1) 肝移植术后不同时期发生的肺部感染情况　肝移植术后不同时期发生的肺部感染的病原学不同。术后早期发生的肺部感染以机会性感染为主，但即使是细菌性感染，其影像学表现亦常多种多样，不仅是实变影，也可是磨玻璃影、结节影或空洞形成。术后6个月后，患者的免疫状态稳定，发生的肺部感染情况开始与非器官移植术患者相似。

在肝移植术后早期（术后1个月内），患者发生的肺部感染以院内获得性肺炎最为常见，包括呼吸机相关肺炎和耐药菌感染。约有49%的肺部感染发生在肝移植术后1个月内，通常为呼吸机相关肺炎，病原体往往是多耐药的革兰阴性菌，其中以铜绿假单胞菌最为常见，其后分别是肺炎克雷伯菌和大肠埃希菌等。减少细菌定植和预防误吸事件、以病原学培养进行监测、有针对性地使用抗生素以及使用基于免疫功能监测下的个体化免疫抑制剂治疗均能有效减少肝移植术后肺部感染的发生风险。患者术前中性粒细胞比例升高和重症监护室监护时间延长是肝移植术后发生肺部感染的重要危险因素。肝移植术后中期（术后1～6个月），因免疫功能受到抑制而导致的机会性感染增多。此时患者发生的肺部感染的病原体约86%为细菌，其中革兰阳性菌和阴性菌各占半数，革兰阳性菌以耐甲氧西林的金黄色葡萄球菌和肺炎链球菌为主，革兰阴性菌以多耐药的大肠埃希菌和铜绿假单胞菌为主；余下约14%的病原体为真菌，以曲霉菌最为常见。肝移植术后中期还可发生潜伏性结核分枝杆菌感染再激活，最常见的表现是肺结核，且多累及肺外组织。氟喹诺酮类药物、利奈唑胺、阿米卡星和乙胺丁醇是对肝脏安全性较好的抗结核药物。当发生的肺部感染为结核分枝杆菌合并真菌感染时，如使用伏立康唑抗真菌治疗，因利福平会显著降低伏立康唑的血药浓度，不可联合使用利福平治疗。肝移植术后3～6个月是发生机会性感染的高危时期，病原体包括疱疹病毒（特别是巨细胞病毒、带状疱疹病毒、单纯疱疹病毒和Epstein-Barr病毒）、真菌（包括曲霉菌和隐球菌）以及不常见的细菌如诺卡菌、李斯特菌和分枝杆菌等。通过实施预防性抗菌治疗、避免暴露于危险因素和进行最小的有效免疫抑制治疗可减少这些感染的发生。

肝移植术后6个月后，由于使用的免疫抑制剂剂量减少，患者发生肺部感染的风险降低。在没有增强免疫抑制治疗或暴露于特定环境的情况下，此时肝移植术后患者发生的肺部感染主要为社区获得性细菌和病毒性肺炎，病原体包括流感嗜血杆菌、肺炎链球菌、军团菌和呼吸道合胞病毒等。由于肝移植术后1年后会停用预防肺孢子菌感染的药物，肺孢子菌肺炎的发病率也会增高。

(2) 肝移植术后肺部感染的病原体情况　如不考虑时间因素，肝移植术后发生的肺部感染的最常见病原体为细菌（革兰阴性菌较革兰阳性菌更常见），其后分别为真菌、病毒和原虫。最常见的细菌是铜绿假单胞菌，其后分别是肺炎克雷伯菌和大肠埃希菌等。革兰阴性菌多为多耐药菌，革兰阳性菌多为耐甲氧西林金黄色葡萄球菌，真菌则多为曲霉菌。肝移植术前90天内在重症监护室监护、多灶性假丝酵母定植或感染、终末期肝病模型（model for end-stage liver disease，MELD）评分≥20分、爆发性肝衰竭和活体供体、肝移植术中胆总管空肠吻合术、输注的血制品>40单位和手术时间延长，肝移植术后急性肾衰竭、肾脏替代治疗、2周内发生排异反应、巨细胞病毒血症（病毒载量>100000 copies/mL)、再次手术或再次肝移植术，这些均是肝移植术后发生侵袭性假丝酵母感染的高危因素。而肝移植术前爆发性肝衰竭，肝移植术中多脏器移植和复杂手术，肝移植术后急性肾衰竭，肾脏替代治疗，使用抗胸腺细胞免疫球蛋白、抗CD3淋巴细胞单克隆抗体或阿仑单抗抗排异反应治疗，肝移植术后3个月内泼尼松治疗的累计剂量＞6g，再次手术或再次肝移植术，粒细胞缺乏，慢性移植物失功，这些均是肝移植术后发生侵袭性曲霉菌感染的高危因素。在选用唑类药物抗真菌治疗时，需注意唑类药物与钙调磷酸酶抑制剂（环孢素、他克莫司）和大环内酯类免疫抑制剂（西罗莫司、依维莫司）间的药物相互作用，唑类药物会提高钙调磷酸酶抑制剂和大环内酯类免疫抑制剂的血药浓度，使得它们的毒性增强。伏立康唑不可与大环内酯类免疫抑制剂联合使用。棘白菌素类药物是侵袭性真菌感染的备选治疗方案。但需注意的是，隐球菌对棘白菌素类药物天然耐药。因此，对隐球菌荚膜多糖乳胶凝集试验阳性者，不宜选用棘白菌素类药物治疗。肺孢子菌肺炎是免疫抑制治疗患者的常见和严重机会性感染。由于使用了预防性抗菌治疗，肺孢子菌肺炎的发生往往呈迟发性。有研究发现，肺孢子菌肺炎的发生时间平均为肝移植术后102天，而淋巴细胞计数减少是肝移植术后发生肺孢子菌肺炎的唯一独立危险因素，发生肺孢子菌肺炎患者的淋巴细胞计数平均值为270个淋巴细胞/mm^3。

（3）肝移植术后肺部感染的预防性治疗　肝移植术前应筛查Epstein-Barr病毒、巨细胞病毒、人类免疫缺陷病毒（human immunodeficiency virus，HIV）、梅毒、乙型肝炎病毒、丙型肝炎病毒、结核分枝杆菌和真菌，以帮助预防肝移植术后患者发生相应的肺部感染。为预防巨细胞病毒感染，在供体血清抗体阳性、受体血清抗体阴性的情况下，应对肝移植术后患者给予缬更昔洛韦900mg/d或静脉输注用更昔洛韦5mg/(kg·d)预防性治疗3～6个月；在受体血清抗体阳性的情况下，则应以缬更昔洛韦或更昔洛韦预防性治疗3个月，也可每周监测患者的巨细胞病毒载量，出现病毒血症后再开始进行抗病毒治疗。肝移植术前MELD评分≥20分和30分的患者，肝移植术后发生侵袭性真菌感染的风险分别增加2倍和4倍。肝移植术前真菌定植，肝移植术中大量输注血制品（＞40单位）和胆总管空肠吻合术，肝移植术后肾脏替代治疗、肝铁负荷过重和再次手术或再次肝移植术，这些均是肝移植术后发生真菌感染的高危因素。对存在这些高危因素的肝移植术后患者，推荐进行预防性抗真菌治疗，如可给予氟康唑100～400mg/d，伊曲康唑2次/天、200mg/次，卡泊芬净50mg/d，或两性霉素B脂质体制剂1mg/(kg·d)治疗，最佳疗程尚未明确，推荐治疗4～6周。棘白菌素类药物的抗真菌谱覆盖假丝酵母、曲霉菌和肺孢子菌，安全性高，肝、肾毒性低，药物相互作用少，不易诱导真菌耐药，是预防存在高危因素的肝移植术后患者发生侵袭性真菌感染的有效替代治疗方案。肝移植术后使用米卡芬净100mg/d预防侵袭性真菌感染的临床有效率为98.6%，与使用氟康唑200～400mg/d或两性霉素B脂质体制剂1～3mg/(kg·d)，或卡泊芬净首剂70mg后50mg/d预防性治疗的效果相当。预防肝移植术后肺孢子菌肺炎的治疗方案为甲氧苄啶-磺胺甲噁唑1次/天（或剂量加倍，3次/周）或氨苯砜100mg/d或阿托伐醌1.5g/d，最佳疗程尚未明确，推荐治疗6～12个月。对使用增强免疫抑制治疗的患者，应考虑给予更长时间的治疗；对HIV感染患者，应给予终身预防性治疗。有研究发现，肝移植术后发生肺孢子菌肺炎患者的淋巴细胞计数阈值为807个淋巴细胞/mm^3。因此，如肝移植术后患者的淋巴细胞计数降低，即应进行预防性治疗以预防肺孢子菌肺炎发生，预防性治疗的疗程至少为6个月。如肝移植患者皮肤结核菌素试验或干扰素释放试验结果呈阳性，应评估其有无活动性结核病。如未发现活动性结核病，则为潜伏性结核分枝杆菌感染，应给予异烟肼300mg/d治疗9个月（较治疗6个月的有效性高）以预防活动性结核病，同时注意监测治疗的肝毒性。潜伏性结核分枝杆菌感染的备选治疗方案为利福平 600mg/d 治疗 4 个月或异烟肼联合利福平治疗 12 周。其中，尽管利福平治疗 4 个月与异烟肼治疗 9 个月的有效性相当且肝毒性更低，但因利福平会显著降低钙调磷酸酶抑制剂的血药浓度，因此不推荐用作潜伏性结核分枝杆菌感染的首选治疗方案。左氧氟沙星也可用于治疗潜伏性结核分枝杆菌感染，但腱鞘炎的发生率较高。

（4）肝移植术后肺部感染的针对性治疗　无论是否减少免疫抑制剂的用药剂量，基于病原体的抗感染治疗对肝移植术后肺部感染的治疗均至关重要。发生肺部感染后，痰病原学检查（痰涂片和培养）、纤维支气管镜下肺泡灌洗液涂片和培养以及血培养试验均是获得病原学证据的重要方法。对特殊病原体感染，进行病毒核酸和真菌血清抗原检测有助于明确病因。复旦大学附属华山医院于 2017 年与深圳华大基因股份有限公司开展战略合作，成为国内首家使用基于宏基因组二代测序技术进行病原学检测的临床中心。该检测法作为目前先进的病原体临床检测方法之一，一次测序就能完成对多种不同病原体的测序，从而快速、全面地鉴别出病原体，有助于肝移植术后肺部感染病原学的快速、精准鉴别，有针对性地进行抗感染治疗。

肝移植术后最常见的感染是肺部感染，这也是肝移植术后患者死亡的主要原因。由于肝移植术后肺部感染的病原体多种多样、情况复杂且往往耐药性高，临床上应以预防为主，综合考虑肝移植术前、术后的危险因素，采用集束化的管理措施，并根据患者的免疫功能状况个体化地调整免疫抑制剂的用药剂量，以降低肺部感染的发生风险。至于治疗，针对病原体合理选用有效的抗感染药物，同时注意抗感染药物与抗排异反应药物间的相互作用至关重要。

三、支气管胸膜瘘

1. 支气管胸膜瘘概述

支气管胸膜瘘（broncho pleural fistula，BPF）是气管、主支气管、叶支气管、段支气管、细支气管、肺泡管等各级支气管与胸膜腔交通形成的异常窦道的统称，是气管与胸膜腔之间的病理性连接，也是结构性肺切除术后的一种严重并发症。BPF 在右肺全切及右肺下叶切除术中发病率较高，在全肺切除术后发病率为 2%～20%，在肺叶切除术后发病率为 0.5%～3%，病死率 16%～71%。本段就 BPF 的介入治疗及研究进展等综述如下。

（1）BPF 的分类、病因及危险因素　根据 BPF 发生位置的不同，可将其分为中央型和周围型两类。中央型 BPF 表现为胸膜与气管或主支气管相连，可发生于肺全切、肺移植及肺部分切除术后，也可见于气管支气管树创伤性破裂。周围型 BPF 表现为胸膜腔与叶支气管至气道末端之间的节段相连，或与肺实质相通，可发生在肺炎肺组织坏死后、积脓症、放疗、肺大疱或脓肿破裂以及胸部介入手术后。在感染和风湿性疾病条件下，例如结核病、曲霉菌病、肉芽肿病、多血管炎肉芽肿性病及肺结节病都能导致 BPF。BPF 发生的影响因素包括肺切除的程度、支气管残端肿瘤残留和复发、术前放疗、并发感染（特别是真菌感染）、持续的术后机械通气、成人呼吸窘迫综合征、慢性阻塞性肺炎、营养不良、低蛋白血症、类固醇激素应用和糖尿病。BPF 的发生可能由结构肺切除术后（肺段切除术、肺叶切除术、全肺切除术）支气管闭合处的开裂或破裂，或支气管成形术后吻合口裂开造成。BPF 根据外科术后时间分为早期（1 周内）、中期（7～30 天）和晚期（30 天后）。

早期瘘口的形成主要是外科手术技术问题。已经证实的是：与左肺全切术后 BPF 发生率 5%相比，右肺全切术后 BPF 形成风险高达 13.2%。造成这种现象的原因有两个：第一，支气管供养动脉最常见的解剖变异是右侧仅一条动脉供应，而左侧常有两条动脉组成；第二，左主支气管受到主动脉弓的保护和血管化的纵隔组织包绕，而右侧支气管残端无这些覆盖物。

早期瘘口形成的危险因素有：①过度的纵隔淋巴结清扫；②支气管残端直径大于25mm；③较长支气管残端；④支气管边缘残余肿瘤组织；⑤术中输血超过4单位红细胞；⑥吻合过紧所致残端缺血。

晚期瘘口发生的相关因素有：①年龄大于60岁；②营养不良；③肺部和胸膜腔感染进展；④恶性肿瘤复发。

（2）BPF的临床表现　BPF一般发生于术后1周～3个月，发生率最高的时间段在8～12天。患者通常表现为轻度的发热、寒战、嗜睡、食欲减退或咳出棕色痰液。典型BPF主要表现为胸膜腔液气平面下降、长期漏气以及因健侧肺吸入性肺炎所致的急性呼吸衰竭。发热、白细胞计数升高、全身炎症标志物升高通常会因胸膜腔感染而呈现出来。同时也有可能会观察到肺炎、胸膜性胸痛、盗汗及寒战等症状。然而，一些患者的胸膜腔内容物进入气道可能会使全身炎症反应的特征延迟出现，因此使诊断更加困难。

（3）BPF的诊断　BPF的诊断需结合临床表现和影像学检查，最终通过支气管镜观察到瘘口后得以证实。最早用于BPF诊断的方法之一是气管镜，常规行支气管镜筛查BPF能发现较小及临床症状十分轻微的瘘口。对于未能明确观察到瘘口但高度怀疑者，在瘘口可能发生部位注入亚甲蓝，并在胸腔引流管中观察到蓝色液体也能诊断为BPF。Shi等通过外科开胸结合支气管镜检查，在支气管残端处发现“光点”，从而确诊为BPF，并成功治疗。胸片在BPF的诊断及治疗效果评价中起到不可或缺的作用，胸膜腔通过瘘口与外界大气相沟通，导致残腔气液平面的下降，纵隔偏向健侧。这些变化在胸片中能清楚地显现。胸部多排CT（MDCT）与传统的CT相比，可以获得多层图像，大大提高了CT获取图像的速度，减少了运动伪差，图像的质量更好，而且还能进行3D重建，提高分辨率。特别是在联合增强MDCT时不仅能确定瘘口道，还能评估BPF的潜在病因（脓肿、肺炎、肿瘤复发、缝钉的开裂、残端血供阻断），用于分辨邻近血管结构的解剖关系。此外，先进的图像后处理技术能对气道进行重建，包括冠状位和矢状位的重建，能使临床医生更好地理解BPF局部与其邻近结构的关系。毛勤香等回顾性分析12例BPF患者的MDCT表现及支气管镜检查结果，发现MDCT不仅能观察瘘口的大小、位置和走行，还能观察到继发病变。梁冬云等通过分析8例经支气管镜证实BPF的MDCT图像，进行容积再现重建（VR）和多平面重组重建（MPR），结果清楚的显示出了瘘口的位置，并能为临床治疗方案的制定提供依据。在一项实用MDCT评估BPF的研究中，6/7的中央型瘘口和17/17的周围型瘘口都能在冠状或矢状图像上确证，MDCT能使BPF的亚临床症状更快的被发现。虚拟支气管镜（VB）是根据2D螺旋CT图像进行3D重建的一种非侵入性检查，能模拟支气管镜观察视野。与传统的支气管镜检查相比，VB不仅能将图像放大，还能显示出阻塞远端的气道，这是传统支气管镜检查所不能实现的。但是在瘘口被黏液或异物填塞或是图像随呼吸运动采集不准确时，VB可产生假阳性结果，而且也不能像传统支气管镜一样在检查的同时提供治疗。当使用MDCT或支气管镜检查不能发现BPF时，肺通气显像可考虑用于临床可疑BPF的诊断。常用放射性示踪剂包括99mTc标记蛋白气雾剂、99mTc硫化胶体、99mTc标记五乙酸二乙烯三胺、氪、氙等。但是，肺通气显像需要非插管患者花费大量时间并且积极配合，而且在小瘘口或并发有慢性阻塞性肺气肿的患者中诊断效果可能不佳。因此，这种形式的检查目前只用于传统支气管镜检查、虚拟支气管镜和 MDCT 检查失败但临床怀疑 BPF 时使用。

(4) BPF 的治疗　BPF 的治疗目的主要有两个：第一，闭合瘘口；第二，引流肺切除术后的脓腔。传统治疗方法通过在胸膜腔内置入引流管为瘘口愈合提供条件。早期发现 BPF 能减少病死率，使其降至 25%～71%之间，但是吸入性肺炎却成为造成患者死亡的主要原因。Naranjo Gómez 等认为选择传统治疗方案的关键在于外科手术切除的方式，如果是全肺切除术，则只有 30%的瘘口在胸廓开窗术引流后能愈合；而肺叶切除术后胸膜腔引流的患者瘘口几乎都能闭合。

目前，支气管胸膜瘘的标准治疗方案是发现 BPF 相关表现及脓性液时即刻给予应用抗生素，并加强患者营养，同时进行 BPF 修补及脓腔的引流。肺切除术后积脓症的最初处理包括置入大孔径胸腔引流管引流，使患者处于头高脚低位以及健侧肺位于高处的侧卧位。而 BPF 的修补，外科常采用胸廓切开术，选择背阔肌、胸肌、肋间肌等带蒂肌瓣进行自体组织覆盖瘘口，也可采用膈肌瓣、网膜、心包膜、胸膜等对瘘口进行覆盖或者填塞，但是由于切取了自体组织，有时也会造成一定程度的损伤，导致暂时性膈神经麻痹及腹腔积气。而对于体质较差和感染较重的患者，往往不具备二次手术修补的条件。虽然胸廓开窗造口术（由肋骨切除和日常纱布换药组成）是最有效的治疗方法之一，但是给患者生理和心理上带来极大的影响。近年来，随着弹性支气管镜技术的发展，组织黏合剂、纤维蛋白胶、线圈、单向瓣膜、封堵器、金属支架等越来越多方法已经被用于支气管胸膜瘘的治疗。Cardillo 等对其收治的 52 例 BPF 患者中的 35 例（67.3%）进行了支气管镜下机械性磨损、聚多卡醇硬化剂和氨基丙烯盐酸黏合胶闭合等方法治疗，结果 80%的瘘口愈合。17 例患者（32.7%）进行了一期手术治疗，88.2%的瘘口愈合。其研究认为，当 BPF 尺寸为 1cm 或者小而有活性的支气管残端者，主要的治疗方案是内镜下治疗，当 BPF 大于 1cm 或者支气管残端为坏死者，外科手术是一线的治疗方案。BPF 瘘口较大的患者往往体质较差，不能直接进行外科手术修补瘘口，有时甚至是外科手术的禁忌证。Dutau 等对于大于 6mm（6～12mm）的术后支气管裂开采用个体化定制的圆锥形覆膜金属支架作为外科手术的过渡手段。支架置入后所有患者的气体泄漏停止，临床状况得到改善，但是在 7 例患者中有 2 例患者支架移位，1 例患者支架破裂。最终，只有 3 例（43%）患者成功完成延期外科手术。Ferraroli 等报道使用改良 Dumon 支架配合黏合剂治疗右侧支气管胸膜瘘取得成功。这种方法主要有两个优点：第一，患者不能耐受时可以移除；第二，不会造成黏膜腐蚀进而导致穿孔和大出血等致命性并发症。但是，这种方法最关键的一点是需要仔细充分测量评估气管支气管的管径，以确保支架的选择与气管支气管相匹配，避免气体和液体的渗透，导致瘘口无法愈合。Klotz 等报道使用 Amplatzer 装置（AD）治疗 BPF，该装置是一种镍钛合金编织而成的自膨式、双碟形装置，主要用于封堵房间隔缺损。其可用于直径在 4～38mm、可完美匹配瘘口的直径，治疗一般状况差和支气管残端过短的患者。置入后肉芽组织包绕 AD，不会发生移位，平均的随访时间 22 个月（20～24 个月）内，无狭窄和胸腔感染发生，BPF 未再复发。Vannucci 等报道了气腹术在 1 例下叶肺切除术后巨大支气管胸膜瘘患者的应用，其通过在腹腔注入一定量的空气，使横膈抬高，从而使瘘口闭合，该学者认为这项技术简单可控，风险小，患者能很好地耐受，仅产生短暂轻微的腹肌紧张。理论上的禁忌证为腹腔粘连的患者，但是目前未见到该项技术在大宗病例中使用的报道。近年来，自膨式金属支架在支气管胸膜的治疗中起到越来越重要的作用。由于肺全切后支气管残端的长度不同，因此用于治疗的个体化自膨式金属支架也有所不同。Li 等采用透视下 L 型气道覆膜支架治疗残端较长的左主支气管胸膜瘘，取得了良好的效果。但是有时左主支气管残端因手术原因保留较短，此时应用L型气管支气管分支盲端覆膜支架会使子弹头部分与残端接触面积过小，接触不严，导致封堵失败。Han等通过改进Y型支架输送系统，使得一体化Y型支架广泛应用于临床。李培文等采用Y型单子弹头覆膜自膨式内支架封堵残端较短的左主支气管胸膜瘘，在3～17个月的随访期内，1例高龄患者因术前肺部感染未得到控制于支架置入后2周死于严重肺部感染和器官衰竭，余11例患者均取得良好的近期效果，5例患者瘘口闭合支架取出，6例带支架生存良好。李宗明等采用Y型单子弹头一体化自膨式金属覆膜支架治疗右主支气管残端瘘17例，除2例在1～2周内死于顽固性肺部感染和全身衰竭外，余15例在1～34个月的随访期内均获得可靠的近期疗效。Petrella等通过前期山羊气道试验证明气管镜下移植骨髓间充质干细胞（BMMSC）能通过纤维母细胞在腔外增殖，胶原基质的产生可有效闭合瘘口。并进行了自体BMMSC气管镜下移植治疗1例BPF患者。结果显示支气管镜能清楚观察到腔内支气管完全恢复。但是他们也提出如下观点：外部愈合过程可能对BPF的愈合起到巨大的作用，临床症状的缓解可能部分归因于生理愈合过程而不是气管镜下BMMSC移植愈合所致。Aho等通过自体间充质干细胞联合生物可吸收网格成功闭合1例BPF，术后3个月的气管镜检查和术后16个月的CT检查均无BPF复发的相关表现，临床随访1.5年未见复发，也未见BMMSC的恶性增殖。

目前干细胞移植治疗BPF仍处于研究阶段，尚不能在临床广泛应用。综上所述，BPF治疗方案多样，目前尚无统一标准。透视下及内镜下介入治疗因创伤小、效果理想，能显著提高患者生存质量正逐渐成为主要治疗手段。

2. 内镜下介入诊疗支气管胸膜瘘

（1）支架　目前已有较多研究报道使用覆膜支架治疗BPF。支架按形状可分为三种，“I”形、“L”形、“Y”形。“I”形直筒支架放置后与气管表面黏膜接触面积小，发生移位可能性大；“L”形、“Y”形支架接触面积更大，但更大的接触面积也可能存在黏膜细胞分泌排痰功能受影响等问题。一般认为，置入支架后可以保持气道通畅，保证通气功能，但同时也由于支架需依靠扩张挤压贴合气道壁，达到封闭瘘口的效果，因此会影响瘘口的愈合。韩新巍等对148名BPF患者使用自膨式覆膜金属支架进行气道封堵治疗，首次介入手术即成功放置支架的比例是96.6%（n=143），另5名患者则在再次介入手术中成功置入，在术后随访的一个月内有141名（95.3%）患者出现症状不同程度缓解，且在置入或取出支架过程中未出现任何窒息、喉头水肿、气道破裂等严重并发症，仅有2名患者在支架取出过程中出现少量出血。长期随访结果显示，共132名患者取出支架，其中55.3%（n=73）患者BPF愈合后取出支架，38.6%（n=51）患者因肉芽组织增生影响气道通气而取出，表明支架作为外界物体置入人体内，这一问题仍需谨慎对待。值得一提的是，这些支架均是在经过对每个患者的肺部CT、支气管镜检查等测量评估后定制而成。Cao等利用“I”形、“L”形自膨式覆膜金属支架成功对9例BPF患者进行封堵治疗，除1例患者因咳出支架而重新放置、2例患者分别死于败血症和肺癌脑转移外，余6例患者在2～5个月的随访期内均取得良好的效果。Claudio等利用“I”形全覆膜自膨胀镍钛合金支架治疗6例肺切除术后BPF患者，其中5例瘘口直径大于5mm，在平均13个月（3～32）随访时间里所有患者的瘘口封闭良好未再复发，未出现支架移位、出血等并发症，且支架在术后71～123天均成功取出，显示出可靠的疗效。Freitag等的研究描述了3D打印气管支架使用情况，该技术可使支架在个体化设计上更进一步，有望克服肉芽组织增生等常见并发症，但同时很多方面有待完善。总的来说，气管支架类型较多且具备立竿见影的疗效，但是仍无法完全避免支架引起气管肉芽组织过度生长、支架断裂等并发症的发生，且长期疗效有待进一步观察。

(2) 封堵器　2006年开始，既往仅应用于心血管系统的先心病封堵器逐渐开始被应用于封堵 BPF，尤其是房间隔缺损（ASD）封堵器的使用更为多见。这种封堵器是一种可自行扩展的双盘装置，由镍钛合金丝编织而成。由于镍钛合金的特性，该封堵器在导管内可压缩，当放置在 BPF 中，通过腰部堵塞缺陷时，可恢复到原来的形状。此类封堵器可反复回收和重新放置，以确保放置于最佳位置。ASD 的腰部直径从 8mm 到 40mm 不等，各种相应规格封堵器可以完美匹配瘘的大小。有学者认为，ASD 主要适用于治疗大气道的支气管残端瘘（1～3 级段支气管以上）。目前现有研究中应用 ASD 封堵器治疗 BPF 大多为病例报告，并无临床多中心大样本对照试验研究。因此，国内外对封堵器的适应证暂无统一标准，目前仅针对一般情况差而无法耐受手术，且已经尝试常规方法（如支架、组织胶等）治疗效果不佳的患者，当瘘口部位位于外周或靠近大血管时常属于禁忌证。在封堵器的选择上，过大过小均不利于瘘口的封堵（过小容易移位脱落，过大容易压迫组织造成坏死和扩大瘘口），常选择封堵器伸展后尺寸超过瘘口尺寸 2mm。Fruchter 等利用 ASD 封堵器和血管封堵器治疗 31 例主干型 BPF，其中 30 例成功封堵，术后患者的 BPF 相关症状明显缓解，术后 6 个月复查支气管镜可见封堵器表面覆盖肉芽组织，且在平均 17.6 月（最长达 68 个月）的随访中未出现封堵器相关并发症，无 1 例死于 BPF 复发或封堵操作。Antolina 等首次利用 ASD 封堵器治疗肺移植术后支气管胸膜瘘的患者，至今随访 6 年未出现严重并发症，显示出良好的远期疗效。Scordamaglio 等利用 ASD 封堵器成功封堵 3 例瘘口直径分别为 6mm、11mm 和 12mm 的 BPF 患者。Klotz 等报道使用 ASD 封堵器治疗 BPF，置入后肉芽组织包绕封堵器，没有发生移位，平均随访时间 22 个月（20～24 个月）内，无气道狭窄和胸腔感染发生，BPF 未再复发。Fluchter 等使用封堵器治疗 10 例 BPF 患者，其中 9 例成功置入，1 例因封堵器大小不合适落入胸腔内。瞿冀琛等通过对 5 例 BPF 患者放置特制封堵器并随访 3～6 个月，瘘口均成功治愈。此外，Oren 等使用血管封堵器（AVP）对 5 例 BPF 患者进行封堵治疗，所有患者均操作成功且在平均随访时间达 9 个月内未出现封堵器相关并发症，患者症状持续得到明显缓解。在为数不多的病例（系列）报道中，ASD 封堵器曾出现过封堵器损坏，移位脱落、气道狭窄、感染等并发。总的来说，ASD 等封堵器治疗 BPF 具备一定的优势。该技术对患者的一般状况要求不高，无需在全麻条件下进行，其生物相容性好，可刺激瘘口周围肉芽组织增生。但封堵器作为先心病的治疗手段，目前仍未被 FDA 批准为 BPF 的适应证，目前的研究多为病例报道，并无长期的随访证据，且已有移位、脱落等不良事件报道。通常观点认为，封堵器（以及前文所述支架）最好应在肺部感染控制稳定以后再进行植入。随着技术发展，未来会有越来越多针对封堵器的改良，BPF 将会得到更有效的治疗，或许这一技术会成为无法手术治疗的 BPF 患者首选治疗方案。

(3) 其他介入疗法　近年来，伴随内镜技术的不断发展，BPF 的介入治疗手段也不断在丰富，诸如硬化剂、组织黏合剂、线圈、单向瓣膜等均得到了更多的使用，也取得不错的效果。李洋等利用支气管镜为 22 例 BPF 患者镜下注射硬化剂（聚桂醇）连续治疗，其中 18 例患者治愈，2 例瘘口最大径为 12mm，操作的过程中未见严重并发症及不良反应发生。经过 3～12 个月的随访，均未见 BPF 复发。Paolo 等使用聚乙烯醇海绵及氰基丙烯酸胶治疗 7 例瘘口直径 4～8mm 的 BPF 患者，其中 5 例在 6 个月到 5 年的随访期间瘘口逐渐闭合，肉芽组织生成，另 2 例因出现海绵移位而失败，操作过程顺利且未见严重并发症。Keidai 等使用纤维蛋白胶直接封堵 4 例 BPF，其中 3 例直径在 6mm 以内的 BPF 患者取得成功，另 1 例由于瘘口过大而治疗失败。Stratakos 等对 11 例瘘口直径不超过 5mm 的 BPF 患者，在瘘周涂抹硝酸银后成功封堵 9 例，平均随访 11 个月，未见瘘口复发。Boudaya 等利用硝酸银同样成功封堵了 16 例瘘口平均直径 3.3mm（均＜5mm）的 BPF，从开始封堵至瘘口闭合所需的中位时间为 14.5 天，未见严重并发症。Cardillo 等根据 BPF 瘘口直径大小选择预先制定的相应方案，对 52 例 BPF 患者中的 35 例进行了多种介入治疗，包括镜下机械性磨损、聚多卡醇硬化剂和氨基丙烯盐酸黏合剂等方法，结果显示瘘口愈合率达 80%。另 17 例患者行一期手术治疗后瘘口愈合率 88.2%。有研究认为，当 BPF 直径＜8mm 且支气管残端有活性者，应选介入治疗为主要方案，当 BPF 直径≥8mm 时应将外科手术作为一线治疗方案。然而前述的封堵器等方法均有对 BPF 直径较大的患者治疗成功的报道，这一建议有待商榷。Reed 报道了 21 例 BPF 接受单向活瓣（EBV）治疗的患者，平均置入 3.6 枚，在 EBV 置入到取出过程中未见 EBV 相关并发症，出院后 2～4 周均顺利取出活瓣，未产生瘘口再通。作者认为，目标支气管准确定位及 EBV 准确置入是 BPF 治疗成功的关键。此外还有利用支气管阀治疗 BPF 成功的报道。

（4）干细胞　近年来，呼吸系统疾病的细胞治疗和生物工程方法得到了发展，特别是有研究表明，人体多能干细胞和胚胎干细胞能够移植入成熟气道和肺泡上皮细胞中。另一项研究也显示了囊性纤维化上皮细胞与间充质干细胞（Mesenchymal Stem cells，MSCs）共培养，可以模拟移植入气道内，潜在地产生作用形成致密的上皮组织。此前并没有大样本临床研究来评估应用 MSCs 治疗 BPF 相对于其他介入手段的优劣。总的来说，该技术目前应用现状是仅针对其他介入手段均告失败的前提下应用。目前仅有的几篇文献仅为几项病例报道，包含 4 例肺癌、1 例恶性间皮瘤和肺囊肿，其中瘘的病因为肺全切除术（3 例）、肺部分切除术（2 例）、激光照射（1 例），这些瘘的直径范围在 3～15mm。4 例患者使用的是自体脂肪干细胞，1 例骨髓干细胞，1 例脐带血干细胞，均未见严重的不良事件发生，且这些瘘在长达 2 个月～5 年的随访期间均达到了完全闭合，无一例复发。Gomez-de-Antonio 等利用 BPF 大鼠模型研究发现，与对照组相比，骨髓源干细胞应用于支气管残端可减少粘连，减轻炎症反应，组织再生更好。Petrella 等研究表明，支气管镜下给予骨髓来源的骨髓间充质干细胞，可通过管腔外成纤维母细胞增殖和胶原基质形成，有效地关闭了一个实验性的 BPF。间充质干细胞促进瘘道闭合的具体分子机制目前仍存在广泛探讨空间。细胞分化和旁分泌机制或许能部分解释这一机制。目前干细胞移植治疗 BPF 手段仍处于不断探索阶段，其疗效和不良事件均不明确，因此临床上并未得到广泛开展，相关研究成果仍较少，但不可否认的是这一技术存在较好的自身优势和发展前景。

（5）疗效评价　关于如何判断 BPF 瘘口封堵的疗效，目前国内外尚无统一的判断标准，国内王洪武教授根据团队经验制定瘘口封堵疗效判断标准如下：治愈，瘘口愈合，临床症状完全缓解持续 1 个月；临床缓解，瘘口未愈合，但被支架完全封堵，饮水呛咳及发热等症状完全缓解超过 1 个月；部分缓解，瘘口未闭合，部分被支架封堵，临床症状部分缓解；无效，瘘口未闭合，未被支架封堵，临床症状无缓解。

目前，针对 BPF 的各种介入治疗手段均在不断完善进步，正在被越来越多地用于治疗基础状况较差无法耐受手术的患者，其短期有效性正在不断得到验证，但长期疗效仍有待继续观察。新兴的技术如房间隔封堵器、干细胞法，虽仍有诸多疑问和争议，但展示出良好的前景，未来可能成为介入治疗手段的一线首选方案。然而，当前各种技术仍缺乏统一的操作规范化标准及疗效标准，以及如何控制治疗过程中不良事件的发生等问题，都亟待不断地探索研究。

3. 肺切除术后支气管胸膜瘘的防治

目前，随着胸外科的飞速发展，肺切除术后支气管胸膜瘘的发生率明显下降，已不足1%，但BPF处理困难，病死率仍达16.4%～71.2%。因此，对于肺切除术后支气管胸膜瘘的防治至关重要，现综述如下。

(1) 支气管胸膜瘘的病因　肺切除术后发生支气管胸膜瘘的主要原因包括活动性肺结核，支气管残端不愈合；术后胸腔引流不畅、胸腔积液，胸膜腔或肺部感染，影响支气管残端愈合，从而导致支气管残端部分裂开；支气管残端癌使其不闭合；术中支气管残端缝合过紧使残端供血不足，或缝合不牢及结扎线脱落，导致支气管残端裂开；术中支气管残端保留过长，周围解剖过多或损伤支气管动脉，影响残端血供且易继发感染，导致残端裂开，糖尿病等影响愈合的疾病控制不满意及低蛋白血症、贫血等不能及时纠正等，均可导致支气管残端不能正常愈合。

(2) 支气管胸膜瘘的临床表现　肺切除术后发生支气管胸膜瘘距肺切除术的时间间隔可以从几天到数年，根据BPF发生时间分为早发性及迟发性两类，早发性指术后1个月内发生BPF，迟发性指术后1个月后发生BPF。术后早期发生支气管残端破裂表现为大量持续漏气伴皮下气肿，术后数月或数年发生的瘘除出现气胸，还可以并发脓胸。可出现持续高热、呼吸困难、咯血、咳脓痰、刺激性干咳或表现为败血症，以及由于脓性分泌物大量灌入对侧肺导致吸入性肺炎、呼吸衰竭，但临床表现也可以不明显，仅仅出现乏力、发热等症状。

(3) 支气管胸膜瘘的诊断　早发性BPF多发生于术后3～13天，患者出现体位性刺激性咳嗽，并咳出大量泡沫样痰或脓痰，同时出现胸腔引流管内大量气泡引出，伴发热、呼吸困难等症状，应警惕BPF的发生。胸片提示患侧液气胸，胸腔引流管内注射亚甲蓝1～2mL，如有蓝紫色痰液咳出，即可确诊。迟发性BPF较少见，可出现刺激性干咳、咯血、咳脓痰、气胸、脓胸及发热等感染中毒症状等，需通过胸片、胸部CT、纤维支气管镜、支气管造影等检查以明确。近年来有报道，采取患者吸入高浓度氧气及一氧化二氮，然后测量胸腔内氧气及一氧化二氮的含量，用于诊断支气管胸膜瘘。另外有报道，采取核素气雾剂扫描诊断支气管胸膜瘘，特别是对于其他方法难以诊断的小瘘口。

(4) 支气管胸膜瘘的治疗　外科治疗支气管胸膜瘘的原则是闭合瘘口，消灭脓腔。早发现、早诊断、早治疗是关键，目前国内外报道治疗BPF的方法很多，主要方法包括：①对症、支持治疗。因为BPF是严重的化脓性疾病，需根据药物敏感试验选择广谱有效抗生素应用；化痰药物的使用并注意呼吸道护理，防止分泌物潴留；因患者消耗大、病程长，常常导致营养不良，影响支气管残端的修复，所以在BPF的处理上，营养支持治疗是不可缺少的治疗措施，要以高蛋白、高热量、高维生素食物为主，如果患者进食量少可根据具体情况给予静脉营养液、血浆及白蛋白，利于瘘口愈合；除此之外，还应积极纠正脱水、电解质、酸碱平衡紊乱，并严格控制血糖等。此为所有治疗的基础。②冲洗引流法。目的就是为清洁消毒胸腔，控制感染，经检查确诊为支气管胸膜瘘后，对于瘘口较小（直径＜3mm）者，于胸腔最低处放置胸腔引流管，并于第二肋间放置冲洗管，应用稀碘伏溶液或抗生素溶液缓慢冲洗管滴入；对于瘘口较大（直径＞3mm）者，于纤维支气管镜下将2mm导管置于瘘口处缓慢冲洗。需保持胸腔引流管与冲洗管通畅，并定时进行挤压胸腔引流管，观察患者对胸腔冲洗的耐受情况，以调整冲洗时间、次数和剂量，观察胸腔引流管内水柱波动情况，以了解瘘口闭合情况。③封堵法。国内外报道此类方法很多，即利用纤维支气管镜使用硬化剂、黏合剂、生物蛋白胶、吸收性明胶海绵、支气管支架等材料封堵瘘口，以达到治疗目的。纤维支气管镜具有柔软、操作灵活、可视范围大、确诊率高等优点，患者可以在清醒状态下进行操作，易观察病情变化，损伤小，操作时间短，安全。此方法需要在通畅引流、控制感染、良好镇咳等前提下进行，且受技术水平、瘘口腔径等诸多因素影响较大，存在一定得风险及失败率，临床上需进一步完善。④手术治疗。手术包括胸腔镜手术及常规开胸手术。关于手术时机，有学者认为过早手术，感染未控制会使修补失败，过迟则晚期肿瘤复发、转移，失去手术机会，一般在术后3～6个月为宜，而对于肺切除术后10天内出现BPF，若无胸腔感染，应立刻二次手术，重新缝合支气管残端，并用血供良好的自体组织或黏合剂加固修补支撑，或在感染得到控制的前提下行胸腔镜闭合瘘口。消灭脓腔是治疗BPF的另一关键，传统的方法是在闭合支气管瘘口的同时或行二期肌瓣成形术、肌瓣转移填塞术、大网膜填塞术或胸廓成形术等。

(5) 支气管胸膜瘘的预防　支气管胸膜瘘是肺切除术后严重的并发症之一，治疗困难，疗效不佳，因此预防至关重要。目前已被公认的与BPF有关的因素有术前曾行放疗、支气管残端过长、术后机械通气、患者的营养状况、糖尿病、术前长时间应用糖皮质激素、残端肿瘤组织侵犯、积液浸泡、缝合方法、支气管残端的血供等，还有一些可能与BPF有关的因素，如患者的吸烟指数、FVC1%、病理类型、淋巴结转移、TNM分期等情况。故需严格掌握手术适应证，应高度重视高龄体弱、长期大量吸烟、伴有其他疾病（如糖尿病、低蛋白血症等）及肺功能低下者，因其支气管残端愈合能力较差、易感染。肺切除术后支气管胸膜瘘的预防可分为下面几个方面：①术前，术前凡确诊有活动性肺结核的患者，必须应用抗结核药物，复查支气管镜证实支气管黏膜无活动性病变、痰液培养抗酸杆菌阴性后方可实施手术；术前纠正营养不良，控制血糖及基础病；患者术前应至少戒烟2周以上，以减少呼吸道分泌物；术前进行适当的肺功能锻炼；应用抗生素及祛痰药，尤其对于术前潜在的肺部感染，根据药敏结果全身或局部正确应用高效敏感抗生素，防止术后肺感染；需待放化疗3周后进行手术。②术中，主要是肺切除术后支气管残端处理，保证病灶切除干净，避免残端残留病灶，强调术中对支气管残端行冰冻病理检查；尽可能多保留支气管残端血供；支气管残端要短，一般不超过0.5cm，以防止基底部分泌物潴留而导致感染及残端破裂；应用可靠的残端封闭技术，目前肺切除术中对支气管残端的闭合方法很多，如间断褥式缝合、连续交叉缝合、腔外双重粗丝线结扎、支气管机械缝合器及辅助心包片、邻近胸膜、肋间肌包埋或生物蛋白胶、OB胶对针眼的封堵等，也有学者采用改良支气管残端闭合法，即联合使用机械缝合器与连续往返交叉缝合技术，效果明显；对支气管残端的充分消毒；残端闭合后，胸腔内注水加压膨肺，检查支气管残端有无漏气；术中尽量减少胸腔污染，关胸前用稀碘伏液浸泡支气管残端并冲洗胸腔，避免术后针道或钉道的局部感染及胸腔感染；③术后，术后保证胸腔闭式引流管通畅，引流管放置于胸腔最低位置；肺切除术后因肺功能不良常需机械通气，支气管残端分泌物易蓄积可影响残端愈合，故应尽量减少术后机械通气的压力和时间；术后鼓励患者咳嗽排痰，以防止肺感染、肺不张、残腔积液及感染，并给予化痰药物及雾化吸入等，必要时气管镜吸痰，以利于痰液排出；术后应用足量有效抗生素，以预防肺及胸腔感染，从而减少支气管胸膜瘘的发生；术后注意营养支持治疗、控制血糖、纠正贫血及低蛋白血症等；术后严密观察体温、胸腔引流、咳痰、肺部体征及复查胸片等情况，及时发现问题，早处理，以预防BPF的发生。综上所述，应高度重视与BPF发生有关的临床危险因素，掌握手术适应证，合理选择手术方式，加强围术期治疗、观察及护理，预防BPF的发生。

四、肺动脉栓塞和下肢静脉血栓的形成

肺动脉栓塞（pulmonary embolism，PE），为内源性或外源性栓子堵塞肺动脉或其分支引起肺循环障碍的临床病理生理综合征，包括肺血栓栓塞、脂肪栓塞、羊水栓塞、空气栓塞等。肺血栓栓塞症（pulmonary thrombo embolism，PTE）为来自静脉系统或右心的血栓阻塞肺动脉或其分支所致的疾病，以肺循环和呼吸功能障碍为主要临床和病理生理特征。PTE为PE最常见类型，通常所称PE即指PTE。肺动脉发生栓塞后，若其支配区的肺组织因血流受阻或中断而发生坏死，称为肺梗死。引起PTE的血栓主要来源于深静脉血栓形成（deep venous thrombosis，DVT）。PTE常为DVT的并发症。PTE与DVT共属于静脉血栓栓塞症（venous thromboembolism，VTE）。

1. 病因

1819年Laennec报道首例PE，指出本病源于深静脉血栓。1856年Rudolf virchow假设静脉内凝血三要素：①血管内局部损伤；②高凝状态；③血液淤滞。表4-9列举了静脉血栓栓塞的危险因素。

表4-9 静脉血栓栓塞的危险因素

项目	危险因素	
原发性	抗凝血酶缺乏	蛋白C缺乏
	先天性异常纤维蛋白原血症	凝血因子V Leiden突变
	血栓调节蛋白缺陷	纤溶酶原缺乏
	高半胱氨酸血症	异常纤溶酶原血症
	抗心磷脂抗体	蛋白S缺乏
	纤溶酶原激活抑制药过量	Ⅻ因子缺乏
	凝血酶原20210A突变	突变
继发性	创伤/骨折	外科手术
	卒中	制动
	高龄	恶性肿瘤
	中心静脉插管	肥胖
	慢性静脉功能不全	心力衰竭
	吸烟	长途飞机旅行
	肾病综合征	口服避孕药
	克罗恩病	妊娠/产后期
	血小板异常	假体表面
	血液黏滞性过高	—

2. 病理生理

急性肺动脉栓塞可导致循环系统及呼吸系统的病理生理改变。

（1）对循环系统的影响

① 血流动力学改变：当血栓栓塞阻塞肺血管床30%～50%时，血流动力学改变即非常明显。急性肺栓塞时，栓子堵塞肺动脉，导致肺循环阻力增加，肺动脉压力升高，右心室后负荷增加。当右心室负荷明显增加时，可引起右心衰竭，最终可出现血压下降。由于肺血管床具备强大的储备能力，对于原无基础心肺疾病的患者，当肺血管被阻塞20%～30%时，开始出现一定程度的肺动脉高压；肺血管床被阻塞30%～40%时，平均肺动脉压力（MPAP）可达4.0kPa（30mmHg）以上，右心室平均压可增高；肺血管床被阻塞40%～50%时，MPAP达5.3kPa（40mmHg），右心室充盈压增加，心脏指数下降；肺血管床被

阻塞50%～70%时，出现持续的严重肺动脉高压；阻塞达85%时，则可发生猝死。既往有心肺疾患的患者出现上述情况时，肺动脉压力变化则更明显。

② 对心脏的影响：肺动脉高压导致右心室后负荷增加，心排血量下降，体循环淤血，出现急性肺源性心脏病；肺循环阻塞，肺静脉回流减少，右心室充盈压升高，室间隔左移，加之受到心包的限制，可引起左心室充盈下降，导致体循环压下降，严重时可出现休克；心室壁张力增加，体循环低血压，可引起冠状动脉供血量下降，加之缺氧和心肌耗氧量增加等因素，促使右心功能进一步恶化；栓塞后肺血管内皮细胞释放的内皮素可介导冠状动脉痉挛；右心房压力过高时，在生理性卵圆孔未闭的患者（占正常人群的20%～30%），可致卵圆孔右向左单向开放，出现心内右向左分流。部分栓子可因此而进入体循环，造成脑栓塞等，形成所谓“反常性栓塞”。同时心内右向左分流又加重了低氧血症。

(2) 呼吸系统生理改变

① 通气/血流（V/Q）比例失调：肺动脉栓塞部位有通气但无血流灌注，使肺泡不能有效进行气体交换，肺泡死腔增大；正常肺组织血流速度增快，氧合时间减少，如再有基础通气和弥散功能障碍，则对氧合影响更大。肺萎缩塌陷、不张和梗死区域，如有残存血流，可形成低V/Q区。V/Q比例失调是造成低氧血症的主要原因。

② 通气功能障碍：肺栓塞面积较大时可引起反射性支气管痉挛。此外，5-羟色胺、组胺、血小板激活因子以及交感神经兴奋等也可引起支气管痉挛，增加气道阻力，引起肺通气不良。肺栓塞患者由于过度通气可引起 $PaCO_2$ 下降。但较大的栓塞时，$PaCO_2$ 可升高。

③ 肺表面活性物质减少：当肺毛细血管血流灌注严重降低或终止24h后，肺表面活性物质减少，可导致肺萎陷，出现肺不张同时肺泡上皮通透性增加，产生局部或弥漫性肺水肿和不张，导致通气和弥散功能进一步下降。

④ 肺内右向左分流通气功能障碍、肺不张及严重的肺动脉高压引起的动静脉短路开放，引起肺内右向左分流。

3. 临床表现

(1) 症状　PE的临床症状多种多样，但均缺乏特异性。不同患者症状的严重程度不同，可从无症状到血流动力学不稳定甚至猝死。常见的症状包括：①呼吸困难及气促，尤以活动后明显；②胸痛，包括胸膜性胸痛或心绞痛样疼痛；③晕厥，可为PE的唯一或首发症状；④烦躁不安、惊恐甚至濒死感；⑤咳嗽、咯血；⑥心悸。

(2) 体征　PE的体征包括：①呼吸急促，呼吸频率＞20次/分；②心动过速；③血压下降甚至休克；④发绀；⑤发热，多为低热，少数患者可有中度以上的发热；⑥颈静脉充盈或搏动；⑦肺部可闻及哮鸣音和（或）细湿啰音，偶可闻及血管杂音；⑧肺动脉瓣区第二心音亢进或分裂，P2＞A2，三尖瓣区收缩期杂音。

(3) 深静脉血栓形成的症状与体征　在诊断PE的同时，要注意是否存在DVT，特别是下肢DVT。下肢DVT主要表现为患肢肿胀、疼痛或压痛、浅静脉扩张、皮肤色素沉着、行走后患肢易疲劳或肿胀加重，查体发现患肢周径增粗（髌骨下极下方10cm处测量）。

4. 相关检查

(1) 动脉血气　常表现为低氧血症、低碳酸血症，动脉血－肺泡气＝二氧化碳分压差（$P_{a\text{-}A}CO_2$）增大。部分患者结果可正常。动脉血气检查应在未吸氧状态下进行。

(2) 心电图　心电图多表现为右心负荷过重。包括不完全性右束支传导阻滞或完全性右束支传导阻滞；$S_ⅠQ_ⅢT_Ⅲ$，即Ⅰ导联出现深S波，Ⅲ导联出现q/Q波和T波倒置；QRS电轴＞90°或不确定；肢导低电压；$V_1 \sim V_4$ T 波倒置。心电图改变多在发病后即刻出现，以后随病程的发展演变而呈动态变化。

(3) 胸部 X 线平片　可有异常表现，但缺乏特异性。可表现为区域性肺血管纹理变细、稀疏或消失，肺野透亮度增加；肺野局部浸润性阴影；尖端指向肺门的楔形阴影；肺不张或膨胀不全；右下肺动脉干增宽或伴截断征；肺动脉段膨隆以及右心室扩大征；患侧横膈抬高；少至中等量胸腔积液征等。仅凭胸片不能确诊或排除 PE，但在提供疑似 PE 线索和排除其他疾病方面，胸片具有重要作用。

(4) 血浆 D-二聚体　血浆 D-二聚体是交联纤维蛋白在纤溶系统作用下产生的可溶性降解产物，为特异性纤溶标记物。在血栓栓塞时因血栓纤维蛋白溶解使其血中浓度升高。D-二聚体诊断 PE 的敏感性达 92％～100％，但特异性较低，仅为 40％～43％。手术、肿瘤、炎症、感染、组织坏死等情况均可使 D-二聚体升高。在临床应用中，D-二聚体对排除 PE 具有重要价值，若 D-二聚体＜500g/L，可基本排除急性 PE。酶联免疫吸附法（ELISA）是较可靠的检测方法，建议采用。

(5) 超声心动图　超声心动图可提供一些有价值的诊断依据，包括直接征象和间接征象。直接征象：右心房、右心室或肺动脉近端发现血栓。间接征象：右心室和（或）右心房扩大、右心室壁运动减弱、室间隔左移及运动异常、右心室/左心室比值增大（＞0.5），肺动脉扩张和三尖瓣反流，流速增快（3～3.5m/s）；下腔静脉扩张，吸气时不萎陷。对于血流动力学稳定、血压正常的可疑 PE 患者，超声心动图检测不作为一项常规的检查手段。而对于休克或低血压的高度怀疑 PE 的患者，如果超声心动图提示血流动力学稳定，无右心室超负荷、右心功能不全的征象即可以排除 PE。而且超声心动图有助于鉴别休克的原因，如心脏压塞、急性瓣膜功能不全、急性心肌梗死、低血容量症等。相反，如果血流动力学不稳定，同时具备右心室超负荷或功能不全的明确征象，即可高度怀疑 PE。如果患者病情严重，必须床旁诊断时，这些征象可以为 PE 治疗提供有力证据。

(6) 核素肺通气/灌注扫描　核素肺通气/灌注扫描是 PE 重要的诊断方法。典型征象为呈肺段分布的肺灌注缺损，并与通气显像不匹配。然而，肺灌注扫描的特异性有限，除血栓形成或栓塞外，以下多种原因也可引起肺灌注缺损，导致假阳性结果：①血管腔外受压（肿瘤、气胸、胸腔积液）；②支气管-肺动脉吻合（慢性肺部炎症、支气管扩张等）；③局部缺氧引起的血管收缩（哮喘和慢性阻塞性肺疾病等）；④肺组织纤维化（肺囊肿、陈旧性肺结核）；⑤肺切除。故单纯肺灌注扫描显示缺损尚不足以确诊肺栓塞，也不能据此判断病因。由于许多疾病可以同时影响肺通气和血流状况，致使通气/灌注扫描在结果判定上较为复杂，因此需密切结合临床进行判断。一般将扫描结果分为三类：①高度可能，其征象为至少 1 个或更多叶段的局部灌注缺损而该部位通气良好或 X 线胸片无异常；②正常或接近正常；③非诊断性异常，其征象介于高度可能与正常之间。

(7) 胸部增强 CT　胸部增强 CT 能够发现段以上肺动脉内的栓子，是 PE 的确诊手段之一。PE 的直接征象为肺动脉内的低密度充盈缺损，部分或完全包围在不透光的血流之间（轨道征），或者呈完全充盈缺损，远端血管不显影（敏感性为 53％～89％，特异性为 78％～100％）。间接征象包括肺野楔形密度增高影，条带状的高密度区或盘状肺不张，中心肺动脉扩张及远端血管分支减少或消失等。胸部增强 CT 对亚段 PE 的诊断价值有限。胸部 CT 还可以同时显示肺及肺外的其他胸部疾患。

(8) 磁共振成像　对段以上肺动脉内栓子诊断的敏感性和特异性均较高，与肺动脉造影相比，患者更易于接受，适用于碘造影剂过敏的患者，磁共振成像可区分新、旧血栓。

(9) 肺动脉造影　诊断PE的敏感性约为98%，特异性为95%～98%。PE的直接征象有肺血管内造影剂充盈缺损，伴或不伴轨道征的血流阻断。间接征象有肺动脉造影剂流动缓慢，局部低灌注，静脉回流延迟等。如缺乏PE的直接征象，不能诊断PE。肺动脉造影为有创检查，发生致命性或严重并发症的可能性分别为0.1%和1.5%，应严格掌握适应证。如果其他无创性检查手段能够确诊，并且拟仅采取非手术治疗时，不必进行此项检查。

(10) 深静脉血栓的辅助检查　①静脉超声检查通过直接观察血栓、探头压迫观察或挤压远侧肢体试验和多普勒血流探测等技术，发现近端下肢静脉内血栓。静脉不能被压陷或静脉腔内无血流信号为DVT的特定征象和诊断依据。对腓静脉和无症状的下肢DVT，检查阳性率较低。②磁共振成像对有症状的急性DVT诊断的敏感性和特异性可达90%～100%。部分研究提示，也可用于检测无症状的下肢DVT。在检出盆腔和上肢深静脉血栓方面有优势，但对腓静脉血栓，其敏感性不如静脉造影。③肢体阻抗容积图（IPG）可间接提示静脉血栓形成。对有症状的近端DVT具有很高的敏感性和特异性，对无症状的下肢静脉血栓敏感性低。④放射性核素静脉造影属无创DVT检测方法，常与肺灌注扫描联合进行。适用于对造影剂过敏者。⑤静脉造影静脉造影是诊断DVT的“金标准”，可显示静脉血栓的部位、范围、程度及侧支循环和静脉功能状态，其诊断敏感性和特异性均接近100%。

5. 诊断及鉴别诊断

(1) 诊断　患者临床表现、体征及辅助检查结果不同，提示疾病的严重程度不同，因此在诊断前应根据患者的血流动力学状态是否稳定进行危险分层，不同危险分层的患者诊断的流程不同。

① 肺栓塞的严重程度及危险分层：肺栓塞的严重程度应依据早期死亡的风险进行评估，而不是依据肺动脉内血栓形状、分布及解剖学负荷。因此，目前的指南建议替代以往“大面积”“次大面积”“非大面积”肺栓塞术语，而应依据危险分层指标对患者进行危险分层。危险分层指标包括临床特征、右心功能不全表现及心肌损伤标记物，并根据上述指标在床旁快速区分高危及非高危肺栓塞患者。这种危险分层也用于疑诊肺栓塞的患者。危险分层将有助于针对不同的患者选择最佳的诊断措施及治疗方案。

② 肺栓塞患者的诊断流程：疑诊高危肺栓塞患者的诊断流程见图4-5。

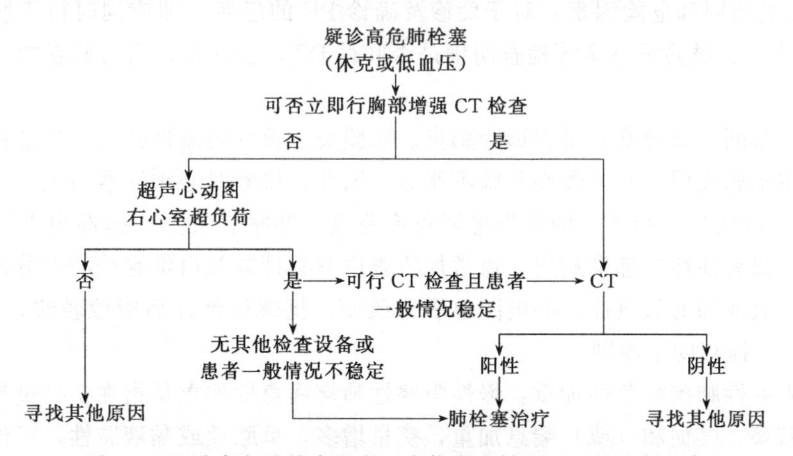

图4-5　疑诊高危肺栓塞患者（有休克或低血压）的诊断程序

如果患者的一般状况不允许进行其他检查，胸部增强CT可以作为首选在有右室超负荷及最终经CT证实PE患者中，多数患者经食管超声可以发现肺动脉内的栓子，通过超声发现下肢深静脉血栓形成也可以帮助确诊。

疑诊非高危肺栓塞患者的诊断程序见图4-6。

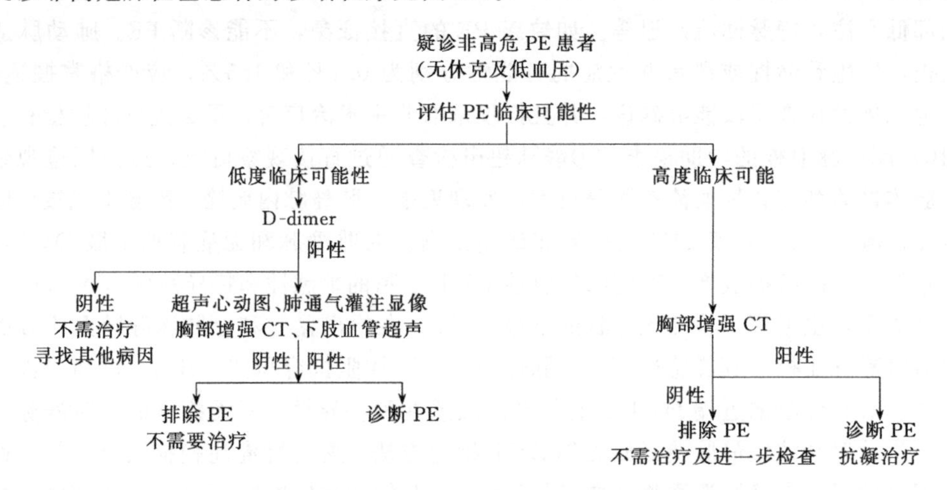

图4-6 疑诊非高危PE患者(无休克或低血压)诊断程序

对存在危险因素，特别是并存多个危险因素的患者，出现不明原因的呼吸困难、胸痛、晕厥和休克，或伴有单侧或双侧不对称性下肢肿胀、疼痛等对诊断具有重要的提示意义。结合心电图、X线胸片、动脉血气分析等基本检查，可以初步疑诊PE，然后进一步评估PE的临床可能性。宜尽快常规行D-二聚体检查，对于排除PE诊断具有重要价值。超声心动图检查可以迅速在床旁进行，对于诊断PE和排除其他疾病具有重要价值，若同时发现下肢深静脉血栓的证据则更增加了诊断的可能性。核素肺通气/灌注扫描结果正常或接近正常时可基本排除PE；如结果为非诊断性异常，则需要做进一步检查，包括胸部增强CT或磁共振显像等。有专家建议，将胸部增强CT作为一线确诊手段。

肺动脉造影目前仍为PE诊断“金标准”和参比方法，但该检查有创，费用较高。随着无创检查技术日臻成熟，多数情况下已可明确诊断，故对肺动脉造影的临床需求已逐渐减少。

寻找PE的病因和危险因素：对于疑诊及确诊PE的患者，即应同时行下肢超声、核素或X线静脉造影、磁共振显像等检查明确是否并存DT，若并存，需对两者的发病联系做出评价。

(2) 鉴别诊断 肺栓塞常易误诊为肺炎、胸膜炎、慢性阻塞性肺部疾病急性加重、急性心肌梗死、主动脉夹层、心力衰竭及肺不张等。因此，诊断时必须注意与上述疾病鉴别。

① 肺炎、胸膜炎：肺炎、胸膜炎患者可有胸痛、咳嗽、发热，肺部阴影等可与肺梗死混淆，但这些患者往往有感染病史，血常规检查白细胞计数及白细胞分类百分比增高，血气分析无低碳酸血症和低氧血症，心电图也多无改变，抗感染治疗后吸收较快，肺灌注显像、胸部增强CT扫描有助于鉴别。

②慢性阻塞性肺疾病急性加重：慢性阻塞性肺疾病急性加重是指在疾病过程中，患者短期内咳嗽、咳痰、气促和（或）喘息加重，痰量增多，呈脓性或黏液脓性，可伴发热等炎症明显加重的表现，但咯血少见，并且患者有明确的慢性病史。行肺灌注显像、胸部增强CT检查可明确诊断。

③ 急性心肌梗死：肺栓塞患者出现胸膜性胸痛、咳嗽、呼吸困难、发绀及心电图改变时应与急性心肌梗死鉴别。但急性心肌梗死患者多伴有高血压、高脂血症、糖尿病等冠心病危险因素，既往可有心绞痛病史，胸痛时出现心电图动态演变过程及相应的心肌损伤标记物水平增高。急性心肌梗死患者无低氧血症与低碳酸血症。

④ 主动脉夹层破裂：急性肺栓塞出现胸痛、上纵隔增宽（上腔静脉扩张）伴低血压或休克者，应与主动脉夹层破裂进行鉴别。主动脉夹层破裂患者多有高血压病史、发病时血压水平较高，两侧上肢血压、脉搏不对称，超声心动图或 CT 检查有助于两者鉴别。

⑤ 急性心力衰竭：突发呼吸困难的患者在考虑肺栓塞诊断时，应与心力衰竭进行鉴别。但心力衰竭患者往往有明确的基础心脏病，听诊肺部可出现湿啰音，血 BNP 及 NT-proBNP 水平明显增高，超声心动图检查有助于两者鉴别。

6. 治疗

肺栓塞的治疗包括药物治疗、介入治疗及手术治疗。

（1）药物治疗

① 一般治疗及呼吸循环支持：对临床高度怀疑或确诊的 PE 患者，应严密监测呼吸、心率、血压、静脉压、心电图及血气的变化。绝对卧床，保持大便通畅，避免用力；对有焦虑和惊恐症状的患者应予镇静药；胸痛者可予止痛药。低氧血症的患者，给予经鼻导管或面罩吸氧。合并呼吸衰竭时，可使用经鼻或面罩无创性机械通气或经气管插管行机械通气。应避免做气管切开，以免在抗凝或溶栓过程中局部出血。应用机械通气中需注意尽量减少正压通气对循环的不利影响。对于右心功能不全，心排血量下降，血压下降的患者，可予多巴胺或其他血管加压药物，如间羟胺等治疗。

② 溶栓治疗：溶栓治疗可迅速溶解部分或全部血栓，恢复肺组织再灌注，减小肺动脉阻力，降低肺动脉压，改善右心室功能，降低严重 PE 患者的病死率和复发率。肺栓塞溶栓的时间窗为发病两周内，溶栓时间越早，疗效越佳。针对低血压及休克的高危肺栓塞患者应给予溶栓治疗，但应严格掌握禁忌证。随机试验已证实了肺栓塞的溶栓药物及溶栓方案，药物包括尿激酶（UK）和重组组织型纤溶酶原激活剂（rt-PA）。目前推荐的国人溶栓药物剂量见表 4-10。

表 4-10　肺栓塞溶栓药物及治疗方案

药物	治疗方案
尿激酶	4400U/kg 静脉负荷量 10min，继以 4400U/(kg·h)持续静脉滴注 12～24h；或 20000U/(kg·2h)静脉滴注
rt-Pa	50～100mg 静脉滴注 2h

（2）介入治疗及手术治疗

① 经导管肺动脉内溶栓：经导管肺动脉内溶栓未显示比静脉溶栓有任何优势，同时还可增加穿刺部位出血的风险，因此肺动脉内溶栓不作为推荐治疗，常在其他介入治疗同时进行。

② 经导管碎栓和抽吸血栓：经导管碎解和抽吸血栓，同时还可进行肺动脉内局部溶栓。适应证为肺动脉主干或主要分支 PE，并存在以下情况者：有溶栓和抗凝治疗禁忌、经溶栓或积极的非手术治疗无效、缺乏手术条件。

③ 肺动脉血栓摘除术：适用于经积极的非手术治疗无效的紧急情况，要求医疗单位有施行手术的条件和经验。适应证为肺动脉主干或主要分支次全堵塞，不合并固定性肺动脉高

压者（尽可能通过血管造影确诊）；有溶栓禁忌证者；经溶栓和其他积极的非手术治疗无效者。

④ 下腔静脉滤器：适用于下肢近端静脉血栓，而抗凝治疗禁忌或有出血并发症；经充分抗凝仍反复发生 PE 伴血流动力学变化的 PE；近端大块血栓溶栓治疗前；伴有肺动脉高压的慢性反复性 PE，行肺动脉血栓切除术或肺动脉血栓内膜剥脱术的病例。置滤器后，如无禁忌证，宜长期口服华法林抗凝。

7. 预防

对存在 DVT-PE 危险因素的患者，尤其是高危人群，包括普通外科、妇产科、泌尿外科、骨科（人工股骨头置换术、人工膝关节置换术、髋部骨折等）、神经外科、创伤、急性脊髓损伤、急性心肌梗死、缺血性脑卒中、肿瘤、长期卧床、严重肺部疾病（慢性阻塞性肺疾病、肺间质疾病、原发性肺动脉高压等）的患者应根据临床情况采用相应预防措施，包括加压弹力袜、间歇序贯充气泵；药物预防措施包括皮下注射低分子量肝素等。

第五章

膈肌疾病诊疗常规

第一节・膈肌肿瘤

膈肌的原发性肿瘤罕见，多是转移癌。

一、流行病学

膈肌肿瘤中，良性（包括囊肿）占40%，恶性肿瘤占60%，比例为2∶3。良性肿瘤以脂肪瘤最为常见，其他有纤维瘤、间皮瘤、血管瘤、神经纤维瘤、神经鞘瘤、纤维肌瘤、淋巴管瘤、畸胎瘤、错构瘤、皮样囊肿等。恶性肿瘤以纤维肉瘤最常见，其他文献有报道的恶性肿瘤还有脂肪肉瘤、横纹肌肉瘤、神经源性肉瘤、平滑肌肉瘤等。

二、病因

（1）原发性恶性膈肌肿瘤　大部分为纤维组织、肌肉组织、血管组织和神经组织发生的肉瘤，其中以纤维肉瘤最多见，其次为神经源性细胞肉瘤。

（2）继发性恶性肿瘤　可直接由邻近器官的肿瘤蔓延而来，亦可通过血行或淋巴转移至横膈。多数自肺、食管、胃、肝、胆囊转移，亦可来自后腹膜、肠道、生殖器、甲状腺、肾脏。尽管邻近的器官组织的恶性肿瘤，如胃癌、肝癌、胆囊癌、肺癌、结肠或盆腔和后腹膜的恶性肿瘤，经常直接侵犯或转移累及膈肌，但通常与原发肿瘤相连或者是胸部或全身性转移性肿瘤的一部分。

（3）先天性和后天性囊肿　先天性良性肿瘤有先天性单纯囊肿和内衬纤维组织的先天性囊肿；后天性囊肿可由创伤后血肿或脓肿所遗留形成囊肿，以及棘球蚴病等疾病所引起。

三、临床表现

良性肿瘤和囊肿多无症状，多数在胸部X线检查时发现。恶性肿瘤常有胸背痛；侵犯膈神经时可有肩部和上腹部放射性疼痛、呃逆和咳嗽（与膈神经的感觉纤维受刺激有关），严重者可引起膈麻痹；部分患者合并胸腹腔积液；巨大肿瘤挤压肺可引起呼吸困难等压迫症状。肿瘤向腹腔生长可产生胃肠道症状和肝区剧痛。有报道膈肌恶性肿瘤可引起杵状指

(趾）和骨关节肿痛等类似肺性骨关节病的表现，切除肿瘤后症状缓解。膈结核或包虫病还有其特有的症状，通常无特异性体征。

四、相关检查

X线检查是发现和诊断膈肌肿瘤与肿块的主要方法。常规X线胸片显示膈面上的球形或块状阴影，随膈肌上下活动。良性者多数表面光滑，恶性者多呈分叶状。当恶性肿瘤侵犯膈神经时可引起膈肌麻痹的表现。可伴有胸腹腔积液。病灶体层、CT或MRI检查有助于鉴别。必要时可进行人工气胸或气腹、胸腔镜或腹腔镜可同时做活检，有利于证实诊断。

五、诊断和鉴别诊断

根据病史、临床表现和相关检查结果可初步诊断本病，主要与肺底积液、包裹性胸腔积液、膈疝相鉴别。

1. 肺底积液

肺底积液X线检查可呈现“膈肌抬高”的征象，但变动体位后往往可使真正的膈肌出现，胸部B超检查也可鉴别。

2. 包裹性积液

包裹于膈肌表面者易与膈肌肿瘤相混淆，但后者部分患者可见阴影内有钙化影，胸部B超检查可区分液体性包块或实质性包块。

3. 膈疝

膈疝可使膈肌局部向胸腔内隆起，且表面光滑，但于胸腔内常可见腹部空腔脏器，如胃和肠疝入胸腔所致的不规则透明区，有时还可见内有液平面。胸部听诊部分患者可闻及肠鸣音。消化道钡餐可供鉴别。

六、治疗

膈肌肿瘤应争取手术治疗，根据良、恶性及病理类型，在术后做放疗或化疗。良性肿瘤预后良好。膈肌的缺损可以直接缝合或用补片修复。

七、预后

良性膈肌肿瘤通常预后良好；恶性膈肌肿瘤预后较差，患者常死于肿瘤复发。

第二节 · 膈　疝

膈疝为腹腔内或腹膜后的内脏器官通过膈肌裂孔或膈肌缺损部位疝入胸腔形成。膈疝可分为先天性和创伤性两种类型。

一、流行病学

1. 先天性膈疝

先天性膈疝（congenital diaphragmatic hernia，CDH）是由于膈肌缺损导致腹腔脏器疝入胸腔，继而引起一系列病理生理变化的一种先天性疾病，其发病率为1/2500～1/3000。病变位于左侧约85%，右侧约13%，双侧不足2%。CDH常伴有心肺发育异常和其他畸形，其中心血管畸形约占27.5%，泌尿生殖系统畸形约占17.7%，骨骼肌肉系统畸形约占15.7%，中枢神经系统畸形约占9.8%。尽管目前新生儿监护质量和手术方式得到不断改进，但CDH预后仍极差，根据全球多个医疗中心数据显示，其病死率仍高达20%～60%。膈肌缺损是CDH的解剖特征，患儿存活率不能得到改善的根本原因在于合并肺发育不良和持续肺动脉高压。

2. 创伤性膈疝

创伤性膈疝总发病率低，多发生在第4肋平面以下，常合并严重的复合性损伤。

二、病因

1. 先天性膈疝

先天性膈疝是一种膈肌发育畸形，其病因尚不清楚，可能与遗传因素、环境因素等共同作用有关。

2. 创伤性膈疝

创伤性膈疝主要是由胸腹部遭受严重损伤引起膈肌破裂，导致腹腔脏器移位进入胸膜腔形成膈疝。产生创伤性膈疝的原因多样，直接暴力或间接暴力均可引发膈疝，直接暴力包括异物刺伤、器械或手术导致的损伤等；间接暴力包括高处坠落伤、车祸伤、挤压伤、爆震伤、钝挫伤等，其中以间接暴力多见。凡能骤然增加腹腔压力的损伤因素，可使膈肌发生破裂，引起腹腔内脏器疝入胸腔。而在整个创伤性膈疝的发生中，以左侧膈疝多见，原因如下：①右侧膈肌发育在胚胎发育时期融合好，而左侧膈肌后侧发育相对薄弱；②遭受外力撞击时肝脏对右侧膈肌起保护缓冲作用；③伤人者或袭击者惯用右手。

三、临床表现

1. 先天性膈疝

膈肌由胸骨部、肋骨部和腰部三部分肌肉和筋膜组成，当膈肌在发育过程中发生障碍时，膈肌形成薄弱点或缺损，腹内脏器可以脱位，从膈裂孔或缺损部位疝入胸腔。先天性膈疝中以胸腹膜裂孔疝最为常见，占80%～90%，两侧膈肌均可发生，由于右侧膈下有肝脏保护，故膈疝多发生于左侧。多见于婴幼儿，成人罕见，患儿可伴有其他先天畸形如消化道异常等。临床表现与膈肌裂孔的大小有关，若裂孔小可无症状，往往于X线检查时被发现，但狭小的疝口也可造成疝入的胃肠绞窄和坏死。若缺损大，甚至一叶膈肌缺如时，大量腹腔脏器如胃、肠、大网膜等均可疝入胸腔，致使肺和心脏受压移位或引起肺发育不全。患者有恶心、呕吐、腹痛、胸闷、气短、心动过速、发绀等症状，严重者可发生呼吸循环衰竭。体征为患侧胸廓活动度减弱，患侧下胸部可因疝入胸腔内脏器的不同而出现实音或鼓音（前者为含液体或实质性脏器，后者为含气体的内脏疝入）。呼吸音消失，有时可闻及肠鸣音。

X 线检查示：一侧膈面轮廓不清，于胸腔内可见肠管充气或胃泡所致的不规则透明区，常伴有液平面，纵隔向健侧移位。应与肺囊肿、气胸、包裹性胸腔积液等相鉴别。通过胃肠钡餐检查或施行人工气腹，不难得出诊断。胸骨旁膈疝为一种较为少见的先天性膈疝，此类疝常有腹膜疝囊，一般腹腔的脏器不会大量进入胸腔。在胸部 X 线片上可于右前心膈角区见一向上隆起的边缘清楚的致密阴影，其内可含气体，CT 扫描可明确诊断。应注意与心包脂肪垫、局部膈肌膨出或局限性胸腔积液等相鉴别。

2. 创伤性膈疝

创伤性膈疝的表现多样，并无特异征象，当疝入胸腔的腹腔脏器挤压肺可引起患侧呼吸音减弱或消失，胸部听诊可闻及肠鸣音；挤压纵隔引起纵隔向健侧移位；挤压心脏或静脉，引起回心血量减少，心输出血量减少，导致休克，进一步影响心肺功能，造成严重呼吸困难、发绀、心悸等；若疝入胸腔的肠管受挤压可导致肠梗阻，出现腹胀、呕吐等症状，甚至引起疝入肠腔脏器绞窄、坏死。同时创伤性膈疝多有合并伤的存在，如多发肋骨骨折、血气胸、胸腹腔脏器挫裂伤、颅脑损伤、胸腰椎骨折、骨盆骨折、四肢骨折等。有文献报道，创伤性膈疝有可能以胸腔积液为主要表现，当患者有胸腔积液，抗炎治疗效果不佳时，需考虑有无膈疝可能，有条件者及早行胸腔镜探查。

胸腹部直接的穿通伤或间接的挤压伤、挫伤、跌伤等可引起膈肌破裂，腹腔内的脏器疝入胸腔后形成创伤性膈疝。由于右侧有肝脏的保护，故膈疝多发生在左侧，可伴发脾破裂，产生腹腔内积血。临床上大多数患者常有合并伤引起的全身或局部表现，尤其是胸腹联合伤或盆腔外伤的患者。有的患者外伤后发生膈肌破裂，但内脏未进入胸腔，早期因无明显症状而易漏诊。因此，凡是有下胸部和上腹部损伤，应注意以下几点。

(1) 开放性损伤应高度警惕膈肌破裂。

(2) 闭合性损伤应动态观察腹部情况，只要情况允许，均应行 X 线检查并追踪。

(3) 手术应常规探查膈肌。膈肌外伤主要症状是呼吸循环障碍，同时伴有消化道症状。病情轻重与疝入胸腔内的脏器多少、有无肠袢扭转及有无合并伤有关，重者可有呼吸困难、发绀、低血压甚至危及生命。查体时可有患侧胸部叩诊浊音或鼓音，呼吸音减弱，有时患侧可闻及肠鸣。在先天性食管裂孔增宽或先天性短食管，由于长期腹内压增高，贲门和胃上部可通过扩大的食管裂孔滑脱至纵隔内形成滑动型裂孔疝，常在平卧时发生。若胃的前部疝入食管前或两侧的腹膜形成的盲囊内时，即产生食管旁裂孔疝。临床上滑动型裂孔疝较食管旁裂孔疝多见，前者约占 90%。本症多见于中老年人，常感上腹不适或灼痛，有嗳气、腹胀，食管下段黏膜因胃液反流经常受胃酸刺激，可引起食管炎或溃疡，有嵌顿时可出现呕吐或呕血、便血。

四、诊断

膈疝的诊断除根据症状特征外，主要根据 X 线表现诊断。

1. 先天性膈疝

(1) 产前诊断　在过去 20 年间，先天性膈疝在世界范围内的产前检出率已提高至 50%～60%，有文献报道最早可在孕 11 周左右被发现，初诊 CDH 的平均胎龄在 24 周。由于肺发育不良和持续性肺动脉高压是新生儿病死率居高不下的两个主要危险因素，因此产前三维超声和磁共振成像检查技术的应用与改进都集中在对这两个病理改变的监测上，并以此评估 CDH 胎儿的预后。准确的产前诊断需要小儿外科、儿科、产科以及影像科医生共同协作完成。主要观察项目包括膈疝发生部位、诊断时胎龄、对肝脏和脐静脉位置的偏差、胃的位置偏差、从左到右的心室率、羊水量等。有研究显示当单独监测这些观察指标时，检查出 CDH 的准确率很低。因此需要联合多种检查手段来综合诊断 CDH。

① 胎儿肺-头比（Lung to head ratio，LHR）：LHR 是指利用产前超声测量胎儿肺区、头围的比值，是衡量胎儿肺发育不良程度的一项重要参考指标。A P Mektus 等首次描述胎儿肺-头比值，并以此作为判断 CDH 患儿肺发育不良程度的检查指标，由于当时没有肺区的正常参考值范围，故认为检查时的胎龄因素对此项生物学指标没有太大影响。后来的研究人员通过 650 例孕 12～32 周胎儿影像学观察发现双肺发育速度快于头围增长的速度。因此各时期胎龄预期 LHR 值可作为一项较好的评价指标，但是不同文献中预期的 LHR 公式以及参考区间不尽相同，为了避免标准设置不同带来的诊断差异，在 LHR 的基础上提出了实际测得 LHR 与期望 LHR 比值法（O/ELHR），此比值变化受胎龄的影响较小，通常在孕 24～26 周预测可信度较大，当 O/ELHR＜25%时胎儿存活率较低，O/ELHR＞45%时存活率上升至 89%。

② 胎儿肺容积（Fetal lung volume，FLV）：胎儿磁共振成像已广泛应用于包括先天性膈疝在内的胎儿先天性肺疾病，具有空间分辨率高、成像速度快等优势，能较好地显示胸腹部情况以及膈肌的完整性，是目前评估 FLV 的较好方法。经证实 FLV 与 CDH 的预后密切相关，当 CDH 胎儿 FLV 值低于正常值 15%以上，胎儿出生后的病死率会显著增高。Bebbington M 等报道使用 MRI 获得实际全肺容积与期望全肺容积比（O/EFLV）以及疝入肝脏百分比值判断出 CDH 胎儿预后较 O/ELHR 更有价值，O/ETFLV＞35%时胎儿存活率约为 83%，O/ETFLV 为 25%～35%时存活率下降至 69%，O/ETFLV＜25%时仅有 13%的胎儿能存活。随着超声技术的发展，目前还可应用三维超声成像估算肺的容积，此方法能更好地反映肺容积的变化。运用三维超声或 MRI 还可对 CDH 肺发育状况进行分级，并对产后新生儿的死亡风险进行预测。

③ 肝脏的位置：肝脏是否疝入胸腔，此前被作为一个非定量的评价指标来预测 CDH 的预后。有研究显示合并肝脏疝入的 CDH 胎儿死亡率约为 65%，肝脏未疝入胸腔时死亡率约为 7%，肝脏的疝入程度可以作为导致 CDH 高死亡率的独立危险因素之一。直到最近，经 MRI 检查肝脏疝入胸腔的体积程度作为一个明确的量化指标被用来评估胎儿出生后的生存率。超声检查时肝脏与肺和肠管不容易被区分开，而在 MRI 中，肝脏组织与周围组织有很明显的区别，因此肝脏进入胸腔体积的量化是一项非常有前途的预测指标。胃疝入胸腔体积的分级方法结合 O/ELHR 判断 CDH 胎儿预后同样有进一步研究的价值，但其敏感性尚无相关报道。

④ 持续性肺动脉高压的产前评估：先天肺发育不良及肺动脉高压是 CDH 患儿的主要死因。虽然可运用三维超声或 MRI 检查测算胎儿肺容积，但肺容积不能完全代表肺功能。目前，准确评估胎儿肺动脉高压的严重程度的检测方法仍处于探索中，在理想情况下，持续的肺动脉高压（persistent pulmonary hyper tension，PPHT）监测可以间接反映肺发育不全的严重程度。较多研究报道利用超声多普勒或三维能量多普勒技术测量肺血管的各项指数。随着孕期的发展，肺血流灌注的增加以及血管阻力和压力的减少，肺毛细血管横截面增加反映出肺发育不断成熟，运用先进的成像技术可以量化肺血流量和血管内径、肺动脉血流阻力指数（resistant index，RI）、搏动指数（pulsatility index，PI）以及收缩期峰值流速（peak systolic velocity，PSV)。有研究发现当血流加速时间/射血时间比值越低，胎儿发生肺动脉高压的风险越高。另一项研究显示，用 MRI 测量 McGoon 指数［(右肺动脉直径＋左肺动脉直径)/主动脉直径］与 PPHT 密切相关。虽然此项检查在能量多普勒成像上早已应用，但其结果只适用于定性评价和粗略预测 CDH 发病率。此外，三维超声测量运动血流量分数指标也被用来判断预后。高氧试验也常被用来预测肺动脉高压的风险，其原理是怀孕母亲吸入高浓度氧气，可增加肺血流量，间接减少肺循环阻力，这项测试可以独立于 O/ELRH 评估 CDH 预后，但仅适用于肺泡开始发育的 28 周胎龄以后。我们相信这些有量化参数的检查项目在经大量研究证实之后可以为临床 CDH 的产前评估提供更加精确的参考依据。

⑤ 肺胸横面积比（lung to thorax transversea rearatio，LTR）：LTR 是诊断 CDH 的另一个二维参数指标。一项多中心研究表明通过测算 LTR 判断 CDH 的准确度受胎龄的影响较小。并有研究通过对该医疗机构 2005～2012 年间确诊为左侧 CDH 的胎儿，于 33 周胎龄时的 LTR 和 O/ELHR 两项数据进行回顾性收集和回归分析，发现这两项数据能够更准确地判断肺压迫程度并评估胎儿预后，因此，LTR 和 O/ELHR 均可作为评估 CDH 产后结局的良好指标。

⑥ 羊水生物学代谢谱评估肺发育成熟度：有研究者通过动物模型的建立，运用代谢组学分析羊水（amniotic fluid，AF）代谢谱，为胎儿肺生化机制提供了有用的信息，并认为 AF 代谢谱可用来标记和评估 CDH 胎儿的预后。但这一观点尚需进一步明确胎肺成熟度与生物大分子的关系。

⑦ B 型钠尿肽（BNP）水平评价肺动脉高压：B 型钠尿肽是一个含有 32 个氨基酸的肽类激素，由心室分泌，反应心室压力和容量负荷。BNP 能够引起血管舒张，有研究人员将 BNP 水平与新生儿持续肺动脉高压进行对比，通过 132 例患儿的回顾性研究发现 BNP 水平与肺动脉压力呈一定的相关性。因此检测患儿 BNP 水平能够一定程度上反映产后胎儿的 pH 变化情况，此项检查可作为监测项目之一。

(2) 产后诊断　有文献报道 60％～80％的 CDH 可以通过产前检查确诊，但仍有 20％～40％的病例产前检查漏诊或未接受产前检查。CDH 的产后诊断并不困难，主要依照其不同的临床症状与表现类型，不同年龄，疝入胸腔的脏器体积，肺发育成熟度，以及心肺压迫程度和是否存在胃肠道梗阻来综合判断。CDH 患儿出生后不久就会表现出相应的临床症状，此外当发生新生儿急腹症时，临床医生在进行鉴别诊断时应该考虑本病的可能，首选诊断方法为胸、腹联合 X 片，有梗阻患儿还应结合 X 线钡餐和钡剂灌肠，对于复杂病例还应结合 CT 和 MRI 做出诊断。

2. 创伤性膈疝

诊断创伤性膈疝时，关键在于及早确诊，需避免误诊及漏诊，这在法医学鉴定上也有重要意义，判断医方是否存在医疗过错，及早明确诊断和治疗，需注意以下几点：①询问病史时需注意有无使腹压急剧增高的致伤因素，如高处坠落、车祸撞击挤压造成的损伤等；②胸部闭合损伤后出现膈肌损伤的典型症状，出现患侧胸部或肩部放射痛；③若患者出现以腹部症状、体征为表现的下胸部损伤，或者出现以胸部症状、体征为表现的上腹部损伤，需警惕创伤性膈疝的可能；④出现不能单纯以心肺疾患解释的发绀、呼吸困难、心悸等；⑤若在体征上出现气管或纵隔向健侧移位，而患侧呼吸音减弱或消失，肝浊音界上移等，需考虑此病；⑥患者出院后明确告知患者随访内容。若在患者入院早期未能及时明确诊断，尤其在首诊时漏诊或误诊，则会耽误患者病情，发展为陈旧性或迟发型膈疝。根据患者的病史、症状、体征分析，结合超声、X 线、CT 来帮助临床医师明确诊断。

创伤性膈疝的表现复杂多样，通过患者的临床表现、受伤机制，在诊断时要考虑到本病的可能，从而降低本病的漏诊率。同时，临床医师还需要一些辅助检查来进一步明确诊断，为患者治疗争取时间，可采用的辅助检查有：①床旁 B 超，图像表现为膈肌连续性中断，同时可判断疝入胸腔的肝、脾、肠管脏器等；②上消化道造影，对诊断肠管为疝内容物有重要意义；③胸部 X 线，表现为患侧膈肌抬高、模糊影像，膈下胃泡影偏离正常位置，胸腔可见胃肠道影像，置入胃管后发现胃管在胸腔内；④胸部 CT，表现为膈肌连续性中断或部分未显示，腹腔内容物通过膈肌缺口局部缩窄产生的领口征，腹部脏器失去膈肌支撑而出现腹腔脏器贴于后胸壁征象或断裂的膈肌游离缘向近胸壁内侧弯曲移位而表现出悬挂征。其中多层螺旋 CT 既能清楚显示疝环位置、大小、形状及疝内容物，又能显示合并其他脏器损伤，对病情危重或不能站立者进行 MSCT，可简单、迅速、准确诊断创伤性膈疝。若疝内容物在 CT 上与膈肌密度接近，难以区分时，如肝脏膈疝，增强 CT＋三维重建有利于膈疝的诊断及鉴别诊断。但是如若在 X 线、CT 均不能确诊时，可借助胸腔镜检查，胸腔镜既是诊断方式又是治疗手段，关键在于及早诊治。

五、治疗

1. 先天性膈疝的治疗

（1）产前治疗　随着产前诊断水平的提高，许多 CDH 患儿在胎儿期就被诊断出来，产前尽早阻断肺发育不良的发生是治疗 CDH 的关键所在，这使得产前干预 CDH 得到重视，干预方法也不断被创新和完善，目前主要包括以下几种。

① 开放性胎儿膈肌修补术：此类手术的技术要求相当高，最早国外的尝试均宣告失败，1993 年国外报道 9 例 CDH 胎儿成功进行胎儿手术治疗，结果 4 例出生后存活，2 例早产死亡，3 例修补术后 48h 死于宫内，死亡原因主要是术后胎儿胸内肝脏突然纳回腹腔，脐静脉血流受阻，导致胎心率过缓和死亡。近年国内曾有新闻报道过 1 例胎儿膈肌修补手术，孕期 33 周，术中胎儿无法正常还纳入子宫，遂引产，术后胎儿生存情况仍处于观察中。由此看来，开放性胎儿膈肌修补手术的难度高、风险大，且远期存活率较产后治疗没有明显提高，现已较少应用。

② 胎儿镜下腔内气管阻塞术（Fetal endoluminal tracheal occlusion，FETO）：早前有研究认为肺内液体的慢性引流是胎儿肺发育不全的主要原因，且发现产前气道结扎或阻塞可致肺过度发育。在大量动物实验的研究中发现气管结扎可以阻止肺内液体流出，从而增加肺干重、DNA 及蛋白含量，改善肺泡支气管结构，减少中小肺动脉膜厚度，增加气管内压，最终有利于胚胎肺的发育。目前由早期的剖宫胎儿气管结扎术、内窥镜气管结扎术逐渐发展为 FETO，即在超声引导下，以直径 12mm 胎儿镜介导对宫内胎儿进行气管球囊封闭，这种手术方式使得疗效有较大的提高，术后并发症明显减少。但有研究发现 FETO 可能会刺激胎儿早产，其远期存活率并未得到明显提高。虽然该技术的远期效果还有待于进一步研究证实，但其术式的创新为未来更好的治疗手段积累了经验。

③ 激素的应用：目前临床上已通过产前应用地塞米松刺激胎儿肺泡Ⅱ型细胞产生肺表面活性物质并且促进肺泡间隔的成熟，从而有效预防早产儿呼吸窘迫综合征，治疗新生儿呼吸衰竭。也有学者尝试在产前诊断 CDH 的高危孕妇中使用倍他米松，并取得了良好的疗

效。但是，产前应用激素会增加早产和感染的风险，使孕妇血糖升高和母婴免疫力降低等不良后果，因此产前应用激素应权衡利弊，谨慎使用。

④ 维生素 A（Vit A）、维 A 酸（RA）：有研究发现在除草醚诱导 CDH 大鼠模型孕鼠中同时添加 Vit A 后，CDH 发生率有所降低，而应用 Vit A 的活性代谢产物 RA 能使 CDH 发生率降得更低，从而推测除草醚可能是干扰肺细胞吸收 Vit A 而导致肺发育不良。学者用 Vit A 进行动物实验发现在孕鼠产前给予 Vit A 可以促进发育不良的肺更加肺泡化，胎肺 DNA 与蛋白的含量更显著增加。近期学者试图更加详尽地解释其作用机制，他们最后发现 RA 信号通路是膈肌和肺发育的关键，而 RA 信号通路被阻断是导致 CDH 发病的主要原因之一。然而产前过量的 Vit A 和 RA 会导致多种胎儿畸形，因此 Vit A 在使用最佳时间和剂量方面仍需要进行大量的研究。

⑤ 汉防己甲素（Tet）：汉防己甲素是从中药中提取的生物碱，通过给予妊娠大鼠 Tet 灌胃发现 CDH 发生率明显降低，研究认为 Tet 能促进肺组织的发育，减少腺泡前血管数量和减少血管壁厚度来缓解产后大鼠的肺动脉高压。此方法具体的作用机制和治疗效果仍需临床实验进一步验证。

（2）产后治疗

① 手术治疗：由于 CDH 存在重要脏器解剖关系的异常，直接影响了脏器的功能，因此手术是抢救和治疗的必要手段，从首例 CDH 手术治疗报道至今，手术方式和时机的选择经历了重大的变革。从最早胎儿出生后立即手术治疗发现术后呼吸系统症状反而加重，到后来研究者认识到术前改善肺功能和降低血管阻力才是提高生存率的关键，术前准备期改善内环境，保持血流动力学的稳定既可增加患儿手术耐受能力，也可提高术后存活率。而随着微创外科的日益发展，手术方式也发生了很大改变。最早一般采用开胸或经腹腔膈疝修补术，到现在胸、腹腔镜的应用，患儿术后恢复较快，短期效果较好，但由于胎儿胸腹腔空间狭小，手术难度较大，远期生存率是否有明显提升有待进一步研究。每一种手术方式都有其各自的优缺点，术后并发症也无法避免，如何选择更合理的手术方式是一个长期受到争议的话题，有国外学者认为手术的创新最终离不开以下几项原则：a. 膈肌发育不全的术前正确处理；b. 微创技术的改进；c. 最佳手术时机的选择；d. 对膈肌理想替代材料的认识和创新，包括人工补片材料、皮瓣技术和组织工程等。

② 体外膜肺（extra corporeal membrane oxygenation，ECMO）：ECMO 是在其他常用治疗方法失败或出现严重肺动脉高压危象的情况下的一种辅助抢救措施，其目的是稳定患儿呼吸、循环功能。20 世纪 80～90 年代欧美国家医疗机构把 ECMO 作为高风险 CDH 患儿的常规治疗手段。但随后英国和加拿大的多中心研究和随访结果显示，应用 ECMO 并没有显著提高 CDH 患儿的生存率，长期使用 ECMO 甚至造成更多并发症，现大多数医疗机构已不作为 CDH 的常规治疗，关于 ECMO 的使用需合理掌握指征。

③ 一氧化氮吸入（Inhaled nitric oxide，iNO）：有研究发现 CDH 患儿肺动脉壁和内皮细胞一氧化氮合成酶显著降低，其 mRNA 水平较正常人偏低，在除草醚诱导的 CDH 胎鼠肺中也发现内源性 NO 产生减少，引起血管痉挛收缩，因此研究者推测 NO 减少可能与肺动脉高压有关。NO 是一种选择性肺动脉舒张剂，通过鸟苷酸环化酶的激活产生鸟苷酸，以此舒张血管平滑肌，降低肺动脉高压，外源性吸入 NO 可明显的改善 CDH 患儿低氧血症，减少机械通气的时间，在 NO 吸入前应先应用足量的肺表面活性物质来改善肺表面活性，才能使 NO 发挥最大效应。一项随机对照试验评估了 NO 治疗 CDH 患儿肺动脉高压的作用，尽

管认为这种疗法目前应用比较广泛，在 CDH 早期结合 ECMO 治疗似乎改善了肺功能，但远期疗效是否可靠需要进一步研究验证。

④ 西地那非：有研究发现磷酸二酯酶-5 抑制剂可能对 CDH 患儿肺血管扩张有益，但西地那非口服制剂可能会受患儿喂养延迟或不耐受等因素的限制。因此，研究者进行实验评估西地那非静脉注射对心肺功能的影响，通过病例回顾的方法，给予 CDH 患儿连续静脉注射西地那非，结论是西地那非可能与改善氧合有关，但具体的影响途径需要通过长期的前瞻性研究来确定。

⑤ 肺表面活性物质：CDH 新生儿肺表面活性物质的质和量均明显降低，肺泡张力增高，肺顺应性下降，最终导致通气功能的降低。因此直接向气管内注入肺表面活性物质，可降低肺表面张力，加强肺血流灌注和气体交换，从而改善呼吸功能，但单独使用并未发现患儿生存率有明显提高，现认为配合其他治疗方法效果较好。

⑥ 肺移植：肺移植无论是对于成人肺疾病还是小儿肺严重发育不良都可以达到显著的效果，但由于小儿手术难度较大，供体资源等问题，CDH 肺移植治疗开展不多，仅有一篇报道 2 例肺移植患儿有一例能长期存活，因此，肺移植治疗未来有广阔的研究前景。

⑦ 干细胞移植：与其他疾病的前沿研究一样，国内外学者同样认为可以通过移植干细胞来挽救严重发育不良的肺组织。研究发现肺间质干细胞可以由其他组织干细胞分化而来，比如骨髓、脂肪组织等，并且具有调整免疫抑制造成的组织损伤作用。也就是说，骨髓干细胞等可以在肺内分化成特殊的肺组织细胞来促进肺、支气管等组织结构的重建和修复。肺组织再生可能需要内源性上皮干细胞的参与，而这种肺组织多能干细胞已被发现在气道远端的部位存在。当这些细胞被移植注入小鼠受损伤的肺内即可分化为支气管、肺泡或肺血管等细胞。因此有研究者推测，在胚胎时期或出生后移植此类干细胞可能会对修复 CDH 发育不良的肺有所帮助。然而目前此设想仅处于理论阶段，还需要大量的基础实验来探索和验证。

2. 创伤性膈疝的治疗

对于创伤性膈疝的治疗，手术修补是其唯一有效的治疗方法，膈疝一旦发生，无论疝囊大小，不能自愈，一经确诊，均应进行手术修补。需探查疝内容物有无缺血坏死，若疝入时间长，疝内容物发生坏死，切除坏死的疝内容物；若疝内容物正常，还纳疝内容物后修补膈肌，对膈肌裂孔较小的直接进行折叠缝合修补，对膈肌裂孔过大或难以直接缝合的，可采用自体材料或人工补片进行修补。正确选择手术方式及手术入路，及时处理多发伤，加强患者术后管理，对改善患者预后、降低病死率具有重要意义。

（1）需考虑传统或需中转开胸或开腹手术　①生命体征不平稳、大出血者；②合并气管、食管损伤者；③疝内容物粘连紧密，难以分离者；④疝入脏器缺血坏死需切除，操作复杂者；⑤胸腔镜探查不明或视野显示不清者；⑥患侧肺萎陷不良者。传统手术对大创伤、大出血患者的抢救有着一定的积极作用，能够为危重伤患者争取到一定的时间进行探查及修补，但传统手术创伤大，恢复缓慢，患者对手术耐受差。

（2）需考虑经电视胸腔镜下修补术　①下胸部、上腹部疑有膈肌破裂，X 线、B 超、CT 均不能确诊者；②胸部创伤出现肠梗阻症状，腹部损伤出现血气胸表现，胸腔穿刺出肠内容物者；③伤侧胸部呈气胸表现，胸部听诊闻及肠鸣音或鼻胃管注气时在胸部闻及气过水声；④胸腔闭式引流后呼吸困难、发绀等症状改善不明显，浊音区进行性增大；⑤胸腹部创伤，X 线、CT 显示胸内不明肿块。经胸腔镜下手术相对于传统手术，优势明显，腔镜手术对患者的呼吸消化循环功能影响小、手术创伤小、伤口美观、视野清楚、疗效较好、并发症发生率低。不仅在肺叶切除术中，腔镜手术对患者术后疼痛及生存质量有着很大的改善。并且胸腔镜手术在创伤性膈疝诊治中也是优势突出，临床上可适当放宽膈疝患者腔镜治疗的适应证。因此，胸腔镜对创伤性膈疝的诊治有着较好的应用前景。

（3）手术入路的选择　在决定好手术方式后，接着要考虑手术入路，关于手术入路的选择目前并未有确切证据表明有哪种方式是更好的入路方式。需要根据患者的具体损伤情况来定，术式有经胸、经腹、胸腹联合切口入路：①对单纯胸外伤无腹腔脏器损伤、大量血气胸或右侧膈肌损伤者可选择经胸入路；②对合并有腹腔脏器损伤、大出血或者明显腹膜刺激征者，抑或不能耐受全麻及开胸术者多选择经腹入路，但在建立气腹时，要严密监测心率变化及气道压力，避免因腹压增高导致膈疝程度加重；③对同时疑有胸腹腔脏器损伤或陈旧性膈疝者，可考虑胸腹联合切口入路，曾有文献报道，此种胸腹腔镜联合的术式有利于在膈肌顶部的操作，可清晰透照膈肌血管，避免误伤膈肌血管，但是此种手术入路创伤较大。以上3种术式适用情况不同，结合患者的具体损伤情况，选择合适的入路方式，有利于缩短手术时间、准确找到疝囊、加速患者恢复。

（4）多发伤的治疗　对合并多发脏器损伤，要遵循先重后轻的原则，先处理致命伤，再处理膈疝；对合并休克者，应积极抗休克同时准备手术；对大出血或进行性出血者，立即手术止血。

（5）加快术后恢复　术后放置引流管引流积液或积气，放置胃管持续胃肠减压，必要时放置腹腔引流管，避免二次膈肌破裂的发生。加强能量摄入，咳嗽、吸气锻炼呼吸功能，胃肠功能恢复前禁食并肠外营养，引流管据引流量酌情拔出。无论是引流管或胃管的放置，营养能量的支持，还是肺功能的锻炼，都是综合影响患者病情恢复快慢、住院时间长短的重要因素，对术后患者的治疗与护理不容忽视，需要引起重视。曾有研究报道，由于在术中未对患者清除胃内容物而导致术后频发呕吐引起误吸窒息，故需在患者术后做好胃肠减压，以免出现腹胀而影响呼吸循环。

第三节·膈膨出

膈膨出是由于肌肉纤维不同程度的麻痹、发育不全或膈肌萎缩，造成全膈或部分膈不正常的上升或高位。

一、流行病学

膈膨出在任何年龄均可发生，常规胸部透视成人发现率约万分之一。因膈下病变或膈上病变以及急性损伤造成的膈肌位置改变，不属于膈膨出的范畴。

二、病因

膈膨出有先天性和后天性（麻痹性）两种。

（1）先天性膈膨出　因膈的胚胎发育障碍，膈肌发育不全，随着年龄增大，膈肌逐渐伸长变薄，上升入胸腔内。整个膈或单侧发育不全，造成全膈或单侧或部分性膈膨出。先天性膈膨出常合并其他畸形，例如同侧肺发育不全、胃逆转、肠旋转不良和异位高肾等。

（2）后天性膈膨出　由于损伤膈神经，造成一侧或双侧膈肌萎缩，使膈升高。膈神经受损的原因有：①最常见者为肿瘤侵犯或压迫（肺癌转移至纵隔淋巴结、纵隔肿瘤、心包或心脏恶性肿瘤或胸膜间皮细胞瘤或胸壁纤维细胞瘤）；②巨大的主动脉弓部瘤压迫左隔神经；③炎症感染（肺炎、肺脓肿、纵隔炎、膈下感染和纵隔巨大的淋巴结结核均可损伤膈神经）；④膈神经周围部分受损伤（肺癌切除、心包切除或胸腺切除术中切断膈神经，心内直视手术时膈神经被心包腔内的冰屑冻伤）；⑤因创伤、传染病、肿瘤或脊椎结核在颈椎水平压迫或损伤膈神经；⑥中央神经系统疾病（感染性多发性神经根炎）；⑦传染病累及膈神经（脊髓灰质炎、单纯疱疹、带状疱疹、白喉）、乙醇或铅中毒和变态反应（注射抗破伤风血清后）。

膈膨出多见于左侧，双侧罕见，因右侧膈神经分支较多，故部分性膈膨出常见于右侧，男性多于女性。先天性膈膨出的病例膈神经无异常，只是膈肌纤维变薄。病变严重者，肌纤维缺如，膈薄如一张半透明膜，由胸膜、筋膜和腹膜构成。后天性膈膨出的肌纤维呈退化或萎缩，变薄的部分由弹性纤维组织组成。

单侧膈肌丧失功能使肺活量减少 33%。膈肌升高和矛盾运动使患者肺脏受压，膨胀不全，换气功能受损。此外，膈肌担负全部通气量的 60%。因此，在主要以腹式呼吸的婴幼儿，限制通气功能的症状尤为严重。完全性膈膨出改变食管进入胃的角度，引起胃反流。左膈膨出时胃底上升并可能扭转，使食物通过贲门或幽门时受阻。部分膈膨出较少引起呼吸症状，但可使肝或肠襻嵌入。

三、临床表现

（1）症状　大多数完全性膈膨出和几乎所有部分性膈膨出的病例均无症状，只在 X 线检查时被发现。膈膨出的主要症状有呼吸道和胃肠道两组，先天性与后天性膈膨出的症状近似，但儿童和成人的临床表现各异。完全性膈膨出的新生儿和婴幼儿常有呼吸急促而不规则，啼哭或吸奶时呼吸困难，严重者出现发绀。在儿童，完全性膈膨出可引起呼吸困难。患儿易患慢性支气管炎，反复肺炎。某些患儿有不明原因的胸痛和非典型的胃肠道症状，如食欲不佳、体重不增或间歇性肠梗阻等症状。活动时有轻度或中度呼吸困难，一般无发绀。成年人左膈膨出的常见症状为下咽困难、上腹牵拉感或胀痛、胃烧灼感和嗳气。当平卧、头低位或饱食后胃肠道症状常加重，改为侧卧位则缓解。呼吸道症状为活动时呼吸困难、气短，饱食后或平卧时更明显，患者带有咳嗽、喘鸣和患侧反复肺部感染。大多数患者常因呼吸道感染就医时才被发现。

（2）体征　完全性膈膨出的新生儿和婴幼儿查体可发现患侧胸壁呼吸运动受限，叩诊为浊音，无肺泡呼吸音，但可能听到肠鸣音。气管和心脏向对侧移位、扁平腹，肝脾常不易触及。在吸气时健侧上腹部先鼓起，两侧活动不对称。在儿童，当膈完全膨出高位时可有深吸气时患侧下胸过度伸展，被称为 Horner 征。患侧下胸叩浊，腹部呈舟状，其他体征与新生儿相同成年患者体征与儿童类似，但其体征对诊断帮助不大。

四、相关检查

（1）X 线表现　膈膨出主要靠 X 线检查做出诊断。胸透可发现患侧横膈高位，可升到第3、4肋间隙高度，膈下紧贴胃，膈肌活动受限或消失，心脏移向健侧，吸气时更明显。前后位胸片显示上升的膈肌厚度明显变薄，像是光滑完整的曲线。观察全膈时需做斜位或侧位胸片。胸部透视检查可见后天性膈膨出时，上升的膈也有运动，但矛盾运动不很明显。

(2) 胃肠道造影或钡灌肠检查　可发现升高的胃或结肠、颠倒的胃或合并扭转，其上有一完整无缺的薄膈。

(3) 肝扫描、肺扫描　显示高位的膈，磁共振更有助于鉴别诊断。

五、诊断和鉴别诊断

结合病史、临床表现和相关检查结果等信息，可初步确定膈膨出的诊断。需与下列疾病鉴别。

1. 膈疝

为先天性或后天性原因导致腹腔内脏器通过膈肌缺损处进入胸腔形成。胸透时亦可见膈肌局部隆起，但于膈上隆起部分可见胃肠或肠腔的空腔影，在胸透下借助于气腹的技术进行检查，患者直立时气体升入胸腔为膈疝，如存留于膈下则为膈膨出。胃肠道造影或钡灌肠更能看清楚升高的胃或结肠与膈肌的关系。

2. 横膈肿瘤

极少见，多无特异症状。X线检查可见膈肌上面显示边缘光滑的圆形或卵圆形致密阴影，可随膈肌运动而上下移动，其形态和大小不随呼吸而改变，诊断性气腹有助于诊断。

3. 肺底积液

肺底积液患者于X线检查时常可见患侧“膈肌抬高”影，一般在改变体位行胸透或B超检查后即可区分。

六、治疗

(1) 无临床症状的膈膨出不需处理。膈膨出无药物可治，如有症状可对症治疗。因膈神经麻痹造成的后天性膈膨出，有可能逐渐改善，可观察1年左右，不急于手术处理。

(2) 新生儿和婴幼儿如因膈膨出合并严重呼吸困难，应急诊手术，否则将导致死亡。由于胃扭转而引起重的消化症状，手术疗效较好。

(3) 老年患者反复合并严重的呼吸道症状，损害肺功能者应考虑手术。

(4) 不能排除膈疝或肿瘤的病例也应手术探查。手术是将薄弱部分重叠缝合。

七、预后

膈膨出通常预后良好，但老年患者反复出现呼吸道感染预后可能较差。

第六章

食管疾病的诊疗常规

第一节・食管狭窄

多数食管狭窄为后天性，少数为先天性。食管良性狭窄多是患者误服强酸、强碱造成食管腐蚀性损伤所致瘢痕性狭窄。

一般引起食管烧伤的腐蚀剂分为强酸和强碱两类，酸和碱浓度较高时均可造成食管及胃的严重损伤。强碱可使蛋白溶解、脂肪皂化、水分吸收而致脱水，并在溶解过程中产生大量热量对组织也有损伤。若灼伤面积广而深，容易发生食管壁坏死及穿孔。而酸性腐蚀剂则产生蛋白凝固性坏死，通常较为浅表，较少侵蚀肌层。但酸性腐蚀剂不像碱性腐蚀剂可被胃酸中和，因而可引起胃的严重损伤。腐蚀剂被吞服后可迅速引起食管的变化。引起病变的严重程度与吞入腐蚀剂的剂量、浓度和性质密切相关，固态物质易黏附于黏膜表面，烧伤面积较小，液态物质进入食管，接触面积广，破坏也严重。轻型病例仅是食管黏膜充血、水肿，数天即可消退。较严重的病例，表层组织坏死，形成类似白喉样的假膜，食管黏膜可能发生剥脱及溃疡形成，并有纤维素渗出。如果没有其他因素影响，这类病变可以逐渐愈合，严重食管烧伤则可引起波及食管全层的深部溃疡，甚至引起穿孔，形成纵隔炎，或穿入邻近的大血管引起致命性的大出血，这种深部溃疡愈合后形成的瘢痕，可引起不同程度的食管狭窄。临床上以胸中段瘢痕狭窄为最多见，其次为胸上段和下段。服腐蚀剂剂量大者，可致全食管瘢痕狭窄甚至累及口咽部。

一、流行病学

食管狭窄在临床中并不少见，儿童及成人均可发生。

二、病因

在儿童，主要是将家用化学剂误认为是饮料或药品而自服或由他人给予误服，但这种类型所致食管损伤多不甚严重。在成人常因企图自杀而吞服腐蚀剂，吞服量较多，治疗也很困难。我国对食管烧伤的发生率尚无精确统计，各地区均有病例报道，城市以吞服碱性腐蚀剂居多，而农村常因吞服酸性农药所致。其他原因有反流性食管炎及食管损伤合并感染。

三、临床表现

吞服强酸、强碱后，食管黏膜出现广泛充血、水肿，继之脱落坏死，腐蚀严重区域出现溃疡、肉芽组织形成、成纤维细胞沉积。此时患者疼痛甚重，不能进食，时间为 3～4 周。由于食管组织的反复脱落、感染及肉芽组织增生，成纤维细胞变为纤维细胞，食管组织渐被纤维结缔组织所替代，管腔变窄，但患者疼痛减轻，可进流质或半流质饮食，此时为食管灼伤后 5～6 周。随着食管组织的进一步修复，肉芽组织增生，瘢痕形成，管腔失去扩张功能，而变得挛缩、僵硬，严重狭窄，患者出现严重吞咽困难，有的连唾液都难以咽下，因而引起严重营养缺乏及脱水、酸中毒。食管狭窄的程度和范围需 5～6 个月才能稳定。因此，为维持患者的营养，应及早行空肠或胃造瘘术，以防患者消耗衰竭。

四、相关检查

1. 食管 X 线钡餐造影

由于造影剂不易被 X 线穿透，因此可显示食管狭窄的部位、程度和长度。

2. 纤维食管镜

通过纤维食管镜可直视食管内壁，不但能发现狭窄的食管区域，观察病变，还能截取病变组织标本，进行病理学检查，同时，可在内镜下进行初步的扩张治疗。

五、诊断和鉴别诊断

根据患者有吞服腐蚀剂病史，口唇、舌、口腔及咽部有烧灼伤，主诉咽部、胸部等疼痛，吞咽痛或吞咽困难，诊断并不困难，但需要对烧灼伤的范围及严重程度进行了解。对吞服腐蚀剂的剂量、浓度、性质（酸或碱）及原因（误服或企图自杀）等的了解对诊断或治疗均有帮助，尤其应注意企图自杀的患者，吞服腐蚀剂的量较多，损伤较为广泛，病情也甚严重。应注意神志、呼吸、血压、脉搏及中毒可能出现的症状及体征，有液气胸及腹部的体征均为食管、胃烧伤严重的表现。一般情况食管 X 线钡餐检查是安全的，检查时可见到黏膜不规整、局部痉挛、充盈缺损或狭窄，如有穿孔则可见钡剂外溢。纤维食管镜检查可以及早提供有价值的资料，同时尚可进行治疗。早期行食管镜检查尚有不同意见，但近来不少人认为，有经验的内镜专家进行这项检查并无多大危险，而且能早期明确损伤的严重程度，对处理做出比较正确的对策，主张 24～28h 内甚至在 3h 内就可行纤维食管镜检查。

如有复杂情况，需根据患者个人情况进行鉴别诊断。

六、治疗

1. 早期处理

此病一旦确诊，就应给予积极的早期处理，因早期处理的好坏可直接影响患者的预后。在食管化学伤的早期，首先应确定患者有无酸中毒、脱水、电解质紊乱及休克，是否合并有胃或食管穿孔及纵隔炎。此时应保证正常血容量，维持体内酸碱平衡。如患者无食管及胃穿孔，应行食管灌洗，并吞服与化学剂相反的药液以中和、稀释吞服的腐蚀剂，减少其对组织的损害。

服用强酸者，可用肥皂水、氧化镁等弱碱性液体冲洗；服用强碱者，可给予稀醋酸或枸橼酸等弱酸中和。服用的药液不定者，可给予生理盐水冲洗。能吞咽者，可给予蛋白水、色拉油口服，以保护食管及胃黏膜，减轻灼伤程度。同时，静脉除给予胶体及晶体液外，还应给予高效抗生素，以减轻食管黏膜组织的坏死及感染，减轻食管腔瘢痕狭窄程度。能进食者，应口服氢氧化铝凝胶，以保护食管及胃黏膜。同时给予高热量、高蛋白饮食，口服抗生素盐水及0.5%丁卡因溶液，以减轻食管黏膜的刺激性疼痛。妥善的早期处理可显著减轻食管灼伤后的并发症，如食管胃穿孔、纵隔炎、败血症，减轻食管腔瘢痕狭窄，使一些患者可避免食管重建术。

2. 手术适应证

(1) 广泛性食管狭窄　广泛而坚硬的瘢痕狭窄，考虑扩张治疗危险较大而效果不好的。

(2) 食管化学灼伤后短而硬的狭窄　经反复扩张治疗效果不佳者。

(3) 手术时机　有的学者认为，食管化学灼伤后2～4周即可行手术治疗，因此时患者消耗轻微，食管已开始瘢痕狭窄，是手术的最佳时机。而大多数学者认为，化学灼伤后2～4周其瘢痕范围尚未完全确定，瘢痕狭窄程度尚不稳定，术后残余食管有再狭窄的可能，并有术后再狭窄的经验教训，故认为灼伤后5～6个月是手术的最佳时机，此时病变已较稳定，便于判定切除和吻合的部位。

3. 手术方法

除个别非常短的食管狭窄可采取纵切横缝的食管成形术外，绝大多数的患者需要进行食管重建。胃、结肠、空肠，甚至肌皮瓣均可用于食管重建。常用食管良性狭窄的手术方法有胃代食管术及结肠代食管术，但必须注意，行胃代食管术要求胃基本正常，如胃长度受限，应行结肠代食管术。

七、预后

单纯的食管狭窄预后主要取决于引起食管狭窄的原发病类型，如食管癌引起的食管狭窄，通常预后较差。

由损伤引起的食管狭窄严重时可出现穿孔，引起严重纵隔感染，出现休克，最终可导致患者死亡。

第二节・自发性食管破裂

自发性食管破裂（SER），即Boerhaave综合征（BS），系指健康人突然发生非外伤性的食管壁全层破裂。该病是由荷兰内科医生Hermann Boerhaave于1724年最先报道的。SER为较少见的急性胸部疾患，常易误诊或延误治疗，严重危及生命，是致死率较高的消化道穿孔性疾病之一。SER被误诊的主要原因是临床医生对其认识不足。本节拟就SER的发病机制、临床表现及治疗进展进行综述。

一、流行病学

自发性食管破裂发病率约为1/6000，占所有食管穿孔的15%左右，但病死率较高，可达20%～30%。

二、病因

不协调的呕吐反射、食管内压突然升高和基础食管疾病等因素能导致SER。其中，剧烈呕吐是SER最重要的发病诱因，多数发生于暴饮暴食、饮酒后。呕吐反射动作不协调，造成腹腔内压力急剧升高，经胃传递至食管腔内压力增加，同时环咽肌产生反应性痉挛呈收缩状态，使食管腔内压与处于负压的胸腔内压相差很大，容易导致食管破裂。极少数则可能因血管痉挛而致食管局部缺血，易发生破裂。当炎症或损伤时，食管黏膜变形易穿孔。裂口部位以下段多见，这与食管的解剖密切相关：食管中下段缺乏上段柔韧的浆膜层，以平滑肌为主，纵形肌纤维逐渐减少，肌层薄，周围血管神经也较少，成为先天性薄弱区，食管内压力骤然升高易破裂。

三、临床表现

SER临床表现缺乏特异性，其典型症状为“呕吐、胸痛和皮下气肿”三联征。但因食管破裂的部位不同、大小不一及纵隔胸膜破损与否，其临床表现可能不完全相同。病初症状为剧烈恶心、呕吐，继之出现进行性的撕裂样或烧灼样胸痛，呈放射性，至上腹部、胸骨后、两季肋部、下胸部及肩背部。严重时有明显的液气胸及胸膜炎的症状，如气短、呼吸困难、发绀，甚至休克。除皮下气肿具有诊断意义，上述症状缺乏特异性，与其他常见的上消化道急症和心胸疾病表现类似，常易误诊为胃十二指肠溃疡穿孔、急性胰腺炎、急性胆囊炎等；心绞痛、心肌梗死、主动脉夹层、肺动脉栓塞等。SER患者早期可无发热，继发感染后即出现发热、寒战、白细胞增高、低血容量及血流动力学不稳定等全身感染中毒性反应。其临床经过凶险，进展迅速，病情危重，可引起中毒性休克，危及患者生命。

四、相关检查

1. X线检查

X线检查对诊断有重要意义，早期可发现纵隔气肿，稍后可出现胸腔内气液平面及纵隔变宽，最后可见下叶肺不张或实变。大部分患者有胸腔积液和气胸的表现。

2. 胸腔穿刺

发现液气胸时可行诊断性穿刺，可抽出咖啡色液体或食物残渣。胸腔积液常规及生化检查提示淀粉酶增高、pH低、鳞状细胞增高。

3. 内镜检查

急诊内镜检查有助于SER的诊断，可直接了解裂口大小、部位及是否合并其他疾病。有条件者可在内镜下治疗。

五、诊断和鉴别诊断

早期诊断及鉴别诊断是治疗SER的关键。本病诊断主要依靠详细询问病史和相关辅助检查。胸部X线检查对诊断有重要价值：早期可见到纵隔气肿，稍后出现胸腔内气液平面及纵隔变宽，最后可见下肺叶不张或实变。大部分SER患者胸部平片有胸腔积液和气胸的X线表现。当怀疑食管破裂时，应行上消化道造影，以确定破裂口的大小、部位并复查术后情况。胸部平扫CT对于病情危重不能口服造影剂的患者具有诊断意义。有液气胸时可行诊断性穿刺，可抽出咖啡色液体或食物残渣，胸腔积液常规及生化检查提示淀粉酶含量高、pH低、查见较多鳞状细胞，则可以明确诊断。急诊内镜检查也有助于该病的诊断，可直接了解裂口大小、部位和是否合并其他疾病，有条件的患者也可以直接行内镜下治疗，如支架置入术、胃造瘘术等。及早明确诊断对治疗方案至关重要。

六、治疗

目前SER的治疗方法有手术、非手术及内镜下治疗。近年来，治疗方法的选择存在着较大的争议，如哪些情况下应该做手术，哪些情况下采取非手术治疗，是积极做Ⅰ期修补术还是姑息手术等。目前手术仍是大部分患者的首选及主要治疗方式，多数学者认为不应片面地将行Ⅰ期修补术的时间界限定为24h，只要患者的全身情况许可，且胸腔、纵隔感染和食管壁水肿不是十分严重，均应争取行Ⅰ期修补。食管Ⅰ期修补术后大部分患者可愈合，也有部分患者存在小食管瘘，非手术治疗可痊愈。术后给予有效的抗生素积极控制感染、胸腔闭式引流，给予抑酸药及营养支持的治疗，预后均良好。国内外文献均有报道，该病有非手术治疗成功的病例。对于裂口小、立即就诊、进入胸膜腔食物残渣少、感染较轻者，可采取对症支持治疗，等待破裂口自行愈合。近年来随着内镜技术的不断发展，SER的内镜下治疗方法也越来越多，在许多医院已广泛开展的有自膨式带膜金属食管内支架置入术、经皮内镜胃造瘘术（PEG）和经皮内镜小肠造瘘术（PEJ）等。目前食管内支架已广泛用于临床治疗食管良恶性狭窄和各种食管瘘等，考虑SER的主要临床表现为食管胸膜瘘，目前也有研究者将其用于SER患者。将钛镍记忆合金网状覆膜支架置入食管穿孔处，使支架超过裂口上下缘2～3cm，可迅速将裂口封堵，2～3天后患者可正常进食，既能防止消化液外溢，减轻感染中毒症状，又能保证患者的营养。这一方法主要适用于一般情况不佳、心肺功能差、不宜手术的患者。支架可封闭裂口，准确切断胸腔感染源，操作简单，创伤较小，患者可进食，易耐受，可改善症状并提高生活质量。PEG和PEJ创伤均较外科造瘘术明显减少。且上述操作简便、安全、并发症少，既能通过胃造瘘管进行胃肠减压，减少反流，促进破裂口愈合，又可通过小肠造瘘管早期进行肠内营养，避免肠内细菌易位。内镜治疗现已成为一种趋势，但仍存在一些不足，如食管支架置入术易移位，患者有梗塞感、疼痛感，可发生消化液漏出等。因此，内镜技术及食管支架材料工艺仍需改进和发展，才能使内科及内镜治疗应用范围及指征扩大。综上所述，随着人们对SER认识的不断深入以及医疗水平的提高，内镜下支架治疗有望成为其重要的治疗方法。目前SER的诊治仍存在许多尚需解决的问题，如临床医生如何提高对疾病的认识以早期诊断，如何确定支架治疗的指征，如何选择支架规格和防止支架治疗的并发症等。因此，改进SER治疗效果有赖于提高对疾病的警惕性，以及早期确诊和采取合适的治疗手段。

七、预后

该综合征行手术治疗长期效果满意，钡餐检查提示局部无明显解剖学异常，部分患者有轻微胃食管反流的症状，食管功能检查及食管 pH 测定证实一半以上患者存在胃食管反流。经食管超声检查可见少数患者食管破裂处部分组织学层次缺失，极少复发。

第三节 · 食管裂孔疝

食管裂孔疝是指胃底部通过增宽的膈食管裂孔进入胸腔，在某些患者，腹腔内的其他脏器也可以随同疝入胸腔。食管裂孔疝可分为滑动型（齿状线上移，此型最常见）、食管旁疝和混合型（均少见）三种。

1. 滑动型食管裂孔疝

此型又称可回复性裂孔疝，最常见，占食管裂孔疝的 90% 以上。此型食管裂孔疝表现为食管胃连接部和一部分胃经增宽了的食管裂孔向上移位至纵隔，裂孔较大时部分结肠、大网膜亦可凸入胸腔，多在平卧时出现，立位时消失。因系沿食管纵轴方向向上滑动，也称为轴性食管裂孔疝。由于食管胃连接部移位入胸腔，故使得下食管-胃的夹角（His 角）由正常的锐角变为钝角，且食管下括约肌（LES）的功能也受到影响，食管正常的抗反流机制遭到破坏，可出现病理性胃食管反流。

2. 食管旁疝

此型食管裂孔疝是食管胃连接部仍固定在腹膜后原来的位置上，一部分胃从增宽的食管裂孔经食管旁进入胸腔，有完整的腹膜作为疝囊。此型少见，有时可伴有结肠、大网膜的疝入。因为食管胃连接部仍然位于膈下并保持锐角，所以很少发生胃食管反流。此型可以发生胃腔阻塞，疝囊内食物和胃酸因排空障碍而淤滞，由此而导致血流障碍、黏膜淤血，可以发生溃疡、出血、嵌顿、绞窄和穿孔等并发症。

3. 混合型食管裂孔疝

此型少见，是指滑动型疝和食管旁疝同时存在。食管胃连接部和一部分胃都疝入胸腔，常出现胃扭转，脾、结肠脾曲和小肠也可随同疝入胸腔。此型食管裂孔疝常为膈食管裂孔过大的结果，通常由食管旁疝发展而来。

一、流行病学

食管裂孔疝的发病率因为所应用的诊断技术和诊断标准的不同，而有所差别。

二、病因

食管裂孔疝可分为先天性（少见）和后天性（多见），先天性者因膈食管裂孔发育不全，比正常人的宽大松弛所致。后天性者可有以下几种原因：①随年龄增长而出现食管裂孔周围支持组织松弛和长期慢性疾病削弱了膈肌张力而使食管裂孔扩大；②腹内压增高（如肥胖、腹水、妊娠、便秘等）；③可继发于长期反流性食管炎，是由于食管裂孔纤维化而缩短以及炎症引起继发性食管痉挛导致部分胃囊拉向胸腔而引起。

三、临床表现

食管裂孔疝的临床症状轻重与食管裂孔增宽程度不一定平行，食管裂孔疝易并发反流性食管炎。致使食管裂孔疝容易出现症状的诱因有过量进食、便秘、肥胖、平卧、弯腰、皮带过紧、妊娠、剧咳、猛抬重物、吸烟及饮酒等。

食管裂孔疝的临床症状有以下几个方面。

(1) 不同部位不同性质的腹痛　多因胃底疝入膈上裂孔及反流性食管炎所致，主要为隐痛、胀痛、顶痛或牵拉痛，多在餐后 0.5h 发生。

(2) 烧灼感及反流症状　系因裂孔疝破坏了正常食管抗反流机制，贲门口松弛，食管下括约肌功能障碍引起。

(3) 出血、贫血。

(4) 梗阻感和吞咽困难　多因饱餐后胃内压力增高，胃底疝入裂孔后引起梗阻感。吞咽困难是由于食管裂孔疝太大而压迫食管或者食管炎晚期引起食管狭窄所致。

(5) 其他　咽部异物感、胸闷、心悸、气短等。

四、相关检查

1. 胃肠 X 线钡剂造影

食管裂孔疝主要依靠特殊手法进行胃肠 X 线钡剂造影检查确诊。滑动型裂孔疝的 X 线征象直接征象和间接征象两方面。

(1) 直接征象　包括膈上显示疝囊及胃黏膜皱襞，膈上出现 Schatski 环（即 B 环，正常人无此环）。

(2) 间接征象　包括 His 角增大（正常为锐角，常小于 30°）；食管裂孔增宽；胃食管反流。具备直接征象其中一项者诊断即可成立，或同时具备间接征象中两项者诊断亦成立。

2. 内镜检查

内镜可见：①齿状线上移 2cm 或更多；②贲门口松弛；③胃体口移向食管纵轴线；④食管下段有炎症表现时食管裂孔疝的诊断可以成立。

五、诊断和鉴别诊断

根据病史、临床表现和相关检查结果等，可以初步确定食管裂孔疝的诊断。

食管裂孔疝应与下段食管癌相鉴别。食管下段发生肿瘤，使管腔呈囊性扩张，腔内黏膜中断、破坏，肿瘤下缘食管括约肌无明显收缩环，管壁僵硬，扩张的膈上食管无蠕动，固定不变。内镜下活检有确诊价值。另外，还需要与胆石症、溃疡病、冠心病等进行鉴别，一般无困难。

六、治疗原则

1. 内科治疗

目的在于减少和防止胃食管反流、尽量避免胃底疝入胸腔，治疗主要靠生活调理。医生应向患者介绍有关裂孔疝的科普知识，让患者在生活中主动地避开一些诱因。

（1）一般治疗　①慢进食；②不饱食；③少吃大油、太黏、太辣、太甜、太稀及较难消化的食物；④不吸烟、不饮酒；⑤午饭后不宜上床平卧；⑥夜间若仍有症状出现时，可将床头抬高；⑦保持大便通畅，每日1次；⑧不用力猛抬重物；⑨腹部避免挤压。

（2）药物治疗　可用抗酸药（硫糖铝1g，每日3次）、抑酸药（西咪替丁80mg，每日1次；法莫替丁20mg，每日2次）及促胃肠动力药（多潘立酮10mg，每日3次）。

2. 手术治疗

手术治疗没有绝对的适应证，如反流症状明显，并经消化内科正规治疗1年，疗效不明显或停药后短期复发者，应考虑手术治疗，特别是微创内镜手术治疗。

七、预后

大部分食管裂孔疝患者经及时有效治疗预后良好。部分病情严重患者未得到及时治疗，可导致严重的并发症，巨大的食管裂孔疝可出现压迫心肺的危急症状。

第四节·胃食管反流病

胃食管反流病（GERD）是指过多的胃、十二指肠内容物异常反流入食管引起的胃灼热等症状，并可导致食管炎和咽、喉、气管等食管以外的组织损害。

一、流行病学

胃食管反流病是一种十分常见的消化道疾病，在人群中发病率很高，即使是健康人在不当饮食后，有时也会出现烧心和反酸的现象，严重地困扰着人们的工作和学习。随着现代生活质量的提高，饮食结构发生了变化，肥胖的人群也增加了，这样也会导致胃食管反流病的发生率的增高。我国1999年在北京、上海两地流调显示，发病率为8.97%，且有逐年升高趋势。虽然我国对胃食管反流病了解较晚，但是它对人们生活质量造成的负面影响已经超过心脏病，而且每年以超过15%的速度在增长。目前，已经证明胃食管反流病是导致食管腺癌的罪魁祸首之一，而且食管腺癌的发病率增加幅度位居所有肿瘤的第一位，因此，及时预防、治疗本病对于积极预防食管腺癌具有重要意义。

二、病因

胃食管反流病是多因素造成的消化道动力障碍性疾病，主要发病机制是抗反流防御机制减弱和反流物对食管黏膜攻击作用的结果。

1. 食管抗反流防御机制减弱

（1）抗反流屏障　是指食管和胃交接的解剖结构，包括食管下括约肌（LES）、膈肌脚、膈食管韧带、食管胃底间的锐角等，其各部分结构和功能上的缺陷均可造成胃食管反流，其中最主要的是LES的功能状态。LES是指食管末端3～4cm长的环形肌束。正常人静息

LES压为1.33～4.00kPa，LES结构受到破坏可使LES压下降，如贲门失迟缓症手术后易并发反流行食管炎。一些因素可导致LES压降低，如某些激素（如缩胆囊素、胰升糖素、血管活性肠肽等）、食物（如高脂肪食物、巧克力等）、药物（如钙拮抗药、地西泮）等。一过性LES松弛，指非吞咽情况下LES自发性松弛，其松弛时间明显长于吞咽时LES松弛时间，它是正常人生理性胃食管反流的主要原因，也是LES静息压正常的GERD患者的主要发病机制。

（2）食管清除作用　正常情况下，一旦发生胃食管反流，大部分反流物通过1～2次食管自发和继发性蠕动性收缩将食管内容物排入胃内，即容量清除，是食管廓清的主要方式，余有唾液缓慢中和。故食管蠕动和唾液产生异常也常参与GERD的致病作用。食管裂孔疝，可引起胃食管反流并降低食管对酸的清除，可导致GERD。

（3）食管黏膜屏障　反流物进入食管后，可凭借食管上皮表面黏液、不移动水层和表面HCO_3^-、复层鳞状上皮等构成的屏障以及黏膜下丰富的血液供应构成的后上皮屏障，发挥其抗反流物中的某些物质（主要是胃酸、胃蛋白酶、次为十二指肠反流入胃的胆盐和胰酶）对食管黏膜损伤的作用，故导致食管黏膜屏障作用下降的因素如长期吸烟、饮酒以及抑郁等，将使食管不能抵御反流物的损害。

2. 反流物对食管黏膜攻击作用

反流物刺激和损害食管黏膜，与其质和量有关，也与反流物接触黏膜的时间、部位有关。胃酸与胃蛋白酶是反流物中损害食管黏膜的主要成分。胆汁反流重，其非结合胆盐和胰酶是主要的攻击因子。

三、临床表现

胃食管反流病的临床表现轻重不一，主要的临床症状是反酸、胃灼热、胸骨后疼痛，但有的患者表现为食管以外的症状，而忽视了对本病的诊断。

1. 胃灼热

胃灼热是反流性食管炎的最常见症状，约50%的患者有此症状。胃灼热是指胸骨后或剑突下烧灼感，常在餐后1h出现，饮酒、甜食、浓茶、咖啡可诱发；肢体前屈，卧位或腹压增高时加重，可向颈部放射。胃灼热是由于酸反流刺激了食管深层上皮感觉神经末梢所致。

2. 胸骨后疼痛

疼痛常发生在胸骨后或剑突下，向胸部、后背、肩、颈、下颌、耳和上肢放射，此时酷似心绞痛。部分患者不伴有胃灼热、反酸症状，给临床诊断带来了一定困难。

3. 反胃

胃食管反流病患者大多有此症状。胃内容物在无恶心和不用力情况下涌入口腔。空腹时反胃为酸性胃液反流，称为反酸，此时也可有胆汁和胰液溢出。

4. 吞咽困难和吞咽疼痛

部分患者有吞咽困难，可能由于食管痉挛或食管动力障碍所致，症状呈间歇性，进食固体或液体食物时均可发作。与情绪波动有关。少数患者因食管瘢痕形成而狭窄，吞咽困难呈进行性加重。有食管重度糜烂或并发食管溃疡的患者可见吞咽疼痛。

5. 其他

部分胃食管反流病患者可有食管外的组织损害。如咽部不适，有特异感、阻塞感，称为癔球症，是酸反流引起上食管括约肌压力升高所致。反流物刺激咽部引起咽炎、声嘶。反流物吸入气管和肺，可反复发生肺炎，甚至出现肺间质纤维化；反流引起的哮喘无季节性，常在夜间发生。婴儿和儿童因反复胃食管反流，可继发呼吸道感染，并发缺铁性贫血和发育障碍。因此，在反流症状不明显时，可因治疗不当而延误病情。

四、相关检查

1. 内镜检查

内镜检查是诊断反流性食管炎最准确的方法，并能判断反流性食管炎的严重程度和有无并发症，结合活检可与其他原因引起的食管炎和其他食管病变（如食管癌等）进行鉴别。内镜下无反流性食管炎不能排除胃食管反流病。根据内镜下所见食管黏膜的损害程度进行反流性食管炎分级，有利于病情判断及指导治疗。目前国外采用洛杉矶分级法：正常，食管黏膜没有破损；1 级，一个或一个以上食管黏膜破损，长径小于 5mm；2 级，一个或一个以上黏膜破损，长径大于 5mm，但没有融合性病变；3 级，黏膜破损有融合，但小于 75%的食管周径；4 级，黏膜破损融合，至少达到 75%的食管周径。

2. 食管 pH 监测

目前已被公认为诊断胃食管反流病的重要诊断方法，已广泛应用于临床并成为诊断胃食管反流性疾病的“金标准”。应用便携式 pH 记录仪在生理状态下对患者进行 24h 食管 pH 连续监测，可提供食管是否存在过度酸反流的客观证据，有助于鉴别胸痛与反流的关系常用的观察指标：24h 内 pH＜4 的总百分时间，pH＜4 的次数，持续 5min 以上的反流次数以及最长反流时间等指标。但要注意在行该项检查前 3 天应停用抑酸药与促胃肠动力的药物。

3. 钡餐检查

食管吞钡检查能发现部分食管病变，如食管溃疡或狭窄，但亦可能会遗漏一些浅表溃疡和糜烂。气钡双重造影对反流性食管炎的诊断特异性很高，但敏感性较差，有报道认为可能有高达 80%的反流性食管炎患者被遗漏。但因其方法简单易行，设备及技术要求均不高，很多基层医院仍在广泛使用。

4. 食管胆汁动态监测

以往对胃食管反流病的研究集中于酸反流，若同时在食管中监测酸与胆红素，发现有相当部分的患者同时伴有胆汁反流。动物实验证明，胆汁酸造成食管黏膜的损伤远超过单纯胃酸的损害作用，但胆汁酸对人食管黏膜的损伤作用尚有争议。监测食管内胆汁含量可得到十二指肠胃食管反流的频率和量。现有的 24h 胆汁监测仪可得到胆汁反流的次数、长时间反流次数、最长反流时间和吸收值不低于 0.14 的总时间及其百分比，从而对胃食管反流病做出正确的评价。有学者对 50 例反流性食管炎患者进行食管 24h pH 及胆汁联合测定，结果发现单纯酸反流占 30%，单纯胆汁反流占 6%，混合反流占 58%，说明酸和胆汁反流共同参与食管黏膜的损伤，且混合反流发生的比例越高，食管损伤程度越重。

5. 食管测压

食管测压可测定 LES 的长度、LES 压、食管体部压力及食管上括约肌压力等。LES 静息压为 1.3～4kPa，如 LES 压低于 0.8kPa 易导致反流。当胃食管反流病内科治疗效果不好时食管测压可作为辅助性诊断方法。

6. 核素检查

用同位素标记液体，显示在平卧位及腹部加压时有无过多的核素胃食管反流。

7. 激发试验

最常用的食管激发试验为Bemstein试验，即酸灌注试验。此试验对于确定食管反流与非典型胸痛之间的关系具有一定价值。此试验可评估食管对酸的敏感性，确定患者的症状是否与反流相关，检查阴性不能排除反流的存在，亦不能区别不同程度的反流。由于其观察时间较短，故敏感性较低。随着24h食管pH监测的应用日益广泛，临床上仅在无条件进行24h pH监测时才采用激发试验。GERD是一种上消化道运动、功能紊乱性疾病，近几年人们才对其有较深刻的认识和了解。不少医师，尤其是基层医师对其认识仍不足，故易按“常见疾病”进行诊治，加之本病临床表现极不典型，初次接诊的医师未想到本病而造成误诊误治。对每一患者的病史询问不全面、不详细，同时又未能对查体、实验室检查、特殊检查结果进行综合分析，从而不能抓住可疑之处进一步检查，只是急于进行“症状治疗”，也必然造成误诊。因此，为防止误诊的发生，临床医师全面正确掌握GERD的知识是避免和减少误诊误治的关键。多种因素可引起GERD，如食管下括约肌（lower esophageal sphincter，LES）张力降低、一过性LES松弛、食管裂孔疝、食管清除反流胃内容物能力降低、胃排空延迟药物、食管本身的病变及其他因素的影响等。GERD患者由于胃及十二指肠内容物反流入食管对食管黏膜刺激作用加强，从而导致食管及食管外组织损伤。其主要临床表现有：①咽部异物感、声音嘶哑、烧心、反酸、哮喘、胸部不适及胸骨后疼痛，重者可因食管溃疡形成而发生呕血、便血。②由于食管瘢痕形成或发生Barrett食管、食管腺癌而出现吞咽困难；一些患者常以胸痛为主要症状，其胸痛特点酷似心绞痛发作，服硝酸甘油不能完全缓解，且常在夜间发生，故易误诊为变异性心绞痛。③部分患者由于反流的食管内容物吸入气管（多在夜间）而出现咳嗽、肺部感染及支气管哮喘。有报道50%的患者有非心脏病性胸痛，8%的患者有慢性声嘶，82%的患者有哮喘，抗GERD药物或手术治疗后呼吸道症状可改善。GERD常和食管裂孔疝同时存在，不少学者还认为GERD引起的食管改变在其修复过程中可发生Barrett食管，故有较高的癌变率。但也有人认为Barrett食管患者不会癌变。GERD的诊断依据主要有以下几点。①有明确的胃食管反流症状。②内镜检查有典型的反流性食管炎表现，其可分为四级。Ⅰ级，呈现孤立糜烂灶、红斑和（或）渗出。Ⅱ级，散在糜烂和溃疡。Ⅲ级，糜烂和溃疡累及食管全周，未见狭窄。Ⅳ级，食管慢性溃疡或损伤，食管纤维化狭窄、短食管、柱状上皮化生。③钡餐造影、食管pH监测、食管测压，尤其是后两者对内镜表现不典型、临床高度怀疑GERD者的诊断十分重要，而24h食管pH监测被人们称为诊断GERD的金标准（最重要者为24h内pH<4的总时间）。④对高度怀疑GERD者，如无客观条件进行检查或检查后仍不能确诊时可行诊断性治疗，用强有力的质子泵抑制剂如奥美拉唑治疗，1～2周后症状消失，即可确诊。

五、诊断和鉴别诊断

本病临床表现复杂且缺乏特异性，仅凭临床症状难以区分生理性或病理性。目前，依靠任何项辅助检查均很难确诊，必须采用综合诊断技术。凡临床发现不明原因反复呕吐、咽下困难、反复发作的慢性呼吸道感染、难治性哮喘、生长发育迟缓、营养不良、贫血、反复出现窒息、呼吸暂停等症状时都应考虑到本病存在的可能性，必须针对不同情况，选择必要的辅助检查，以明确诊断。

六、治疗

可以根据病情轻重酌情采取药物治疗、手术治疗、内镜下治疗几类方法。目前关于本病的药物治疗主要是应用抑酸药，包括最强的质子泵抑制药奥美拉唑、兰索拉唑等，有食管炎者应首先选用质子泵抑制药类药物，正规疗程应达到 8 周或以上，宜合用胃肠动力药物。轻、中度患者可以选择 H_2 受体阻滞药，常能控制症状的发生；但是重度患者药物治疗存在用药有效、停药易复发，长期服药存在不良反应及费用昂贵等问题。对于药物治疗无效的患者适宜选择手术治疗，包括腹腔镜下治疗，但也属于有创治疗，仅适用于部分合并有严重食管裂孔疝的患者。内镜下治疗是近三四年开展的新技术，较药物治疗、传统的手术及腹腔镜治疗有其独到的优势，很可能成为中、重度胃食管反流病治疗的主要方法。

1. 一般治疗

生活方式的改变应作为治疗的基本措施。抬高床头 15～20cm 是简单而有效的方法，这样可在睡眠时利用重力作用加强酸清除能力，减少夜间反流。反流性食管炎患者应少食多餐，低脂少渣饮食，避免进食刺激性食物。肥胖者应减低体重，避免弯腰，减少胃食管反流，防止恶心、呕吐。有 1/4 的患者经上述治疗后症状可获改善。

2. 药物治疗

如果通过改变生活方式不能改善反流症状者，应开始系统的药物治疗。治疗目的为减少反流，缓解症状，降低反流物质对黏膜的损害，增强食管黏膜抗反流防御功能，达到治愈食管炎，防止复发，预防和治疗重要并发症的作用。

(1) H_2 受体拮抗药（H_2-RA） H_2-RA 是目前临床治疗胃食管反流病的主要药物。西咪替丁，400mg，每日 2 次，或 800mg，每晚 1 次；雷尼替丁，150mg/次，每日 2 次；法莫替丁，20mg/次，每日 2 次等，能减少 24h 胃酸分泌 50%～70%，减轻反流物对食管的刺激，适用于轻、中症患者，2 次服药疗效优于 1 次服药，同一种药物大剂量优于小剂量，但随着剂量加大不良反应也增加。一般疗程 8～12 周。

(2) 质子泵抑制药（PPI） 包括奥美拉唑，20mg/次，每日 1～2 次；兰索拉唑，30mg/次，每日 1 次；潘妥拉唑，20mg/次，每日 1～2 次；埃索美拉唑，40mg/次，每日 1 次；雷贝拉唑，20mg/次，每日 1～2 次。质子泵抑制药有很强的抑酸作用，疗效优于 H_2 受体拮抗药，适用于中、重度反流性食管病患者，可与促胃肠动力药联合应用。一个疗程 8～12 周。

(3) 促动力药 胃食管反流病是一种动力障碍性疾病，常存在食管、胃运动功能异常，在上述药物治疗无效时，可应用促动力药。促动力药治疗胃食管反流的疗效与 H_2 受体拮抗药相似，但对于伴随腹胀、嗳气等动力障碍症状者效果明显优于抑酸药。目前临床主要用药如甲氧氯普胺片、多潘立酮、西沙必利、左舒必利、红霉素等，可与抑酸药联合应用。2～3 级食管炎患者经西咪替丁 1g/d 联合西沙必利 40mg/d 治疗 12 周后，症状的缓解及食管炎的愈合均较单用西咪替丁为佳。长时间的 pH 监测显示联用西沙必利和雷尼替丁能有效地减少反流总数、直立位反流及餐后反流，减少 GERD 的复发。

(4) 黏膜保护剂 硫糖铝作为一种局部作用制剂，能通过黏附于食管黏膜表面，提供物理屏障抵御反流的胃内容物，对胃酸有温和的缓冲作用，但不影响胃酸或胃蛋白酶的分泌，对 LES 压力没有影响。硫糖铝 1g/次，4 次/天，对胃食管反流病症状的控制和食管炎的愈合与标准剂量的 H_2 受体拮抗药的疗效相似。但亦有学者认为，硫糖铝对胃食管反流病无效。铝碳酸镁能结合反流的胆酸，减少其对黏膜的损伤，并能作为物理屏障黏附于黏膜表面，现在临床广泛使用。

（5）维持治疗　胃食管反流病具有慢性、复发性的特点，故应进行长期维持治疗，以避免反复发作及由此引起的并发症。上述药物均可作为维持治疗长期使用，其中质子泵抑制药疗效肯定。维持治疗应注重个体化，根据患者的反应，选择适合个体的药物和剂量。质子泵抑制药长期应用应注意抑酸后对胃动力及胃内细菌增生的影响。

3. 手术治疗

凡长期服药无效或需终身服药者，或不能耐受扩张者，或需反复扩张者都可以考虑行手术治疗。

4. 内镜治疗

内镜下治疗主要有内镜下缝合治疗、内镜下射频治疗、内镜下注射法治疗。内镜下注射法治疗，是在内镜直视下将一种有机物注射入贲门口四周或下食管括约肌内，该方法 2003 年通过美国 FDA 批准，是目前最简便的介入治疗方法。这些新技术主要特点为经胃镜于食管或胃腔内进行治疗，创伤很小、术程短方便、安全性好，初步的疗效较高，并且术后易修改，一般不影响再次内镜治疗。但各项技术开展时间均较短，手术方式、长期疗效、随机对照等仍在研究总结之中。

七、预后

胃食管反流病容易复发，患者易反复出现反流症状，严重时影响患者的正常生活。如果能改善生活习惯和饮食习惯，并去除病因，进行规律治疗，一般预后较好。

第五节・先天性食管闭锁及食管气管瘘

食管闭锁-食管气管瘘是在胚胎发育第 3～6 周发生的，食管和咽部系由前肠衍变而成。胚胎 5～6 周时原始食管上皮增生管腔暂时闭塞，稍后在实质组织中出现空泡，互相融合使管腔又贯通。若食管某部分未出现空泡或空泡不融合就可形成食管闭锁。在前肠分隔过程中如发育紊乱，两条纵沟某处不会合或斜向会合，或者分隔延迟，而气管过快地伸长则都形成食管与气管之间的不同形态的瘘管。基于以上原因，食管闭锁和食管气管瘘可以同时存在，也可分别发生，形态变化也较多。

一、流行病学

食管闭锁气管瘘多发生于未成熟儿、低体重儿。由于食管上段闭锁呈盲袋，吞咽的分泌物及唾液反流入气管。食管下段与气管之间的瘘管，高酸度胃分泌物可反流入气管，使肺实质发生吸入或化学刺激性肺炎。此类患儿约 5% 伴有其他畸形，如先天性心脏病、肛门闭锁、肠旋转不良、肠闭锁等。

二、病因

本病为先天性疾病，因胎儿发育过程受影响，未形成管形，但具体病因尚不明确。

三、临床表现

母亲有羊水过多，患儿自生后第1～2天表现有唾液过多、带泡沫的唾液从口腔、鼻孔溢出，有时发生咳嗽气喘、皮肤青紫。吃奶饮水后立即出现呛咳，且奶及水自鼻孔和口腔溢出。以后每次喂奶及水均有同样症状发生。体检时发现Ⅲ型食管闭锁，因大量气体从气管通过下段食管进入胃肠道，发现腹部显著胀气。Ⅰ型胃肠道内无气。

管闭锁气管瘘一般分为5型。

Ⅰ型：食管上、下段闭锁，无食管气管瘘（4%～8%），两段距离甚远；

Ⅱ型：食管上段瘘管与气管相通，食管下段盲闭（0.5%～1%），两段距离也甚远；

Ⅲ型：食管上端闭锁，下段有瘘管与气管相通（85%～90%），在此型中有些病例上、下两段相距超过2cm（ⅢA），食管一期吻合术相当困难；有些病例相距1cm左右（ⅢB），食管一期吻合多能成功；

Ⅳ：食管上、下两段皆与气管相通成瘘（1%）；

Ⅴ：无食管闭锁，但有瘘与气管相通，即单纯气管食管瘘（2%～5%）。

四、相关检查

（1）X线腹部平片　观察胃肠道内有无气体，以鉴别其类型。

（2）X线片碘油造影　自鼻孔或口腔插入一细导管，插入8～12cm时即被阻塞，或导管屡次从口腔翻出。经以上导管注射碘油1mL，显示食管上段盲袋和它的位置即可确诊。造影后应将碘油吸出，以防误吸。胸部平片如食管盲端位于胸Ⅱ水平为ⅢA型，如食管盲袋位于3～4胸椎水平，为ⅢB型。

（3）气管镜检查　气管镜内滴亚美蓝，食管内有蓝色则可诊断为Ⅴ型食管闭锁。

五、诊断和鉴别诊断

对于出生不久后即出现口吐白沫，进食后呛咳、气促，且反复发生的患儿，不能用其他原因解释，加之留置鼻胃管困难时，因高度怀疑本病，借助影像学检查多可以确诊。

本病需与伴有或不伴有发绀的先天性心脏病；主动脉弓畸形；所有引起新生儿呼吸窘迫综合征的病变；喉食管裂畸形；神经性吞咽困难；胃食管反流等鉴别。

六、治疗

1. 治疗原则

一旦诊断明确即应选择手术矫治。过去的观点认为食管闭锁是急诊，入院后应即刻手术，未重视术前的处理导致较高的病死率。

2. 术前准备

(1) 精心护理，随时清洁口腔内分泌物，防止误吸。

(2) 食管近段植入导管有效吸引唾液，同时做咽部培养和药敏。

(3) 矫正水电解质失衡，补充营养，约需准备 24h。

(4) 抗生素的使用，积极治疗肺炎，根据药敏结果选择合理的药物。

(5) 呼吸管理是食管闭锁多年来提高存活率的关键。

3. 手术治疗

(1) 经胸食管吻合手术。

(2) 胸膜外食管吻合术　对呼吸功能影响小，如吻合口裂漏，易于自行愈合。

(3) 延期食管吻合术　两断端距离大于 2cm，可先结扎气管瘘，做胃造瘘，扩张延长食管近端，2～3 个月后再行吻合术。

(4) 食管近端肌层环切术　延长食管，完成一期吻合 (Livadits 法)。

4. 术后观察及处理

食管一期吻合术后应注意呼吸管理，预防和治疗肺炎。喂养必须特别小心，术后 48h 应从胃管滴入 5%葡萄糖 3～5mL，如无不良反应，3 天后逐渐改为母乳或配方奶粉，逐渐加量，1 周后改为口服。食管闭锁术后 50%有吻合口狭窄，应早期行食管扩张。

5. 术后并发症

术后主要并发症，如吻合口瘘，发生率 5%～15%。吻合口狭窄，发生率 40%，有学者报道 10%～20%，原因与气管本身发育条件、手术技巧、吻合口有无瘘及吻合口张力有关。其他术后并发症还有气管食管瘘的复发、胃食管反流、气管软化等。

七、预后

食管闭锁-食管气管瘘的预后与分型、出生体重、是否伴发严重畸形和肺部并发症等因素有关，娴熟的手术技术和优良的围手术期管理也是重要相关条件。病情严重者预后较差。

第六节・贲门失弛缓症

吞咽时食管体部缺乏有效蠕动、食管下端括约肌不能完全松弛及压力升高，并有吞咽困难与食管反流症状者，称为贲门失弛缓症，属于食管运动功能障碍性疾病。

一、流行病学

贲门失驰缓症所有年龄均可发病，多见于 30～40 岁，男女发病率无明显差异。

二、病因

具体病因不明，可能是神经元变性和病毒感染所致。

三、病理学特点

1. 大体病理

贲门失弛缓症食管的大体病理为：①食管有显著或严重扩张；②食管壁肥厚；③食管迂曲延长，食管的正常走行方向发生异常改变。

2. 术中大体所见

贲门失弛缓症进行手术治疗时，食管的大体病理改变如下：①食管体部显著扩张，呈漏斗状或烧瓶状。严重病例的食管扩张，延长迂曲而呈S形。②食管壁质地柔软，无弥漫性或局限性管壁纤维化现象，食管与纵隔内周围组织无粘连或炎性表现。③贲门外观与直径均在正常范围之内，无所谓“贲门痉挛”现象。④贲门以上3～5cm范围内的食管下段肌层与黏膜苍白，管壁萎缩变薄；管腔较狭窄，其直径一般不大于1.5cm；狭窄段以上食管壁肥厚，管腔扩张。

3. 镜下基本病理改变

镜下基本病理改变是食管肠肌丛（Auerbach神经丛）的神经细胞、迷走神经干及迷走神经纤维变性、退化和数量减少。病理改变最显著的部位在食管狭窄与扩张交界区，提示食管平滑肌的病理改变起源于食管的去神经机制。

四、临床表现

贲门失弛缓症多见于20～40岁的青壮年患者，男、女性发病率无明显差异。主要临床症状为吞咽困难、食管反流和疼痛。

1. 吞咽困难

(1) 80%～95%的患者最常见、最早出现的吞咽困难为无痛性，在进食冷饮或情绪剧烈波动时，吞咽困难更突出。

(2) 吞咽困难与食物的性状无关，不论进食固体或流质食物，患者都感到吞咽困难。

(3) 病程早期吞咽困难程度较轻，呈间歇性，时发时愈，无规律性或节律性。

(4) 有些患者感到吞咽流质饮食比吞咽固体食物更为困难，而且症状有缓解期。

(5) 因吞咽困难，患者往往有进餐时或进餐后饮水而使症状缓解的经验和习惯。

2. 食管反流

85%～90%的病例有这一症状，夜间更多见，可导致误吸与肺部感染性并发症。反流内容物为未经消化的隔夜食物或几天前所吃食物，混有黏液，能闻及腐败臭味，量较多。

3. 疼痛

多表现为胸骨后、胸背部或上腹部疼痛，可能与食管平滑肌痉挛、食管下端括约肌压力升高或食物滞留性食管炎有关。

4. 其他

病史长的患者可有消瘦（体重减轻）及营养不良的表现。高度扩张、迂曲和食管腔内有大量食物及黏液潴留的患者，有咳嗽、呼吸困难或哮喘等症状。

五、相关检查

1. 食管X线钡餐造影检查

该检查是临床上最常用、最重要、具有诊断意义的检查方法。

(1) 典型的X线征象 ①食管明显扩张，边缘光滑，食管远端至贲门处逐渐变细、管腔狭窄，呈“鸟喙”状畸形（图6-1)。②随着病情的发展，食管高度扩张、迂曲，形成巨食管症。③患者站立位X线透视下观察，吞钡后可见钡剂顺利进入食管腔，食管体部扩张，管壁柔软呈囊袋状，缺乏蠕动波；食管、胃结合部呈“鸟喙”状狭窄，钡剂很难进入胃腔而滞留于食管腔内。

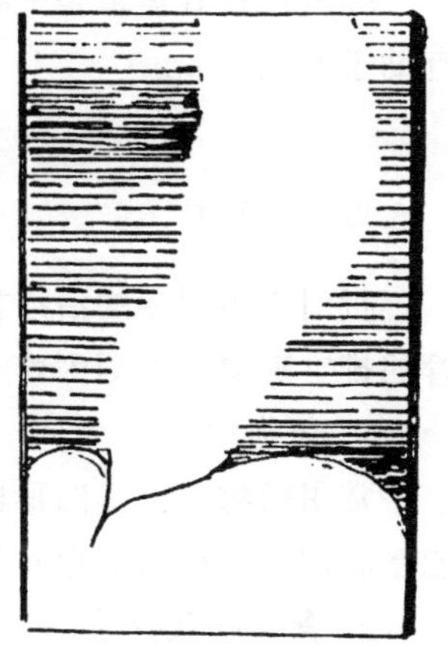

图6-1 贲门失弛缓症的“鸟喙”状畸形

(2) 据X线钡餐造影的分期 目前，据食管X线钡餐造影检查所显示的食管扩张的严重程度，将贲门失弛缓症分为早、中、晚3期。①早期进展期：食管腔最大径小于3cm；②中期：食管腔的最大径在3～7cm；③晚期：食管腔的最大径超过7cm，食管腔扩张、迂曲呈“Z”形或“S”形，即巨食管症。

2. 内镜检查

临床诊断为贲门失弛缓症的患者，都应做上消化道内镜检查，主要目的为排除食管-胃结合部癌症引起的假性贲门失弛缓症。贲门失弛缓症的内镜检查有下列表现。

(1) 食管体部往往扩张，腔内有食物残渣与黏液存留。

(2) 食管黏膜在镜下外观呈鹅卵石样，即食物滞留性食管炎。

(3) 食管下端括约肌呈张力性闭合，但轻轻用力时内镜能通贲门。

3. 胸部X线摄片检查

(1) 早期一般无异常改变。

(2) 中、晚期患者因食管高度扩张及食物潴留，胸部X线平片上可见纵隔阴影增宽，食管腔内有气液平。

(3) 有的因误吸而表现为吸入性肺炎。

(4) 晚期患者形成巨食管症后，在X线胸片上的影像类似纵隔肿瘤，但鉴别诊断并不困难，不易造成误诊。

六、诊断和鉴别诊断

根据病史、临床表现、相关检查结果等可明确贲门失弛缓症的诊断。需与下列疾病进行鉴别。

1. 伴食管狭窄的反流性食管炎

伴食管狭窄的反流性食管炎反流物有酸臭味，有时含有胆汁。食管X线钡餐造影无食管下端“鸟喙”状畸形，内镜检查也有助于鉴别。

2. 冠心病

冠心病胸痛诱发因素多为劳累，贲门失弛缓症胸痛时多伴有吞咽困难。心电图有助于鉴别。

3. 结缔组织病

一些结缔组织病可出现胸痛、吞咽困难的症状，如红斑狼疮等。伴随症状、食管 X 线钡餐造影、食管测压及自身抗体检测等有助于鉴别。

4. 弥漫性食管痉挛

弥漫性食管痉挛是一种原发性食管动力性障碍性基本。食管 X 线钡餐造影和食管测压有助于鉴别。

七、治疗

贲门失弛缓症的治疗目的在于解除或松解食管下端括约肌区的张力与食管梗阻，改善食管的排空障碍与吞咽困难症状。主要治疗手段有以下 3 种。

1. 药物治疗

常用药物有：①肉毒杆菌毒素注射剂；②硝酸盐；③钙离子通道阻断药；④β 肾上腺素能激动剂等。药物治疗对某些病例有效。

2. 食管扩张疗法

可采用气囊或水囊食管扩张疗法，使食管下端括约肌纤维断裂及张力降低，缓解患者的临床症状。成功率约为 74%。

3. 手术疗法

常采用改良的 Heller 食管肌层切开术或食管贲门肌层切开术，技术成熟，疗效满意，是治疗中、晚期贲门失弛缓症的首选方法。手术原理是纵行切开食管贲门肌层，解除食管下段括约肌区的功能性梗阻，缓解吞咽困难与食管反流症状，但不破坏食管下端括约肌抗胃食管反流的正常机制。手术成功率达 90%。

(1) 手术适应证　①经药物治疗无效的患者；②经食管扩张治疗后吞咽困难症状无缓解或症状缓解后又复发的病例；③小儿和儿童病例术前检查显示食管扩张、延长、迂曲，食管扩张疗法有很大风险者；④患者拒绝施行食管扩张疗法者；⑤合并食管憩室、食管裂孔疝或贲门部有溃疡（瘢痕）的病例。

(2) 手术要点　①手术一般应采用左胸后外侧剖胸切口，经第 7 肋间进胸。有的选择经腹切口或电视胸腔镜手术（VATS)；②游离出食管中、下段后，在食管内侧纵行切开全部食管肌层，向下延长到贲门肌层约 1cm；③将切开的食管肌层沿食管纵轴两侧分离，使食管前半周与贲门黏膜完全膨出（图 6-2)；④显露贲门与胃的交界处时勿损伤膈食管韧带；⑤术中损伤食管黏膜后，要仔细缝合修补。

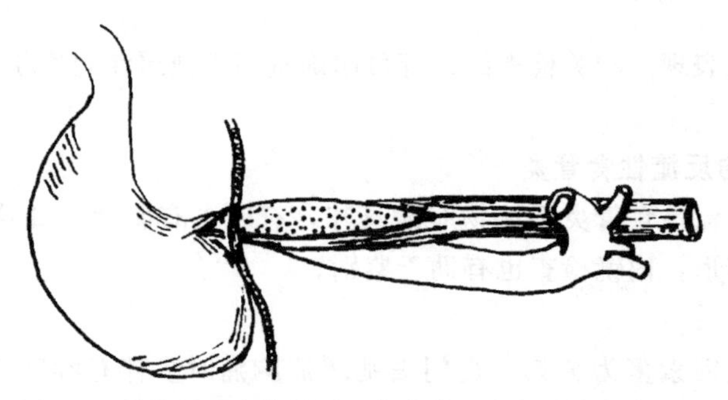

图 6-2　纵行切开食管肌层，使食管和贲门黏膜完全膨出

(3) 术后并发症 ①食管黏膜损伤破裂，发生率约为1%。②食管瘘与胸腔感染（脓胸），主要原因为术中损伤食管黏膜后处理不当所致，发生率约0.4%。诊断明确后要及时处理。③反流性食管炎。

八、预后

贲门失弛缓症经正规治疗，大部分患者预后良好，工作、生活不受影响，但很难达到真正意义的痊愈。如果时候扩张治疗后，症状未完全缓解，可考虑手术治疗。少数患者可能并发食管癌。

第七节·食管憩室

食管憩室是指与食管相通的囊状突起。分类比较复杂，按发病部位可分为咽食管憩室、食管中段憩室和膈上憩室；按憩室壁的构成可分为真性憩室和假性憩室；按其机制分为牵引性、内压性及牵引内压性憩室；也可分先天性和后天性憩室。食管憩室的病因和发病机制尚未完全清楚。食管憩室即食管壁的一层或全层局限性突入纵隔，形成与食管腔相通的囊袋状突起，临床上比较少见。因该病常合并有突出的临床症状和严重合并症，亦有发生恶变的可能，故需手术治疗。食管憩室的发病机制一直以来存在多种阐述，其影响因素也尚未有确切定论，所以对于该病的诊断及预防较为困难。

一、流行病学

根据20000例放射学检查，Wheeler估计膈上食管憩室的发生率为0.015%；据欧洲文献报道的发生率为0.74%～2%。日本文献报道的发生率为0.22%～0.77%。发病率最高的年龄为60～70岁，30岁以下者罕见，男性偏多，男女发病之比为3.5∶1。

二、病因

食管憩室的发生可能与下列因素有关。

(1) 解剖上的薄弱区域因素 咽下缩肌与环咽肌之间的三角区，也称为Killian或Lennier-Hacker区。并有甲状腺下动脉进入咽食管连接部的分支穿过，该区域较薄弱，好发憩室。另外，环咽肌下缘和食管上端环形肌之间的裂隙处有喉下神经、甲状腺下动脉的喉下分支穿过，也是憩室好发之处。以上区域出现的憩室称Zenker憩室，也称咽囊。

(2) 肌肉运动不协调 除了解剖薄弱状况的因素外，当咽下缩肌收缩时将食物推下，环咽肌不松弛或过早收缩都将造成咽下部腔内压增高，日久食管黏膜自薄弱区膨出。

(3) 炎性粘连、瘢痕收缩等因素 食管中段憩室多发生于气管分叉面的食管前壁和前侧壁。其形成与邻近气管、支气管淋巴结炎症、粘连、瘢痕收缩有关，形成牵引性憩室。

(4) 先天性发育不良和食管运动功能障碍 膈上食管憩室常与失弛缓症、弥漫性痉挛、膈疝、食管炎等并存。

三、临床表现

(1) 憩室最初呈半球型（一期），以后渐增大呈球状囊形（二期），食物潴留在室内使之扩大下垂，与咽部成直接连接，而被压前移的食管腔变窄，使食物大部分进入憩室（三期）。早期患者无症状，随病情进展，吞咽时有咕噜声。当憩室增大，较多食物潴留时，有压迫感，吞咽困难，呼吸困难，恶吐腐臭食物。食物反流可引起吸入性肺炎。压迫喉返神经可引起声音嘶哑，压迫颈交感神经产生 Horner 综合征。查体颈部可扪及质软的包块，压迫时有咕噜声。当憩室发展到第三期，可有严重的吞咽困难，引起消瘦、营养不良。憩室也可并发憩室炎、溃疡、出血、穿孔、纵隔炎和鳞癌。

(2) 膈上憩室的症状主要是反流性食管炎的表现。

四、相关检查

1. X 线检查

小憩室不易发现，应在变换体位下观察；早期憩室呈半月形光滑膨出，后期呈球形，垂于纵隔。巨大时压迫食管，内有食物团块可见充盈缺损，并发炎症时黏膜粗糙。食管中段憩室可见漏斗状、圆锥状或帐篷状光滑膨出物。

2. 食管镜检查

应在直视下进行，以免误入憩室引起穿孔。病程达三期时不宜做食管镜检查。

3. 食管 X 线钡餐造影

食管 X 线钡餐造影是诊断食管憩室的主要方法，可见食管后方的憩室。若憩室巨大明显压迫食管，可见到钡剂进入憩室后，有一条钡剂影自憩室开口流向下方食管。造影时反复变换体位，有利于憩室的充盈和排空，便于发现小憩室及观察憩室内黏膜是否光滑，除外早期恶变。

五、诊断和鉴别诊断

1. 诊断

(1) 咽食管憩室　饮水吞咽时，在憩室部位可闻及咕噜声；食管 X 线钡餐造影可以明确憩室的位置、大小，憩室颈的直径及排空情况。

(2) 食管中段憩室　临床表现不典型，主要依靠食管 X 线钡餐造影诊断。

(3) 膈上憩室　主要出现反流性食管炎的表现，需要依靠食管 X 线钡餐造影诊断。

2. 鉴别诊断

(1) 食管癌　食管癌早期症状常不明显，在吞咽粗硬食物时可有不适感，中晚期可有咽下困难，先是难咽质干的食物，然后是半流质食物，最后连水也不能咽下；食管憩室初期亦多无症状，后期可出现咽下哽咽感或胸背部疼。两者在病情严重程度上有所区别，食管 X 线钡餐造影、内镜检查可进行鉴别。

(2) 反流性食管炎　反流性食管炎可有反酸、烧心和胸痛等表现；食管憩室早期可无症状，当憩室增大，在吞咽时可出现咕噜声。通过临床表现、食管 X 线钡餐造影等可进行鉴别。

六、治疗

食管憩室的治疗取决于有无症状和并发症。如牵引性憩室无任何临床症状则不需要治疗。为了防止癌变，可进行必要的随访。

1. 手术指征

（1）咽食管憩室，一般都应手术治疗。

（2）膈上憩室如有明显憩室炎、反流性食管炎、反复出血及怀疑恶变者，均应手术。

（3）中段食管憩室，有明显症状或并发出血、穿孔、恶变时，应予以手术，否则宜非手术治疗。

2. 手术适应证

（1）咽及膈上食管膨出型憩室　应手术治疗。该类憩室一旦形成，常会逐渐增大，不易排空引起食物存留，内容物分解腐败，症状逐渐加重，常合并反流误吸，继发肺部感染等多种并发症。提倡手术治疗。

（2）食管中段牵出性憩室　由于病变小、症状轻，一般无需手术治疗。在具有以下情况时，应采取积极手术治疗：①憩室呈囊袋状下垂，颈部细窄，囊内存留食物不易排空；②巨大憩室，有反复憩室炎、溃疡穿孔、出血趋向；③有肿瘤家族史，属食管癌高危人群，食管镜见憩室内壁；④体积小的牵出型憩室疑有癌变可能；⑤食管压迫症状。

（3）其他　经系统非手术治疗后症状仍加重者，如影响进食，甚至有呕吐、吐血、脱水及消瘦等症状，合并食管裂孔疝和贲门失弛缓症的患者及精神负担重者则皆应行手术治疗。

3. 手术方法的选择

（1）憩室切除术　憩室切除术是临床上最常用、应用最广泛的外科术式，适用于：①憩室炎症、溃疡穿孔、出血、瘘管形成、发育不良；②临床无症状，憩室增大有滞留、巨大憩室、疑有误吸发生；③合并严重的反流性食管炎、食管支气管瘘、肿瘤等其他疾病。视具体情况可联合其他术式：①对咽及膈上憩室合并食管运动功能异常者，应行憩室切除术加憩室下肌层切开术，优点是可以预防缝线处裂开或复发；②对伴有贲门失弛缓症或Ⅱ型食管裂孔疝者行憩室切除辅以 Heller 和 Nissen 术；③憩室合并食管癌或贲门癌，按肿瘤的治疗原则进行，行食管切除术或贲门癌根治术；④较小牵引型中段憩室可行粘连松解后食管黏膜内翻缝合，较大的憩室可行黏膜切除后内翻缝合，食管肌层或局部胸膜、肋间肌瓣缝合加固，优点是避免胸腔污染和并发食管瘘。

（2）抗反流手术　单纯肌层切开术易引起胃食管反流性疾病，加做部分包裹的胃底折叠术（Nissen 术）可以预防酸性反流及其导致的狭窄形成。凡憩室合并胃食管反流疾病时，抗反流手术应列为常规。

（3）微创手术　在欧美等国家，胸腔镜手术已成为食管良性疾病的首选治疗方法，微创方法治疗食管憩室无疑是有效、可靠的。Melman 等认为膈上憩室应用腹腔镜进行憩室切除术是适当的选择。但胸腔镜下解剖和切除憩室仍有相当的难度，需食管镜的密切配合以协助定位、解剖，指导切除的范围。近年来国外学者报道，采用 EZ45B 腔镜直线切割缝合器行纤维食管镜引导下于其根部切除憩室，有不增加手术风险及时间且创伤小、并发症少、恢复快、食管创口无污染的优点，富有经验的外科医师甚至在门诊即可完成手术治疗。我国也开展了腹腔镜和胸腔镜的手术，前者避免肺换气措施，但巨大憩室以及膈上憩室仍以胸腔镜途径为上。

(4) 内镜手术　内镜治疗现多用于治疗 Zenker 憩室，对于能够耐受全麻的典型患者效果良好。目的在于联通憩室与食管壁，扩大路径，使憩室和食管腔可以自由通过。Dohlman 和 Mattsson 制成带有前后唇的特殊食管镜（憩室镜），之后 van Overbeek 等学者应用纤维镜配合 CO_2 激光治疗使切割的可控性和精确性更易掌握，Kuhn 用 CO_2 激光及 ACU-spot 微型换能器使这一术式的精确度又有很大提高。Collard 等学者内镜下应用两排平行的钉子钉住嵴部，然后于两排钉子之间切开，即憩室融合术，取得了满意的治疗效果。Seaman 提出治疗 Zenker 憩室简化的装置——WEMR，该装置提供了控制切口的保护性边缘，提高了手术过程的稳定性，在动物实验中取得成功。内镜手术具有安全可靠、手术时间短、恢复快、皮肤无损伤、症状缓解明显、复发率低和住院时间短的优点，治疗结果与外科手术相似，是一种值得推荐的手术方法。

七、预后

手术病死率为1%。常见的并发症有食管瘘、喉返神经损伤、食管狭窄、憩室复发、纵隔感染等。97%的患者远期疗效较好。

第八节·食管癌

食管癌是原发于食管的恶性肿瘤，以鳞状上皮癌多见。临床上最典型的症状是进行性吞咽困难。食管癌是世界一些国家和地区常见的恶性肿瘤。

一、流行病学

中国是世界上食管癌的高发国家，也是世界上食管癌高病死率的国家之一。本病具有地区性分布、男性高于女性以及中老年人群易患的流行病学特点。

二、病因

食管癌的确切病因目前尚不清楚。食管癌的发生与该地区的生活条件、饮食习惯、存在强致癌物、缺乏一些抗癌因素以及有遗传易感性有关。

三、病理

食管癌的病变部位以中段居多，下段次之，上段最少。部分胃贲门癌延伸至食管下段，常与食管下段癌在临床上不易区别，故又称为食管贲门癌。

1. 临床病理分期

(1) 早期食管癌的分期　早期食管癌是指癌变局限于黏膜层内，而没有突破黏膜肌层。理论上可以分为 M_1（局限于上皮层内）、M_2（突破上皮层，而未累及黏膜肌层）、M_3（未突破黏膜肌层)，而依靠内镜检查很难分清楚。

(2) 分期标准　全国食管癌工作会议制订的临床病理分期标准（表 6-1)。

表 6-1　全国食管癌工作会议制订的临床病理分期标准

分期		病变长度	病变范围	转移情况
早期	0	不规则	限于黏膜(原位癌)	(—)
	Ⅰ	<3cm	侵犯黏膜下层(早期浸润)	(—)
中期	Ⅱ	3～5cm	侵犯部分肌层	(—)
	Ⅲ	>5cm	侵透肌层或外侵	局部淋巴结(+)
晚期	Ⅳ	>5cm	明显外侵	局部淋巴结或器官转移(+)

(3) 食管癌的 TNM 分期（UICC，2002)

T-原发肿瘤

T_x：原发肿瘤不能确定。

T_0：无原发肿瘤证据。

T_{is}：原位癌。

T_1：肿瘤侵犯黏膜固有层或黏膜下层。

T_2：肿瘤侵犯肌层。

T_3：肿瘤侵犯食管外膜。

T_4：肿瘤侵犯邻近组织。

N-区域淋巴结

N_x：区域淋巴结转移不能确定。

N_0：无区域淋巴结转移。

N_1：有区域淋巴结转移。

M 远处转移

M_x：远处转移不能确定。

M_0：无远处转移。

M_1：有远处转移。

食管下段：M_{1a} 腹腔淋巴结转移；M_{1b} 其他远处转移。

食管上段：M_{1a} 颈淋巴结转移；M_{1b} 其他远处转移。

食管中段：M_{1a} 无合适的标准；M_{1b} 非区域淋巴结转移或其他远处转移。

基于 TNM 标准的食管癌分期见表 6-2。

表 6-2　基于 TNM 标准的食管癌分期

分期	原发肿瘤	区域淋巴结	远处转移
0 期	T_{is}	N_0	M_0
Ⅰ期	T_1	N_0	M_0
ⅡA 期	T_2～T_3	N_0	M_0
ⅡB 期	T_1～T_2	N_1	M_0
Ⅲ期	T_3	N_1	M_0
	T_4	任何 N	M_0
ⅣA 期	任何 T	任何 N	M_{1a}
ⅣB 期	任何 T	任何 N	M_{1b}

2. 病理形态分型

(1) 早期食管癌的病理形态分型　隐伏型、糜烂型、斑块型和乳头型。

(2) 中晚期食管癌的病理形态分型　髓质型、蕈伞型、溃疡型、缩窄型和未定型。

3. 组织学分类

我国约90%为鳞状细胞癌，少数为腺癌，另有少数为恶性程度高的未分化癌。

4. 食管癌的扩散和转移

(1) 直接转移　早中期食管癌主要为壁内扩散，因食管无浆膜层，容易直接侵犯邻近器官。

(2) 淋巴转移　食管癌的主要转移方式。

(3) 血行转移　晚期可以转移到肝、肺、骨、肾、肾上腺、脑等处。

四、临床表现

1. 早期症状

吞咽时胸骨后有烧灼感或针刺样轻微疼痛，尤以进粗糙、过热或刺激性食物时为显著。食物通过缓慢或有滞留感。上述症状时轻时重，持续时间长短不一，甚至可无症状。

2. 中晚期症状

进行性吞咽困难是最常见的主诉。狭窄的食管腔最初导致固体食物的吞咽困难，随着疾病的进展管腔进一步阻塞，导致液体食物吞咽困难。吞咽困难常常在管腔明显狭窄（超过50%）时才表现出来，并导致营养物质摄入的减少和体重下降。食管癌中晚期出现的症状可能与食管肿瘤的位置有关。疼痛可能与吞咽困难或肿瘤扩展到纵隔有关；梗阻部位以上的食物或肿瘤侵入气道可以引起反流、咳嗽和误吸；声嘶或声音改变可能由于喉返神经受侵和(或)反复反流引起。有长期反流症状的患者，如最近出现进行性吞咽困难，同时反流的症状减轻，则很有可能在Barrett食管的部位发生了腺癌。显性胃肠道出血，如呕血或黑粪，并不常见。贫血常常出现，且慢性的、亚临床的出血是贫血的原因。大出血很罕见，一旦发生，内镜下治疗失败需要外科急诊手术。

五、相关检查

1. 上消化道造影

早期食管癌X线钡剂造影的征象有：①黏膜皱襞增粗、迂曲及中断；②食管边缘呈毛刺状；③小充盈缺损与小龛影；④局限性管壁僵硬或有钡剂滞留。上消化道气钡双重造影对早期食管癌诊断的准确率最高只有70%，特异性很低。

中、晚期病例可见病变处管腔不规则狭窄、充盈缺损、管壁蠕动消失、黏膜紊乱、软组织影以及腔内型的巨大充盈缺损。如果造影表现为典型的“鸟嘴征”，提示贲门失弛缓的诊断，而患者吞咽困难病史较短、年龄超过55岁、食管狭窄段超过3.5cm而又缺乏近端扩张的表现应当考虑食管下段癌或贲门癌的诊断。在内镜检查前或者食管扩张治疗后怀疑食管穿孔时，应该考虑上消化道造影检查。如果食管近乎完全梗阻、食管狭窄扭曲内镜难以完成时应该考虑上消化道造影检查。另外，食管气管瘘以及食管动力受损也是上消化道造影检查的指征。

2. 内镜检查

内镜检查是发现和诊断食管癌的首选方法。可直接观察病灶的形态，并可在直视下做活组织病理检查，以确定诊断。内镜下食管黏膜染色法有助于提高早期食管癌的检出率。用甲苯胺蓝染色，食管黏膜不着色，但癌组织可染成蓝色。用 Lugol 碘液，正常鳞状细胞因含糖原而着棕褐色，癌变黏膜则不着色。早期食管癌内镜下表现为轻度的异常，如局部发红、凹陷、隆起或溃疡改变，有时普通内镜甚至不能发现明确的异常，而是通过色素内镜偶然发现的。而中、晚期食管癌内镜下诊断多无困难。在内镜诊断食管癌时，应该描述病变近端以及远端到门齿的距离；如果存在 Barrett 食管，应该描述其范围。

(1) 色素内镜　由于早期食管癌普通内镜不易发现，色素内镜应运而生，利用某些色素染料，使病变部位与正常部位的区别更为明显，达到早期发现病变的目的。在食管癌的检查中，最常用的是卢戈碘液。卢戈碘液是一种以碘为基础的可吸收染剂，对非角化的鳞状上皮中的糖原有亲和力，而癌变和不典型增生的鳞状上皮细胞内糖原含量减少甚至消失，对碘溶液反应不着色或淡染色，故两者对比反差大，可指导活检的准确性，提高早期食管癌检出率。甲苯胺蓝染色有时也被采用，它是细胞核染色，由于癌细胞内 DNA 含量明显高于正常细胞核的含量，所以甲苯胺蓝染色后癌上皮与正常鳞状上皮的界线十分清楚。Dawsey 研究显示（Dawsey，1998），卢戈碘液染色发现的中、重度不典型增生，分别有 55%和 22%常规内镜不能发现。而王贵齐等研究发现，在食管癌高发区应用直接内镜下碘染进行普查，对早期食管癌及癌前病变有较高的检出率，其中早期食管癌的检出率可达到 1.6%～4.59%。研究发现，内镜下碘染可大大提高食管非典型增生和早期鳞癌的检出率。卢戈碘液喷洒方法为：首先活检孔道内用清水冲洗食管中下段，尽量去除黏膜表面的黏液及血液等可能影响染色的附着物，然后用喷洒管（环喷者最好）从齿状线开始，从食管下段向上进行卢戈碘液喷洒，卢戈碘液用量约为 10mL，喷洒后等待 2min，再用清水冲洗食管中下段，然后进行内镜观察，对浅染或不染区域可以再次进行卢戈碘液染色，浅染或不染区域用侧向活检钳取活检，活检标本用福尔马林液浸泡后送病理检查。吸净黏液池内残存的碘液，对于活检部位出血者用凝血酶局部喷洒，或者采用其他止血方法止血后方可结束检查。胸痛明显者给予硫代硫酸钠对症止痛治疗。

(2) 超声内镜　超声内镜食管检查可以显示食管壁各层次的结构，可以帮助判断肿瘤的浸润深度和有无淋巴结肿大。早期食管癌的内镜超声表现为管壁增厚、层次紊乱、中断及分界消失的不规则低回声。Shen 等检查 44 例可疑黏膜下损害患者，结果发现超声内镜有助于确定可疑黏膜内肿瘤的组织学特性。

(3) 窄波成像技术　窄波成像技术是通过滤光片将红、绿、蓝光波长降低，结果蓝光占主导地位，可以提高黏膜血管与周围组织的对比。窄波成像技术与放大内镜相结合，通过观察乳头内毛细血管襻的形态，可以提高肿瘤浸润深度的识别，与病理诊断相比，对黏膜内癌和黏膜下癌诊断正确率可达到 85%。

(4) 放大内镜　Kumagai 等结合对手术标本的实体显微镜观察和对应的病理结果，对放大内镜下食管黏膜表面的微小血管形态进行分类研究，提出乳头内毛细血管环的形态变化对区分正常、异常黏膜以及判断癌肿的浸润深度具有重要意义。乳头内毛细血管环是由黏膜下引流静脉分出的树状血管发出的，正常为环形。多形的乳头内毛细血管环有助于食管癌的诊断。近年来，激光共聚焦内镜、激光激发自体荧光色谱内镜等新技术开始出现并应用于临床，初步研究发现这些技术能够提高食管癌的诊断率，但由于检查需要特殊的设备，技术较为复杂，其具体效果也有待于进一步检验。

3. 食管CT扫描检查

可清晰显示食管与邻近纵隔器官的关系。如食管壁厚度超过5mm，与周围器官分界模糊，表示有食管病变存在。CT有助于制订外科手术方式，放疗的靶区及放疗计划，但CT扫描难以发现早期食管癌。

六、诊断和鉴别诊断

对实验室检查而言，食管癌患者没有特异的改变。疾病的隐匿发展可能以贫血和低血清蛋白为特征。贫血可能是由于出血或营养不良，或继发于慢性疾病。血清蛋白的降低可以反映营养不良的程度。肝功能检查的异常可能提示肿瘤的肝转移。对于食管癌的诊断来讲，胃镜检查结合病理活检是食管癌诊断最好的方法，敏感性以及特异性均优于上消化道造影，诊断的准确率超过95%。但对于早期食管癌，需要与色素内镜、放大内镜、窄带内镜以及超声内镜相结合，提高诊断的准确率。需与下列疾病鉴别。

1. 食管结核

较少见的临床表现有进食哽噎史。X线所见病变部位缩窄发僵，有较大溃疡，周围的充盈缺损及黏膜破坏不如食管癌明显。胃镜检查可确定诊断。

2. 胃食管反流病

胃食管反流病是指胃十二指肠内容物异常反流至食管而引起了慢性症状和（或）组织损伤。临床症状主要表现为反酸、胃灼热、吞咽疼痛或吞咽困难。内镜检查可以有黏膜炎症、糜烂或溃疡，有并发症时可以出现食管狭窄，但没有肿瘤证据。

3. 贲门失弛缓症

贲门失弛缓症是一种原因不明的以食管下括约肌松弛障碍和食管体部无蠕动为主要特征的原发性食管动力紊乱性疾病。临床常见症状为吞咽困难、食物反流以及下段胸骨后不适或疼痛。X线诊断最重要特征是：食管下括约肌（LES）不随吞咽出现松弛，而呈间歇性开放。远端食管光滑变细如鸟嘴状。狭窄部边缘是对称的、光滑的，食管壁柔软绝无僵硬感。吸入亚硝酸异戊酯或口服、舌下含服硝酸异山梨酯5～10mg可使贲门弛缓，钡剂随即通过。

4. 食管良性狭窄

一般由腐蚀性或反流性食管炎所致，也可因长期留置胃管、食管手术或食管胃手术引起。X线可见食管狭窄、黏膜消失、管壁僵硬、狭窄与正常食管黏膜过渡边缘整齐、无钡影残缺征。内镜检查可确定诊断。

5. 其他

尚需与肺纵隔淋巴结转移、纵隔肿瘤、纵隔淋巴结炎、食管裂孔疝、左心房明显增大、主动脉瘤外压等食管外压改变以及食管平滑肌瘤、食管静脉曲张等疾病相鉴别。癔球症患者多为女性，有咽部球样异物感，进食时消失，常由精神因素诱发，无器质性食管疾患。

七、治疗

食管癌的治疗方式有手术、放疗、化疗、内镜下治疗和综合治疗。使用哪种方法应根据病史、病变部位、肿瘤扩展的范围以及患者的全身情况来决定。而本病的根治关键在于对食管癌的早期诊断。

1. 手术治疗

我国食管外科手术切除率已达80%～90%，早期切除常可达到根治效果。

2. 放射治疗

鳞癌和未分化癌对放疗较敏感，而腺癌相对不敏感。放疗主要适用于手术难度大的上段食管癌和不能切除的中、下段食管癌。上段食管癌的放疗效果不亚于手术，故放疗作为首选。手术前放疗可使肿瘤体积缩小，提高切除率和存活率。手术中未能完全清除的病灶或病灶附近有残余未清除的淋巴结行术后放疗有益。

3. 化疗

食管癌的化疗敏感性较低，主要是因为食管增殖细胞较少，生长比例小的原因。单独应用化疗效果很差。联合化疗比单药疗效有所提高，但总的化疗现状是不令人满意的。

4. 综合治疗

通常是放疗加化疗，两者可以同时进行或序贯应用，能提高食管癌的局部控制率，减少远处转移，延长生存期。化疗可加强放疗的作用，但严重不良反应发生率较高。

5. 内镜介入治疗

(1) 早期食管癌的内镜治疗　随着越来越多的早期癌的发现，内镜下黏膜切除（endoscopic mucosal resection，EMR）的应用越来越广泛，可以同时用来进行早期食管癌的诊断以及治疗。日本学者在这一方面做的工作较多。与手术相比，EMR治疗效果确切，创伤小，有成为早期食管癌一线治疗方法的趋势。Yoshida研究显示，如果适应证选择合适，早期食管癌EMR治疗后5年生存率与手术效果相当。Pech等研究了EMR对于食管癌的治疗效果，研究包括39例入选者，其中原位癌10例，黏膜内癌1例，癌变侵犯黏膜下层10例。EMR治疗后，6例患者发生少量出血，3例发生食管狭窄，经处理后均改善。原位癌组5年生存率90%，黏膜内癌为89%，而癌变侵犯黏膜下层组5年生存率为0。以上研究证明EMR治疗食管原位癌和黏膜内癌是有效的。Noguchi等应用EMR治疗早期食管癌113例，采用日本食管疾病协会制订的标准：M_1和M_2为绝对适应证，M_1或SM_1为相对适应证，在M_3或更深浸润癌变中侵入淋巴管和淋巴结转移明显增加。多数学者认为，EMR治疗早期食管癌的适应证为M_1或M_2病变，病变累及低于50%食管。另有研究报道，M_1、M_2通过内镜可以治愈，SM_2、SM_3一般需要手术解决。而M_3和SM_1则根据内镜检查和超声内镜检查结果决定治疗方案。以上研究提示，应用EMR对食管早癌进行治疗是可行的。

适应证：①原位癌、黏膜内癌和重度不典型增生，后者基本上为不易逆转的癌前病灶。②病灶最大直径小于3cm。这是相对指征，如果病灶较大，可以同期切除2次或更多。③病灶侵及食管周径不超过1/2，而1/2～3/4可作为相对适应证。④最佳部位，病灶位于食管中下段，3～9点时钟方位。但任何部位均可由转动内镜，将病灶调整到容易操作的6点时钟方位。因黏膜切除术是新兴技术，目前上述适应证还是相对的，随着仪器改进，治疗经验积累，其适应证还会拓宽。

禁忌证：①病变广泛，病灶超过3cm或超过食管周径3/4的原位癌和黏膜内癌；②黏膜下浸润癌；③身体一般情况较差和心、肺、肝、肾等重要脏器功能不佳，不能承受内镜下手术操作者；④有食管静脉曲张者；⑤出凝血时间不正常或有出血倾向者。

方法：方法主要为EMR和内镜下黏膜剥脱术（ESD）。

(2) 进展期食管癌内镜下治疗

① 单纯扩张：方法简单，但作用时间短且需要反复扩张；对病变广泛者常无法应用。

在内支架术出现后，已经很少单独应用。

② 食管内支架置放术：是治疗食管癌性狭窄的一种姑息治疗，可以较长时间的缓解梗阻，改善患者的生活质量。目前，已经出现覆膜内支架和防反流支架，可以使用在胃食管连接处肿瘤所致狭窄。

适应证：食管的恶性梗阻，患者已无手术机会；食管气管瘘是应用带膜支架的适应证；放疗引起的食管狭窄以及食管肿瘤复发。

禁忌证：穿孔引起的腹膜炎或张力性气腹；多发的食管狭窄，1～2 枚支架不能完全覆盖的；腹膜肿物是相对禁忌证。

放置技术：a. 位置，食管中段狭窄对于支架放置来说最为适合，由于抗反流支架的出现，在胃食管结合部的狭窄部位放置支架逐渐增多，食管上段狭窄放置支架比较困难；b. 长度，支架的上下端应该超出病变各 2.5cm，以防止肿瘤长入引起支架再狭窄；c. 放置前食管扩张，如果管腔严重狭窄，有必要在支架放置前进行扩张治疗，并标记病变的范围；d. 放置安全导丝，应该在 X 线监视下进行，导丝远端应该至少在狭窄远端 20cm 处；e. 支架选择及释放，支架长度应长于病变长度 3～4cm，支架放置前撤出内镜，将支架释放装置沿导丝推进并释放支架。支架释放完后应常规摄胸片了解支架位置、展开程度以及有无相应的并发症。

③ 内镜下消融术：最常用的是 Nd-YAO 激光。适用于外生型或息肉型肿瘤，并且病灶位于食管中段和下段的直线段，最好是小于 5cm 的肿瘤。多次内镜激光治疗可以减小腔内肿瘤的大小而改善吞咽。

④光动力治疗：是一种新的实验性治疗，用于治疗局部食管癌的闭塞。给患者注射一种光敏感化学物，它可以被良好的存留在肿瘤组织内。在内镜的引导下，与可调的氩汞染料激光相连的分散纤维被置于邻近肿瘤的部位。激光激活放射出有合适波长的冷光，可以造成敏感肿瘤的选择性坏死。

6. 分子靶向治疗

常用于治疗食管癌的分子靶向药物主要有：①C225 是抗表皮生长因子受体的单克隆抗体；②Gefitinib（Iressa，依瑞沙）和 Erlotinib（Tarceva，特罗凯），它们均为酪氨酸激酶抑制药；③贝伐单抗；④Cox_2 抑制药，Cox_2 是花生四烯酸生物合成前列腺素的限速酶，催化产生 PG 参与抗体多种生理及病理过程。

八、预后

食管癌预后通常不佳。分期越早的肿瘤患者生存期越长，T_1 或 T_2 的患者和没有淋巴结侵犯的患者，5 年生存率超过 40%。T_3、T_4 的患者，5 年生存率低于 15%。因此，术前分期对于指导治疗是必要的，并可以提示预后。0 期、Ⅰ期和Ⅱ期的肿瘤被认为是可切除治愈的，5 年生存率分别可以达到或超过 85%、50%、40%。Ⅲ期肿瘤很少可以切除治愈，而大多数医师认为Ⅳ期肿瘤是不可切除和治疗的。有无淋巴结侵犯对预后也有显著的影响：N0 期患者的 5 年生存率可以超过 70%，而 N_1 期患者则接近 40%，与 T 分期无关。一般说来，食管癌位于食管上段，病变长度超过 5cm，已经侵犯食管肌层，癌细胞分化程度差及已有转移者，预后不良。

九、预防

食管癌一旦诊断，除早期外，预后很差，所以预防食管癌的发生非常关键，应从以下几个方面着手。

(1) 研究食管癌的诱发因素，并尽最大努力去除，比如提高高发区群众生活质量，减少腌渍品的摄入，开展大规模的戒烟运动，戒酒等。

(2) 在高发区进行食管癌的普查，在普通人群中进行高危个体筛查，积极推广色素内镜技术，提高早期癌症以及癌前疾病的发现率，并尽早治疗，减少癌的发病。

(3) 研究并开展食管癌的化学预防，试验性应用比如 Cox_2 抑制药、营养干预、中药等，减少食管癌的发病。

第九节·食管良性肿瘤

一、概述

1. 外型与分类

食管良性肿瘤是指发生于食管的良性肿瘤，临床较为少见。

食管良性肿瘤按其发生部位可分为三型：①壁内型，肿瘤发生于食管肌层，无蒂，最常见的是平滑肌瘤；②腔内型，肿瘤多有蒂，其中以息肉最为多见，其次为乳头状瘤、脂肪瘤、纤维瘤、黏液瘤等；③黏膜下型，血管瘤、淋巴管瘤和粒性成肌细胞瘤。

食管良性肿瘤按组织学分类可分为以下三类：①上皮细胞型，乳头状瘤、息肉、腺瘤、囊肿。②非上皮细胞型。肌性，平滑肌瘤、纤维肌瘤、脂肪肌瘤、纤维瘤。脉管性，血管瘤、淋巴管瘤。间叶组织及其他，网状内皮瘤、脂肪瘤、黏液纤维瘤、神经纤维瘤、骨软骨瘤。③异位组织，胃黏膜、成黑色素细胞、皮脂腺、粒性成肌细胞、胰腺组织、甲状腺结节。平滑肌瘤在食管良性肿瘤中较常见。

2. 临床表现

食管良性肿瘤患者绝大多数无明显的临床症状。其症状和体征与肿瘤的解剖部位、大小和肿瘤生长的速度有关。腔内型肿瘤可以因肿瘤的大小不同而出现不同程度的吞咽困难、呕吐和消瘦。部分患者有咳嗽、胸骨后压迫感或上消化道出血。部分食管息肉患者，因息肉蒂较长，呕吐时肿物可呕至口中，甚至出现呕出物堵塞气道，造成呼吸道急性梗阻，突发窒息，严重病例导致缺氧性心搏停止。小的壁内型肿瘤多无症状，或出现不同程度的吞咽困难和胸骨后疼痛。巨大食管黏膜下良性肿瘤可致食管腔梗阻，吞咽困难，食管血管瘤患者可发生出血，甚至大出血而危及生命。

3. 检查与诊断

对可疑食管良性肿瘤病例，不论有无症状，均应行 X 线检查和内镜检查，其 X 线表现主要特征有：①钡餐检查时，钡柱到达肿瘤上缘，可稍有停滞，随即偏流或分流而下。虽有管腔狭窄，但因肿瘤对侧及其附近食管壁柔软仍保持舒缩功能，很少出现完全性梗阻。②钡剂充盈食管时，显示肿瘤边缘光滑锐利的充盈缺损，多呈圆形、卵圆形或分叶状，与正常管壁界限清楚，两者间常成锐角。即所谓锐角征或环形征（图 6-3）。此征应与纵隔肿瘤压迫食管所造成的X线征相鉴别。后者压迹边缘光滑，其上、下缘与正常食管的夹角不成锐角，相应部位纵隔内软组织影的直径大于食管压迹的直径，结合食管内外肿瘤的其他特征，两者鉴别并不困难。③肿瘤区域黏膜完整，纵形皱襞伸展变平而不甚清晰，其附近的黏膜皱襞正常。④在食管轮廓外，常可见与充盈缺损范围一致的软组织块影。此点有助于与食管外肿物鉴别。若诊断仍难以确定、不能排除诸如动脉瘤或血管畸形时，则可加做血管造影或纵隔充气造影、纵隔CT和磁共振（MRI）检查。X线检查仅能获知肿瘤的部位、范围、与周围组织的关系，不能确定其病理类型。

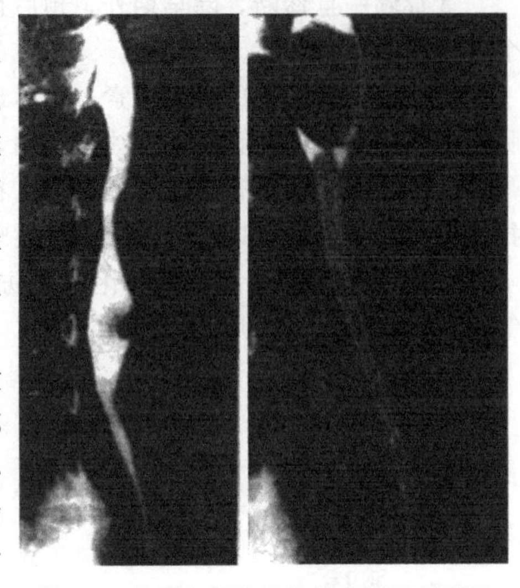

图6-3　食管良性肿瘤的锐角征及环形征

内镜检查：大多数需要做食管镜检查。内镜检查可以发现腔内型肿瘤的外表结构、蒂及其附着部位；也可见食管黏膜下肿瘤的表面黏膜色泽。此外还应观察：①肿瘤表面黏膜是否光滑完整；②肿瘤突向管腔的程度；③管腔明显狭窄时，内镜是否可顺利通过狭窄部位，有无阻塞感；④肿瘤是否可以活动。对于壁内型病变，尤其是可疑食管平滑肌瘤时，不宜经正常黏膜取活检，因为活检不仅不能获得合适的活检标本，而且还可造成黏膜下组织的感染或炎性反应而影响以后的治疗。特别是食管平滑肌瘤，如在食管镜检查时活检，则会导致手术困难。食管良性肿瘤应与食管癌、肠源性囊肿、食管重复畸形、异常血管环、动脉瘤、纵隔肿瘤相鉴别。

4. 治疗

除对成人的一些小而无症状的壁内型食管良性肿瘤可予以严密观察外，其他较大的肿瘤均应手术切除。若在观察期间肿瘤迅速增大并出现症状，则应尽早手术治疗。因食管良性肿瘤一般不需要施行食管切除术，所以手术病死率较低，手术效果确切。

手术途径及方法取决于肿瘤的部位和食管受累的范围。

（1）腔内型肿瘤　极少数腔内型食管肿瘤可经内镜下摘除。经内镜肿瘤摘除的适应证为肿瘤小而且内镜可以安全地处理瘤蒂的腔内型食管良性肿瘤。如果肿瘤较大，经内镜处理瘤蒂困难，则要根据瘤蒂的起始部位选择颈部切口或剖胸切口手术摘除肿瘤。手术原则是从纵隔中游离食管，在瘤蒂起始部的对侧食管壁上做一纵形切口进入食管腔，此切口应足够大，以便从管腔内游离及牵出肿瘤，并能安全结扎瘤蒂后切除肿瘤。肿瘤切除后，逐层缝合食管。小的腔内型肿瘤一般不需要施行食管切除术。

（2）壁内型和黏膜下型肿瘤　经剖胸切口手术摘除。若肿瘤位置较高，估计经颈部切口可摘除肿瘤，应尽可能选用颈部切口摘除肿瘤。在游离出病变食管后，纵向切开肿瘤表面的肌纤维，用锐性加钝性分离的方法解剖出肿瘤并切除。术中一旦损伤食管黏膜，则应用细丝线间断缝合食管黏膜，修复黏膜并充气检查黏膜无漏气后，细丝线间断缝合食管肌层。如肿瘤瘤体较大，病变范围较广，切除肿瘤后食管缺损处无法修复，则应选择食管切除，用胃或结肠重建食管。

二、食管平滑肌瘤

食管平滑肌瘤为最常见的食管良性肿瘤，占食管良性肿瘤的50%～80%。占整个消化道平滑肌瘤的5%～10%，发病率高于食管乳头状瘤、腺瘤、息肉、纤维瘤、血管瘤等良性肿瘤。食管平滑肌瘤发生在食管胸下段者占50%，胸中段者40%，胸上段者低于10%，在颈段者非常罕见。这种现象可能与食管各段的平滑肌含量多少有关。本病男性发病多于女性，约为4.5∶1；发病年龄12～80岁，平均44岁，以30～50岁之间最多，年龄最小者2岁零4个月。

1. 病理

肿瘤多为单发，多发性食管平滑肌瘤为2.4%～4%，有多达14个者。已有文献报道，肿瘤大小不一，肿瘤直径多为5～10cm，10cm以上的巨大食管平滑肌瘤少见。直径最小者1mm，最大者35cm，其重量最轻者0.25g，最重者达5000g。99%的肿瘤位于食管壁内，其余或呈息肉样向腔内生长，或向纵隔内生长。

肿瘤表面光滑，包膜完整，形态不一，一般为圆形或椭圆形实质性肿瘤，也可呈螺旋形、马蹄形、哑铃形、姜块形或不规则形，少数病例呈环形，环绕食管腔生长引起管腔阻塞。肿瘤切面呈灰白色或淡黄色，为实质性，质地均匀，有时可见灶性出血、液化、坏死、囊性变和钙化等。镜下所见：主要由分化较好的平滑肌细胞组成，瘤细胞呈囊状互相交错或漩涡状、栅栏状排列。细胞间可混有数量不等的纤维组织，毛细血管网和极少量的神经纤维。瘤细胞呈长梭形，胞浆丰富，红染，细胞边界清楚，有纵形肌纤维，胞核呈梭形，两端圆钝，无间变，偶见核分裂象、胞浆水肿、透明呈空泡状。本病恶变为平滑肌肉瘤者极少见，文献报告仅有2例（Seremetis）。

2. 临床表现

临床症状与肿瘤大小有关。小于5cm的肿瘤一般无症状。临床表现为吞咽困难者约占47.5%，进展缓慢，呈间歇性，一般不严重；其次为疼痛，约占45%，表现为胸骨后隐痛或上腹部疼痛，多为肿瘤压迫周围组织或神经所致，这些症状一般较轻，而中晚期食管癌为进行性吞咽困难，以及因癌肿侵犯周围组织及神经而引起的疼痛常为持续性疼痛。胸闷、上腹不适者占40%；体重减轻者占24%；其他症状诸如发热、嗳气、厌食以及某些非特异性的消化道紊乱症状。由于肿瘤部位的黏膜完整，故食管黏膜溃疡和继发性出血者少见。由于平滑肌瘤生长缓慢，上述症状可持续长达数年之久。如肿瘤巨大，压迫气管，则可出现呼吸道症状。

3. 检查与诊断

(1) X线检查　肿瘤较大者，胸部X线平片可见食管区域的软组织阴影，巨大者可误诊为纵隔肿瘤。食管钡餐造影呈一光滑的半月形充盈缺损影。黏膜和轮廓完整，边界清楚锐利，肿瘤与正常食管壁上、下交界呈锐角。在透视下可见肿瘤活动，肿瘤上缘的正常蠕动波中断，瘤蒂附着处的正常蠕动波亦有中断现象，约半数肿瘤突入食管腔内，肿瘤表面的黏膜皱襞消失，而其对侧黏膜仍然清晰可见，此即所谓“涂抹征”。钡剂亦可沿充盈缺损处向下分流，即分流现象。一般无近端食管扩张和钡剂通过缓慢现象。肿瘤较大者，特别是当其接近贲门部时，可压迫食管，使之变扁，管腔亦随之变形（图6-4）。70%～80%的病例可经食管钡餐检查证实诊断。

(2) 食管镜检查　食管平滑肌瘤黏膜完整，故食管镜检查的诊断价值有限，但可明确肿瘤的所在部位、大小、形态及数目。食管镜检查时，可见肿瘤不同程度地突向食管腔内，呈圆形、卵圆形或腊肠形，但无食管管腔狭窄。肿瘤表面黏膜光滑、皱襞消失、色泽正常，黏膜内血管曲张、肿瘤活动而不固定。内窥镜前端压迫肿物时可有实质性肿物在黏膜下的滑动感。应注意的是，不宜在正常黏膜取活检，避免造成食管出血、穿孔或炎症反应，引起肿瘤与黏膜粘连，手术时易损伤黏膜，影响手术，增加手术难度及术后并发症的发生率。

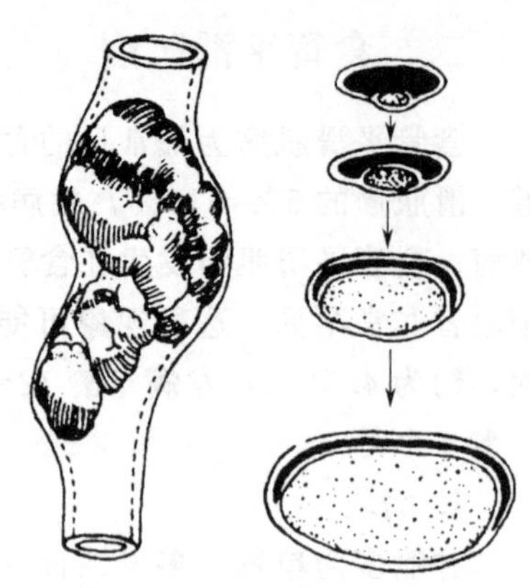

图 6-4　食管平滑肌瘤

(3) 食管超声内镜检查　可显示肿瘤的轮廓，有无粘连及邻近大血管的关系。有助于选择治疗方法。

(4) CT 和 MRI 检查　数病例尤其是肿瘤位于食管中段者，应与主动脉肿瘤、血管压迫或畸形相鉴别。CT 和 MRI 检查有助于明确肿瘤大小、性质、范围及与邻近脏器的关系，有助于鉴别诊断。

4. 治疗

虽然食管平滑肌瘤属良性肿瘤，除瘤体极小、无症状、患者年老体弱、心功能不全者之外，均应考虑手术治疗。手术可以解除肿瘤对周围器官或重要结构的压迫。平滑肌瘤具有潜在的恶性倾向，或含有微小的平滑肌肉瘤病灶。因此，对无症状、肿瘤生长缓慢的病例，亦应手术摘除肿瘤。根据肿瘤的位置、大小、形状与胃的关系以及食管黏膜有无粘连等决定手术方式。肿瘤位于颈段者，可经胸锁乳突肌前缘切口；位于胸上中段者，宜行右后外侧切口；位于胸中下段者，若肿瘤位于食管左侧，分别选择经左胸后外侧切口，反之，选择右胸后外侧切口；靠近贲门者也可采用左侧上腹直肌切口，经腹摘除食管肿瘤。对食管平滑肌瘤，食管部分切除的适应证为：①肿瘤环绕食管半周以上；②肿瘤直径 8cm 以上；③瘤体与黏膜粘连致密、分离困难；④合并其他食管疾病，如食管癌；⑤肿瘤位于胃食管交界者。据 Seremetis 统计，10%的食管平滑肌瘤需行食管部分切除术。食管部分切除术并发症明显多于黏膜外肿瘤摘除术。病死率为 2%～10.5%。对肿瘤体积直径 5cm 以下、肿瘤与黏膜无粘连的病例，也可选择电视胸腔镜辅助、黏膜外肿瘤摘除术，其优点为损伤较小，患者术后恢复较快。黏膜外食管肌层切开肿瘤摘除术为标准术式，对患者损伤小，并发症少，效果好，手术病死率为 1.8%。进胸后，在肿瘤部位游离食管，纵向切开食管肌层，暴露肿瘤，沿黏膜外锐性或钝性分离，摘除肿瘤。摘除肿瘤后，阻断肿瘤下端食管，经胃管充气，检查证实食管黏膜完整无损后缝合肌层，并用邻近胸膜覆盖。如肿瘤较大，肌层缺损较多者，可用心包片、胸膜片、肌瓣、大网膜或人工材料等包绕、加固食管防止形成继发性憩室。

5. 术后并发症及预后

食管平滑肌瘤黏膜外肿瘤摘除或食管部分切除、食管胃吻合术后可能发生以下并发症。

(1) 食管漏或胃食管吻合口漏　食管平滑肌瘤黏膜外摘除术者，如术中损伤食管黏膜而修补不完善或黏膜破损未被发现，容易发生术后食管漏。而食管部分切除，食管胃吻合者，如术中未注意无菌操作，食管胃内容物污染手术野，或食管切除范围较大，胃游离不够充分导致食管胃吻合口有较大张力，或食管游离过多，吻合口血运不良，或食管胃吻合的技术因素等均可造成食管胃吻合口漏。食管漏或食管胃吻合口漏常造成严重后果。患者术后如出现高热、呼吸急促、心率加快、胸腔积液或液气胸，多提示有食管漏或食管胃吻合口漏。食管碘油造影或口服美蓝试验，有助于诊断，若诊断明确，则应及时处理。漏口小者，经胸腔闭式引流，抗感染、禁食、输液等治疗，漏口有可能逐渐愈合。漏口较大者，如患者情况允许，则应及时施行漏口修补术。

(2) 脓胸　食管部分切除，食管胃吻合时，如食管胃内容物污染术野，而又未认真反复冲洗手术野，容易造成术后脓胸。因此，应注意术中无菌操作并应用抗生素，预防发生术后脓胸。

(3) 瘢痕狭窄或假性憩室　体积较大的平滑肌瘤摘除术后，因食管壁缺损较多，修复后周围组织瘢痕挛缩后可发生食管瘢痕性狭窄或假性憩室。术中应避免不必要的意外损伤，仔细修补食管壁。若患者瘢痕狭窄较重出现吞咽困难时，则往往需要进行食管扩张或再次手术切除狭窄部位，重建食管。食管平滑肌瘤术后预后好。术后复发者罕见。文献仅报道 2 例术后复发者，可能为多源性，并非真性复发。大组病例报道，食管平滑肌瘤摘除术的病死率为 0.9%～2%，食管部分切除术为 2.6%～10%。

三、食管息肉

1. 概述

食管息肉在食管良性肿瘤中较为常见，仅次于食管平滑肌瘤。据 Storey 统计，占食管良性肿瘤的 1/3。息肉起源于食管黏膜或黏膜下层，可发生在食管的任何部位，但多发于颈段食管，约占 80%，尤其是环咽肌附近最为多见。此病多见于老年男性，仅 8%为青年女性。大多为单发，个别为多发。食管息肉命名仍不统一，名称较多，如纤维血管瘤、纤维脂肪瘤、黏液纤维瘤或有蒂脂肪瘤等。Betatz 等建议，将食管息肉命名为“纤维脂肪瘤”。

2. 病理

食管息肉属腔内型病变，初期为很小的黏膜瘤。肿瘤在生长过程中，随着食管的不断向下蠕动，由其推动力使肿瘤逐渐向下延伸而形成一蒂状长圆柱形肿物，瘤蒂长短不一，长者可进入口腔。显微镜下观察，息肉含有不同来源的结缔组织成分，表面被覆一层正常的食管黏膜，有时可继发溃疡。纤维成分可为疏松组织、黏液样组织或致密的胶原组织，亦可含有数量不等的脂肪组线。

3. 临床表现

食管息肉生长缓慢，临床常无任何症状。当息肉增长到引起食管腔阻塞时，才出现不同程度的梗阻症状。常见症状有吞咽困难、呕吐、反流以及体重减轻或消瘦等，少数患者有胸骨后疼痛。若息肉巨大，可压迫气管，引起咳嗽、呼吸困难、哮喘甚至窒息，但反复上呼吸道感染很少见。有的息肉表面形成溃疡，可引起呕血或黑便，有的患者表现为程度不一的上腹部疼痛，个别患者有较剧烈的胸痛，类似心绞痛症状。食管息肉的典型临床症状：患者可因阵咳或呕吐而将肿瘤呕至口腔内，或肿瘤定期出现于口腔内，患者自觉咽部有异物感或咽部有肿物感，随着吞咽动作，患者可将肿瘤重新吞咽至食管腔内。有些患者在感觉到咽部有肿物时，可用手指将其推回。因息肉可以活动，因此上述症状往往为一过性，而在就诊体格检查时多无阳性发现。因此，临床医师在详细询问患者的病史时，若有上述食管息肉的典型临床症状，则应考虑到食管息肉可能，并予以相应的检查。

4. 检查与诊断

诊断食管息肉主要依靠 X 线检查和内镜检查。

(1) X 线食管钡剂造影检查　病变部位食管呈梭形扩大，管壁光滑，黏膜皱襞变平或消失。钡剂在肿瘤表面有分流或偏一侧通过。有的因息肉堵塞管腔及食管腔内有食物残渣滞留，可被误诊为贲门痉挛或狭窄，甚至将腔内肿物误诊为食管异物。食管局部管壁扩张，收缩功能良好。肿物呈一长条状、香肠状或棒状充盈缺损影，可有分叶，表面光滑，随吞咽动作而上下移动。如息肉表面有溃疡时应考虑有恶变可能。有时因肿物较大，在胸片上可见纵隔阴影增宽征。食管CT检查可显示息肉的轮廓与食管壁的关系，而且可根据观察肿物的组织密度，初步判断肿物的性质。

（2）内镜检查　食管镜检查对诊断食管息肉有重要价值。食管镜检查可明确息肉的大小、形态、部位、表面情况和硬度等。食管镜可见息肉表面光滑，呈粉红色，用食管镜的前端触及息肉时，可感觉息肉较软；基底部或宽阔、或有细长的蒂，有蒂息肉可以上下活动。如为血管性息肉。其色泽较深，可被压缩。息肉表面有糜烂或溃疡者应予以活检，进一步明确其病理性质。食管息肉应与食管平滑肌瘤、神经纤维瘤及贲门失弛症相鉴别。

5. 治疗

食管息肉一经诊断，应尽早手术切除，因为息肉可发生溃疡出血、堵塞食管腔或恶变。个别患者可因息肉突然堵塞咽喉部，发生急性喉梗阻、窒息或/和缺氧性心搏停止。根据息肉的大小、部位、基底部的宽度选择治疗方法。直径小于2cm的息肉，且有蒂者可经食管镜用圈套器摘除；或经食管电灼断蒂后摘除；如息肉较大，不宜经食管镜摘除时，位于颈段食管的息肉可经颈部切口切开颈段食管摘除；如息肉位于食管中下段，基底部较宽，息肉较大者，则应剖胸手术切除。食管息肉切除后效果满意，预后良好。如能彻底切除食管息肉的基底部，则很少复发。

四、食管囊肿

1. 概述

食管囊肿为胚胎性遗留物而非新生物。因其征象类似良性肿瘤，故一般将其视为食管的良性肿瘤，发病率低于食管平滑肌瘤和食管息肉，与食管平滑肌瘤的比例为1∶(5～8)。约占食管良性肿瘤的2.2%。食管囊肿的发病原因不清楚。可能起源于胚胎前肠的异位细胞，认为是肠源性囊肿的变异。食管囊肿的部位决定于基质分离的程度，外形与移位上皮的形成有关，覆盖层决定于组织来源及其分化的程度。

2. 病理

成人食管囊肿常呈椭圆形，可完全位于食管壁内，亦可通过瘘管与食管相连。表面覆盖有一薄层肌纤维，囊肿与食管肌层或黏膜一般无紧密的粘连。大小多在5～10cm之间。婴幼儿可见有较大的囊肿可占据一侧胸腔之大部，且多位于气管分叉处。囊内上皮为消化道上皮，52%为纤毛柱状上皮，27%为胃黏膜，10%为鳞状上皮，其余为混合型。囊壁多由两层平滑肌组成，偶尔在囊壁内发现有软骨。囊内含有白色透明黏液或棕色黏液，如其上皮为胃黏膜，可发生溃疡、出血和穿孔。有时囊内可并发感染，但在成人少见。

3. 临床症状

食管囊肿较小时，一般无任何症状。如肿瘤较大，可因囊肿压迫邻近组织发生不同的症状。在婴幼儿常因肿瘤较大，压迫邻近组织，可以发生呼吸道症状或食管梗阻症状，出现呼吸困难或吞咽困难。成人当囊肿造成食管腔部分梗阻时，则可出现吞咽困难、胃食管反流和胸痛等症状，甚至发生呼吸窘迫。如果囊内出血，患者突然出现剧烈胸痛，此情况多发生于婴幼儿和儿童，在成人则少见。还可因穿透气管或支气管引起咯血。临床上发现食管囊肿并发颈椎或胸椎的半椎体畸形，常为并存内被胃黏膜的食管囊肿。

4. 检查与诊断

患者可以无症状，偶然体检进行 X 线胸片或钡餐检查时发现。X 线所见与食管平滑肌瘤相似。在胸片上，表现为纵隔肿块影，致使气管、支气管或食管移位。在钡餐造影检查时，肿瘤上下端与正常食管壁形成的锐角不如食管平滑肌瘤明显，其余征象与食管平滑肌瘤相似。食管镜检查可以确定肿瘤的部位及大小，可发现囊肿突出于食管腔内，表面黏膜正常，质地较平滑肌瘤柔软。食管囊肿经 X 线检查和食管镜检查即可定位及确诊。禁忌经食管镜活检。

5. 治疗

依据囊肿发生的部位、大小、形态、食管受累的范围以及与食管周围器官或结构的关系等因素决定食管囊肿的治疗。在成人，小而无症状的食管囊肿，可严密观察；对大而有症状的囊肿常需要手术治疗，可将其从食管壁上摘除，但不能切开食管黏膜或过分损伤肌层。婴儿的食管囊肿与周围组织粘连较紧，而且血运丰富，增加了手术切除的难度。可以在囊肿表面做一小切口，单纯切除囊肿内壁。如果囊肿不能从食管壁上游离，则需要做食管部分切除术。食管囊肿手术治疗并发症少，治疗效果好。

五、食管乳头状瘤

1. 概述

食管乳头状瘤少见，由食管黏膜鳞状上皮局部增生形成。发病率占食管良性肿瘤的2.2%～6.8%，好发于50岁左右的人群，发病原因不明，可能与局部慢性机械性、化学性、慢性炎症刺激及病毒感染有关位于食管下段者，肿瘤的发生可能与长期胃食管反流有重要关系。食管乳头状瘤是一种癌前病变，可演变为食管鳞状上皮细胞癌或腺棘细胞癌。

2. 病理

本病可发生于食管的任何部位。肿瘤呈单发或多发，常无蒂，亦有有蒂者。常呈分支或分叶状，突入食管腔内，表面覆盖正常食管黏膜。肿瘤多为0.2～1.5cm，平均0.6cm。组织学特征为有鳞状细胞覆盖的指样突起。可分为四型：①原始型，肿块小而突起，无蒂或呈悬垂结构状；②疣型，黏膜上皮呈疣状增生，色苍白而透明；③芽型，类似小菜花状突出于黏膜表面；④弥漫型，黏膜较大面积变粗并有裂隙。镜下见黏膜上皮呈乳突状增生，黏膜下层有轻度圆形细胞浸润。

3. 症状

临床常无明显症状，偶有吞咽不适。

4. 检查与诊断

食管镜检查可发现肿瘤的大小及发生部位，经活检可明确诊断。

5. 治疗

食管乳头状瘤的治疗应依据肿瘤的大小而采取相应的措施，体积小者可经内镜切除或激光烧灼；瘤体较大者，特别是怀疑恶变者应经胸切开食管直视下切除肿瘤。

六、食管血管瘤

食管血管瘤较为少见，常位于食管黏膜下层，大小不同，偶呈息肉样瘤，或为黏膜下层深紫红色块。食管血管瘤由大量新生血管构成。可单发或多发。按组织类型可分为毛细血管瘤、海绵状血管瘤、混合血管瘤、静脉血管瘤、淋巴管瘤、肉芽肿型血管瘤和血管球瘤等。本病可发生于任何年龄，男性较多，约占80%，好发于食管中上段。

1. 临床症状与检查

大多数患者无症状，少数患者自诉有吞咽不适或吞咽困难，偶有发生上消化道大出血者。食管镜检查可见肿瘤为黏膜下隆起的包块，呈蓝色或红色，也有的呈分叶状或屈曲如蚯蚓状，少数瘤体较大者可阻塞食管腔。食管镜检查如疑为血管瘤，禁忌施行活检，以免引起大出血。

2. 治疗

根据病变范围不同而选择不同的治疗方法。病变弥散者以放射治疗为宜，病变局限者行局部切除，效果满意。

七、食管颗粒性成肌细胞瘤

颗粒性成肌细胞瘤常发生于舌、皮肤、皮下组织，也可发生于唇、咽、乳腺、女性外生殖器、腋下等处。发生于食管者少见，属良性病变，现已被分类为颗粒细胞瘤和血管瘤。发生于其他器官内的粒性成肌细胞瘤约3%为恶性。本病女性多见，男女之比约为1∶2。发病年龄19～58岁，多为28～48岁。有人认为肿瘤来源于施万细胞的可能性较大，但未被普遍承认。肿瘤呈结节状、马蹄状或息肉状，为单发，偶可多发。显微镜检查可见，细胞为多形性，聚集成结节状，胞浆淡染，内有小的嗜中性颗粒胞核小而规则，有时可见横纹，细胞内不含脂肪，其表面的鳞状上皮可有假性瘤样增生。因瘤体小，患者多无症状，或有吞咽不适、胸骨后疼痛，或程度不同的吞咽困难等症状。本病诊断依靠食管镜检查，食管镜检可明确肿瘤发生部位及肿瘤的大小和形态，经活检而明确诊断治疗：可行局部切除，或黏膜外肿瘤摘除，术后效果好。

八、食管神经源肿瘤

食管神经源肿瘤非常罕见，可分为神经纤维瘤和神经鞘瘤。本病病变多位于食管壁内，有的呈蕈状突向食管腔内。一般无临床症状，当瘤体较大时，可出现与食管平滑肌瘤的临床表现类似的症状。X线检查及内镜检查可发现肿瘤的发生部位及大小，活检可明确诊断，本病需与食管癌鉴别。食管神经纤维瘤无包膜，切面呈灰白色，半透明，无漩涡状结构。瘤组织由细长梭形或星形细胞组成，细胞交织排列成紊乱的网状结构，可见少量的神经鞘细胞，亦可见神经轴突。神经鞘瘤包膜完整，边界清楚。食管神经纤维瘤可分为Anton A型和B型。A型细胞密集排列成束，常见栅柱状或漩涡状排列；B型细胞稀少，间质水肿疏松，颇似黏液瘤，常有小束腔形成。本病恶变率为2%～3%。

治疗：除对老年、体弱、瘤体小、无症状者可随访观察外，均应尽早手术。治疗采用肿瘤摘除术和局部切除术，预后好，复发少见。

第七章

纵隔疾病诊疗常规

第一节・纵隔肿瘤

一、胸内甲状腺肿瘤

1. 胸内甲状腺肿

本病的发生率占纵隔肿瘤的5%～7%，包括先天性迷走甲状腺和后天性胸骨后甲状腺。前者少见，为胚胎期残留在纵隔内的甲状腺组织，发育成甲状腺瘤，完全位于胸内，位置不固定，血供来自胸内。后者为颈部甲状腺沿胸骨后坠入前上纵隔，多数位于气管旁前方，少数在气管后方，胸内甲状腺肿大多数为良性，个别病例可为腺癌。

(1) 临床表现　肿块牵拉或压迫气管时可有刺激性咳嗽、气急等症状，可在仰卧或头颈转向侧位时加重。肿瘤向胸骨或脊柱方向压迫可出现胸闷、背痛。伴有甲状腺功能亢进症状者很少。出现剧烈咳嗽、咯血、声音嘶哑时，应考虑到恶性甲状腺肿的可能。约有50%患者可在颈部扪及结节样甲状腺肿。

(2) 辅助检查

① X线检查：X线检查可见到前上纵隔块影，呈椭圆形或梭形，轮廓清晰，多数偏向纵隔一侧，也可向两侧膨出。在平片上如见到钙化的肿瘤，具有诊断的价值。多数病例有气管受压移位和肿瘤阴影随吞咽向上移动的征象。

② 核素检查：碘核素扫描可以勾画出肿瘤轮廓，并鉴别出肿瘤的性质。由于部位高于胸腺，常易鉴别。

(3) 诊断　胸骨后甲状腺肿的临床表现取决于肿块的大小及部位。主要症状为颈部肿物压迫气管而致的呼吸困难。多数患者颈部可扪及肿块，而下缘扪不清。胸部X线和CT检查具有重要价值。胸部X线可见上纵隔阴影增宽或前上纵隔椭圆形阴影，上缘与颈部相连，气管移向对侧或受压变窄，有些可见钙化影。CT检查最具有诊断意义，可见上纵隔肿物，边界清晰与颈部甲状腺相连，其CT值高于周围肌肉组织，且密度不均，部分有钙化斑或伴气管移位。同时CT检查还可明确肿物与气管、食管和大血管的毗邻关系及与周围组织的粘连情况。B超和放射性核素扫描对本病的诊断意义不大。

(4) 治疗　胸内甲状腺肿一旦诊断成立即应考虑手术，有甲状腺功能亢进症状者术前应给予药物治疗，作为手术前的准备。手术切口的选择有颈部横切口和胸骨正中切口，目前多数采用颈部低位横切口摘除术。若肿瘤较大，并突出于双侧，或诊断不明者则取胸骨正中切口。手术后应注意观察有无因气管长期受压而软化引起的呼吸困难。

2. 胸内甲状腺腺瘤

(1) 胸内甲状腺瘤的来源　①胚胎时期在纵隔内遗存的甲状腺组织，以后发展成为胸内甲状腺瘤；②原为颈甲状腺瘤，以后下坠入胸骨后间隙，一般多见于前上纵隔，亦可见于中、后纵隔。

(2) 临床表现　①气管受压症状，如刺激性咳嗽、呼吸困难等，此种现象在患者于仰卧位时表现明显；②胸内闷胀感或胸背部疼痛；③少数病例显有甲状腺功能亢进症状。

(3) 诊断　①部分患者颈部曾有过肿块历史；②由于肿块存在，而致气管移位；③在透视下可见肿块随吞咽动作上下移动（据统计此类肿瘤有 40%可变为恶性）；④X 线片检查，可见上纵隔有圆形或呈分叶状致密阴影，向胸内一侧或双侧突出；⑤应用放射性碘检查伴纵隔扫描有助于确定胸内甲状腺肿瘤的诊断。

(4) 治疗　一般多采用手术摘除。①如肿瘤位置靠上且肿块体积不大，行颈部切口摘除；②如肿块下降进入胸腔，可行胸部前外侧切口摘除；③如肿块较大且位置较深以后外侧切口进胸较好或行正中切口显露更佳。

二、胸腺瘤

1. 概述

在过去 30 余年，有关胸腺上皮性肿瘤的定义、诊断和治疗一直不断被细化，以前认为，凡是来源于胸腺的肿瘤，统统归类于“胸腺瘤”。现在它被分成几个临床病理分类不同的肿瘤，如胸腺瘤、胸腺癌、胸腺类瘤、胸腺畸胎瘤、胸腺脂肪瘤等。真正胸腺瘤的形态学和生物学行为更为清楚，更加明确。临床医师迫切需要的是，深入讨论最常见的良性胸腺瘤和恶性胸腺瘤的病理特点和预后影响因素，特别是组织病理学与生物学之间的关系，胸腺瘤与其他肿瘤鉴别诊断，显微镜下鉴别特点等。

2. 临床表现

胸腺瘤通常表现为前上纵隔肿块，有的是在常规体格检查时被偶然发现，但是多数患者表现某些临床症状，如咳嗽、呼吸困难、心悸、胸痛以及肩胛间疼痛。某些肿瘤外综合征也提示胸腺瘤存在，包括重症肌无力、纯红细胞障碍性贫血、获得性低 γ 球蛋白血症等。罕见的情况是胸腺瘤出现在异常部位，如出现在后纵隔、肺实质内以及颈根部。出现在异位的胸腺瘤与胸腺胚胎发育移动过程有关，后纵隔胸腺瘤可以产生胸痛，肺内胸腺瘤可以合并重症肌无力，颈根部胸腺瘤可毫无症状。

3. 病理

肉眼检查，胸腺瘤有包膜，界限清楚，呈分叶状。典型胸腺瘤切面较硬，粉褐色，质地均匀，由致密纤维结缔组织将肿瘤分隔成肉眼可见的小叶。包膜的特征为较厚、纤维性。约 50%的胸腺瘤可能含有肉眼可见的小囊，这些小囊内通常含有液体或凝结成块的细胞碎片。此外，还可发现局限性坏死灶，但是广泛性坏死改变、合并有或无出血较为少见，若发现此种情况，则需要考虑其他诊断。偶尔胸腺瘤也可能出现肉眼可见局限性钙化灶，或者周边不完全钙化嵴，甚至骨化。其他的胸腺瘤，特别是淋巴细胞上皮性胸腺瘤，有时缺乏明显纤维性包膜和瘤内纤维性分隔，表现为均匀一致鱼肉样粉褐色切面。极少的情况是在正常胸腺的某一小叶内，有一小结节状胸腺瘤，这是在为治疗重症肌无力而摘除胸腺时最常发现的情况。在胸腺囊肿囊壁上也可见到胸腺瘤样结节。外科医生详细描述手术台上胸腺瘤肉眼所见是最有价值、最重要的资料。有完整包膜、容易全部摘除的胸腺瘤完全不同于侵犯周围纵隔结构的恶性胸腺瘤。肉眼观察胸腺瘤特点对估计预后有重要价值。胸腺瘤大小变化较大，从逻辑上讲，肿瘤大小与有无临床症状有一定关系。Rosai 和 LeVine 曾报告过直径仅 1mm 的胸腺瘤，Smith 描述一例巨大胸腺瘤，重 5700g，最大直径达 34cm。一般来说，约 2/3 的胸腺瘤直径在 5～10cm，但是梭形细胞构成的胸腺瘤体积更大。

显微镜下可见胸腺瘤由不同比例的上皮细胞和淋巴细胞构成，在这类肿瘤内，上皮细胞是唯一的肿瘤细胞，上皮细胞体积较大，至少是成熟淋巴细胞的 3 倍，有中等量双染性细胞质。核膜呈锯齿状，染色质分布均匀，核仁不明显。在胸腺瘤上皮细胞内通常可见稀疏核分裂象，但是无不典型核分裂。既往临床常采用"淋巴细胞为主型、淋巴-上皮混合型以及上皮细胞为主型"对胸腺瘤进行分类，这种分类方法较为武断，它的定义是胸腺瘤内淋巴细胞所占比例多少，占 2/3 或更多为淋巴细胞型，1/3～2/3 为混合型，不足 1/3 者为上皮细胞型。梭形细胞胸腺瘤是一种特殊类型肿瘤，不属于上述三种类型范畴。显微镜下胸腺瘤组织学特点是，肿瘤由粗糙纤维组织分隔成无数小叶构成，少量细胞纤维束将小叶再交叉分隔。这些束带在小叶交界处形成锐角。肿瘤外周通常有纤维性包膜。在切除胸腺瘤标本内还可包含残余胸腺组织，残余胸腺有正常的皮质和髓质，可以与胸腺肿瘤进行鉴别。

肿瘤内淋巴细胞一般较小，发育较成熟，偶尔可表现为"激活"外貌，此时核增大、核膜皱褶、核分裂象增多。但是从不表现有淋巴母细胞迂曲外貌，核与胞质比例也无增加。偶尔淋巴细胞型胸腺瘤含有大量散在染色的巨噬细胞，在低倍镜下呈现"天空繁星"样图像。因淋巴细胞已经成熟，不像脱离滤泡中心的小细胞淋巴瘤，此类淋巴瘤细胞较小。在各种类型胸腺瘤，通常上皮细胞很明显，犹如天空繁星。淋巴细胞型胸腺瘤其他局灶性或细微显微镜下特点，有助于将其与淋巴瘤区别开来。一个特点是称为"髓质样分化"（MD），因为它容易让人想起正常胸腺髓质。髓质样分化的胸腺瘤表现为，低倍镜下在淋巴细胞中出现圆形低密度区，这些可能与生发中心，或者与结节型淋巴瘤的瘤性滤泡相混淆。但是与生发中心不同的是，它不存在免疫母细胞，也无染色的巨噬细胞。结节型淋巴瘤的滤泡结构主要由小而紧密粘于滤泡中心的细胞构成，而胸腺瘤的 MD 区仅表现为疏松聚集的小的成熟淋巴细胞。

此外，在 MD 局灶内也可能有明显的哈氏小囊样结构。淋巴细胞型胸腺瘤区别于胸腺小细胞淋巴瘤的另一特点是，存在血管周围间隙（小湖）以及上皮性肿瘤微小囊改变。血管周围间隙围绕着位于肿瘤中心的毛细血管或微静脉大小的血管，在这些血管和上皮细胞基底膜之间充满蛋白样物质，染色呈稍微嗜酸性，在浆液性液体内分布着淋巴细胞、散在红细胞或泡沫状吞噬细胞。偶尔，血管周围间隙可被透明样物质代替。在肿瘤内微小囊与淋巴细胞混合存在，表现为小的，有时为簇状透明区，其内含有退变上皮细胞或淋巴细胞。全部胸腺瘤中大约 10%可以发现真正生发中心，通常是淋巴细胞型胸腺瘤。有学者认为胸腺瘤内存在生发中心与临床重症肌无力密切相关。最早对这种病变诊断不是胸腺瘤，而是血管滤泡型淋巴结增生。但是，胸腺瘤并不表现浆细胞和淋巴细胞围绕着生发中心呈"葱皮样结构"，细胞间也缺乏嗜酸性物质，这些均是淋巴滤泡型淋巴结增生的特点。上皮细胞型胸腺瘤组织学上变异较大，诊断时容易与其他肿瘤混淆。胸腺神经内分泌肿瘤（胸腺类癌）常常含有真玫瑰花结（细胞排列球形包围开放间隙）或假玫瑰花结（瘤细胞包围着小血管）。上皮型胸腺瘤可能采取某种细胞器生长类型以及表现有真玫瑰花结或假玫瑰花结，某些情况下与胸腺类癌极为相似因而需要特殊检查，如电镜、组织化学和免疫组化才能获得确切诊断。解决此难题的染色主要是CAE（chloroacetate esterase）方法（用石蜡包埋组织），胸腺瘤CAE染色后整个表现为散射状山毛榉细胞，而胸腺类癌无此特点。

胸腺瘤常见鳞状化生，瘤细胞有嗜酸性玻璃样胞质，早期常排列成角化珠，除非小心确定鳞状细胞核表现温和，可能会漏掉胸腺瘤的诊断。上皮型胸腺瘤出现腺样腔隙可达1/5，内衬柱状或立方状上皮细胞，外观类似甲状腺滤泡但无胶体存在，在这些包涵体内有时可见到乳头状上皮形成。这种腔隙代表构成胸腺上皮的真正上皮结构，诊断上可能与胸腺转移性腺癌造成混乱。通过观察整个肿瘤外观和细胞内容物可以排除转移癌，因为它有典型的胸腺瘤结构。

上皮型胸腺瘤的变异类型是梭形细胞瘤，细胞呈梭形外观，相似间质性肿瘤，如果有明显血管基质，或呈车幅状结构并伴有梭形细胞改变，血管周围外皮瘤、内皮瘤或纤维组织细胞瘤都可能是诊断之一。经验表明，前上纵隔梭形细胞瘤大多数都来自胸腺上皮，在这种情况下，将具有短钝梭形细胞分在细胞器类型肿瘤一组，表现为上皮巢周围细胞彼此平行排列，呈栅栏状外貌，肿瘤内基质为浓密的纤维性。

上皮型胸腺瘤可以发现核异型性，即核多形性、染色过深和核仁突出，这些变化可以是局灶性也可以是弥漫性。某些情况下，很难确定一种不典型上皮型胸腺瘤是称为胸腺瘤好还是胸腺癌好。胸腺癌通常表现核仁突出，大量核分裂，细胞核质比例明显增加以及多灶性自发坏死。上述的细胞核异型性改变鉴别胸腺瘤和胸腺癌非常重要，因为两者的临床行为差别很大。

胸腺瘤超微结构特点与正常腺体特点非常相似。因为这些肿瘤增生的主要成分是胸腺上皮细胞，电子显微镜下诊断胸腺瘤主要是鉴别出这些细胞特点。胸腺上皮细胞和胸腺瘤上皮细胞均有卵圆形或稍不规则细胞核，有均匀分布的异染色质和小核仁，这些与其组织学结构相应。细胞质内含有代谢细胞器以及大量电子密度染色质丝，内含细胞角化中间微丝。胞质相互重叠是其特点，它们蔓延横穿经过很长距离才彼此融合。上皮细胞之间形成互相连接，有成熟的桥粒，偶尔可见微丝插于其中。沿着胞浆伸延的胞膜可见规则基底板。在淋巴细胞型和淋巴上皮混合型胸腺瘤，反应性淋巴细胞主要表现为边缘光滑、胞核完整和少量细胞器，这些与免疫学和免疫组织化学显示的胸腺瘤内淋巴细胞是T细胞相一致。需要仔细研究找出上皮细胞或它们的衍生物以确切诊断淋巴细胞型胸腺瘤。

4. 免疫组化检查

应用PAP或ABC方法，在选择性病例确定纵隔内肿块是否为胸腺瘤有一定价值。胸腺瘤含有大淋巴细胞和组织细胞容易与淋巴瘤相混淆，但是胸腺瘤上皮细胞表达角蛋白，也表达上皮膜抗原（EMA），可用于鉴别。相反的是，胸腺上皮细胞缺乏白细胞共同抗原（CLA），而所有淋巴瘤均有表达。因此，通常用这些免疫组化方法，抗细胞角蛋白、抗EMA、抗CLA抗体可以对淋巴型、上皮淋巴混合型胸腺瘤与小细胞、大小细胞混合型淋巴瘤进行鉴别诊断。这种鉴别诊断对于组织病理学家的诊断水平是一种挑战，特别是穿刺活检标本或针吸活检的细胞学标本进行诊断。对于单纯梭形细胞胸腺瘤与其他间充质肿瘤鉴别，抗角化蛋白和抗EMA非常有用，梭形细胞瘤对角化蛋白和EMA反应，而其他间充质肿瘤则不反应，但它们对于抗Vimentin反应，胸腺瘤则不反应。

最近，利用淋巴细胞特异性抗原的单克隆抗体来研究淋巴细胞型胸腺瘤的淋巴细胞，这些研究表明大多数淋巴细胞是OKT_6阳性细胞和末端转移酶（TdT）阳性细胞，它们完全

缺乏 OKT_3 反应（成熟胸腺淋巴细胞），同时还观察到不同数目的 OKT_8 细胞（抑制细胞）表型，初步结论是在合并重症肌无力的胸腺瘤中，淋巴细胞数目减少。已经显示淋巴细胞型胸腺瘤中有反应的淋巴细胞和上皮细胞对 eu-7 和 HLA-DR 抗原有表达，前者在血管周围血清肿局部上皮细胞可以探测到。单独用 OKT、Leu 和 HLA-DR 免疫反应来评估纵隔肿块有可能造成诊断错误，淋巴母细胞型淋巴瘤和分化较好的淋巴细胞型淋巴瘤都可以分别对 OKT_6、TdT 呈阳性反应和 HLA-DR 反应。强调评估胸腺瘤进行免疫反应时需要将上皮细胞标记物包括在内。对于胸腺“激素”的免疫反应，像正常胸腺上皮的胸腺素和血清胸腺因子，也已报告。但是胸腺瘤内是否存在这些激素尚缺乏肯定报告，它们作为胸腺上皮性肿瘤特异性标记物尚未确定。

5. 穿刺活检和针吸细胞学

为了获得纵隔肿物组织学诊断，在过去数十年穿刺和针吸活检的研究明显增加，这些检查技术为外科医师制订治疗方案提供了有价值的参考。随着经验积累，病理学家对针吸活检标本的诊断率也相应提高。在胸腺瘤穿刺活检中，已经确定的规律仍然应用，特别是对淋巴细胞型胸腺瘤和梭形细胞胸腺瘤。

有时采用普通显微镜检查不能排除小细胞恶性淋巴瘤或间质瘤，则需要免疫细胞化学特殊技术帮助做出确切诊断。此外，穿刺针吸活检细胞学无法判断肿瘤是否为侵袭性胸腺瘤，不像开胸手术可以确定侵袭与否，因为有包膜的或侵袭性胸腺瘤均需外科手术，后者更需要大块切除。

6. 有包膜胸腺瘤和侵袭性胸腺瘤

预示胸腺瘤生物学行为最重要的因素是肿瘤有无包膜，有完整纤维性包膜且与纵隔结构无严重粘连的胸腺瘤，单纯外科切除 85%～90%可以达到治愈，相反，侵犯周围软组织、肺、大血管外膜或心包，若未予辅助治疗，术后极容易复发。因此，在将所有切除标本送往病理检查之前，需要肉眼仔细观察肿瘤，并多处取材供显微镜下确定肿瘤有无包膜，这一点对每个病例都非常重要。此外，外科医师与病理学医师有效沟通，共同确定肿瘤原位特点，也为病理诊断提供重要信息。

有关胸腺瘤四个临床分期已有描述：Ⅰ期包括胸腺瘤有完整包膜，显微镜下无包膜外侵；Ⅱ期为肉眼见肿瘤侵犯纵隔脂肪、胸膜，或显微镜下包膜有侵犯；Ⅲ期为肉眼见肿瘤侵犯邻近脏器（心包、大血管、肺）；Ⅳ期为胸膜或心包肿瘤种植或有远处转移。小的胸腺瘤，即使有完整包膜，也存在确定的复发危险，Fechner 在 1969 年就报告了几例相关病例，Mayo 医学中心报告有包膜的胸腺瘤 15%术后出现复发，这一情况提示需要再次手术和术后放疗的必要性。侵袭性胸腺瘤指肿瘤呈浸润性生长，但是保留典型温和的肿瘤细胞学特点。过去，这些病变常常被指作“恶性”胸腺瘤，这一名词经常与胸腺癌产生混乱，所以应该予以摒弃。侵袭性胸腺瘤术后需要放疗以有效控制复发，术后放疗和化疗现在已应用多年并取得良好的效果。但是，尽管术后辅助放疗，侵袭性胸腺瘤 10 年存活率也不如有包膜的胸腺瘤。需要制订更新的治疗方案来平衡这两组存活率，但至今尚未解决。

7. 转移性胸腺瘤

手术时发现胸腺瘤有胸膜种植（脏胸膜或壁胸膜转移），或以后出现胸膜种植，此种情况最常见于侵袭性胸腺瘤，这种现象是否代表胸腺瘤的真正转移，还是胸腔积液介导的胸膜腔种植，至今尚是一个有争议的问题，但是胸腺瘤大块胸腔外转移发生率极低（<5%）。Mayo 医学中心的经验显示，283 例胸腺瘤仅有 8 例表现为真正的胸膜腔以外转移，包括颈

淋巴结、骨、肝、脑或周围软组织，1例选择性仅侵犯脑神经和周围神经。骨转移影像学呈爆炸性表现，主要发生在上皮型胸腺瘤，少数表现有核异型性。许多学者一致认为没有可靠的组织学特点预示胸腺瘤将来是否发生转移，需要强调的是，上述论述中应将有恶性细胞学表现的胸腺瘤排除。恰当的诊断是简单的“转移性胸腺瘤”。近来 Needle 报告化疗对胸腺瘤胸膜腔外转移有一定疗效。

8. 肿瘤组织学特点与临床表现的关系

有关显微镜下胸腺瘤类型与其临床表现描述很多，题目列在显微镜下胸腺瘤类型、副瘤综合征发生率、复发和胸外转移的危险因素及整个存活率等标题之下。以前发表的文章将胸腺瘤划分为淋巴细胞型、混合型和上皮型胸腺瘤，但是临床上很少实际应用。最近 Mayo 医学中心的文献复习发现淋巴细胞型整个病死率为 44/1000 例，混合型为 76/1000 例，上皮型为 93/1000 例（包括梭形细胞）。这一结果有统计学意义，与 Masaoka 的结果相似。Maggi 在研究 169 例胸腺瘤后发现淋巴细胞型胸腺瘤存活率明显低于上皮型，5 年存活率分别为 76%和 88%。因此，对肿瘤标本进行多处切片才能对胸腺瘤做出显微镜下确切分类，分类对预后的影响有争议。过去认为，缺乏明显细胞学恶性时，上皮型胸腺瘤核异型性与临床结果无关，也没有显微镜下特点能可靠地预示胸腺瘤临床经过。而 Mayo 医学中心的 283 例结果提示无其他明显胸腺癌特点时，核异型性与更高局部复发率和胸外转移率密切相关（$P<0.004$），这种情况并未全部超出人们预料，因为胸腺瘤与胸腺瘤表现为相同的细胞学分化，在两者之间的中间型偶可表现为侵袭性行为。

临床上可能发现镜下诊断为不典型胸腺瘤，其他方法诊断为明显胸腺癌。目前，尚不清楚镜下核异型性胸腺瘤的治疗方法，如上讨论，它应该作为一组而不是单个病例来处理。对所有核异型性胸腺瘤应定期监测密切随诊（一年两次）将是有益的。目前公认的做法是，术时无肉眼可见外侵或转移的胸腺瘤，也推荐术后辅助放疗或化疗关于镜下胸腺瘤分型与副瘤综合征的关系，仅有两种说法较为可信：①重症肌无力与胸腺瘤分型有关而与梭形细胞型胸腺瘤无关；②获得性红细胞发育不良或低 γ 球蛋白血症与梭形细胞胸腺瘤相关。

9. 鉴别诊断

如果已经排除了细胞学明显恶性病变外，需要与胸腺瘤进行鉴别诊断的疾病有胸腺区小细胞型和混合型恶性淋巴瘤、胸腺类癌、梭形细胞间质瘤、血管滤泡型淋巴结增生和胸腺囊肿。最后是胸腺囊肿，肉眼和显微镜下很容易将之与胸腺瘤囊性变区别。囊肿含有单层鳞状或柱状上皮，缺乏孤立的上皮增生灶，表 7-1、表 7-2 和表 7-3 显示这些鉴别诊断特点。

表 7-1　胸腺瘤光镜下鉴别诊断

项目	分叶	MD	PSL	微囊肿	淋巴细胞	玫瑰花结	细胞器	基质出血胆固醇
淋巴型	++	++	+	+	+++	0	0	0
上皮型	++	0	++	±	±~+	±~+	0~±	0~++
梭型	++	0	±	±	±	0	0	0
淋巴结增生	0	0	0	0	+++	0	0	0
淋巴瘤	0	0	0	0	+++	0	0	0
血管外皮瘤	0	0	0	0	0	0	0	0
组织细胞瘤	0	0	0	0	0	0	0	0
胸腺囊肿	0	0	0	0	+~++	0	0	++
胸腺类癌	0	0	0	0	±	++	++	0

注：MD：髓质分化；PSL：血管周围血清湖；0：无；+：局灶性或非全部病例发现；±：可变化；++：全部存在。

表 7-2　胸腺瘤电镜下鉴别诊断

类型	ECP	PBM	微丝	CIF	ICJ	PCL	饮液作用	CDB	NSG
胸腺瘤	++	++	++	±	++(D)	0	0	0	0
恶性淋巴瘤	0	0	0	±	0	±	0	0	0
胸腺类癌	0	+	+	+	+(MA)	0	0	0	++
血管皮外瘤	±	+	0	+	+(AP)	0	+	++	0
组织细胞瘤	+	0	0	±	+(AP)	++	0	0	0

注：ECP：细胞突增长；PBM：基底膜；CIF：胞质间丝；ICJ：细胞连接；D：桥粒；MA：粘连斑；AP：对合斑；PCL：胞质溶解；CDB：胞质浓密体；NSG：神经分泌颗粒。

表 7-3　胸腺瘤免疫组化鉴别

项目	EMA	CKER	NSE	VIM	ACT	AACT	CLA	染色粒
胸腺瘤	+	+	±	0	0	0	+	0
淋巴瘤	0	0	0	±	0	±	±	0
胸腺类癌	±	±	+	0	0	0	0	0
血管外皮瘤	0	0	0	+	±	0	0	0
组织细胞瘤	0	0	0	+	±	+	0	0
淋巴结增生	0	0	0	±	+	0	+	0

注：EMA：上皮膜抗体；CKER：角蛋白；NSE：神经特异性烯醇化酶；VIM：波形蛋白；ACT：肌纤蛋白；AACT：α-抗凝乳蛋白酶；CLA：白细胞共同抗原。

10. 影响预后因素

在 Mayo 的研究中发现，60 岁以上患者因肿瘤生长病死率更高，肿瘤直径超过 10cm 病死率亦增加。相反，直径小于 5cm 的肿瘤无复发或因此而死亡。此外，研究发现纵隔脏器移位也提示预后不佳。早年报告胸腺瘤合并重症肌无力预后不良，但是最近研究显示这两种疾病与高病死率之间无统计学意义。同时，合并纯红细胞再生障碍性贫血和低 γ 球蛋白血症的患者存活期也无明显缩短，但统计学上处于边缘状态。单纯梭形细胞胸腺瘤处于中间类型，很少产生致命结果，为判断预后之目的，不应当将其划归到上皮型胸腺瘤内。正如 Masaoka 和 Bergh 指出，诊断时分期较高的胸腺瘤（侵犯纵隔脏器、胸膜腔内种植、远处转移）对预后有更大影响。

11. 国内胸腺瘤治疗结果

几十年来，我国胸外科手术治疗胸腺瘤，特别是合并重症肌无力，已取得较大进步。自 1965 年北京协和医院首次施行胸腺瘤切除治疗重症肌无力以来，至今累积病例达数千例，胸腺瘤切除在全国各级医疗中心均已开展，尤其是单纯胸腺切除治疗重症肌无力已经做到无手术死亡，合并症发生率低于 1%，重症肌无力症状改善超过 80%。胸外科医师与神经内科医师密切合作，规范手术适应证，使得胸腺切除成为治疗重症肌无力的有效手段，越来越多地被神经内科医师和众多的 MG 患者所接受。有学者检索最近几年国内发表的较大组报告，列于表 7-4。

表 7-4　近年国内大组报告胸腺瘤治疗结果

某学者	例数	Ⅰ+Ⅱ期	Ⅲ+Ⅳ期	合并	MG/%	切除/%	姑息/%	探查/%	存活率/% 5 年/10 年	死亡例数
中山医院 (2004 年)	166	130	36	22.3	82.5	6.0	11.4	63.7	56.8	1
第三军医大学 大坪医院 (2003 年)	69	37	32	53.6	81.2	13.9	5.8	83.3	67.4	1

续表

某学者	例数	Ⅰ+Ⅱ期	Ⅲ+Ⅳ期	合并	MG/%	切除/%	姑息/%	探查/%	存活率/% 5年/10年	死亡例数
天津医科大学肿瘤医院（2003年）	109	77	65	20.4	65.1	14.7	20.2	59.9	45.8	未提
昆明医学院第一附属医院（2003年）	96	75	21	23.9	86.5	9.4	4.2	63.5	56.3	1
解放军总医院（2002年）	116	61	55	25	78.4	16.3	5.17	67.9	40.5	2
北京结核病研究所（2000年）	68	41	27	11.7	89.7	5.9	4.4	61.8	29.4	1
河南医科大学（2003年）	258	124	134	34.9	77	19.7	—	—	59～81	7
中国医学科学院肿瘤医院（2001年）	159	127	32	14.5	79.9	11.3	8.8	10～82	0～80	2
北京协和医院（1995年）	110	70	40	44.5	69	14.5	16.1	68.1	40	1

北京协和医院自1965年开展胸腺瘤和胸腺切除治疗重症肌无力以来，至今已切除单纯胸腺瘤270例（不包括胸腺摘除和胸腺其他肿瘤）。在1984年以前，8例单纯胸腺切除的近期和远期效果均不满意。自1984年后，采取多学科（神经内科、胸外科、麻醉科和加强医疗科）协作，结果有很大改进，无手术死亡，无手术合并症发生，长期随诊（超过3年）有效率达80%。提出影响预后的因素包括年轻女性，病程较短，躯干型并眼肌型，有胸腺增生者，经胸骨正中切口摘除胸腺，均获得良好结果。北京协和医院于1995年总结了110例胸腺肿瘤的治疗结果，在此组内50.9%的患者合并各种综合征，其中最多的是重症肌无力，占44.5%。切除率与肿瘤大小以及是否侵犯周围脏器有明显关系，胸腺瘤与胸腺癌和胸腺类癌的切除率在统计学上有显著差别。胸腺瘤切除后其3年、5年和10年生存率分别是82.7%、68.1%和40.0%。北京协和医院的经验认为，影响预后的因素主要是肿瘤病理学分期、周围组织和脏器受累严重程度。是否合并重症肌无力对于预后的影响并不重要，胸腺瘤患者主要死亡原因是肿瘤复发和远处转移。

自1995年国内开展电视辅助胸腔镜外科（VATS）治疗胸部疾病，包括各种胸部良性或恶性病变，其中应用最多、效果最好的是良性疾病，随着经验积累，手术技巧完善，疗效不断提高。有关VATS胸腺切除或胸腺瘤切除报告的病例数虽然尚少，但也获取了有益的经验，VATS施行胸腺切除或胸腺瘤切除治疗重症肌无力，其优点是手术创伤小，恢复快，合并症少。但是对于VATS能否做到彻底摘除所有的胸腺及纵隔脂肪组织，部分学者尚存有疑虑，因此，临床胸外科医师对于VATS摘除胸腺瘤或胸腺组织治疗重症肌无力仍有争论。无论如何，VATS是一种有益的探索，不失为一种外科治疗重症肌无力的有效方法。其指征为体积较小的胸腺瘤、非侵袭性胸腺瘤，患者因各种原因不适合开胸手术，重症肌无力合并肺功能低下，患者采用激素治疗重症肌无力而不适宜开胸手术。

三、畸胎瘤及生殖细胞肿瘤

1. 良性畸胎瘤

（1）定义　畸胎瘤为由不同于其所在部位组织的多种组织成分构成的肿瘤，身体的许多部位都可以发生畸胎瘤。发生在纵隔的畸胎瘤与胸腺、甲状腺、甲状旁腺的来源相同，系胚胎时期第 3、4 鳃囊和鳃裂随着膈肌下降而入纵隔，它来源于胚胎期一种多能干细胞，在身体发育过程中，增殖发展而成畸胎瘤。因此，纵隔畸胎瘤又被称为纵隔良性生殖细胞肿瘤。纵隔畸胎瘤多位于前纵隔，与胸腺、大血管、心包等相邻近，或位于颈根部，或位于颈纵隔，呈哑铃状肿瘤。个别来自脊索遗迹的畸胎瘤可以位于椎旁区。

（2）流行病学　畸胎瘤是纵隔内常见的肿瘤之一，1952～1988 年国外 13 个医学中心 2431 例纵隔肿瘤和囊肿统计显示，生殖细胞肿瘤占 10%。美国资料显示 441 例纵隔肿瘤和囊肿，生殖细胞肿瘤位居前纵隔肿瘤和囊肿的第 3 位，其中良性畸胎瘤占整个生殖细胞肿瘤的 53%，纵隔内生殖细胞肿瘤位居全部生殖细胞肿瘤的 3%～5%。纵隔是生殖腺外最常见的生殖细胞肿瘤发生的部位，且多为良性肿瘤，为恶性肿瘤的 3～4 倍。国内报道纵隔畸胎类肿瘤的发生率占纵隔肿瘤和囊肿的 25.2%～39.2%。良性畸胎瘤发病率较低，占纵隔畸胎类肿瘤的 2%～6.48%，国内报道发生率为 0～5.7%，儿童期为 14.2%。恶性变的畸胎瘤均为实质性畸胎瘤。目前已将恶性畸胎瘤，包括畸胎癌或畸胎肉瘤，划归在纵隔非精原细胞性生殖细胞肿瘤内讨论。

（3）临床表现　纵隔畸胎瘤患者可发生在任何年龄组，但最常见于 20～40 岁的成人，性别分布无明显差别。最多见于前纵隔，只有 3%位于后纵隔，偶可出现于心包内。与纵隔其他肿瘤一样，纵隔畸胎类肿瘤瘤体较小时多无自觉症状，当肿瘤逐渐长大或继发感染时，可压迫、侵蚀或穿破周围组织和器官，产生一系列复杂的临床症状和体征。尽管如此，临床偶见纵隔内长期容纳相当大体积的畸胎类肿瘤而毫无症状。良性畸胎瘤较恶性畸胎瘤患者出现症状少，无症状畸胎瘤病例可达 34%～62%。但是，就纵隔肿瘤和囊肿而言，纵隔畸胎类肿瘤仍是产生临床表现最多的纵隔肿瘤，也是产生合并症最多的纵隔肿瘤。临床上最常见的症状是胸痛、咳嗽、胸部不适、呼吸困难。这些症状多因肿物刺激胸膜，或肿块压迫支气管致远端发生阻塞性肺炎。体格检查很少发现明显的阳性体征。当支气管有阻塞时，可发现肺内哮鸣音、湿性啰音、发绀和患侧叩诊浊音。特征性的症状是咳出毛发和油脂样物，提示畸胎瘤已破入支气管。当破入心包腔时可造成急性心包压塞，破入胸膜腔可致急性呼吸窘迫，畸胎瘤穿破皮肤可形成窦道，上腔静脉梗阻综合征亦可出现，但良性畸胎瘤所致者少。

（4）相关检查　约 90%患者在胸部 X 线片上显示异常。正侧位胸部 X 线平片可见前纵隔内圆形或椭圆形肿块影，边界较清楚，多向一侧突出，肿瘤较大或巨大时，其后缘可凸向中后纵隔，甚或占据一侧胸腔。有的肿瘤边缘呈分叶状或结节状。肿瘤阴影密度多不均匀，特征性的表现是肿块内有钙化，出现在 20%～40%病例。26%钙化形状不规则或肿瘤壁的钙化，偶尔胸部 X 线平片上可发现牙齿或骨骼影。肿瘤继发肺部感染时，表现为纵隔肿块边缘变得模糊。肿瘤破入肺内表现为纵隔肿瘤伴肺不张或慢性肺脓肿。肿瘤与支气管相通形成肿瘤内气腔，可见肿瘤内有气液平面。

（5）治疗原则　纵隔畸胎类肿瘤的治疗原则是一旦诊断成立，只要患者一般情况允许，均应开胸探查手术切除。纵隔畸胎瘤手术治疗，既是诊断性的也是治疗性的。

①手术时机：纵隔畸胎瘤一经诊断即需择期手术切除。当畸胎瘤破入心包腔发生急性

心包压塞时，则应急诊手术。畸胎瘤合并感染，应进行一段时间的抗感染治疗，使感染得到有效控制，但不宜拖延太久，不宜等待体温完全恢复正常，争取在合并症出现以前及时手术。

② 术前准备：中小型纵隔畸胎瘤手术前不需特殊准备，巨大纵隔畸胎瘤，特别是有反复感染史及肺部并发症的患者，手术前应充分估计手术难度，做好肺叶切除、支气管瘘修补、大血管修补或成形等附加手术的准备。此外，还应准备足够的血液，以防大出血时所需。

③ 麻醉：巨大的纵隔畸胎类肿瘤，麻醉诱导后摆放体位时，患者可能出现血压突然下降，系侧卧位巨大肿物坠向一侧胸腔，压迫和牵拉腔静脉，影响回心血量所致。为避免麻醉后肌肉松弛，或因体位变化，肿瘤压迫气管和心脏大血管而引起通气和循环障碍，全麻后患者平卧位时，对巨大囊性肿瘤可先予穿刺或引流，尽量引流出肿瘤内容物，然后再翻身侧卧位手术。或在清醒状态下直接插管，等插管成功或开胸后，再加深麻醉和使用肌肉松弛药物。

（6）预后　良性畸胎瘤切除彻底，手术经过顺利，一般无复发，长期随诊预后良好。恶性畸胎瘤治疗的效果均不满意。国内一组报道，3 例恶性畸胎瘤分别于切除肿瘤后 1 个月、半年和 1 年复发死亡，北京协和医院胸外科手术发现 4 例畸胎瘤恶性变，其中 2 例于术后 2 年内死亡。1 例为 15 岁男孩因纵隔畸胎瘤切除 1 年复发入院，再次手术时不能彻底切除，次年肿瘤广泛侵犯纵隔脏器和肺，致呼吸、循环衰竭死亡。尸检报告为纵隔畸胎瘤恶变腺鳞癌。文献也有报道畸胎瘤恶性变。早年的临床经验显示，放射治疗和化疗除对纵隔精原细胞瘤有一定的疗效外，对其他类型恶性畸胎瘤效果均不佳。但近年来，由于化疗药物的不断改进，特别是铂类合并第 3 代化疗药的联合方案，初步取得了一定成绩。因此，对于纵隔畸胎类肿瘤要早期诊断，及时手术，可减轻手术困难，也可在其恶性变之前予以切除，从而提高治疗效果。

（7）评价

① 切口的选择。根据患者的全身状况，肿瘤的大小、位置，感染粘连程度，以及有无心、肺、血管系统合并症等，选择适当的开胸手术切口。要求任何切口都应使术野显露满意，方便手术操作，而且一旦出现意外情况，不致因切口而影响紧急处理。对位于偏向一侧前纵隔的畸胎瘤，多采用该侧前肋间开胸切口，位于前纵隔突向双侧或位于前上纵隔与颈部紧密相连的畸胎瘤，或怀疑为恶性畸胎瘤严重侵犯纵隔组织，选择胸骨正中纵劈切口，必要时可加行颈部领状切开呈“T”形切口。位于一侧胸腔的巨大肿瘤，或准备加行肺叶切除或支气管瘘修补术时，首选后外侧剖胸切口。手术切口的选择没有一定之规，每一位胸外科医师可根据自己的习惯和经验选择最适宜的手术切口。

② 分期手术：囊性畸胎瘤是胸内最大的囊性病变，由于广泛严重的炎性粘连，有时一期完整摘除肿瘤往往有困难，如强行剥离可致创面大量渗血或可能损伤重要脏器。因此，一期手术有困难时，可先行引流或部分切除待囊肿缩小后再择期做手术切除。对于累及双侧的巨大畸胎瘤，患者一般情况较差，可考虑行分期手术。

③ 手术时细心解剖避免误伤畸胎瘤，或因肿瘤较大，或反复感染，与周围组织脏器多有粘连浸润。此外，肿瘤可破入胸膜腔、心包腔、支气管或肺内，常使正常解剖关系变得难以辨认。特别是肿瘤与胸内血管紧密相邻，与胸内大血管粘连或直接包绕大血管，给手术带来困难。在纵隔畸胎瘤的手术过程中，意外地损伤上腔静脉、左无名静脉、右无名静脉或升

主动脉病例不乏报道，有的甚至发生大出血，患者死于手术中或死于术后脑缺氧。进行肿瘤摘除时，需细心、耐心地解剖游离肿瘤，特别要辨清肿瘤与周围大血管的关系，如无名静脉、上腔静脉、主动脉。腔静脉壁薄张力小，过度牵拉肿瘤时，腔静脉往往呈条索状，容易误认为是纤维粘连带，造成误伤。若意外损伤大血管时，勿惊慌失措，可暂时用手或纱布压迫出血处，加快输血，吸净手术野的积血，辨清损伤的部位、范围及程度，迅速做出判断，或血管破口直接缝合，或涤纶片修补血管裂伤，或人工血管搭桥。当遇有囊肿过大，手术野不易暴露，与大静脉严重粘连的畸胎瘤，可先切破囊壁减压，从囊内清除所有囊内容物，再切除大部分囊壁，遗留少部分与大静脉黏着的囊壁，用石炭酸、碘酒或电凝烧灼处理，破坏囊壁上皮并止血，这样处理后肿瘤无复发。对于恶性畸胎瘤直接侵犯大血管的病例，可以行姑息性切除，不可勉强，以免发生意外。在有条件的医院可行大血管切除人工血管置换。

④ 破入其他脏器的处理：畸胎瘤破入支气管或肺内时，硬性剥离其粘连浸润部分，往往出血多、创伤大，若肿瘤浸润粘连致肺功能有明显损害者，或已有肺脓肿、支气管扩张时，可考虑行肺部分切除或肺叶切除，肿瘤长期压迫致肺发育不良通气受阻，特别是巨大纵隔畸胎瘤摘除后，可因复张后肺水肿致呼吸衰竭死亡。破入肺内的畸胎瘤，术后容易发生肺不张和胸腔积液，故胸管拔除的时间应适当延长，并鼓励患者咳嗽、排痰，早日下床活动以利肺膨胀，减少术后并发症，肿瘤与心包紧密粘连时，可先剥离肿瘤与心包的粘连，也可先切开囊壁吸净囊内容物，以利暴露，然后于正常心包处切开，将肿瘤与部分心包一并切除。囊肿或心包腔内有感染者，应先引流囊肿和心包，待感染控制后再切除肿瘤及部分心包，以防日后缩窄性心包炎的发生，畸胎瘤破入心包腔产生急性心包压塞时，应急诊手术，酌情行一期肿瘤摘除和心包切除，或先引流减压再行肿瘤和部分心包切除。畸胎瘤破入胸膜腔，根据有无感染，处理原则同上述破入心包腔的处理。

2. 精原细胞瘤

（1）定义　原发于纵隔的精原细胞瘤，称为纵隔精原细胞瘤，纵隔是生殖系统以外生殖细胞肿瘤最常见的部位。

（2）病原学　从组织学上看，原发性纵隔精原细胞瘤与睾丸精原细胞瘤完全一样，因此，当怀疑纵隔精原细胞瘤时，首先应当确认是否系睾丸精原细胞瘤转移到纵隔所致。生殖系统以外发生的生殖细胞性肿瘤的组织来源，一直有争论。目前被大多数人所接受的理论是，所有生殖系统以外部位的生殖细胞肿瘤，是因为原始生殖细胞移位所产生，这种原始生殖细胞移位通常沿人体中线分布。据此也可以理解精原细胞瘤存在着不同的组织学类型，原因是肿瘤细胞分化程度不同的结果。

（3）流行病学　原发性纵隔精原细胞瘤，与全身的精原细胞瘤一样，差不多无例外地出现在男性患者，女性患者极为罕见。肿瘤多发生在 30 岁左右这一年龄段。白人较黑人更多见。

纵隔生殖细胞肿瘤占成人全部纵隔肿瘤及囊肿的 10％～15％，生殖细胞肿瘤约占儿童纵隔肿瘤的 24％，若仅限于纵隔恶性肿瘤，生殖细胞肿瘤占纵隔恶性肿瘤的 28.9％，纵隔生殖细胞肿瘤包括畸胎瘤、精原细胞瘤和非精原细胞性生殖细胞肿瘤（胚胎性癌，绒癌、卵黄囊瘤和混合性癌），生殖细胞肿瘤可以由单一类型细胞组成（单纯型），也可以是由几种肿瘤细胞混合而成（混合型），单纯型较混合型更常见，单纯型占全部纵隔生殖细胞肿瘤的 39％～48％。根据以上推断，估计纵隔精原细胞瘤发生率在成年人可高达 5％～7％，其中大多数是单纯型精原细胞瘤。

（4）临床表现　原发性纵隔精原细胞瘤通常较大，容易侵犯周围邻近的脏器，症状也多因巨大纵隔肿块所产生，因而症状是非特异性的。临床症状与肿瘤的大小也不呈平行关系。最常见的症状是胸痛，其次是呼吸道症状，如呼吸困难、咳嗽，但是咯血罕见，吞咽困难和声音嘶哑也不常见，肿瘤局部侵犯可致上腔静脉梗阻。纵隔精原细胞瘤可以转移到骨、肺、肝、脾、扁桃体、甲状腺、皮肤、脊髓和脑，依其转移的部位不同可出现相应的转移部位的症状。

（5）相关检查

① 实验室检查：一般的血尿便常规检查对于诊断无特殊意义，纵隔精原细胞瘤患者血中甲胎蛋白、绒毛膜促性腺激素、癌胚抗原和乳酸脱氢酶可能升高。尽管血中肿瘤标志物有改变，但是所有患者的诊断必须要有组织学检查证实。肿瘤标志物测定的价值，在于连续随诊过程中确定肿瘤对治疗的反应，以及探测肿瘤隐性复发的可能。

② 组织学检查：组织学检查发现精原细胞瘤主要由单一类型的精原细胞瘤细胞组成，细胞核明显，细胞质透明，细胞膜界限清晰，也可见到淋巴细胞浸润和纤维组织增生。个别病例出现炎性反应，肿瘤内有淋巴细胞和巨噬细胞浸润，这可能是机体对肿瘤的免疫组织反应。

③ 放射学检查：纵隔精原细胞瘤瘤体较大，常规胸部放射学检查多能发现。除常规胸部X线平片外，应当进行胸部CT检查，以明确肿瘤的大小，有无肿瘤外侵和侵犯的范围，纵隔淋巴结是否肿大，以及肺内有无转移灶。此外，CT也可用于确定放射治疗的部位，定期CT检查随访可用于观察肿瘤对治疗的反应等。

④ 诊断和鉴别诊断：腹部CT可确定腹内有无肿瘤以及肿瘤的范围，腹膜后广泛淋巴结增大提示原发灶可能是睾丸癌，纵隔肿块为转移灶。睾丸超声检查怀疑有病变时，应进行睾丸活检或睾丸切除。如果出现神经系统或骨痛等症状提示可能有头颅或骨转移时，需进行头颅MRI或放射性核素全身骨扫描。

（6）预后　现在尚无广泛接受的生殖系统以外原发性精原细胞瘤的分期标准，有学者推荐睾丸精原细胞瘤的分期标准可用于所有的精原细胞瘤患者。该分期标准：Ⅰ期为局限性病变；Ⅱ期为纵隔肿瘤较大，对周围脏器有压迫但尚未侵犯；Ⅲ期为肿瘤有局部侵犯；Ⅳ期为病变广泛性转移。对于原发性纵隔精原细胞瘤应用这种分期标准较好，此分期标准对治疗结果和预后的判断也有较大价值。影响预后不良的因素包括年龄超过35岁；肿块大、估计不能完全切除；上腔静脉梗阻；纵隔淋巴结肿大；肺门受侵犯以及甲胎蛋白持续升高。

（7）治疗　该病至今尚无规范性标准化治疗方案。由于大多数患者发现时肿瘤已不能完全切除干净，因此，通常采用的做法是，只要有可能应尽力摘除局限性无外侵的肿瘤，继之辅以放射治疗。具体原发性纵隔精原细胞瘤的治疗原则：Ⅰ期肿瘤切除后放疗，Ⅱ期肿瘤放疗或化疗，Ⅲ期肿瘤放疗或化疗，Ⅳ期肿瘤化疗。

① 手术治疗　a. 外科处理包括肿瘤完全切除、减瘤切除和活检。大部分纵隔精原细胞瘤患者表现有局部侵犯症状，往往不可能完全切除，成功切除的病例仅占37.5%。此外，即使局限性无外侵的纵隔精原细胞瘤，单纯外科处理效果也不理想。b. 原则上只要可能就应尽力做到完全切除肿瘤，还要进行辅助治疗，主要是放疗。外科手术的入路推荐胸正中切口。c. 临床上外科处理最常用的途径是，先行纵隔肿瘤活检以明确诊断，可经胸骨正中切口入路或气管旁入路，或者是在胸腔镜下或纵隔镜下进行肿物活检。明确诊断后，再考虑外科手术处理。

② 术后辅助治疗　纵隔精原细胞瘤减瘤手术后辅以放疗，可获得更好的结果，术后接受纵隔放疗，手术能完全切净的患者存活率达100%。开胸活检与肿瘤大部切除患者之间存活率无明显差别，但是与完全切净组前者预后明显差于后者。经过术前放疗或化疗，患者可以接受手术处理，做到肿瘤全部切除或减瘤手术。但是，手术是否能够控制肿瘤局部生长，外科处理是否切除或者能够提高患者的存活期，目前外科与内科之间还存在不同的观点。

③ 放射治疗　原发性纵隔精原细胞瘤对于放疗很敏感，放疗的作用主要是局限于纵隔内精原细胞瘤，不论肿瘤是否有无外侵，或者是单纯放疗或合并外科切除以后的辅助放疗。放疗的剂量为30～45Gy。对于原发性纵隔精原细胞瘤，放射剂量无必要超过30Gy。为了取得有效的治疗效果，必须确定放射野的范围，应包括整个纵隔和锁骨上淋巴结。放疗对纵隔精原细胞瘤患者局部控制有效率为89%～97%。临床上采用放疗作为主要治疗的纵隔精原细胞瘤，5年存活率为50%～75%。

④ 化疗　a. 目前采用治疗晚期睾丸癌相同的方案，治疗原发性纵隔精原细胞瘤。常用的化疗药有顺铂、博来霉素、长春碱、鬼臼碱、环磷酰胺、阿霉素，最常用的联合化疗方案是联合顺铂和博来霉素，或鬼臼碱和长春碱。完全反应率为71%～100%。b. 一开始就采用大剂量顺铂进行化疗能延长患者的存活期。c. 对于化疗后仅有部分反应的患者辅以放射治疗后，可以转为完全反应。但是联合放疗和化疗的合并症也随之增加，特别是致命的肺纤维化。d. 化疗后残余肿瘤是否需要进一步治疗尚无完全一致的意见。残余肿瘤的大小与存活无明显关系。有学者提出化疗后存在残余肿瘤的病例，可以密切观察连续CT监测，而不进行辅助治疗（或活检），辅助治疗仅留给放射学显示肿块有进展的患者。

3. 非精原细胞性生殖细胞肿瘤

（1）定义　纵隔非精原细胞性生殖细胞肿瘤是一组很少见的肿瘤，包括畸胎癌、绒癌、内胚窦瘤（又称卵黄囊瘤）、胚胎性癌，以及这些肿瘤的混合型。它存在于纵隔内，同时又是生殖细胞性的肿瘤。

（2）病原学　纵隔非精原细胞性生殖细胞肿瘤产生的原因，是在胚胎发育过程中，生殖细胞沿着泌尿生殖嵴错误移行的结果。另一种意见是来自正常胚胎发育过程中出现的多能干细胞。

（3）发病率　纵隔非精原细胞性生殖细胞肿瘤并不常见，仅占全部纵隔肿瘤的1%～3%，在全部生殖细胞肿瘤中，纵隔生殖细胞性肿瘤占1%～3%。90%以上发生在男性，发现肿瘤时的年龄变异较大，平均发病年龄为30岁。

（4）病理学　在组织学上，此类肿瘤与发生在睾丸的精原细胞瘤相似。最常见的组织类型是畸胎癌（畸胎瘤内含有胚胎细胞癌），其他组织学类型包括单纯胚胎性癌、单纯内胚窦瘤（卵黄囊瘤）、绒毛膜上皮细胞癌，以及包含有以上几种组织学成分的混合型。

（5）临床表现　临床特点为当肿瘤生长迅速时，出现的症状期很短。症状多因位于前纵隔的巨大肿瘤而致，包括胸痛、咳嗽、气短，全身症状有发热和体重减轻。体格检查通常多无异常发现，偶尔可扪及锁骨上淋巴结肿大。有时可发现上腔静脉综合征。

（6）相关检查

① 影像学检查　普通胸部X线平片上可发现异常，典型的表现是前上纵隔巨大肿块。CT显示前纵隔巨型肿块，密度不均匀，内部有多处液化区，同时可以看到肿瘤侵犯周围脏器以及包绕大血管。

② 血清学检查　诊断非精原细胞性生殖细胞肿瘤，应测定血清肿瘤标志物，人绒毛膜

促性腺激素（HCG）和甲胎蛋白（AFP）。约90%患者血清内，这两项中的一项升高或两项都升高。此外，约90%患者血清乳酸脱氢酶（LDH）升高。

（7）治疗　纵隔非精原细胞性生殖细胞肿瘤局部治疗无明显效果，一开始就进行放疗效果也不佳，因为局部复发和全身转移的发生率均较高，单纯外科治疗对患者也无裨益，极少获得长期存活。全身化疗时，单一化疗药或无铂类制剂的化疗药，其结果也很差。

（8）治疗方法　①以铂类为主的联合化疗，在3～4个月内给予3～4个周期化疗。化疗过程中和结束时，应连续重复CT和肿瘤标志物测定，以重新进行肿瘤分期，判断治疗效果。主要依据患者出现完全反应，即血清中肿瘤标志物水平恢复到正常范围，胸部影像学正常。②患者血清内肿瘤标志物水平持续升高，提示存在有活动性的残余肿瘤，应当接受挽救性化疗。③化疗后肿瘤标志物正常，但影像学显示持续存在纵隔肿块，应进行外科手术切除，外科切除后可获完全治疗反应。④肿瘤侵犯心包，多数需行部分心包切除。术中发现膈神经明显受侵，则牺牲膈神经。

（9）预后　目前有了铂类化疗药，非精原细胞性生殖细胞肿瘤的5年存活率可达到50%。由于积累的病例不够多，还很难得出各组织亚型预后结果。从组织学上看，卵黄囊瘤和绒癌比其他类型的肿瘤预后差。各种化疗方案总的长期存活率大致相近，长期治疗结果还不能令人满意，需要进一步改进治疗方法。

四、心包囊肿

1. 定义

心包囊肿是一种纵隔先天性囊肿，属于发育上的畸形。心包囊肿的命名较为混乱，曾使用的名称有水囊肿或泉水囊肿、纵隔水瘤、间皮囊肿、心包腔囊肿、心膈角囊肿、纵隔胸膜囊肿、心包憩室等。常常和心包有密切关系，且由间皮组成，内含清亮液体，故称心包囊肿较为恰当。

2. 病因

心包囊肿的来源尚无定论，目前有3种解释。

第1种解释认为，原始中胚层侧板形成心包腔时，部分未能融合遗留腔隙持续存在，形成单纯囊肿。

第2种解释认为，心包腔形成与两对腹嵴和背嵴有关，背嵴发育成心包腹膜管，它将发育成胸膜腔，腹嵴在发育过程中，如其盲端异常闭合则发生心包憩室或心包囊肿。

第3种解释认为，心包腹膜管在形成胸膜腔过程中遇到阻力，本身发生折叠，此部分与胸膜腔分隔形成一孤立腔隙，而成心包囊肿。

目前第1种解释为大多数人所接受，即先天性心包囊肿系前心包隐窝异常融合所致。偶尔心包囊肿是后天获得的。

3. 病理学

大体见心包囊肿外观呈黄白色或蓝褐色，表面光滑，局部附有脂肪组织，囊壁菲薄半透明，由薄层纤维结缔组织组成，厚约0.2cm，多为单房囊性病变，内含黄色清亮液体，化学检查为漏出液。囊肿内壁光滑，显微镜下见囊壁内层衬有单层扁平或立方形间皮细胞，囊肿本身由薄层胶原纤维和平滑肌组成，血管周围有多少不等淋巴细胞浸润，一般无炎症反应。

4. 临床表现

大多数心包囊肿患者无临床症状，多在常规体格检查偶然发现纵隔阴影。但也有报道约半数患者因呼吸道症状就医。

5. 诊断

影像学检查对诊断有重要价值。胸部X线前后位像，可见囊肿呈圆形、椭圆形或有分叶、界限清楚、边缘光滑、密度均匀一致的阴影，一般大小为5～8cm，偶尔体积更大。罕见囊壁钙化。囊肿多位于右侧，少数位于左侧心膈角。侧位像呈泪滴样，并可伸入到肺叶斜裂内侧或伏于横膈之上。无论前后位像或侧位像，囊肿总是紧贴心包、横膈、前胸壁，很少与心包腔相通，只有极少数突出到前上或后纵隔。偶尔囊肿与心包腔相通，透视下可见柔软充满液体的囊肿影，形态随呼吸运动和体位而改变。

胸部CT可以清楚地显示囊肿的位置、大小及与心包的关系。典型的心包囊肿为单房不增强的肿块，囊壁纤细，因囊内含清亮液体其CT值为水样密度。MRI在T1像为低密度信号，T2像为高密度信号。目前心包囊肿诊断并不是困难问题。经皮穿刺抽吸可以明确诊断，但作为治疗，一是不彻底，二是有诱发变态反应之虞，一般不宜采用。

6. 治疗和预后

(1) 治疗原则　心包囊肿一经诊断，手术是最佳治疗选择。早年文献对于心包囊肿处理多偏向于保守，诊断心包囊肿后进行一段时间临床和影像学随诊，方施行手术切除。现代临床胸外科医师多采取较为积极的态度，因为手术可以摘除病变、明确诊断，除外恶性病变，手术病死率和并发症极低，预后极佳。

(2) 手术技巧　①手术可以采取后外侧切口，术中多发现病变位于前下纵隔心膈角处，与心包紧密相贴。部分病例囊肿与肺和膈肌粘连。外观囊肿呈圆形、椭圆形，有的呈分叶状，表面覆盖脂肪组织呈黄白色，有出血时则呈蓝褐色囊壁薄而透明，内充满液体。②手术时宜用钝性及锐性解剖，如无意外完整摘除囊肿一般无困难，当发现有蒂时做根部结扎切断。③20世纪90年代电视辅助胸腔镜外科（VATS）开展以来，更多的心包囊肿经VATS摘除，操作简单，创伤小，避免了大切口、小手术的缺点。

(3) 预后　心包囊肿摘除后恢复良好，症状均明显减轻或消失，长期随访无复发。国内外文献报道未见复发或恶性变。

五、神经源性囊肿

1. 基本概念

(1) 定义　纵隔神经源性肿瘤是产生于胸腔内周围神经、交感神经和副神经的神经成分来源的肿瘤，每个纵隔神经源性肿瘤都有一种与其神经嵴有关的胚胎来源，依据肿瘤内主要的特殊神经细胞类型（神经鞘细胞，神经节细胞，轴突）以及神经细胞的分化成熟程度进行病理学分类。

(2) 病因　除弥漫性神经纤维瘤病以外，目前尚无确切的证据显示纵隔神经源性肿瘤存在特异的病因。弥漫性神经纤维瘤病是一种很少见的外胚层和中胚层错构异常，是一种外显型遗传基因变异，这种疾病可产生许多神经性肿瘤。

(3) 发病率及分类　纵隔神经源性肿瘤是最常见的纵隔肿瘤之一，占全部纵隔肿瘤的10.0%～34.0%，成人神经源性肿瘤占纵隔肿瘤的第2位。儿童期纵隔神经源性肿瘤更常见，占全部纵隔肿瘤的50%～60%。组织学上根据肿瘤结构中主要成分所占的比例，将纵隔神经源性肿瘤分成神经鞘肿瘤、交感神经肿瘤和副神经节细胞肿瘤3个亚型。95%的纵隔神经源性肿瘤起源于肋间神经和椎旁交感神经链，这些神经和神经节都集中在椎旁沟内的后纵隔，这也是神经鞘肿瘤和交感神经肿瘤最常见的部位。副神经节细胞瘤与后纵隔的交感神经链有关，也与中纵隔心脏神经丛有关，其部位可在后纵隔，也可在中纵隔。据统计约3/4纵隔神经源性肿瘤位于后纵隔。它们通常是良性肿瘤，恶性神经源性肿瘤很少见。

（4）临床表现　大多数纵隔神经源性肿瘤缺乏临床症状，多在胸部X线检查时偶然发现纵隔肿物影。临床症状可以分为肿瘤局部作用和全身作用，局部作用主要是肿瘤压迫或侵犯周围脏器症状，全身作用则是肿瘤释放的生物氨类或其他生物介质产生的相关症状，所有的交感神经肿瘤和副神经节细胞瘤都可能分泌生物氨，这些生物介质引发症状的患者在其尿中可以发现儿茶酚胺衰变产物含量增加。常见的症状有胸痛、背痛，大的肿瘤可出现呼吸道症状或食管受压症状，少数患者可有神经系统症状，如脊髓受压、声音嘶哑、霍纳征、肋间神经痛或臂丛神经痛。但是，有神经系统症状并不意味肿瘤是恶性。

（5）诊断

① 胸部X线正侧位片：胸部X线正侧位片是确定纵隔神经源性肿瘤最常用的检查方法。后纵隔圆形软组织密度肿物，80%可能是神经源性肿瘤。神经鞘瘤多为圆形，边界清晰，肿瘤的上下都可见到典型的压沟作用。交感神经肿瘤多为卵圆形或长圆形神经节细胞瘤，典型的是沿后侧交感神经链呈长圆形肿物，边缘逐渐模糊不清，可有胸腔积液或胸膜结节。神经纤维瘤多见软组织肿瘤的分叶。神经鞘瘤内可发生囊性变并见到均匀钙化灶，巨大神经节细胞瘤偶可见到斑点状钙化，胸部X线平片可显示骨性胸廓和脊椎骨多处异常，如肋骨头下缘侵蚀和肋间隙增宽严重可造成肋脊关节脱位。恶性神经源性肿瘤可以产生肋骨破坏。5%患者可见椎间孔增大，提示肿瘤有可能扩展到脊椎内，需要深入研究。交感神经肿瘤有时可见远离肿瘤的胸椎后凸畸形，或椎体发育异常。

② 胸部CT扫描：可以肯定病变的部位、性质、轮廓特点以及与周围结构的关系，也可筛查出恶性肿瘤远处部位转移（肺、肝）。此外，CT可估计局限性肋骨和脊椎受侵蚀的范围或椎间孔有无扩大。最后，CT还可以估计后纵隔肿瘤椎管内侵犯程度。然而，确定肿瘤是否侵犯椎管内，MRI比CT效果更佳。

③ MRI：能从冠状、矢状和纵向3个方向来确切显示肿瘤的整个范围显示椎管内神经结构，从而区分正常脊髓和肿瘤组织，估计肿瘤侵犯脊髓的程度。对于血管丰富的副神经节细胞瘤，MRI可以提示肿瘤内血管化情况（流空现象），此外，MRI可以很容易将纵隔神经源性肿瘤与大血管区分开。

④ 动脉造影：确定纵隔肿瘤已经侵犯椎管内，选择性动脉造影可以鉴定供血给前脊髓动脉的Adamkiewicz动脉，造影检查主要是应用在下胸部第6胸椎水平以下的肿瘤。

⑤ 核素显像：应用核素^{131}I扫描能有效地确定胸内和胸外有分泌功能的副神经节细胞瘤——嗜铬细胞瘤，诊断嗜铬细胞瘤的假阳性率为0，假阴性率为10%，也可以用于最初筛选嗜铬细胞瘤，或者对已知有嗜铬细胞瘤患者确定体内可能存在的多发肿瘤。

⑥ 组织学：根据影像学的特点，大多数纵隔神经源性肿瘤诊断并不困难。但是要对某些肿瘤做出确切术前诊断和分类，则需要组织学资料。一般术前多用针吸活检，但是用这种检查方法诊断神经源性肿瘤并不令人满意，对于后纵隔肿瘤，为诊断而行的纵隔镜检查也有一定的限制。

(6) 治疗

① 治疗原则：各种纵隔神经源性肿瘤，无论良性或恶性，都在逐渐生长增大，终将对周围胸内脏器产生压迫，或因其特殊的分泌作用而产生临床症状，因此需要早期诊断和治疗。手术切除是最主要的处理方法，它既可以进行诊断分类，也是一种治疗手段。术中冷冻组织活检确定肿瘤良恶性有时极为困难，特别是神经鞘瘤。在这种情况下最适宜的做法是在合理的范围内行肿瘤大块切除，此时术中仅鉴定其组织来源而不再进一步分类。

② 手术治疗：典型的手术处理是经肋间切口，在肿瘤上或下一或两个肋间进入胸腔，这样可以避免开胸时损伤肿瘤。交感神经肿瘤比神经鞘肿瘤更容易与周围组织粘连，可能需要切除部分邻近组织以达到肿瘤边缘干净。有时要完整地切除神经源性肿瘤不可避免地要牺牲神经根。细心地分离和结扎邻近的肋间血管，可避免发生血管断端回缩到椎管，造成出血和脊髓损伤。肿瘤起源于重要运动神经或肿瘤邻近重要神经（如喉返神经、臂丛），可能需要借助手术显微镜来保护附近神经纤维进行解剖。术前应告知患者因手术操作有可能出现术后感觉或运动障碍。此外，神经受压后恢复过程难以预测，切除后术前症状能否完全消除更无法确定，这些均需要向患者和家属交代清楚。

③ 胸膜外肿瘤摘除：方法为在背部做一纵行切口，长为 3～4cm，切开皮肤、皮下组织，解剖椎旁肌，切除一小段肋骨，于胸膜外应用钝性和锐性解剖，将神经源性肿瘤摘除。胸膜外纵隔肿瘤摘除术的优点是手术创伤小、出血少，手术时间及麻醉时间均缩短，手术操作不进入胸膜腔，不影响呼吸功能，术后恢复快，切口疼痛轻。不需置胸腔引流，术后次日即可下地活动。若担心切口积血可于皮下置橡皮引流片，术后 24h 拔除。胸膜外纵隔肿瘤摘除手术的关键是术前确切定位，纵行切口就选在肿瘤表面。术中细心解剖，保证在胸膜外切除肿瘤。若术中不慎撕破胸膜，小的裂伤可即时修补，较大的裂伤不能修补可置胸腔闭式引流。肿瘤直径＜3cm 位于后纵隔的良性神经源性肿瘤，胸膜外肿瘤摘除是一种创伤小而有效的手术治疗方法。

④ 电视辅助胸腔镜外科（VATS）摘除肿瘤：VATS 已经用于纵隔神经源性肿瘤的诊断与治疗，VATS 可以在直视下解剖游离肿瘤，最后经一小切口将肿瘤移出胸腔。位于胸膜顶后纵隔神经源性肿瘤，VATS 可以更好地检视，对此 VATS 手术有其独到之处。因此，摘除纵隔神经源性肿瘤是 VATS 最佳适应证，它比常规开胸手术有更多的优点。选择 VATS 应当为局限性、良性纵隔神经源性肿瘤，由有丰富胸腔镜应用经验的外科医师进行操作，可获得良好的治疗效果。

⑤ 哑铃状肿瘤的处理：后纵隔神经源性肿瘤中约 10％为哑铃状肿瘤，各种类型的神经源性肿瘤都可能出现“哑铃状”，最多见的是神经鞘瘤，约占 90％。约 60％出现脊髓受压症状。术前若未能辨识“哑铃状”肿瘤存在，手术将会遇到一定的困难。为了彻底摘除椎管内的肿瘤，有可能会损伤椎管内血管，造成椎管内出血、血肿，术后产生截瘫。最好选择胸外科与神经外科合作一期手术。神经外科医师行椎板切开进入椎管，将肿瘤从脊髓内解剖出来摘除，胸外科医师处理纵隔内部分肿瘤。胸腔内外部分肿瘤完全摘除后，应用组织瓣严密封闭椎间孔，以防术后脑脊液外漏。处理小儿纵隔“哑铃状”神经源性肿瘤，手术应与骨科医师协作，以减少术后晚期可能发生的脊柱侧弯。治疗“哑铃状”肿瘤的各种方法均有其优缺点，采取哪种方法均可获得优良的结果。

2. 神经纤维瘤

(1) 基本概念　神经鞘肿瘤包括神经鞘瘤和神经纤维瘤两类，它们衍生于神经元周围的施万细胞，是最常见的纵隔神经源性肿瘤。神经纤维瘤约占神经鞘肿瘤的1/4。可以发生在外周神经的任何部位，单发或多发，多发的神经纤维瘤又称弥漫性神经纤维瘤病，无论单发或多发，组织形态学无区别，仅是肿瘤数目和恶性变倾向不同。

（2）病理特点　神经纤维瘤缺乏真正的包膜，或有假包膜。大体检查肿瘤质实较韧，切面黄灰色略透明，并可见漩涡状纤维，常常找不到其发源的神经。如发生肿瘤的神经粗大，则可见神经纤维消失于肿瘤之中。肿瘤极少发生囊性变，也很少有囊腔形成或出血。显微镜下由不同比例增生的神经鞘细胞和成纤维细胞组成，但是以成纤维细胞为主，伴有网状纤维、胶质纤维和疏松的黏液基质，神经纤维疏散在肿瘤之中，镜检下可见黑色素细胞、横纹肌细胞和颗粒性肌母细胞。

（3）恶性变　神经鞘瘤和神经纤维瘤均可以发生恶性变，神经纤维瘤有更高的恶变倾向，因此，恶性神经鞘瘤多由神经纤维瘤恶变而来，尤其是弥漫性神经纤维瘤病的患者，明显恶变时瘤细胞出现异形性，纵隔恶性神经鞘肿瘤占神经鞘肿瘤的5%以下，大多数合并有弥漫性神经纤维瘤病。患者男多于女（4∶1），从幼儿至老年均可发生，恶变病程较长，一般在5年以上。恶性变的神经鞘肿瘤常见局部侵犯或远处转移。大体检查可见肿瘤无包膜，质地较硬。组织学可见瘤细胞数目增多，出现多形性，核分裂象广泛存在并有细胞栅栏，同时伴有血管增生，肿瘤的形态颇似纤维肉瘤，以往有人称之为“神经纤维肉瘤”。

3. 神经鞘瘤

（1）基本概念　神经鞘瘤又称施万瘤，是来自神经鞘的施万细胞发生的肿瘤，为最常见的神经鞘肿瘤，占纵隔神经源性肿瘤的一半左右。胸腔内各种神经都可以产生神经鞘瘤，包括臂丛神经、迷走神经以及最常见的肋间神经。30～40岁多见，偶可见于儿童。神经鞘瘤生长缓慢，包膜完整，质地坚硬，肿瘤与神经相连。临床多数神经鞘瘤系良性肿瘤，恶性神经鞘瘤很少。来自肋间神经的神经鞘瘤，可以穿过椎间孔侵入椎管内，形成哑铃形肿瘤，这是神经鞘瘤的一个特点。

（2）病理特点　肉眼检查神经鞘瘤有完整的包膜，大小不一，质地较实较硬，有囊性变时可为柔软较韧的包块。肿瘤呈圆形或结节状，位于所在神经的内侧方。肿瘤常压迫邻近组织，但不浸润周围脏器，与其所发生的神经粘连在一起，剖开肿瘤切面呈灰白色或灰棕色略透明，可见漩涡状结构，有时可见到出血和囊性变。显微镜下神经鞘瘤由成熟的、分化良好的施万细胞组成。

（3）诊断特点　胸部X线平片可以发现后纵隔圆形或椭圆形肿物影，密度均匀，边缘锐利，部分肿瘤影内可以发现局灶性钙化或囊性变。有时肿瘤侵蚀肋骨或椎骨，胸部X线平片上也可见到受累骨质有破坏。胸部CT除显示肿瘤大小部位以及胸壁、纵隔受侵的程度外，也可显示肿瘤通过肋间隙或椎间孔呈哑铃状形态。MRI可从三维方向显示肿瘤与周围脏器关系，对哑铃形神经鞘瘤的诊断有特殊的价值。胸部CT值较低的神经源性肿瘤大多数是神经鞘瘤。

4. 神经节细胞瘤

（1）基本概念　从交感神经节细胞分化出来的肿瘤称为神经节细胞瘤，占纵隔神经源性肿瘤的35%～55%，多出现在儿童。交感神经细胞肿瘤可分为良性和恶性肿瘤两种，包括神经节细胞瘤、神经母细胞瘤和神经节母细胞瘤。以上肿瘤每一种都含有神经节细胞，并混有不同数量的其他神经成分（如施万细胞、神经元细胞）。将交感神经细胞肿瘤再分类则显示肿瘤分化程度及生物学行为的差异，神经节细胞瘤是分化最好的良性肿瘤，神经母细胞瘤是典型的未分化恶性肿瘤，神经节母细胞瘤在组织学表现和生物学行为方面是上述两类的中间类型。神经节细胞瘤主要由成熟的节细胞和施万细胞组成，肿瘤分化好，属良性肿瘤。神经母细胞瘤由相似于胎儿肾上腺髓质的原始母细胞组成，系分化极差、高度恶性的肿瘤。神经节母细胞瘤除含有神经母细胞成分外，尚有成熟的神经节细胞，亦属恶性肿瘤。后两种肿瘤多发生于儿童。2/3 交感神经细胞肿瘤发现在 20 岁以下的病例，其中半数以上属恶性交感神经肿瘤，较其他纵隔神经源性肿瘤生长速度快。神经节细胞瘤是良性交感神经肿瘤，占交感神经肿瘤的 40%～60%，最常产生于后纵隔的交感神经链。大体检查可见肿瘤形状不规则，具有包膜，切面柔软色灰。显微镜下可见成熟的节细胞，位于施万细胞及纤维组织构成的网格及基质内。肿瘤内可见有髓和无髓的轴突混杂其中。瘤体内有明显的退行性变，其内可见钙化。

（2）临床表现　神经节细胞瘤出现在后纵隔，最多见于儿童和青年人，成人很少见，也很少见于 2 岁以内婴幼儿。神经节细胞瘤可以开始即是神经节细胞瘤，也可能最初为神经母细胞瘤，以后肿瘤逐渐分化成熟，成为神经节细胞瘤。患儿多有临床症状，可有霍纳征，系肿瘤侵犯颈部交感神经节所致，此种肿瘤可有家族遗传史。

（3）诊断　主要依靠影像学检查，X 线特点表现为肿瘤大，呈卵圆形或梭形，边界光滑清晰，常有条纹状钙化区，肿瘤很少侵入椎管内形成哑铃形肿瘤，但是可以有轻度肋骨侵蚀和破坏。胸部 CT 可以显示肿瘤的影像学特点。

5. 神经母细胞瘤

（1）基本概念　神经母细胞瘤是来自交感神经系统的肿瘤，主要为肾上腺内或交感神经节内原始细胞的恶性肿瘤，为婴幼儿和儿童中仅次于白血病和中枢神经系统肿瘤的最常见恶性肿瘤，50%患者系 2 岁以内的婴幼儿，90%以上在 5 岁以内发现，男孩多见。纵隔神经母细胞瘤占神经母细胞瘤的 16%，在全部纵隔神经源性肿瘤中占 6%。身体各个部位均可发生神经母细胞瘤，常见的部位是肾上腺及颈、胸腹的交感神经节，神经母细胞瘤可以是先天性的，常有家族史，可能与遗传基因存在某种联系。交感神经元母细胞分化少量多能交感神经元母细胞和交感神经母细胞，通过恶性增殖演变为恶性神经母细胞。神经母细胞瘤呈结节状，被覆有血管丰富结缔组织形成的假被膜，切面灰白呈髓样组织，其间有出血和坏死，有时有钙化，镜下病理检查有未分化型和低分化型。未分化型由小圆形细胞和卵圆形细胞组成，核深染，胞质少，呈弥漫密集分布。低分化型瘤细胞较大，呈圆形，椭圆形或长梭形，胞核淡染，染色质分散，核中央可见小核仁，20～30 个瘤细胞呈放射状排列，组成菊花型团，这是神经母细胞瘤的病理特点之一。神经母细胞瘤的自然病程变化很大，其自我消退率占全身肿瘤的第一位。自然消退可以成熟为良性神经节细胞瘤，加之出血、坏死、纤维化、钙化、营养障碍，部分肿瘤溶解，甚至看不到肿瘤组织痕迹。约 2%的神经母细胞瘤可转化、成熟为神经节细胞瘤或神经节母细胞瘤。神经母细胞瘤也可以迅速进展引起早期死亡。

（2）临床表现　纵隔神经母细胞瘤的全身症状包括食欲缺乏、消瘦、疼痛，特别是不明原因的低热，贫血常是肿瘤初发症状，胸部缺乏局部症状，多在胸部 X 线片偶然发现纵隔阴影，肿瘤生长到一定程度可出现局部压迫症状，如肺膨胀受影响产生咳嗽、咳痰、肺部感染甚至呼吸困难，其他有吞咽困难、循环障碍等。纵隔内神经母细胞瘤位于脊柱旁沟，常沿神经根扩展，从椎间孔侵入椎管，形成哑铃状肿瘤。纵隔哑铃状肿瘤压迫脊髓和神经常表现为感觉异常、肌萎缩、下肢麻痹、尿失禁等。神经母细胞瘤恶性程度高，发展迅速，早期易出现转移。肿瘤常在短时期内突破包膜，扩散到周围组织及器官。肿瘤沿淋巴管可转移至局部淋巴结或远处淋巴结，也可经血液循环转移。常见的转移部位是骨骼系统，如颅骨、长骨骨骺端、胸骨、骨髓，以及肺、肝、脑等。神经母细胞瘤的特殊症状是肿瘤产生血管活性物质，出现难治性水样腹泻、低血糖，因儿茶酚胺代谢异常引起高血压、多汗、心悸、易激惹。纵隔神经母细胞瘤比胸外神经母细胞瘤更多出现急性脑共济失调、斜视、眼肌痉挛、无规律的眼球震颤等自身免疫性综合征。X线特点为肿块边界不甚清楚，常有细条纹钙化，并多有肋骨受侵蚀破坏，可侵入椎管内形成哑铃形肿物。分期：Ⅰ期肿瘤局限在起始部位；Ⅱ期肿瘤已有外侵或转移到同侧淋巴结；Ⅲ期肿瘤侵犯对侧胸膜腔；Ⅳ期肿瘤已有远处转移，如骨、皮肤、肺、脑等。

(3) 诊断　神经母细胞瘤的诊断过程通常首先是胸部X线片上发现纵隔内肿物阴影，胸部CT和磁共振确定为纵隔肿瘤。测定尿中儿茶酚胺含量显著升高，具有诊断价值。但是良性神经节细胞瘤其尿中儿茶酚胺含量也可能升高，因此，此检查尚不能确切鉴别良性或恶性交感神经源性肿瘤，放射性核素骨显像对骨转移的诊断有一定帮助。目前神经母细胞瘤特异性抗血清已开始应用于临床，可用于诊断并鉴别淋巴结转移。

(4) 治疗　手术切除仍是治疗神经母细胞瘤的最有效方法，但是术前对于肿瘤切除的可能性要有充分的估计。肿瘤局限于原发部位或已扩展但不超过中线，通常可以行根治性切除。手术时发现某些肿瘤已与周围重要脏器或血管粘连，不必强行切除，可做部分切除或仅行活检，术后行化疗、放疗，以后再次手术仍可达到有效治疗的目的。神经母细胞瘤对放疗极为敏感，但是单用放疗罕见肿瘤能治愈者。肿瘤已扩散并超过中线或有远处转移者，联合手术、放疗和化疗有一定价值。对于神经母细胞瘤骨转移剧烈疼痛的病例，放疗有减轻骨性疼痛、缓解症状的作用。化疗对神经母细胞瘤有确定的治疗作用，但是化疗不能明显地改善预后，化疗多采取几种化疗药物联合应用。

6. 副神经节细胞瘤

(1) 定义　副神经节细胞肿瘤起源于副交感神经节，简称“副节”。副节是相对于交感神经链中的神经节而言，大多数位于交感神经链的旁侧，偶尔亦见于内脏等远离的部位。按副节主细胞对铬盐的反应，副神经节瘤亦有嗜铬性与非嗜铬性之分。有分泌儿茶酚胺或其他血管活性物质功能的嗜铬性副节瘤，称为“嗜铬细胞瘤”。无分泌功能的副神经节细胞瘤，又称为非嗜铬性副节瘤，也称为化学感受器瘤。纵隔副神经节细胞瘤临床少见，占收集病例的不足5%。它源于正常存在胸腔内各种部位的副神经节组织，包括中纵隔和后纵隔。根据起源部位进行分类，位于中纵隔的有主动脉体（头臂干）副神经细胞瘤，起源于后纵隔脊肋沟的主动脉副交感神经节细胞瘤。

(2) 病理学　嗜铬性副节瘤的大小与症状轻重不一定成比例，有时体积较小者已有明显症状，而相当大者却保持“生理上宁静”。肿瘤大多为球形、卵圆形或略呈分叶状。体积小者包膜不明显，较大者则没有完整包膜。肿瘤大多为实体性，血管丰富，呈浸润性生长。新鲜标本切面灰红色，常见出血、坏死和囊性变灶区。显微镜下可见成堆均匀一致“Zellballen”细胞，被高度血管化的基质小梁所分隔，有、无分泌功能的副神经节细胞瘤在组织学上无明显区别。嗜铬性细胞副节瘤可同时或先后伴有其他APUD瘤，如甲状腺恶性细胞瘤（“髓样癌”）、垂体腺瘤、甲状旁腺腺瘤、胰岛细胞瘤、类癌以及神经纤维瘤病等，成为多发性内分泌腺瘤病的组成部分之一。非嗜铬性副节瘤（“副节瘤”“化感瘤”）比较少见。可见于中纵隔及后纵隔的脊柱旁沟，多数为良性，只有约10%为恶性。副节瘤大多为“非功能性”。偶有分泌其神经分泌产物主要为去甲肾上腺素，临床上可出现嗜铬细胞瘤的典型症状，按摩肿瘤可使血压升高。非功能性副节瘤用电镜、细胞化学方法可显示神经分泌颗粒，生化测定可精确定量去甲肾上腺素及肾上腺素的含量。

（3）临床表现　非嗜铬细胞性副节瘤，多为良性，通常无症状。嗜铬性细胞副节瘤，多见于青壮年，主要症状为高血压和代谢改变。高血压可有阵发性（突发）型和持续性型两类。发作时患者可有心悸、气短、胸部压抑、头晕、头痛、出汗。有时有恶心、呕吐、腹痛、视觉模糊。有些患者有精神紧张、焦虑和恐惧、面色苍白、四肢发凉、震颤等症状。有时血压可骤升达 26kPa（195mmHg）以上，发作一般持续数分钟到数小时，常伴有直立性低血压。持续性高血压最终可导致恶性高血压，只有行肿瘤切除后症状方可缓解。由于基础代谢增高，糖耐量降低，患者可有发热、消瘦、体重下降及甲状腺功能亢进表现。在儿童腹痛、便秘、出汗、视物模糊较为突出。

（4）诊断

① 胸部 X 线表现：后纵隔椎旁沟有大小不等的肿块阴影，亦有显示肿物在升主动脉后上方与脊柱重叠，密度均匀，边界清晰。当肿瘤与主动脉瘤、头臂动脉瘤无法鉴别时采用选择性动脉造影，可明确显示肿瘤的血管来源。30%病例在胸部动脉造影中能见到肿瘤毛刺，对术前肿瘤的定位诊断有一定帮助。

② CT 扫描：显示主动脉弓旁或后纵隔实质性密度均匀肿物阴影，有时可见条索状密度影与主动脉相连。肿瘤血管丰富，CT 增强扫描肿瘤有明显强化。

③ MRI：在诊断椎旁沟肿块是否为副神经节瘤方面有一定价值。副神经节瘤显示为非同质性肿块，内有可流动物质。

（5）治疗　手术切除。

手术技巧　①术前口服酚苄明（α 受体阻滞药）使血压得到控制后再行手术，可减少术中血压波动。②恶性副神经节瘤当肿瘤侵及心脏时，需要在体外循环下进行手术。③术中挤压肿瘤，可引起血压大幅波动，适当用药以稳定血压。④常因肿瘤血运丰富，术中出血量可能较大。⑤术前患者血容量较正常为低，切除肿瘤时，升压物质突然减少，影响更为显著。手术前应有充分估计，必要时术中及时输血。⑥麻醉诱导血压容易波动，需保持麻醉平稳。

术后处理　①术后严密监测有关体征，及时给予处理。术后低血压，需升压药维持。②恶性病变无论切除彻底与否，术后均应行辅助放射治疗。③恶性肿瘤转移率在 30%左右，应用 α-甲基酪胺（一种阻止儿茶酚胺合成的酪氨酸羟化酶抑制药）有助于控制症状。

7. 化感器瘤

（1）基本概念　化感器瘤常来自主动脉体、迷走神经体和主肺动脉体的化学感受器，也可来自主动脉旁交感神经副神经节的神经内分泌细胞。绝大多数非嗜铬性细胞副节瘤为良性，约 10%为恶性，可转移到骨或其他器官。

（2）临床表现　临床罕见，多见于 30～40 岁的女性，50%以上患者无症状，多在 X 线检查时发现纵隔内阴影。临床症状与肿瘤压迫邻近脏器有关。肿瘤位于纵隔内或椎旁沟，后者更为常见。化学感受器瘤可以为多发，亦常合并胃平滑肌肉瘤、肺软骨瘤。化感器瘤瘤体质软，血供丰富。镜下可见卵圆形细胞构成的小网，无有丝分裂。恶性病变与良性病变镜下表现相似，很难鉴别。

（3）诊断　X 线表现变异较大，主动脉体部位发生的化学感受器瘤紧靠大血管和心底部，不易与血管结构分清，常需借助血管造影和 MRI 确定。CT 扫描可见密度均匀的软组织阴影或者肿瘤坏死造成的中心大片低密度区。术前诊断困难，多需术中或者术后病理检查明确。

(4) 治疗　手术切除。病变血运丰富，使手术摘除风险增大，有时仅能单纯活检。恶性肿瘤术后需放疗。

六、纵隔淋巴源性肿瘤

淋巴瘤是原发于淋巴结和淋巴组织的恶性肿瘤，也称恶性淋巴瘤，是一种全身性疾病，恶性程度不一。淋巴瘤分类法众多，但最好的分类仍是将其分为霍奇金淋巴瘤和非霍奇金淋巴瘤。

恶性淋巴瘤是一种不太常见的肿瘤，霍奇金淋巴瘤的发病率为 3/10 万，非霍奇金淋巴瘤为 15/10 万。尽管淋巴瘤的病因学和发病机制迄今尚未阐明，但目前认为恶性淋巴瘤是起源于人类免疫细胞及其前体细胞的肿瘤，本质上是一类在体内、外各种有害因素作用下不同阶段免疫活性细胞被转化，或机体调控正常机制被扰乱而发生的异常分化和异常增殖的疾病。就直接的癌症病因来看：约 90%来自环境，10%与体质和遗传因素有关。淋巴瘤的病因学研究正在沿着体内、体外多种因素共同作用进行深入探讨，涉及各种技术的应用及多学科知识的重叠，内容错综复杂，使其成为癌症病因研究很具启发性和引导性的一个模式。

淋巴瘤患者在疾病的某个阶段累及纵隔，但纵隔通常不是疾病发生的唯一部位，只有 5%～10%的恶性淋巴瘤患者以纵隔为原发部位。原发性纵隔淋巴瘤指临床和影像学上位于胸腔内的淋巴瘤，而且主要累及纵隔。周围淋巴结不肿大，纵隔以外其他部位没有类似疾病。根据这一定义纵隔恶性淋巴瘤包括霍奇金淋巴瘤、纵隔大细胞淋巴瘤和淋巴母细胞性淋巴瘤，占原发性纵隔淋巴瘤的 9%，且有各自的临床表现、自然病程、治疗方法和预后特点。原发性纵隔恶性淋巴瘤虽不常见，但在儿童原发性纵隔肿瘤中恶性淋巴瘤占 50%，在成人占 6%～20%。原发性纵隔恶性淋巴瘤的好发部位依次为前、上、中纵隔。在中纵隔为最多见的肿瘤，下面分别描述。

1. 纵隔霍奇金淋巴瘤

霍奇金淋巴瘤即霍奇金病，好发于青壮年期的成人，表现为浅表淋巴结肿大，组织学特点为出现典型的 Reed-Sternberg 细胞。1997 年 WHO 造血和淋巴组织肿瘤分类中认为：既然近年的研究已经确立霍奇金淋巴瘤中肿瘤细胞为淋巴细胞性质，故更名为霍奇金淋巴瘤。它首先于 1832 年被 Hodgkin 所描述，但此病的名称是由 Samuel Wilks 于 1865 年所命名的。国外报道，霍奇金淋巴瘤发病率为 3/10 万。根据 1983 年上海市统计材料，霍奇金淋巴瘤男性及女性发病率分别为 0.35/10 万和 0.26/10 万，标化后为 1.39/10 万和 0.84/10 万，低于国外报道。在欧美国家，霍奇金淋巴瘤占全部恶性淋巴瘤的 45%左右，而我国只占 10%～15%。与其他肿瘤不同，霍奇金淋巴瘤在发病年龄上有双峰现象。美国 10 岁以下发病少见；10 岁以后发病率显著上升；20 岁达高峰以后逐渐下降，至 45 岁；45 岁以后霍奇金淋巴瘤发病率随年龄增长而稳定上升，达到另一高峰。第一高峰在我国和日本不明显，可能与其结节硬化型发病率低有关。

(1) 病因及发病机制　霍奇金淋巴瘤在组织学上是很独特的，缺乏带有侵袭特征的优势恶性细胞，肿瘤在结构和细胞组成上的多形性是基于肿瘤细胞固有的性质和机体的反应性。正是这种组织学非典型性的共有性，表明霍奇金淋巴瘤所表现的是单纯的一个疾病整体。与下面两个因素有关。

① 遗传学异常：许多研究都集中在组织相容性抗原方面，在患病的同胞之间，有人类细胞抗原成分的过度表达，在许多报道中发现同一家庭可能会由两人或更多的成员患病，而且发病时间很接近，现有充分证据说明，遗传与霍奇金淋巴瘤有关，患者的兄弟姐妹中，其发病率可增加5～7倍，本病患者可有染色体异常。

② 病毒感染：目前研究更多的是感染性因素，因为多数患者均以颈部淋巴结肿大为首发，其次为纵隔淋巴结，其他部位淋巴结肿大为首发少见。考虑霍奇金淋巴瘤与呼吸道为侵入门户的感染因素（病毒）之间存在一定的关系。病毒病因对于淋巴系统肿瘤虽然是重要的研究方向，但病毒不是肿瘤发生的唯一原因，而且体内病毒感染细胞的转化机制较想象的要更加复杂。

(2) 临床表现

① 症状：大约不到10%的原发性纵隔恶性淋巴瘤患者没有任何症状，常规体检和胸部X线检查没有阳性发现。25%的患者有临床症状。在结节硬化型中90%有纵隔侵犯表现，可同时伴有颈部淋巴结肿大，受侵犯的淋巴结生长缓慢。其中50%的患者仅有纵隔占位的症状。患者常表现为局部症状，局部症状如胸部疼痛（胸骨、肩胛骨、肩部、有时与呼吸无关），紧束感，咳嗽（通常无痰），呼吸困难，声音嘶哑，为局部压迫所引起。有时也会出现一些严重的症状如上腔静脉综合征，但十分罕见。纵隔霍奇金淋巴瘤如侵犯肺、支气管、胸膜，可出现类似肺炎的表现和胸腔积液，部分患者还有一些与淋巴瘤相关的全身表现：a. 发热，是最常见的临床表现之一，一般为低热。有时也伴潮热，体温达40℃，多出现于夜间，早晨又恢复正常。在进展期有少数表现为周期热（Pel-Ebstein fever），这种发热一般不常见也非特异性表现。同时伴有盗汗，可持续一夜，程度较轻。正常人群也有表现，所以并不具有特异性。b. 体重下降，尤其是病情较重的患者更加明显。如果同时有发热、盗汗和体重下降约10%，则说明预后差。c. 皮肤瘙痒，是霍奇金淋巴瘤特异的表现，出现于5%～10%的患者中。但许多患者在病情复发后会出现这一症状，如果十分严重可能是最异常的临床表现。夜间瘙痒严重，原因不明，可能是由于肿瘤分泌组胺的缘故。局部性瘙痒发生于病变淋巴结引流区，全身瘙痒大多发生于纵隔或腹部有病变的病例。d. 乙醇疼痛；17%～20%的霍奇金淋巴瘤患者在饮酒后20min，病变局部出现疼痛。其症状可早于其他症状及X线表现，具有一定的诊断意义。当病变缓解或消失后，乙醇疼痛即行消失，复发时又可重现，机制不明。

② 体征：常见的体征包括胸骨和胸壁变形，可伴有静脉扩张（不常见），可触及乳内淋巴结肿大（不常见）、气管移位，可有上腔静脉梗阻、喘鸣、喘息、肺不张和实变、胸腔积液和心包积液的体征，声带麻痹、Horner综合征及臂丛神经症状不常见。同时应检查浅表淋巴结有无肿大。一般般来说霍奇金淋巴瘤患者临床表现出现较早，就诊几个月前就可能有所表现。

(3) 诊断

① X线检查：除特别注意患者的各种主诉，肿大淋巴结的部位及大小外，胸部X线检查为重要的常规检查。从目前资料分析纵隔淋巴瘤没有明确的诊断性放射学特征，但或多或少可以辅助诊断。霍奇金淋巴瘤以上纵隔和肺门淋巴结对称性融合呈波浪状凸入肺野、淋巴结间界限不清为典型改变，累及气管分叉和肺门淋巴结较气管旁淋巴结为多。侵犯前纵隔和胸骨后淋巴结是霍奇金淋巴瘤又一特征性X线表现。霍奇金淋巴瘤总是先有纵隔和肺门淋巴结病变，然后出现肺内病变。肺内特征性表现为呈光芒放射状的条索影，可能与肺内淋巴

管向肺门引流受阻有关。霍奇金淋巴瘤可出现胸腔积液，但胸腔积液作为唯一的 X 线表现罕见。如肿瘤巨大会造成周围器官及组织压迫，导致上腔静脉梗阻、气管移位、肺不张，并侵入胸壁、胸骨和（或）胸壁同时受侵犯。可以是肿瘤直接侵犯，也可以是乳内淋巴结肿大侵犯所致，为重要放射学表现。肿瘤经乳内淋巴链转移可侵犯肋间淋巴结，并在脊柱旁形成肿块。同时胸壁淋巴结转移或心包受累可导致一侧心包旁淋巴结，膈肌淋巴结和（或）膈肌受侵犯。上述表现虽不是霍奇金淋巴瘤特异性表现，但对诊断及制订治疗方案很有意义。

② CT 扫描：有学者回顾诊断明确的霍奇金淋巴瘤 CT 片后发现 70%的患者有胸部侵犯，一般肿块边缘不规则密度不均，有时肿瘤包绕血管，并向四周纵隔浸润。它向外侵犯方式为向心性表现，即从前纵隔或旁纵隔的淋巴结向四周淋巴结侵犯，然后到肺门区隆突下，横膈组和乳内淋巴结，极少累及后纵隔淋巴结。肺转移为后继表现并可侵犯胸膜、心包和胸壁，表现为胸腔积液、心包积液。胸壁受侵常为前纵隔和乳内淋巴结病变向胸壁蔓延，没有胸内淋巴结受侵，而腋淋巴结受侵者少见。

③ 实验室检查：常有轻或中度贫血，10%属小细胞低色素性贫血。白细胞多数正常，少数轻度或明显增多，伴中性粒细胞增加。除血常规外，红细胞沉降速率也是主要的检查指标，因为血沉可以指导预后。肝肾功能，血清免疫球蛋白的检查可以评价全身情况。

④ 创伤性检查：如果肿瘤位于前上纵隔或中纵隔气管前或气管旁，可以行纵隔镜活检和经皮穿刺活检。有时还同时伴有颈部、腋下淋巴结肿大，需行淋巴结活检。必要时行前纵隔切开活检以明确诊断：a. 经皮穿刺活检，是有较长历史的一种诊断方法。穿刺活检针分为两类。抽吸针，针细柔韧性好，对组织损伤小，并发症少；切割针，针较粗，对组织损伤大，并发症较多。一般而论，应提倡 22 号针穿刺，20～22 号针称为安全针，属于细胞学检查。18 号针穿刺可取得较多的组织细胞，但并发症多，危险性大，18 号针穿刺活检属于病理组织学检查。根据不同的部位可用抽吸或切割法分别施行。抽吸是当针尖达到病变区内后将针芯取出，与 30mL 空针管相接，向上提针塞利于压力作用形成真空状态，做数次快速来回穿刺。针尖移动范围不能＞0.5cm，呈扇形，使穿刺区抽吸的细胞组织进入针管中，将针管中的组织细胞做涂片，放到无水乙醇的器皿中固定，立即染色涂片，明确是否真正抽吸到细胞组织，否则需重做抽吸，然后拉紧注射器针塞连同穿刺针和注射器一同拔除。切割法一般由套管、切割针头和针芯组成。在 CT 和 B 超引导下刺入合适的位置，将切割针头和针芯向前推进 0.5～1cm，拔出针芯，回拉并旋转切割针头，切取部分组织后再将针头和套管一起拔出。穿刺后再在同一部位作 CT 或 B 超检测，观察有无异常改变。穿刺术后严密观察 2～4h。b. 纵隔镜检查，分为颈部纵隔镜检查、前纵隔镜检查、后纵隔镜检查。一般应用颈部及前纵隔镜检查两种标准的探查手术方式。颈部纵隔镜检查指征是气管旁肿物和纵隔淋巴结活检，以后者应用较多。潜在的危险是损伤大血管及左喉返神经。前纵隔镜检查主要用于主肺动脉窗淋巴结或肿块活检，较常见的并发症为气胸。c. 颈部淋巴结切除术，颈部淋巴结有颏下淋巴结群、颌下淋巴结群和颈淋巴结群等几组。对于性质不明的淋巴结肿大，或可疑的淋巴结区域需做病理组织学检查以明确诊断。切口应根据病变部位选择，术中注意淋巴结周围多为神经、血管等重要组织，术中应做细致的钝性分离，以免损伤。锁骨上淋巴结切除时，应注意勿损伤臂丛神经和锁骨下静脉，还要避免损伤胸导管和右淋巴导管，以免形成乳糜胸。

（4）鉴别诊断　原发性纵隔恶性淋巴瘤一般临床症状少见，当出现胸部压迫症状时查体及 X 线胸片即能发现异常恶性淋巴瘤共同的 X 线表现为纵隔及肺门淋巴结增大。霍奇金淋巴瘤（包括非霍奇金淋巴瘤）应与下列疾病相鉴别。

① 胸腺瘤：恶性淋巴瘤中青年患者几乎占一半，而胸腺瘤一般在 40 岁以上。小于 40 岁的胸腺瘤患者非常少见。胸腺瘤位于前上纵隔，而霍奇金淋巴瘤也常见于前纵隔，部位不是特异性的诊断依据，主要是以临床表现为依据。胸腺瘤有局部和全身重症肌无力，红细胞发育不良及低丙种球蛋白血症等临床特异性表现。胸腺瘤很少出现体表肿大的淋巴结，而恶性淋巴瘤经常出现体表不同部位的肿大淋巴结。恶性淋巴瘤大多表现为前中纵隔多发的肿大淋巴结和融合成团块的肿大淋巴结，CT 增强扫描多为不均匀强化，其中有结节样明显强化区。胸腺瘤多表现为纵隔区密度均匀的肿块，有些伴低密度囊变和坏死区，增强扫描胸腺瘤一般表现为均匀强化。有报道恶性淋巴瘤强化值多超过 30HU，而胸腺瘤多低于 30HU。胸腺瘤钙化率为 25%左右，恶性淋巴瘤的钙化绝大多数是放疗后出现的，原发肿瘤的钙化是非常少见的，未经治疗的肿瘤内钙化几乎均是胸腺瘤。胸腺瘤由直接侵袭的方式向邻近组织生长，侵犯纵隔间隙，甚至可沿人体的生理孔道和间隙侵入腹部和颈部，胸腺瘤还可类似胸腔间皮瘤一样沿胸膜、心包生长，很少穿透胸膜侵犯肺组织和胸壁结构，而恶性淋巴瘤则以浸润性生长，侵犯周围组织及结构，可向全身转移，出现不同部位肿大的淋巴结。

② 胸内巨大淋巴结增生：是一种罕见的，病变局限于肿大的淋巴结的原因不明的良性病变，又称为 Castleman 病、纵隔淋巴结样错构或血管滤泡样淋巴结增生。本病可沿淋巴链发生于任何部位，但 70%见于纵隔，其次为肺门区肺血管水平。发病年龄为 50～70 岁。根据胸内巨大淋巴结增生的组织学表现分为 3 型：透明血管型、浆细胞型和混合型。本病一度被认为是异位胸腺增生和胸腺瘤，目前这种看法被否定。发病无性别差异。本病无侵袭性，亦不发生远处转移。90%的患者无症状，在常规体检和出现胸内器官结构的压迫症状后，经胸部 X 线发现。有部分患者伴有贫血、乏力、关节疼痛、盗汗和低热等全身症状，手术切除病变后症状消失。X 线检查胸内巨大淋巴结增生可发生于纵隔的任一区域以及肺门和肺实质内。肿块可位于胸腔中线的一侧或两侧，X 线表现无特异性。CT 扫描和主动脉造影有一定的诊断价值。血管造影可显示肿块的滋养血管和发生部位。其滋养动脉显示较为清晰，但引流静脉显影不清楚。治疗以手术治疗为主，并发症很少，疗效满意，术后不易复发。

③ 中央型肺癌：患者一般年龄较大，可有长期吸烟史，无任何诱因出现咳嗽、咯血同时伴有胸痛、胸闷、气急等临床症状。影像学检查发现肺门及纵隔有占位性病变。肺门肿块被认为是中央型肺癌最直接、最主要的影像学表现。肺门肿块表现为结节状，边缘不规则，也可有分叶表现，同时尚可见阻塞性肺炎、肺不张。有些恶性程度高的肺癌可迅速侵入支气管壁伴肺门淋巴结转移，在受累支气管明显狭窄之前往往有明显占位。中央型肺癌肺门肿块边缘有毛刺，并且病变以支气管为轴心向周围浸润。中央型肺癌常同时伴有肺门、纵隔淋巴结肿大，淋巴结肿大与癌组织相融合，包绕周围血管、神经并对周围器官造成压迫。大部分患者经痰脱落细胞检查及支气管镜检查得到确诊。

④ 结节病：纵隔原发性结节病比较少见，一般不容易确诊。结节病是一种非干酪性肉芽肿疾病，温带地区较热带地区多见，黑色人种的发病率较高，可发现于任何年龄，但多见于 20～40 岁。结节病症状多数较轻，或无症状，常于体检胸透时发现肺门淋巴结肿大。表现为肺门肿大的淋巴结大多双侧对称，多结节粘连可呈分叶状，边缘光滑锐利，常伴有气管旁，主-肺动脉窗，隆突下淋巴结肿大及肺部表现，两肺纹理增多，粗索条状，网状，小结节状肿块。结节病并胸内淋巴结肿大的一个特点是一般不压迫上腔静脉及其他大血管，淋巴结可发生钙化，呈蛋壳样，手术切除效果良好。

（5）治疗　霍奇金淋巴瘤在目前已有了十分乐观的疗效，病情较轻的患者可以治愈，即便是进展期的患者也有治愈的可能。治疗有赖于正确的病理分型和临床分期，局部单纯淋巴结肿大可采用放射疗法，进展期的患者可加用化疗。在过去的15年中，放疗和化疗方法取得了重大进步。只有正确掌握这些原则才能对每个患者制订合理的方案。

① 手术原则：手术不是治疗霍奇金淋巴瘤的必要手段，而且完整切除也是不可能的。外科医生的主要任务是提供足够诊断的组织标本以帮助病理分期，甚至以前对于一部分局限性淋巴瘤（胃肠道淋巴瘤、原发性骨淋巴瘤）治疗方案之一的手术现在也面临着巨大的挑战。因为原发性淋巴瘤与发生在其他部位淋巴结和非淋巴结性淋巴瘤没有什么大的不同。对于外科医生来说，原发性淋巴瘤首先应明确诊断，以便制订进一步的治疗方案。综上所述，手术的作用主要限于明确诊断。通过影像学检查对已经明确病变范围的肿块，采取适宜的手术方法获取足够材料以更好地明确诊断。由于对纵隔淋巴瘤的了解不很全面，往往误诊率很高，有时高达20%～70%。原发性纵隔淋巴瘤患者的治疗结果相差很大，主要的问题是缺乏足够资料来明确诊断，同时由于各亚型之间治疗与未治疗的情况缺乏合理分析，造成患者治疗的结果出入很大，因此，外科医生首先需要考虑好采用什么方法进行活检，怎样取得和处理标本才能明确诊断。

② 手术方法：外科医生根据影像学检查结果显示肿瘤的部位和范围来决定具体的手术方法。一般有以下几种：纵隔镜纵隔切开术、胸骨上部分切开术、胸骨正中切开术、后外侧标准开胸术。一般来说，通过活检钳所获取的标本较小，很难取得高质量和有病理价值的材料，使病理科医师难以诊断，而且组织太少也无法进行诸如免疫化学、流式细胞仪分析、电镜检查等进一步诊断。对反复穿刺还诊断不明的占位病变可施行纵隔切开类有创手术。无论采取什么方法，在取得标本后应快速病理切片以明确诊断。外科医生根据病理科医生的意见，决定所获标本是否满意，如果可以取得明确诊断则不需要重复活检，以减少并发症及所造成的延误治疗等问题。除了进行活检之外，外科手术还可以了解纵隔受累情况，并能在手术野内对可疑之处进行活检，因此，对选择最佳治疗方法以及帮助确定放疗范围具有极大价值。由于切除部分肿瘤并不增加并发症，在必要的时候可扩大切除范围，但要注意检查和活检有引起胸内（肺、心包、胸壁、乳内淋巴结、膈肌）播散的可能性。

③ 非手术治疗后的外科处理：霍奇金淋巴瘤非手术治疗后X线胸片上显示纵隔中残存占位。这些异常包括主肺动脉窗变直，气管侧或双侧饱满，44%的患者有纵隔轻微增宽，41%患者肿块＞6.5cm，27%～41%的患者X线胸片的异常持续1年以上。因为霍奇金淋巴瘤尤其是结节硬化型表现为前纵隔巨大肿块，其内有多量的胶原纤维组织，治疗后即使已经没有存活的肿瘤细胞，也可有较大的残余物，这往往给诊断造成困难。临床医生应认识到肿瘤的消退有一个过程，因此要结合临床连续监测，不能因为肿物未消失就认为还有存活肿瘤，或肿物大小稳定不变就认为是纤维化。如果有肿瘤残留可造成治疗不充分，但肿瘤已全部杀死，仅剩纤维瘢痕组织，进一步治疗会造成治疗过度。大部分情况下这些肿瘤已消失，仅余纤维硬化性组织。文献报道，治疗后纵隔影像正常者与仍有肿块残存阴影者复发率没有太大的区别。据报道用^{67}Ga闪烁法检测纵隔残存病变有极佳的临床应用价值。治疗后纵隔内仍有占位阴影者的复发率为20%，而且多见于单纯化疗的患者。所以对具体患者来说，纵隔占位是否已经完全缓解还是仍有残余肿瘤需要组织学检查来确定。因为单凭影像学检查是不全面的，只有明确诊断才能决定进一步的治疗方案。手术方案与前述的方法相同，应当尽可能满意地暴露病变以获得足够的标本，并正确处理标本。经过非手术治疗后纵隔肿块缩

小，纤维组织增生，粘连紧密，血管组织脆弱，解剖层次不清可造成并发症增加，手术要格外仔细。

④ 放射治疗：照射方法有局部、不全淋巴结及全淋巴结照射3种。不全淋巴结照射包括受累淋巴结及肿瘤组织外尚需包括附近可能侵及的淋巴结区。例如病变在横膈上采用"斗篷"式，"斗篷"式照射部位包括两侧乳突端至锁骨上下、腋下、肺门、纵隔以至横膈的淋巴结，但要保护肱骨头、喉部及肺部免受照射。剂量为35～40Gy，3～4周为一疗程。霍奇金淋巴瘤ⅠA、ⅠB、ⅡA、ⅡB及ⅢA期首先使用放疗较合适。ⅠA期患者如原发病变在膈上，可只用"斗篷"式照射；ⅠB、ⅡA、ⅡB及ⅢA期患者均需用全淋巴结区照射。

⑤ 化疗：自Devita创用MOPP方案（氮芥、长春新碱、甲基苄肼、强的松）以来，晚期霍奇金淋巴瘤的预后已大有改观。初治者的完全缓解率由65%增至85%。霍奇金淋巴瘤对MOPP有耐药性，加之MOPP方案中的氮芥可引起严重的静脉炎和呕吐，所以文献推荐了不同的治疗方案，其中以ABVD方案较为成熟（阿霉素、博来霉素、长春碱、甲氮咪胺），该方案的缓解率为62%，其对结节硬化型的疗效不亚于MOPP。另一优点是方案中无烷化剂。也有采用在MOPP基础上加博来霉素和阿霉素。ⅢB及Ⅳ期患者使用上述联合化疗方案后，最好对原有明显肿瘤的原发部位，局部加用25～30Gy放射治疗。

2. 纵隔非霍奇金淋巴瘤

恶性淋巴瘤除霍奇金淋巴瘤外都为非霍奇金淋巴瘤。非霍奇金淋巴瘤不是单纯的一个疾病，从形态学和免疫学特征来看，非霍奇金淋巴瘤是单克隆扩展的结果，其组成上的优势为恶性细胞可来源于淋巴细胞整个分化进展的不同阶段，保持有与其分化位点相应的正常细胞极其相似的形态、功能特征和迁移形式，这就决定了不同类型非霍奇金淋巴瘤所表现在生物学、组织学、免疫学及临床表现和自然转归方面广泛的差异性。一般来说，高度发达国家非霍奇金淋巴瘤的预期发病率和病死率均占全部恶性肿瘤的3%～5%，在西方主要发生于年龄较大的人群。我国为发展中国家，相应数字较低，随着时间的推移和社会的进步，恶性淋巴瘤表现有增多趋势，其中霍奇金淋巴瘤相对稳定，而非霍奇金淋巴瘤的发病率和病死率均在上升，可能是AIDS的传染引起B细胞淋巴瘤增多所致。从发病年龄来看，非霍奇金淋巴瘤发病率及病死率均随年龄增长而进行性上升。在我国非霍奇金淋巴瘤有两个发病年龄高峰，分别在10岁和40岁以后。近几年，非霍奇金淋巴瘤的发病率显著上升。

(1) 病因及发病机制 一般认为有以下几种原因。

① 病毒感染：非霍奇金淋巴瘤有地理分布的特点，1958年在乌干达儿童中发现几例淋巴瘤病例，同时在巴布亚新几内亚也有类似的报道，均是赤道地区的湿润地带，后来才认识到可能是EBV病毒感染所致。1977年日本学者报道，以皮疹、肝脾肿大、血钙增高为特点的淋巴瘤患者，后证实是一种病毒感染，为C型逆转录RNA病毒，也称人T细胞白血病/淋巴瘤病毒（HTLV-1），同时还发现HTLV-2病毒也可引起非霍奇金淋巴瘤，它也是一种逆转录病毒，类似HIV病毒。最近从患有AIDS的B细胞和T细胞淋巴瘤患者体内分离出一种新的疱疹病毒，被认为是人B细胞淋巴肉瘤病毒或人疱疹病毒，与EBV无任何关联。1984年一项研究表明，90个AIDS患者最后发展为非霍奇金淋巴瘤，几乎均为B细胞肿瘤，因为在HIV感染患者中B淋巴细胞会有过度增殖，但激发原因不明，EB病毒和巨细胞病毒被认为是可能的原因，类似于HTLV-1感染。

② 遗传学异常：通过细胞遗传学研究发现，非霍奇金淋巴瘤患者存在染色体方面的异常，因而成为恶性淋巴瘤患病的高危群体。非霍奇金淋巴瘤最常见染色体易位表现为

t(14;18)（q32；q21）和 t（8；14）（q24；q32），在染色体结构中超过 60%的断点集中在 14q32。遗传学分析的结果表明，其结构的改变与恶性淋巴瘤之间为非随机性关系。

③ 免疫缺陷性疾病：严重临床免疫缺陷的原发免疫缺陷性综合征是人类发生恶性肿瘤的最高危险因素之一，而继发于人类免疫缺陷病毒（HIV）感染的获得性免疫缺陷性疾病，或同种器官移植和某些非肿瘤性疾病医疗所导致的免疫持续抑制状态，造成了淋巴增生性疾病的发病率明显上升。遗传性和获得性免疫抑制的机体内，内部免疫调控的适合、病毒感染控制功能的潜能以及染色体不稳定性对基因重排错误的固定，是造成淋巴瘤高度易感性的生物学基础。随着器官移植的增加及免疫功能障碍患者的增多，这一类免疫力低下的患者中出现淋巴瘤的人数在增加。遗传与家族发病倾向的影响较小。

（2）临床表现　原发性纵隔非霍奇金淋巴瘤发病率＜20%。在 T 淋巴母细胞淋巴瘤中，纵隔淋巴结肿大是常见的首发症状，发生率＞50%。与霍奇金淋巴瘤不同的是纵隔肿块巨大，浸润性生长，生长速度快，常伴有胸腔积液和气道阻塞。上腔静脉梗阻较常见于纵隔非霍奇金淋巴瘤。其他局部表现同纵隔霍奇金淋巴瘤。原发性纵隔非霍奇金淋巴瘤全身症状少，无特异性。还有值得注意的是非霍奇金淋巴瘤起病较急，平均出现症状时间为 1～3 个月，就诊时往往已有结外转移，表现为该部位相应的症状。

（3）诊断　①临床检查：必须十分仔细。特别是颈部淋巴结应仔细检查，最好站在患者身后仔细触诊。耳前、耳后、枕后、锁骨上下区、胸骨上凹均应仔细检查。腹部检查时要注意肝脏的大小和脾脏是否肿大，可采取深部触诊法。还应注意口咽部检查及直肠指诊。②X 线检查：纵隔非霍奇金淋巴瘤累及上纵隔常表现为单侧非对称性淋巴结肿大，淋巴结间界限清楚，很少有融合征象。侵犯后纵隔淋巴结致椎旁线增宽，侵犯心缘旁淋巴结组织使心缘模糊，造成“轮廓征”阳性为非霍奇金淋巴瘤的特异性 X 线改变。非霍奇金淋巴瘤较霍奇金淋巴瘤更常见单个淋巴结或一组淋巴结肿大。非霍奇金淋巴瘤的肺内病变较多见。肺内病变主要在下肺野可见胸膜下斑块和胸膜下结节，胸膜下斑块在正位片上表现为境界稍模糊的团块影，在切线位片上表现为清晰的弧形团块影，基底宽并贴于胸膜表面，病变中央区向肺内突入。胸膜下结节在正位胸片上呈边缘粗糙的团块影，常邻近肺裂，外侧缘贴于胸膜表面，内侧缘突向肺野表面。胸膜下斑块和胸膜下结节均倾向于分散而非聚集；胸腔积液十分常见。③CT 扫描：胸部 CT 扫描也是常规的影像学检查。胸部 CT 上可见不规则占位并可侵犯静脉造成梗阻。而腹部及盆腔 CT 可明确侵犯部位为精确分期提供依据，并指导预后。④创伤性检查：确诊依赖于淋巴结和组织活检。如果临床高度怀疑病变的存在，诊断性切除或纵隔活检非常必要。

由于原发于纵隔的非霍奇金淋巴瘤主要是下列两类，现分别描述。

① 大细胞淋巴瘤：大细胞淋巴瘤有时也称硬化性弥漫性大细胞淋巴瘤，近年来应用表型及基因探针技术追踪其来源和分化，证实其组织学多样性。目前一般称为纵隔大细胞淋巴瘤，可伴有硬化，又可以分为以下 3 种亚型：伴有硬化的滤泡中心细胞型；B 细胞免疫母细胞肉瘤；T 细胞免疫母细胞肉瘤。

a. B 细胞免疫母细胞肉瘤：B 细胞免疫母细胞肉瘤从组织学上看是由弥漫性、形态单一的大细胞组成。细胞大，胞浆丰富，核呈圆形或卵圆形，染色质明显而分散，核仁突出。机化性硬化较少，可能与肿瘤坏死有关。

b. T 细胞免疫母细胞肉瘤：T 细胞免疫母细胞肉瘤表现出更多的外周 T 细胞淋巴瘤的特征。细胞表现为多形性，从体积小核卷曲的淋巴样细胞到大细胞都有，大细胞胞浆丰富，大而分叶的细胞核，核仁明显。基质富含毛细血管后小静脉、有明显的细小网状胶原纤维，机化性硬化虽然不很明显，见不到滤泡中心细胞淋巴瘤所具有的粗大的互相交错结合的纤维束。T 细胞免疫母细胞肉瘤可表达高分化 T 细胞抗原，但不表达 TdT（早期表现型），这一点与淋巴母细胞瘤正相反。

c. 伴有硬化的滤泡中心细胞瘤：有别于全身性滤泡中心细胞淋巴瘤。它是 B 细胞表现型，伴有局限性硬化区。这种肿瘤更常见于女性，好发于 30 岁左右（许多非霍奇金淋巴瘤好发于 50～60 岁），常伴有上述腔静脉梗阻及淋巴瘤症状，易在纵隔内向周围浸润。细胞谱系为 B 细胞型。分化明显不同，从表面免疫球蛋白阴性的早期 B 细胞，到分化末期的浆细胞型，实际上这种肿瘤有些是原发性胸腺 B 细胞淋巴瘤。肿块位于纵隔，常引起上腔静脉综合征。B 细胞型有侵犯性，常有更广泛的胸腔内外侵袭。尽管非霍奇金淋巴瘤可出现于任何年龄组，但纵隔占位多见于年轻人，大多小于 35 岁（大部分非霍奇金淋巴瘤患者好发于 50～60 岁），女性：男性为 2∶1。

大约 75%的患者有不同症状表现，这方面较霍奇金淋巴瘤比例高且更严重，气管受压引起呼吸困难、胸痛和较多见的上腔静脉症状，如咳嗽、体重下降、疲劳不适。胸部透视发现大的不规则前纵隔占位，胸膜增厚和胸腔积液是常见表现。CT 上可见不规则占位并可侵犯静脉造成阻塞，组织活检可明确诊断。腹部 CT 扫描同时行骨髓穿刺可指导分期。单纯放疗对于Ⅱ期的患者并不合适，而在Ⅰ期的患者则有 40%的复发率，所以目前对于Ⅰ期和Ⅱ期的患者采用联合化疗方案，是否额外增加放疗尚不明确。对于Ⅲ期和Ⅳ期的患者主要以强化联合化疗为主。CHOP 方案是目前广泛使用的方案之一，但是容易产生耐药性。治疗持续 6～8 个月，此方案有明显的骨髓抑制。55%～85%的患者最初可缓解，但其中只有一半的患者 2 年后可治愈。如果没有取得完全缓解则预后较差，大部分患者在 2 年内死亡。目前有学者正在研究下细胞移植的可能性。

② 淋巴母细胞淋巴瘤：淋巴母细胞是一个沿用了血液学中的习惯用语存在已久的名词，并没有表明它在淋巴细胞分化发育中的地位。通过免疫学对淋巴细胞转化的认识，知道小淋巴细胞经过抗原刺激可以发生母细胞转化，“母”与“子”的关系已不是原先所想象的那么简单。同样，“淋巴母细胞瘤”的概念也比较混乱，狭义上仅指 T 细胞的一小部分。“淋巴母细胞瘤”的共同特点如下：来自“淋巴母细胞”，即在成人淋巴组织中没有相对应的一种细胞，这也是与其他各类淋巴瘤所不同的特点；瘤细胞皆中等大，胞浆少，核染色质粉尘样细，核仁不显著，核分裂象容易找到，由于瘤细胞的高度转换率，病变中往往可见“天星现象”（肿瘤组织中散在有细胞碎片的巨噬细胞）；常常侵犯末梢血而成为白血病。淋巴母细胞淋巴瘤见于 33%非霍奇金淋巴瘤的儿童及 5%的成人。40%～80%的淋巴母细胞淋巴瘤患者表现为原发性纵隔占位。一般认为来源于胸腺组织，为具有浸润性表现的前纵隔占位，可侵犯骨髓并经常演变为白血病。淋巴母细胞淋巴瘤发病高峰在 10～30 岁，也可见于儿童，男性：女性为 2∶1。

淋巴母细胞淋巴瘤的特征如下：①发病时已为晚期病变，91%的患者为Ⅲ期或Ⅳ期病变；②有早期骨髓损害，常发展为白血病；③肿瘤细胞显示 T 淋巴细胞抗原；④早期向软脑膜转移；⑤最初对放疗有反应，但大部分患者会复发。淋巴母细胞淋巴瘤在组织学上可分为扭曲核淋巴细胞型、非扭曲核淋巴细胞型和大细胞型，其中扭曲核淋巴细胞型和非扭曲核淋巴细胞型首先侵犯纵隔，在大多数淋巴母细胞淋巴瘤中，有中间分化（$CD1^{+}$，CD4 或 $CD8^{+}$）或成熟（CD3）的 T 细胞存在（分别为 62%和 32%），那些有 T 细胞中间分化的患者常有纵隔肿块。急性T淋巴细胞白血病与淋巴母细胞淋巴瘤有相似的形态学和临床特点，接近70%的患者有纵隔占位。

大部分肿瘤细胞表现为弥漫性高度分化的特点，具有不充实的细胞质，较小的细胞核。有丝分裂象多见，有较强的磷酸酯酶活性。肿瘤一般位于胸腺部位，并表现出不同的症状，依靠常规透视及CT检查无法与其他类型的纵隔淋巴瘤鉴别。治疗有赖于患者年龄及是否存在淋巴瘤和白血病。在儿童，以化疗为主常使用LSA2-方案，但此方案只能治愈一半的患儿。非霍奇金淋巴瘤Ⅰ期及Ⅱ期对放疗比较敏感，但复发率高。由于非霍奇金淋巴瘤的蔓延途径不是沿淋巴区，因此“斗篷”和倒“Y”式大面积不规则照射的重要性远较霍奇金淋巴瘤为差，而且治疗剂量比霍奇金淋巴瘤要大。恶性度较低的Ⅰ～Ⅱ期非霍奇金淋巴瘤可单独使用放疗。化疗的疗效决定于病理组织类型，对于中度恶性组的患者均应给予联合化疗。联合化疗的成功关键在于：①避免过长的无治疗间歇期；②短时间的强化治疗；③中枢神经系统的防治。化疗方案有COP、CHOP、C-MOPP（MOPP＋环磷酰胺）和BACOP（CHOP＋博来霉素）等，每月一个疗程，可使70%的患者获得全部缓解，而35%～40%可有较长期缓解率。新一代化疗方案尚有m-BACOI、ProM-ACE- MOPE等，可使长期无病存活期患者增至55%～60%。新方案中添加中等剂量甲氨蝶呤，目的是防止中枢神经系统淋巴瘤。更强烈的第三代化疗方案尚有COP-PLAM-Ⅲ及MACOP-B，可使长期无病存活率增加至60%～70%，但因毒性较大，所以不适于老年及体弱者。高度恶性组都应给予强效联合化疗，因为它进展较快，如不治疗，几周或几个月内患者可死亡。目前治疗效果以第二代和第三代联合化疗较佳，外科手术不是初始方案，但为确诊而行活检也是必须的。

第二节·纵隔感染

一、急性细菌性纵隔炎

1. 定义

纵隔炎是纵隔内急慢性炎症以及与之相关疾病过程和这些疾病造成后果的总称。绝大多数纵隔炎是感染性的。按照病程将纵隔炎分为“急性”或“慢性”。按疾病起源将纵隔炎分类为原发性纵隔炎和继发性纵隔炎，原发性纵隔炎包括特异性纵隔炎和非特异性纵隔炎。继发性纵隔炎临床最常见，可因食管穿孔或破裂、气管支气管断裂以及喉部手术后引起。

2. 病因

急性纵隔炎是一种严重感染性疾病，因为纵隔解剖学特点，急性纵隔炎的危害极大，处理不及时、不适当将导致患者死亡。慢性纵隔炎包括许多疾病，一般依据病变的影像学特点或组织学特点来定义、分类，包括从活动性肉芽肿性炎症到弥漫性纵隔纤维化等一系列病变。急性纵隔炎曾是一种少见而凶险的突发性疾病，剧烈呕吐后发生的自发性食管破裂或贯通性胸外伤引起的急性纵隔炎常是致死性急症。

从20世纪50年代开始，随着内镜技术的开展，尤其是20世纪70年代经胸骨正中切口行心脏手术，急性纵隔炎的发生率或多或少更为多见，临床表现也变得千差万别。因为纵隔炎发生的这些临床变化，其中包括了相对不显性感染，因此有人提出化脓性纵隔炎这个名词比急性纵隔炎更为准确。不管是化脓性纵隔炎还是急性纵隔炎，它们与慢性肉芽肿性纵隔炎或纵隔纤维化，无论在病因、临床表现、诊断和治疗方面均有明显不同。纵隔内不同解剖部位的感染都有其特殊的感染来源，上纵隔感染最常见于颈部感染向下直接蔓延；前纵隔感染一般发生于前胸部贯通伤或胸骨正中切口手术后；后纵隔脓肿则是结核性感染或者脊柱化脓性感染的特征性部位。感染的途径和感染的环境极大地影响着急性纵隔炎的临床表现。

（1）胸腔脏器穿孔　①食管穿孔，主要见于剧烈呕吐后“自发性”破裂（Boerhaave 综合征）、穿透性创伤、吞入异物、硬质食管镜或扩张器损伤、肿瘤侵蚀、坏死性感染；②气管或主支气管，主要见于穿透性损伤、气管镜或气管插管损伤、异物、肿瘤侵蚀、激光治疗。

（2）其他部位感染直接蔓延　①胸内感染，肺、胸膜、心包、淋巴结、脊柱周围脓肿。②胸外感染，上方，咽后间隙或口腔感染；下方，胰腺炎。

（3）“原发性”纵隔感染　①吸入性炭疽热；②胸骨切开术后纵隔炎。

3. 临床表现

（1）急性纵隔炎典型临床表现为发病突然且病情危重。患者出现寒战、高热、烦躁不安，常取俯卧位。患者呼吸急促、心跳加快，有明显全身中毒症状，且有濒死感。绝大多数患者主诉胸骨后剧烈疼痛，深呼吸或者咳嗽使疼痛加重。如果病变累及纵隔最上部，疼痛可放射到颈部和耳后。后纵隔或下纵隔受累，可出现神经根疼痛，并放射到整个胸部和两侧肩胛骨之间。体格检查可以发现锁骨上区饱满，胸骨、胸锁关节处压痛，并可有皮下捻发音，纵隔气肿和皮下气肿的体征也可很明显。听诊 Hamman 综合征（前胸部闻及与心脏收缩期同步的压榨音）有特征性，但不常出现。此外，查体还可能发现气管移位、颈静脉怒张等纵隔结构受压的征象。局限化的纵隔脓肿常出现肿物对周围脏器的压迫征象，包括声音嘶哑（喉返神经受累）、膈肌收缩无力或麻痹（膈神经受累）、霍纳综合征（交感神经星状神经节受累）、迷走神经受累可出现心跳加快。

（2）剧烈呕吐后发生食管破裂，是最熟悉的急性纵隔炎病例。除上述临床表现外，在食管完全破裂之前，可能会有呕血或血性呕吐物，一旦食管完全破裂，呕血减少或消失。食管自发性破裂后常产生侧液气胸或者双侧液气胸，随之迅速发展成为脓胸。

（3）胸部贯通伤可以造成急性纵隔炎，尤其伤口有明显污染或者内脏器官有损伤，或者伤后就诊较晚。严重的胸部钝性伤，如胸部挤压伤，偶尔也可造成食管破裂，患者可能仅表现为严重循环、呼吸衰竭。

（4）内镜诊疗过程中发生的医源性食管穿孔，是现今急性纵隔炎最常见的原因。当食管本身存在病变时，食管穿孔更容易发生。其他食管创伤性穿孔，包括气管内插管的气囊压迫气管和食管，吞入异物，如义齿、金属性异物以及食管内支架均可能造成食管损伤。此外，支气管镜检查或中心静脉导管尖端穿破血管壁至纵隔也可造成纵隔炎。

（5）邻近部位感染直接蔓延的纵隔炎，包括源于牙周组织、扁桃体周围感染，或咽部食管穿孔所致的咽部感染，感染通过椎体前间隙、内脏间隙或气管前间隙蔓延，或在颈动脉鞘内蔓延。最常见的是通过咽后间隙蔓延到后纵隔，称下行性坏死性纵隔炎。绝大多数下行性纵隔炎细菌培养为需氧菌和厌氧菌混合性感染。

（6）吸入炭疽产生“原发性纵隔炎”，是由于与感染炭疽动物的皮或毛发接触而引起人类感染，吸入的孢子沉积在肺泡腔，以后被肺泡巨噬细胞吞噬，带至纵隔淋巴结，随之迅速发生出血性纵隔炎和败血症导致死亡。

（7）施行冠脉搭桥、瓣膜置换或先天性心脏病矫正等心脏手术，经胸骨正中切口可致细菌性纵隔炎，多数感染是手术时纵隔直接受到污染引起，此类纵隔炎多发生在术后 2 周内。

4. 诊断

食管穿孔所致纵隔炎的诊断，普通胸部平片上特征是纵隔轮廓弥漫性增宽，纵隔内出现软组织积气，有时纵隔内有气液平面，气胸或液气胸。胸部CT可以更清晰地显示这些异常表现（CT片显示食管环周存在气体，提示食管穿孔）。上消化道造影发现造影剂溢入食管周围间隙，或进入胸膜腔可确定诊断。颈部食管穿孔后急性纵隔炎，除前面所述临床征象外，颈部侧位X线片可以显示咽后间隙增宽，有或无气液平面、气管内气柱前移、正常颈椎侧弯消失。心脏手术后纵隔炎的诊断通常是再次探查胸骨切口时做出的，其他表现仅提示高度怀疑。在确定和辨识软组织肿胀、积液、胸骨受侵或裂开方面，CT具有特殊的价值。术后早期常见软组织肿胀和切口积液，并持续存在，或术后14天才出现，这些则对诊断更有价值。胸骨切开术后有发热、血培养阳性和伤口异常，均需再次手术探查。

5. 治疗

（1）治疗原则　纵隔感染局部引流，全身抗感染治疗，支持疗法，治疗原发疾病。

（2）外科治疗方法　①急性化脓性纵隔炎可经颈部切口、经胸部切口或脊柱旁切口行纵隔引流；②感染局限形成纵隔脓肿，可以在CT引导下经皮纵隔脓肿置管抽吸引流；③较大的食管穿孔需要早期手术修补，纵隔引流和胸腔引流，以及使用有效的抗生素；④胸骨切开术后纵隔炎的治疗包括早期手术探查、清创和引流、长时间全身使用抗生素。目前提倡早期闭合伤口，避免胸部切口敞开对呼吸和循环功能的影响。

（3）结果和合并症　①食管穿孔所致急性纵隔炎的合并症包括局限性脓肿、弥漫性脓胸和食管胸腔皮肤瘘。病程较长患者常见病情反复，可能需要再次开胸处理达到充分引流，因此多需要胃肠外静脉营养支持。②尽管采取积极的引流，食管穿孔经颈部入路总体病死率仍高达23%～42%。胸腔镜和经皮引流是食管穿孔的治疗方法之一，但是经典的治疗方法仍是积极的开放引流和灌洗。对于累及隆嵴以下和进展期病变，通常需要广泛的纵隔开放引流。采取经胸腔积极外科引流，下行性坏死性纵隔炎的病死率已降到16.5%。③心脏术后纵隔炎病死率差异相当大，部分是因为伴发疾病和不同治疗方法。现在大多数心脏术后纵隔炎病例能够生存，病死率为20%～40%。

二、纤维性纵隔炎

纤维性纵隔炎是一种原因不明的罕见疾病，其特征为进展缓慢的纵隔内纤维性变，且有大量胶原形成。临床表现多种多样，系由于纵隔组织特别是上腔静脉、肺动脉、肺静脉和支气管被挤压所致。通常X线表现为非对称性纵隔加宽，肺实质呈网状结节样间质浸润。

1. 影像学表现

纤维性纵隔炎是由纵隔内胶原和纤维组织聚集引起的一种罕见疾病。其可表现为局灶性或弥漫性纵隔病变。局灶型呈肺门或纵隔软组织肿块，弥漫型为纵隔增宽。感染性病因与局灶型有关，表现肺门钙化和纵隔结节。荚膜组织胞浆菌和结核分枝杆菌所致的肉芽肿感染是最常见病因。弥漫型通常与特发性病因有关，钙化罕见。纤维组织堆积导致纵隔结构如上腔静脉、肺动静脉、中央气道（气管和主支气管）和食管受压。很多临床和X线表现与中央气道和血管组织受到外来压迫有关。气道阻塞引起肺叶不张或肺炎常见。CT对肺门或纵隔肿块内存在的钙化（可以是广泛的）和引起纵隔结构狭窄的软组织显示极佳。非气道梗阻原因可引起肺实质改变。静脉受压可引起肺静脉高压导致间质和肺泡水肿。静脉内注入对比剂对评价上腔静脉、肺动静脉受累和侧支血管建立有重要价值。

MRI 上，纤维性纵隔炎 T1 加权图像上信号不均质，T2 加权图像呈低信号归因于纤维组织的存在。MRI 对于评价血管累及比 CT 更有价值，对评价中央气道两者相似，对钙化的辨别不如 CT 可靠。纤维性纵隔炎的其他病因包括结节病、自身免疫性疾病、药物（美西麦角）和腹膜后纤维化。

纤维性纵隔炎常造成纵隔中央重要结构如 SVC、肺动静脉、中央气道和食管受压。少见的弥漫型可酷似于淋巴瘤或支气管癌的表现。

临床表现通常基于组织结构的明显受压。患者可出现不明原因的肺静脉高压症状，如呼吸困难和咯血。较为特异的症状由气道受压引起如咳嗽和阻塞后肺炎，或上腔静脉受压导致上腔静脉综合征。

2. 鉴别诊断

鉴别诊断包括淋巴瘤、支气管癌、转移癌和纵隔肉瘤。局灶型的影像表现、临床过程和组织活检可与其他疾病鉴别。纤维性纵隔炎可表现为局灶性或弥漫性纵隔病变。局灶型较常见，表现为局灶性肿块，常伴有钙化并引起邻近重要组织结构受压，产生临床症状。较少见的弥漫型与淋巴瘤和支气管癌如小细胞型有相似表现。

三、肉芽肿性纵隔炎

1. 定义

肉芽肿性纵隔炎和纵隔纤维化是一类疾病的统称。肉芽肿性纵隔炎和纵隔纤维化并不是两个完全独立的疾病过程，它是慢性炎症和纤维化疾病过程的两个极端。

2. 病理生理学

应用组织胞浆菌病或者结核病做实例说明，很容易理解肉芽肿性纵隔炎和纵隔纤维化的发病过程以及与之相关的临床表现。首先是肺内原发灶，继而原发灶引流的淋巴结受累，最后形成纵隔淋巴结炎。这一过程通常伴有一定程度的淋巴结周围炎，整个淋巴结被干酪样物质占据，并穿破淋巴结外膜形成不规则的包块，以后纤维组织增生形成包裹。有些包块内可出现致密的钙化。大多数情况下纵隔肿块的直径 4～6cm，有时直径可达 10cm。纤维包膜的厚度是临床表现的主要决定因素，约 75％患者包膜壁厚 2～5mm，如此很少引起临床症状。约 25％患者的包膜壁厚达 6～9mm，这将侵蚀邻近的组织和脏器。由于纵隔内各脏器相邻较近易受损伤，所以即使一个良性局限性病变也可能引起相当严重的病理生理改变。纵隔病变的临床表现主要取决于究竟是哪组纵隔淋巴结受累。右侧肺门旁淋巴结受累可能导致广泛的上腔静脉综合征。如果病变继续发展为弥漫性纤维化，则整个上纵隔都将受累。

3. 发病机制

纵隔炎症和纤维化严重程度不同，主要因为受累淋巴结长期、缓慢渗出可溶性抗原及其他物质可能导致纤维化，如组织胞浆菌病患者，有纵隔纤维化者其组织胞浆菌素试验反应性高，而球霉菌病虽然也产生肉芽肿性纵隔淋巴结炎，但是它不会发展成纵隔纤维化。另一种意见是导致纵隔纤维化的原因是多种刺激原引起胶原机化异常的结果。但是，无论如何宿主对刺激的应答能力以及活力，在疾病发展过程中起着重要的作用。此外，除纵隔纤维化外，某些患者其腹膜后以及其他部位也存在纤维化，这可能提示存在自体免疫机制问题。

4. 病因

从纵隔干酪性炎症向无细胞的纤维化演变过程中，原发性疾病的病因较难确定。但是，大多数肉芽肿性纵隔炎是由组织胞浆菌病或结核引起的，地域和种族因素可以影响纵隔感染发生率。北美最常见的感染源是组织胞浆菌，亚洲人结核病的发生率明显高于北欧后裔。其他引起纵隔纤维化的感染性疾病还有放射菌病、梅毒、线虫类感染如斑氏丝虫病。此外，还有报告化脓性疾病、结节病产生纵隔纤维化。其他非感染性病因，包括硅肺、液状石蜡（结核填充物的迟发并发症）、创伤性纵隔血肿也可能产生纵隔纤维化。

5. 临床表现

一般活动性肉芽肿性纵隔炎缺乏临床症状，常常是在 X 线胸片上偶然发现纵隔增宽。完全纵隔纤维化在多数情况下出现症状，首发症状为咳嗽，以后有呼吸困难、咯血和胸痛，产生症状原因为纤维化过程中纵隔结构受侵或受压，其次是钙化的包块腐蚀邻近组织。如上腔静脉受累，可能还会出现食管、气管、主支气管、大的肺血管和纵隔内神经受累的症状。有时临床症状和体征是多个脏器同时受累的共同结果。

（1）上腔静脉梗阻　肉芽肿性纵隔炎和纵隔纤维化最常见的并发症是上腔静脉梗阻。临床上大多数上腔静脉梗阻继发于恶性疾病，良性病变仅占 3%～6%，其中肉芽肿性纵隔炎和纵隔纤维化占了绝大多数。在肉芽肿和纤维化的任何阶段均可以发生上腔静脉梗阻。肉芽肿性纵隔炎或纵隔纤维化导致的上腔静脉梗阻发展缓慢，侧支循环有可能将大部分血液分流，但是，即使慢性上腔静脉梗阻也可能产生严重并发症，如食管静脉曲张出血、反复上肢血栓性静脉炎和静脉炎后综合征。下腔静脉和奇静脉很少受累，罕见累及胸导管，然而，当胸导管受累将出现乳糜胸及相应临床表现。

（2）食管受累　仅次于上腔静脉梗阻的是食管受累，表现有食管外压性改变，外牵性食管憩室，食管运动功能异常，食管出血等。1/3 食管受累病例主诉有吞咽困难、胸痛或呃逆。

（3）气道受累　气管或主支气管受累的临床症状较为普遍，发生率位于第三。纵隔纤维化可以累及任何一支叶支气管，最常见中叶支气管受累，常伴中叶综合征。气管食管瘘少见，在其发生之前先出现咳痰或咯血。纵隔淋巴结炎症状多见于儿童，主要特征是咳嗽呈刺耳性金属音，系气管或支气管受压而致。纵隔淋巴结炎本身是自限性疾病，症状一般持续数周至几月而自行消失。

（4）肺血管受累　纵隔纤维化可能累及出入心脏的大血管，一侧或双侧主肺动脉进行性梗阻将产生肺动脉高压、肺心病、难治性右心衰竭。纤维化性纵隔炎产生肺动脉高压时，临床症状和影像学的表现与慢性肺动脉主干栓塞相同。近端肺静脉狭窄临床上类似二尖瓣狭窄，出现肺静脉压升高和反复发作咯血。单侧肺静脉受累可能出现一侧肺静脉高压，导致相应的单侧肺纤维化。

（5）纵隔神经受累　一侧喉返神经受到牵拉或压迫，可以出现声音嘶哑，膈神经受累可出现膈肌麻痹。交感神经链的颈交感神经节受累可出现 Honor 综合征。迷走神经受累可有持续性心动过速。

6. 诊断

大多数纵隔纤维化病例胸片有异常表现。普通 X 线胸片上，肉芽肿性纵隔炎表现有右侧气管旁局限性团块。到纤维化阶段，上纵隔原有团块变为纵隔弥漫性增宽。肉芽肿性纵隔炎或纵隔纤维化的肿块有分叶，边缘更光滑。硬化性纵隔炎在 PET 检查时可出现阳性结果，所以判断纵隔内占位性病变的良恶性不能完全依赖 PET 检查。临床上有明显上腔静脉梗阻症状，胸片未能显示纵隔异常，需要行胸部 CT 平扫或增强扫描检查患者出现上腔静脉综合征、局限性纵隔肿物或其他明显临床症状，需要手术探查，明确病变的良性或恶性。可做纵隔镜检查，简单、有效、风险相对较小。某些病例经多年随诊，影像学异常无明显变化，或团块中有高密度钙化影，临床确诊为非恶性病变，这样的患者可以不采取手术探查来明确诊断。

7. 治疗

（1）内科治疗　①至今对于肉芽肿性纵隔炎和纵隔纤维化缺乏特异性治疗。抗真菌治疗可能对于与组织胞浆菌病有关的活动性炎症有一定疗效，但是抗真菌治疗特异性指征仍不明确；②对于结核菌引起的纵隔并发症，痰或组织活检分枝杆菌阳性，或有确切证据支持活动性结核存在，以抗结核治疗为主；③肉芽肿性纵隔炎和纵隔纤维化的临床表现与感染本身有关，也与机体反应性有关，据此理论出现了针对机体炎症反应的治疗方案。但是，应用皮质类固醇治疗纵隔纤维化和腹膜后纤维化结果却相反，腹膜后弥漫性纤维化对类固醇治疗反应更为明显。迄今抗感染治疗对肉芽肿性纵隔炎和纵隔纤维化的作用尚无定论。

（2）外科治疗　①外科切除炎症性或纤维化的组织，可获得确切诊断，并减小肿块体积，避免将来肿块增大粘连，压迫纵隔内邻近脏器或组织。临床上手术操作困难，但支气管成形术效果较好。②上腔静脉梗阻所致食管静脉曲张出血和上肢静脉炎，理论上应该行手术治疗。上腔静脉搭桥技术上难度较大，效果也不十分确切，治疗选择之一是血管内置放支架。③大的肺血管梗阻提示预后不佳，目前治疗肺血管梗阻的方法有限，对于某些患者，血管内导管扩张或放置支架仍然不失为一种治疗的选择。

参考文献

[1] 王小飞，刘本寅，张雅，等．漏斗胸患者手术前后小气道改变评估中多层螺旋 CT 应用价值研究［J］．陕西医学杂志，2020，49（03）：329-332.

[2] 熊钰，朱家安．超声对胸廓出口综合征的病因学评估［C］．中国超声医学工程学会．中国超声医学工程学会第七届全国肌肉骨骼超声医学学术会议论文汇编．中国超声医学工程学会：中国超声医学工程学会，2019：83.

[3] 吕海霞．高频超声在肋软骨炎中的诊断价值［C］．中国超声医学工程学会．中国超声医学工程学会第七届全国肌肉骨骼超声医学学术会议论文汇编．中国超声医学工程学会：中国超声医学工程学会，2019：107.

[4] 刘兴元，徐翼，纪沛君，等．手术治疗复发性胸壁结核的效果评价［J］．西部医学，2018，30（11）：1607-1611.

[5] 王少强，陈静，魏松洋，等．胸壁肿瘤切除后胸壁缺损的修复［J］．组织工程与重建外科杂志，2019，15（04）：237-240.

[6] 韦新竹，何健．外伤性肋骨骨折并发腹部闭合性脏器损伤的高危因素研究［J］．临床急诊杂志，2020，21（05）：414-416.

[7] 范正业．微创小切口结合锁定钢板内固定治疗胸骨骨折临床研究［J］．名医，2019，12：73.

[8] 杜航，史建荣，陈彪，等．平衡针灸治疗胸壁软组织闭合损伤疗效观察［J］．西部中医药，2016，29（07）：114-116.

[9] 辛少伟，辛向兵，冯杨波，等．创伤性血胸治疗研究进展［J］．中华胸心血管外科杂志，2019，07：438-442.

[10] 于海洋．电视胸腔镜手术在创伤性血气胸中的治疗价值探讨［J］．中国现代药物应用，2020，14（05）：36-38.

[11] 胡火梅，徐小龙，周伟杰，等．外伤性胸导管损伤致迟发性乳糜胸法医学鉴定 1 例［J］．法医学杂志，2018，34（02）：221-222.

[12] 吴志祥．损伤控制外科治疗严重肺挫伤合并多发肋骨骨折患者的效果［J］．中国民康医学，2020，32（06）：51-52.

[13] 李伟民．创伤性窒息继发颅脑损伤的临床治疗措施［J］．世界最新医学信息文摘，2015，15（99）：174-175.

[14] 李雪，李文峰，曹瑞．外伤性气管狭窄 1 例救治体会［C］．中华医学会、中华医学会急诊医学分会（Chinese Society for Emergency Medicine）．中华医学会急诊医学分会第 17 次全国急诊医学学术年会论文集．中华医学会、中华医学会急诊医学分会（Chinese Society for Emergency Medicine）：中华医学会，2014：504.

[15] 董蒙蒙，蒋汝红，蒋晨阳．心房颤动射频消融术后食管损伤的有效预防手段和治疗措施［J］．心电与循环，2018，37（06）：427-431，435.

[16] 康婷芳，叶小卫．原发性肝癌经肝动脉化疗栓塞术后完全缓解并膈肌破裂 1 例报道［J］．宁夏医科大学学报，2019，41（01）：107-108.

[17] 罗菲，杨雪．急性化脓性胸膜炎患者的治疗及胸腔穿刺术的护理措施［J］．中国药物经济学，2015，10（S2）：185-186.

[18] 李岩．电视胸腔镜治疗慢性脓胸的临床疗效及并发症分析［J］．系统医学，2020，5（02）：10-12.

[19] D. Halpenny，M. Raj，A. Rimner，et al. 恶性胸膜间皮瘤病人胸膜调强放射治疗后局部胸膜复发的 CT 特征［J］．国际医学放射学杂志，2019，42（05）：622.

[20] 常浩，余宗艳，王启明，等．120 例恶性胸膜间皮瘤的临床特征及诊断分析［J］．肿瘤，2020，40（03）：199-205，214.

[21] 宫亚娅，鲁怀伟，王琦，等．两种实验室技术对肺结核患者手术后不同组织标本的检测结果分析［J］．结核病与肺部健康杂志，2020，9（01）：79-81.

[22] 刘波，夏晖．肺转移瘤的外科治疗进展［J］．中国肺癌杂志，2019，22（09）：574-578.

[23] 来爽．CT 引导下～（125）I 粒子植入术＋GP 方案化疗治疗原发性肺癌的临床研究［J］．山西卫生健康职业学院学报，2020，30（01）：66-68.

[24] 张华，何丽芬．肺硬化性血管瘤 1 例并文献复习［J］．临床合理用药杂志，2020，13（01）：160-161.

[25] 王思思，童淑玲．肺炎性假瘤的临床研究进展［J］．医学新知杂志，2019，29（01）：80-82.
[26] 陈文，姚进，陈葵．肺错构瘤的螺旋 CT 诊断［J］．影像研究与医学应用，2020，4（09）：25-27.
[27] 丁理星，夏俊．单孔胸腔镜肺结节切除术对高龄孤立性肺结节患者术后肺功能及生活质量的影响［J］．中国疗养医学，2020，29（05）：534-536.
[28] 郭志华，赵大庆，邢园，等．复发性多软骨炎并发喉气管狭窄的诊断和治疗［J］．临床耳鼻咽喉头颈外科杂志，2020，34（06）：524-527.
[29] 史艳平，白艳艳，张立娜．内镜治疗气管-支气管肿瘤患者的麻醉前气道评估［J］．临床医药文献电子杂志，2019，6（69）：24.
[30] 吴海洪，李冀，吴海弟，等．经支气管镜肺减容术微创治疗慢性阻塞性肺疾病及其相关并发症的现况及展望［J］．内科急危重症杂志，2019，25（04）：338-341.
[31] 丁银锋，李付琦，黄海东，等．支气管镜介入治疗肺移植术后中心气道狭窄的疗效分析［J］．中国呼吸与危重监护杂志，2020，19（03）：276-280.
[32] 刘怡，万勇．肺超声评估围手术期肺不张及指导肺保护性通气的应用进展［J］．现代医药卫生，2020，36（09）：1351-1354.
[33] 蒲荣，周小棉．气溶胶和飞沫将是肺部感染诊断的新标本［J/OL］．实用医学杂志：1-4［2020-06-05］．http：//kns. cnki. net/kcms/detail/44. 1193. r. 20200522. 1823. 002. html.
[34] 何忠良，沈立锋，徐卫华，等．支气管胸膜瘘合并难治性脓胸个体化综合治疗分析［J］．中华胸部外科电子杂志，2020，7（01）：40-43.
[35] 朱剑锋．带蒂胸膜预防高危患者肺叶切除术后支气管胸膜瘘的临床研究［J］．实用癌症杂志，2020，35（03）：424-426.
[36] 富青．双能量 CT 肺动脉联合间接下肢静脉造影对静脉栓塞症诊断的临床研究［D］．武汉：华中科技大学，2013.
[37] 马立霜，李景娜，于斯淼，等．胸腔镜手术治疗新生儿先天性膈疝［J］．中华小儿外科杂志，2020（01）：23-24-25-26-27-28.
[38] 王莹，罗红来，厉琴，等．食管狭窄胃镜下扩张加曲安奈德注射治疗的效果观察［J］．现代消化及介入诊疗，2019，24（11）：1322-1324.
[39] 单彪峰，柴国祥，杨莉，等．不同手术方式在成人膈膨出的临床观察［J］．甘肃科技，2018，34（12）：92-94，52.
[40] 张宁，曲璇，孙晓红．老年人胃食管反流病的诊疗策略［J］．中国临床保健杂志，2020，23（03）：295-298.
[41] 胡志伟，汪忠镐，吴继敏．巨大食管裂孔疝的微创外科治疗［J］．中国医学前沿杂志（电子版），2020，12（04）：7-15＋5.
[42] 何承海，李蒙，吕宾，等．经口内镜下肌切开术治疗贲门失迟缓症的长期疗效观察［C］．中国中西医结合学会消化系统疾病专业委员会．第三十届全国中西医结合消化系统疾病学术会议论文集．中国中西医结合学会消化系统疾病专业委员会：中国中西医结合学会，2018：240-241.
[43] 刘朋，刘哲，王燕．食管憩室合并食管早癌行内镜黏膜下剥离术治疗一例［J］．中华消化内镜杂志，2019，09：691-692.
[44] 魏鹏飞，黄辉，陈明霞，等．不同部位食管癌患者放疗联合化疗的干预效果以及 3 年内发生转移的影响因素分析［J/OL］．中国医药，2020（06）：898-902［2020-06-05］．http：//kns. cnki. net/kcms/detail/11. 5451. r. 20200601. 1050. 048. html.
[45] 魏军利．电视胸腔镜手术治疗食管良性肿瘤的临床效果观察［J］．临床医药文献电子杂志，2020，7（20）：51，60.
[46] 凌发昱，喻东亮，魏益平，等．腹腔镜下切除跨食管裂孔支气管源性食管囊肿 1 例报道［J］．江西医药，2017，52（06）：549-550.
[47] 王庆淮，谭宁．102 例良性原发性纵隔肿瘤的治疗分析［J］．中华胸部外科电子杂志，2020，7（01）：36-39.
[48] 杨飞，黄旭升．LEMS 的诊断及治疗研究进展［J］．西南国防医药，2020，30（04）：363-366.
[49] 朱勇，施舜缤，张林，等．纵隔囊肿诊断及全胸腔镜手术治疗 32 例临床分析［J］．承德医学院学报，2019，36（04）：288-290.
[50] 巩海红，蒋庆贺，于文成．胸内淋巴管瘤诊治进展［J］．国际呼吸杂志，2019，04：294-299.
[51] 徐小雄，秦雄，杨倍，等．18 例纵隔血管瘤的外科治疗［J］．中华胸心血管外科杂志，2018，34（09）：518-521.

[52] 刘汉兴，李锦润，林泽霖．单腔和双腔气管导管插管在手汗症患者胸腔镜下胸交感神经切断术中的应用［J］．中国社区医师，2020，36（12）：20-21.
[53] 周星，李艳杰，曹云山，等．经皮肺静脉支架成形术治疗慢性纤维性纵隔炎所致严重肺静脉狭窄初探［J］．中华心血管病杂志，2019，10：814-819.
[54] 许有生．选择性胸腺静脉造影法对纵隔疾患的诊断意义［J］．国外医学（临床放射学分册），1983，05：292.